Physiotherapie
Band 12

Physiotherapie

Taschenlehrbuch in 14 Bänden

Herausgegeben von

A. Hüter-Becker, H. Schewe, W. Heipertz

Georg Thieme Verlag
Stuttgart · New York

Band 12 Pädiatrie, Neuropädiatrie

Herausgegeben von
R. Hartmannsgruber, D. Wenzel

Bearbeitet von
A. Angerer
D. von Aufschnaiter
K. Bernard
A. Dautzenroth
S. Freivogel
B. Haberstock
R. Hartmannsgruber
U. Heininger
S. Hetzenegger
H. Hirschfelder
B. Jung-Kappeler
A. Maurer
B. Maier-Brand
U. Röslmair
H. Roßbacher-Gnan
H. Saemann
A. Schneider
M. Spamer
E. Strehl
J. Tolks
M. A. Überall
D. Wenzel
H. Zeilinger
T. Zimmermann

247 Abbildungen
25 Tabellen

1999
Georg Thieme Verlag
Stuttgart · New York

Die Deutsche Bibliothek – CIP-Einheitsaufnahme

Physiotherapie : Taschenlehrbuch in 14 Bänden / Hrsg. A. Hüter-Becker . . . – Stuttgart ; New York : Thieme

Bd. 12 Pädiatrie, Neuropädiatrie / hrsg. von R. Hartmannsgruber ; D. Wenzel. Bearb. von A. Angerer . . . – 1. Aufl. – 1999

Umschlaggestaltung:
Matthias Winkler, Thun/Schweiz

Illustrationen:
F. Hartmann, Nagold

Printed in Germany

Satz und Druck:
Druckhaus Götz GmbH, Ludwigsburg
Gesetzt auf CCS Textline (Linotronic 630)

ISBN 3-13-101351-6 2 3 4 5 6

Wichtiger Hinweis: Wie jede Wissenschaft ist die Medizin ständigen Entwicklungen unterworfen. Forschung und klinische Erfahrung erweitern unsere Erkenntnisse, insbesondere was Behandlung und medikamentöse Therapie anbelangt. Soweit in diesem Werk eine Dosierung oder eine Applikation erwähnt wird, darf der Leser zwar darauf vertrauen, daß Autoren, Herausgeber und Verlag große Sorgfalt darauf verwandt haben, daß diese Angabe **dem Wissensstand bei Fertigstellung des Werkes** entspricht.

Für Angaben über Dosierungsanweisungen und Applikationsformen kann vom Verlag jedoch keine Gewähr übernommen werden. **Jeder Benutzer ist angehalten,** durch sorgfältige Prüfung der Beipackzettel der verwendeten Präparate und gegebenenfalls nach Konsultation eines Spezialisten festzustellen, ob die dort gegebene Empfehlung für Dosierungen oder die Beachtung von Kontraindikationen gegenüber der Angabe in diesem Buch abweicht. Eine solche Prüfung ist besonders wichtig bei selten verwendeten Präparaten oder solchen, die neu auf den Markt gebracht worden sind. **Jede Dosierung oder Applikation erfolgt auf eigene Gefahr des Benutzers.** Autoren und Verlag appellieren an jeden Benutzer, ihm etwa auffallende Ungenauigkeiten dem Verlag mitzuteilen.

Weitere Bände

Band 1 Biomechanik, Ergonomie, Arbeitsmedizin

Band 2 Physiologie, Trainingslehre

Band 3 Psychologie, Pädagogik, Soziologie, Berufslehre, Wissenschaftliches Arbeiten, Geschichte

Band 4 Untersuchungs- und Behandlungstechniken

Band 5 Praxis der physikalischen Therapie

Band 6 Massage, Gruppenbehandlung, Hygiene, Erste Hilfe, Verbandtechnik, Allgemeine Krankheitslehre

Band 7 Orthopädie

Band 8 Chirurgie, Frauenheilkunde

Band 9 Traumatologie, Querschnittlähmungen

Band 10 Innere Medizin

Band 11 Neurologie, Psychiatrie

Band 13 Sportmedizin

Band 14 Prävention, Rehabilitation, Geriatrie

Anschriften

Reihenherausgeber:

Hüter-Becker, Antje, Hollmuthstr. 20, 69151 Neckargemünd

Schewe, Heidrun, Dr., Franklinstr. 21, 10587 Berlin

Heipertz, Wolfgang, Prof. Dr. med. (Universität Frankfurt), Mozartstr. 18, 65779 Kelkheim

Bandherausgeber:

Hartmannsgruber, R., Krankengymnastikschule an der Universität München, Marchioninistr.15, 81377 München

Wenzel, D., Prof. Dr. med., Leiter der Neuropädiatrischen Abteilung, Universitäts-Klinik für Kinder und Jugendliche, Loschgestraße 15, 91054 Erlangen

Mitarbeiter:

Angerer, A., Dr. von Haunersches Kinderspital, Entwicklungsneurologie, Lindwurmstr. 4, 80337 München

von Aufschnaiter, D., Alten Eichen 30, 28359 Bremen

Bernard, K., Dr. von Haunersches Kinderspital, Entwicklungsneurologie, Lindwurmstr. 4, 80337 München

Dautzenroth, A., Gut Hohen Luckow, 18239 Hohen Luckow

Freivogel, S., Neurolog. Rehabilit.-Zentrum, Jugendwerk Gailingen e.V. Physiotherapie, Kappellenstr. 31, 78262 Gailingen

Haberstock, B., Rugendasstr. 3, 86153 Augsburg

Heininger, U., Priv.-Doz. Dr. med., Universitäts-Klinik für Kinder und Jugendliche, Loschgestraße 15, 91054 Erlangen

Hetzenegger, S., Dr. von Haunersches Kinderspital, Entwicklungsneurologie, Lindwurmstr. 4, 80337 München

Hirschfelder H., Prof. Dr. med., Waldkrankenhaus St. Marien, Orthopädische Universitäts-Klinik, Rathsberger Str. 57, 91054 Erlangen

Jung-Kappeler, B., Haseläckerstr. 14, CH-8910 Affoltern a. A.

Maier-Brand, B., Dr. med., Universitäts-Klinik für Kinder und Jugendliche, Loschgestraße 15, 91054 Erlangen

Maurer, A., Hoffeldstr. 135, 70597 Stuttgart

Röslmair, U., Dr. von Haunersches Kinderspital, Entwicklungsneurologie, Lindwurmstr. 4, 80337 München

Roßbacher-Gnan, H., Klinik für Kinder und Jugendliche der FAU Erlangen-Nürnberg, Loschgestr. 15, 91054 Erlangen

Saemann, H., Hammerschmiede 3, 73734 Esslingen

Schneider, A., Klinik für Kinder und Jugendliche der FAU Erlangen-Nürnberg, Loschgestr. 15, 91054 Erlangen

Spamer, M., Im Steingrüschl 6, 82467 Garmisch-Partenkirchen

Strehl, E., Dr. med., Klinik für Kinder und Jugendliche der FAU Erlangen-Nürnberg, Loschgestr. 15, 91054 Erlangen

Tolks, J., Kinderklinik der Universität, Krankengymnast. Abt., Loschgestr. 15, 91054 Erlangen

Überall, M. A., Dr. med., Universitäts-Klinik für Kinder und Jugendliche, Loschgestr. 15, 91054 Erlangen

Zeilinger, G., Dr. med., Kantonsspital Aarau, Buchserstraße, CH-5001 Aarau

Zimmermann, T., Prof. Dr. med., Leiter der Poliklinik, Abteilung Allergologie, Universitäts-Klinik für Kinder und Jugendliche, Loschgestraße 15, 91054 Erlangen

Vorwort der Herausgeber zum Gesamtwerk

1959 wurde das Lehrbuch der Krankengymnastik erstmals von Lindemann, Teirich-Leube und Heipertz herausgegeben, ein damals vierbändiges Werk, das vielen Schülern und Lehrern eine wertvolle Lern- und Unterrichtshilfe war.

1979 wurde das Konzept erneuert: Aus vier gebundenen Bänden wurden elf Taschenbücher mit neuen Autoren und erweiterten Inhalten. In der Nachfolge von Lindemann war H. Cotta Herausgeber und mit ihm W. Heipertz – spiritus rector der Erstausgabe – sowie A. Hüter-Becker und G. Rompe. Auch dieses Lehrbuchkonzept hat sich über viele Jahre mit mehrfachen Aktualisierungen der Einzelbeiträge bewährt.

1994 ist das neue Gesetz über die Berufe in der Physiotherapie verabschiedet worden und ebenfalls eine neue Ausbildungs- und Prüfungsverordnung für Physiotherapeuten, die jetzt gesetzlich geschützte Berufsbezeichnung der bisherigen Krankengymnasten. Der Lehrgang in der Physiotherapie dauert nun drei Jahre, die Ausbildungsinhalte wurden dem erweiterten Spektrum und der gewachsenen Kompetenz des Berufsbildes angepaßt. Diese strukturelle und inhaltliche Neugliederung der Ausbildung war Anlaß, auch die Lehrbuchreihe völlig neu zu konzipieren:

Die wissenschaftlichen Grundlagenbeiträge wurden ergänzt durch die neuen Ausbildungsfächer Pädagogik, Soziologie, Einführung in wissenschaftliches Arbeiten, Rehabilitation, Prävention, Sportmedizin und Arbeitsmedizin. In die klinischen Fächer wurde die Geriatrie eingefügt; die krankengymnastischen Behandlungstechniken wurden erweitert. Der Umfang der Lehrbuchreihe ist auf vierzehn Bände gewachsen, die in einem zeitgemäßen Layout erscheinen.

Dieses neue Konzept wird verantwortet von einer Physiotherapeutin/Krankengymnastin – A. Hüter-Becker – sowie Prof. Dr. med. W. Heipertz und einer Expertin für Bewegung und Bewegungskontrolle – Dr. H. Schewe – als Herausgeber der Gesamtreihe. Die Einzelbände werden zusätzlich von Bandherausgebern betreut: bei überwiegend krankengymnastischen Inhalten von Physiotherapeuten, bei überwiegend medizinischen Inhalten von Ärzten.

Die jetzt ausgeschiedenen Herausgeber des Taschenlehrbuches Krankengymnastik, H. Cotta und G. Rompe, haben über Jahrzehnte mit ihrer über die Grenzen Deutschlands hinaus anerkannten Fachkompetenz dem Lehrbuch der Krankengymnastik Geltung verschafft und dazu beigetragen, es als Standardwerk zu etablieren. Sie haben sich mit diesem Engagement um die Krankengymnastik verdient gemacht.

Auch dieses neue Lehrbuchkonzept lebt vom Austausch zwischen Herausgebern, Autoren und Lesern, zu dem wir Schüler und Lehrer der Physiotherapie ausdrücklich ermutigen wollen. Wir sind dankbar für alle Vorschläge, die dazu beitragen, diese Lehrbücher den Erwartungen derer, für die sie geschrieben wurden, anzugleichen, damit sie eine optimale Lern- und Arbeitshilfe werden.

Heidelberg, Berlin, Frankfurt, März 1996

Antje Hüter-Becker
Heidrun Schewe
Wolfgang Heipertz

Vorwort des Bandherausgebers

Die Pädiatrie und insbesondere die Neuropädiatrie ist für Physiotherapeuten ein abwechslungsreiches und vielseitiges Fachgebiet. Unter den konserativen medizinischen Fächern ist die Kinderheilkunde das einzige Fachgebiet, welches noch den ganzen Menschen als Einheit versteht.

Entsprechend umfangreich ist der 12. Band der Lehrbuchreihe Physiotherapie nach der Neukonzeption der Reihe sowie des Berufsbildes nach mehrjähriger gemeinsamer Arbeit entstanden. Der Schwerpunkt liegt bei den unterschiedlichen Krankheitsbildern bewußt auf der theoretischen und praktischen physiotherapeutischen Anleitung. Dabei nimmt die Therapie des bewegungsgestörten Kindes und besonders der infantilen Zerebralparese mit den verschiedenen Methoden einen gebührend breiten Raum ein. Ein ganz wesentliches Behandlungsziel ist neben der Wiederherstellung gestörter Funktionen vor allem auch die Verhinderung drohender Behinderungen, etwa bei Entwicklungsstörungen. Hier liegt auch die Besonderheit neuropädiatrischer Krankheitsbilder, die aufgrund der anhaltenden Plastizität des ZNS, vor allem im Säuglings- und frühen Kindesalter, durch geeignete Therapiemaßnahmen frühzeitig positiv beeinflußt werden können.

Die ganzheitliche Sichtweise gibt Raum für weitergehende Konzepte, die über die rein mechanistische Betrachtungsweise hinausgehen. In diesem Sinne haben die fachlich ausgewiesenen Autorinnen der physiotherapeutischen Beiträge ihre persönlichen Erfahrungen in der praktischen Ausbildung an den Schulen eingebracht. Die zugehörigen ärztlichen Teile der Pädiatrie/Neuropädiatrie sind von verschiedenen Experten des jeweiligen Gebietes in möglichst prägnanter Form vorangestellt.

Mein aufrichtiger Dank gilt nicht nur den Mitarbeiterinnen unserer physiotherapeutischen Abteilung sowie den ärztlichen Kolleginnen und Kollegen der Klinik für Kinder und Jugendliche und der Klinik für Orthopädie der Universität Erlangen, sondern auch allen anderen beteiligten Autorinnen. Ohne die Tatkraft und hohe Kompetenz von Frau Rosemarie Hartmannsgruber wäre dieser Band in dieser umfassenden und praxisrelevanten Form nicht entstanden. Ebenso hat der beherzte und konsequente Einsatz von Frau Rosi Haarer-Becker und von Frau Ulrike Wehrstein wesentlich zur „Geburt" dieses Erstlingswerkes, Pädiatrie/Neuropädiatrie, beigetragen. So möchte ich ihnen und den anderen Mitarbeitern des Georg Thieme Verlags herzlich für die konstruktive Mitarbeit danken und dem Lehrbuch eine gute Zukunft wünschen.

Erlangen, im Oktober 1998 Dieter Wenzel

Danksagung

Schon lange haben wir uns darum bemüht, die „Wissenslücke", die im Bereich der pädiatrischen Physiotherapie besteht, insbesondere in der Neuropädiatrie, zu schließen. Wir hoffen, daß dieses Buch den vielen Schülerinnen und Schülern im Praktikum sowie den Berufsanfängern Orientierung und Hilfe bei der Behandlung ihrer „kleinen" Patienten bietet.

Mein Dank gilt allen meinen lieben Kolleginnen, die ihr Wissen und ihre langjährige Erfahrung als Physiotherapeutinnen aus der pädiatrischen Praxis eingebracht haben in diesen neuen Band der Lehrbuchreihe.

Ganz besonders möchte ich mich bei Frau Dr. Angelika Enders der Universitäts-Kinderklinik München für ihre Unterstützung und die vielen Anregungen bedanken. Dieser ganz besondere Dank gilt auch Frau Anita Loge-Gaub, die uns freundlicherweise ihre für die Kapitel von Frau Karen Bernard gezeichneten Abbildungen als Vorlagen zur Verfügung stellte.

München, im Oktober 1998 Rosemarie Hartmannsgruber

Inhaltsverzeichnis

6 Allgemeine Pädiatrie

1 Entwicklung und physiotherapeutische Untersuchung

1.1 Reifung des Zentralnervensystems (ZNS)

D. Wenzel

Die Entwicklung des ZNS verläuft nach einem genetischen Wachstumsplan. Besonders rasant ist sie während der Schwangerschaft und im 1. Lebensjahr (siehe Kopfumfangskurve) und läßt sich noch bis zum 6.–8. Lebensjahr sicher nachweisen. Im Verhältnis zum Körpergewicht wird das Gehirn während der Entwicklung zunehmend kleiner und hat mit etwa 6 Jahren seine Wachtstumspotentiale größtenteils ausgeschöpft. So beträgt das Hirngewicht mit 2 Gestationsmonaten etwa 25%, bei der Geburt etwa 10% und beim Erwachsenen etwa 2% des Körpergewichtes.

Parallel zur anatomischen, biochemischen und elektrophysiologischen Reifung kann man die zunehmende Funktion des ZNS beobachten, die heute auch schon pränatal mit Hilfe des Ultraschalls gut sichtbar gemacht werden kann. Die Zahl der Funktionen nimmt nach der Geburt besonders im 1. Lebensjahr außerordentlich zu. Neben den grobmotorischen Funktionen wie Kopfkontrolle, Umdrehen, Greifen, Sitzen, Stehen und Gehen, die bei entwicklungsanamnestischen Untersuchungen von den Eltern angegeben werden können, entwickeln sich auch sensorische Funktionen wie Richtungshören, vestibuläre Gleichgewichtsreaktionen und bestimmte Sehfunktionen. Die Fortschritte auf den unterschiedlichen Gehirnebenen beeinflussen sich im Sinne sensomotorischer Funktionskreise gegenseitig. So erfordert z. B. das gezielte Greifen eines bewegten Gegenstandes von einem Säugling sowohl die motorische Fähigkeit phasischen Greifens (also Abbau des Greifreflexes) als auch das Erkennen und Verfolgen des Gegenstandes (visuelle Augenfolgebewegung). Der Gegenstand muß letztlich auch noch das Interesse des Säuglings erwecken, um dann ganzheitlich über die Motivation den gesamten Funktionskreislauf des Ergreifens auszulösen. Unter Reifung des ZNS kann man auch die Veränderung des neurologischen Verhaltens im 1.–2. Lebensjahr verstehen, d. h. Abnahme spezifischer frühkindlicher Phänomene (Reflexe, Primitivreaktionen) und Zunahme von Funktionen und Leistungen (sog. positive Meilensteine der Entwicklung).

Die Frage nach der Funktionsweise des frühkindlichen Nervensystems ist lange Jahre von zwei unterschiedlichen Auffassungen geprägt worden.

Die einen vertraten das Konzept der Reflexologie, das das sich entwikkelnde Nervensystem als hierarchisch aufgebautes Reflex- und Reaktionssystem versteht. Die entstehende Willkürmotorik wird in dieses System integriert und dominiert es schlußendlich.

Ein solcher Zusammenhang zwischen Reflexen und Spontanmotorik besteht jedoch nicht, wie in den vergangenen Jahrzehnten mittels objektiver Methoden gezeigt werden konnte. Vielmehr haben wir es mit einem primär aktiven Nervensystem zu tun, dessen Reaktionen und Aktionen gleichwertig nebeneinander stehen. Sowohl die Aktionen als auch die Reaktionen werden im Laufe der Entwicklung altersspezifisch modifiziert.

Der Beginn und das Tempo der Entwicklung bestimmter Funktionen kann sowohl interindividuell als auch intraindividuell stark variieren. Diese Variationsbreite ist ein Grundmerkmal des normalen Nervensystems. Fehlt sie, oder ist sie vermindert, so deutet das auf eine pathologische Entwicklung hin.

•••• Anatomische Entwicklung des ZNS

Pränatale Entwicklung des ZNS

Das Nervensystem bildet sich aus einer Zellplatte am Rücken des Embryos (der Neuralplatte), die sich in der 3.–4. Schwangerschaftswoche zu einer Röhre faltet (Neuralrohr). Kommt es bei dieser Röhrenbildung zu Störungen im kaudalen Abschnitt, so entstehen Mißbildungen des Spinalmarks und der Wirbelsäule (Dysraphien, z.B. Spina bifida). Am kranialen Ende dieses Neuralrohres entwickeln sich 3 Schwellungen, aus denen die 3 Hauptabschnitte des Gehirns, nämlich Vorder- (Prosenzephalon), Mittel- (Mesenzephalon) und Hinterhirn (Metenzephalon) entstehen. Die kaudalsten Abschnitte des eigentlichen Gehirns, das Hinterhirn (Bildung des Kleinhirns und der Brücke) und das Mittelhirn (Bildung der Vierhügelregion, Tektum) sind sehr zellreich und ermöglichen mit ihren regulierenden Zentren (z.B. Atmung, Kreislauf, Temperaturregulation) bereits ein Überleben (z.B. beim Apallischen Syndrom [Großhirn = Pallium]).

Von diesen 3 primären Hirnbläschen leistet das Vorderhirnbläschen am meisten, sowohl was seine weitere Unterteilung als auch die spätere Differenzierung betrifft. Am wichtigsten ist die Bildung von Kammern auf seiner rechten und linken Seite. Aus ihnen gehen später die beiden Hälften (Hemisphären) des Großhirns hervor sowie das zwischen ihnen liegende unpaare Gebilde des Zwischenhirns. Hieraus wiederum bilden sich später Thalamus und Hypothalamus mit seinem drüsigen Anhang, der Hypophyse. In den Tiefen der Großhirnhemisphären finden sich mehrere Gebilde aus grauer Substanz. Der Streifenkörper (Corpus striatum) besteht aus dem Schweifkern (Nucleus caudatus) und dem Linsenkern (Nucleus lentiformis), der sich seinerseits aus dem Bleichenkörper (Globus pallidus) und der Schale (Putamen) zusammensetzt.

Der verbleibende Teil des Vorderhirns ist das Endhirn (Telenzephalon) mit den beiden Hälften des Großhirns, die bei Menschen den weitaus größten Teil des Endhirns bilden und etwa 70% aller Nervenzellen des gesamten ZNS enthalten (Neokortex). Dies ist der evolutorisch jüngste Abschnitt des Gehirns.

Die Großhirnrinde besteht aus Windungen (Gyri) und Furchen (Sulci), die sich im 5. – 8. Schwangerschaftsmonat ausbilden und die Oberfläche des Gehirns nochmals verdoppeln können. Migrationsstörungen vor dem 5. Monat führen zu Heterotopien. Diese im Marklager liegen gebliebenen Zellreste sollen ein Potential zur späteren Tumorbildung besitzen. Sie können auch Ursache fokaler und sekundär generalisierter Anfälle werden sowie verschiedene Entwicklungsstörungen bewirken. Spätere Differenzierungsstörungen ab dem 5. – 6. Fetalmonat führen zu Agyrien, Pachygyrien oder Mikropolygyrien, die alle jeweils zu schwersten Entwicklungsstörungen mit therapieschwierigen zerebralen Anfällen des Kindes führen.

Pränatal-postnatale Entwicklung des Nervengewebes

Betrachtet man die Entwicklung auf der zellulären Ebene, so lassen sich in der Reihenfolge der Reifung 8 Stadien unterscheiden:

1. Induktion der Neuralplatte (Bildung des Neuralrohres).
2. Vermehrung von Zellen in bestimmten Regionen (Bildung der einzelnen Hirnbläschen).
3. Wanderung von Zellen vom Ort ihrer Entstehung zu den Stellen, an denen sie schließlich bleiben (Migration).
4. Bildung anatomisch identifizierbarer Zellverbände.
5. Reifung der Nervenzellen (Differenzierung).
6. Bildung von Verbindungen zwischen den Zellen (Synapsenbildung).
7. Selektiver Untergang einiger Zellen.
8. Aufgaben einiger anfänglich gebildeter Verbindungen und Stabilisierung der verbleibenden.

Heute nimmt man an, daß vor allem die Differenzierung der Nervenzellen mit ihren Zellfortsätzen (Dendriten, Neurit) sowie die Bildung von Verknüpfungen der Nervenzellen untereinander von größter Bedeutung ist. Die meisten Nervenzellen sind multipolar, d. h. sie tragen zahlreiche sich verjüngende Dendriten, die vornehmlich zur Reiz- und Erregungsaufnahme dienen, und haben nur eine Nervenfaser (Neurit), entlang der sie ihrerseits Signale aussenden. Durch genetische „Anweisungen" entstehen eindeutige Verknüpfungsmuster zwischen einzelnen Nervenzellen und Neuronenfeldern. Eine frühere Vermutung, daß die meisten Verbindungen zufällig entstehen und erst nachträglich benutzt oder aufgegeben werden, hat sich als unhaltbar erwiesen. Nach der Chemoaffinitätshypothese bilden Nervenzellen im frühen Stadium ihrer Differenzierung einen Rezeptor, der es ihnen ermöglicht, eine passende Markierung auf den Oberflächen ihrer Zielzellen zu erkennen.

Diese zelluläre Ausreifung findet vorwiegend pränatal statt, sie dauert bezüglich der Differenzierung, Synaptierung und Selektion bestimmter Zellkomplexe postnatal fort und bedingt somit die *Plastizität bzw. Vulnerabilität* des kindlichen Gehirns. In diesen Phasen der frühen Entwicklung werden Verbindungen durch Aufnahme und Festigung von körperlichen und geistigen Funktionen neuroanatomisch hergestellt und können bei Verlust oder Verletzung des Gehirns wieder neu entstehen. Viele Regionen sind fest miteinander verschaltet, aber es gibt auch solche, die sich unter der Wirkung äußerer oder innerer Einflüsse reorganisieren können. Das gibt dem Gehirn nicht nur die Möglichkeit, mit kleineren Verletzungen fertig zu werden, sondern hat wahrscheinlich auch Bedeutung für die Erklärung von Lern- und Gedächtnisleistungen. Dieser Tatbestand wird bei der physiotherapeutischen Frühtherapie bei der Zerebralparese oder bei Entwicklungsverzögerungen von Säuglingen und Kleinkindern genutzt.

Die graue Substanz (neuronales Gewebe) und weiße Substanz (Myelin) des Nervensystems nimmt nach Geburt noch um etwa 100% zu. Das Gehirnwachstum bestimmt in erster Linie den Kopfumfang, so daß Störungen der Gehirnentwicklung (Mikrozephalus, Hydrozephalus) am besten an der Wachstumskurve zu sehen sind. Das reife Neugeborene hat einen Kopfumfang von ≈ 35 cm, mit 3 Monaten ≈ 41 cm, mit 6 Monaten ≈ 44 cm und mit 1 Jahr ≈ 47 cm, mit 6 Jahren ≈ 52 cm und mit 14 Jahren ≈ 54 cm.

Früher hat man geglaubt, daß die Bemarkung (Myelinisierung) der Neuriten für das Erlernen psychomotorischer Fähigkeiten entscheidend ist. Zwar steht eine altersabhängige Ausreifung der intrazerebralen Nervenbahnen mit gewissen Funktionen in Zusammenhang (z. B. erst Ausreifung im Hirnstamm und Mittelhirn bis etwa zum 1. Lebensjahr, dann erst im Großhirnanteil bis zum 7.–10. Lebensjahr), letztlich aber sind die Neuriten und deren Markscheidendicke nur Ausdruck bereits vollzogener neuronaler Ausreifung. Für die Fortleitung von Nervenimpulsen ist jedoch die Dicke der Markscheiden wichtig, und entsprechend des Myelinwachstums beschleunigen sich die Nervenleitzeiten nach Geburt bis zum Alter von 8–10 Jahren.

Heute wird die innige Verknüpfung der Nervenzellen (Synapsendichte) mit ihren hemmenden und erregenden Überträgerstoffen (Neurotransmitter) als neurobiologisches Korrelat der Reifung betrachtet. Die Zunahme der Synapsendichte dendritischer Verknüpfungen führt zu einer deutlichen Zunahme von Neurotransmittersubstanzen, dabei werden hemmende Neurotransmitter (z.B. Gammaaminobuttersäure: Gaba) erst später gebildet als erregende synaptische Überträgerstoffe (z.B. Glutaminsäure). Die chemische Übertragung von erregenden und hemmenden Impulsen an den Synapsen ist mit bioelektrischen Potentialschwankungen verbunden, die sich als Summe sog. postsynaptischer Potentiale im EEG des Neu- und Frühgeborenen widerspiegeln. Dementsprechend finden sich bereits für Frühgeborene ab der 26./27. SSW typische EEG-Muster. In den folgenden Schwangerschaftswochen und postnatalen Monaten vollzieht sich dann ein rascher Wandel des EEG-Musters. Die elektrophysiologische Reifung hält bis ins 8.–10. Lebensjahr mit der Bildung des Alpha-Rhythmus (Grundaktivität) an.

Ab der 32. SSW ist sowohl ein deutliches Wach-/Schlafmuster im EEG als auch nach externer Reizung der Augen oder Ohren eine spezifische kortikale Reizantwort zu beobachten. Es kann also auch aus neurophysiologischer Sicht mit gutem Recht gesagt werden, daß Neugeborene kortikale Funktionen aufweisen und somit Verhaltensänderungen und Wahrnehmung bereits postnatal eintritt. Daher ist es keinesfalls angezeigt, bei Neugeborenen von einem „apallischen" Wesen zu sprechen, wie es noch in manchen Lehrbüchern der Pädiatrie zu finden ist.

1.2 Entwicklung und Entwicklungsdiagnostik

D. v. Aufschnaiter

•••• Einleitung

Bei der Geburt ist ein Neugeborenes mit phylogenetisch determinierten Mustern ausgestattet, die im Laufe des 1. Lebensjahres rasant an Komplexität zunehmen.

Da die neuronale Ausstattung bei allen Neugeborenen sehr ähnlich ist, verläuft auch die artspezifische menschliche Entwicklung bei allen Babies auf der Welt sehr ähnlich.

In der Rückenlage zeigt das Neugeborene zunächst Massenbewegungen. Später kann es optisch fixieren und Objekte mit dem Blick verfolgen. Nach weiterer Entwicklung ist es in der Lage, den optischen Reiz über 1. dystones, 2. ulnares, 3. ganzhändiges und schließlich radiales Greifen erreichen zu wollen.

In der Bauchlage folgt dem Kopfheben und Fixieren das Aufstützen. Zunächst erfolgt dies auf dem Thorax, dann auf dem distalen Drittel, später auf dem proximalen Drittel der Unterarme. Zuletzt folgt das Stützen auf den Händen mit Oberkörperaufrichtung.

Alle Menschen durchlaufen - insbesondere im 1. Lebenshalbjahr - bestimmte Stadien in ähnlicher Weise. Offenbar ist unser Gehirn für diesen Ablauf die Schaltstelle der Afferenzen und Efferenzen.

Ein gesundes Gehirn kann in zunehmendem Maße die aus unterschiedlichen Bereichen der Peripherie ankommenden Afferenzen komplexer, sicherer und schneller verarbeiten, so daß ausdifferenziertere Handlungen und z.T. auch ganz neue Fähigkeiten entstehen - beispielsweise das Sprechen. Dieser Prozeß kann jedoch nur in Gang gesetzt und gehalten werden, wenn

- das Gehirn,
- die anatomisch-biomechanischen Strukturen (Muskulatur, Skelett, etc.) und
- die mentalen Funktionen des Kindes gesund sind. D.h., daß das Kind gierig nach Neuem und voller innerem Antrieb ist.

Auch die Umgebung muß reich an Lernreizen sein. Die Umwelt kann zwar weder die Intention zur Bewegung noch die Entwicklungsgeschwindigkeit direkt beeinflussen, ohne sie kommt der Entwicklungsprozeß jedoch auch nicht in Gang.

Von der Umwelt gehen Lernreize aus, unter denen der Säugling selbstbestimmt auswählt. Dies erfolgt nicht bewußt, im Sinne von: Tu ich das, oder laß ich das? Solche Denkvorgänge setzen Sprache voraus, über die der Säugling noch nicht verfügt.

In der Praxis erleben wir häufig selbstbestimmende Säuglinge, die sich statt für unser vermeintlich spannendes Spielzeug eher für eine knisternde Tempotaschentuchtüte interessieren.

Die kindliche Entwicklung wird von Lernanreizen auf etwas orientiert. Die Reaktionen des Kindes auf Erlebtes wird besonders bezüglich der Mißerfolge immer wieder an neue Situationen angepaßt, variiert und bis zum Erfolg modifiziert. Wieder und wieder wird versucht, das momentane Ziel zu erreichen. Diese Hartnäckigkeit dauert der Erfahrung nach ca. 30 Sekunden - danach schert das Kind aus und wendet sich anderen Dingen zu.

Es ist extrem wichtig, das Kind bei seinen „Ziel-Versuchen" so wenig wie möglich zu stören, denn Selbstvertrauen und Kompetenzgefühl entwikkelt es nur bei aktivem, selbsterreichtem Erfolg. Ängstlichkeit und Unsicherheit entstehen auch durch das vorschnelle Eingreifen der Erwachsenen.

Das beobachtbare zunehmend differenziertere Tun des Säuglings läßt erkennen, daß er seinem Handeln immer besser Bedeutung zuweisen kann.

- *Beispiel:* Ein 6/7 Monate altes Baby weiß genau um die Bedeutung seines Fläschchens: Es schmatzt schon bei optischem Erfassen.

Die Bedeutungszuweisungen entstehen durch:
1. erfolgreiches Handeln (Wiederholungen),
2. Verstärkung durch Mimik, Gestik und später durch
3. Sprache (der das Kind umgebenden Personen).

Die Bedeutungsinterpretationen entstehen also ganz individuell. Sie zeigen die enge Verknüpfung von Wahrnehmung und Handlung.

In dieser Phase kann es dazu kommen, daß ein Kind einer bestimmten Situation die falsche Bedeutung zugewiesen hat. So eine Fehlzuweisung kann erst korrigiert werden, wenn das Kind Sprache als Kommunikationsmittel einsetzen kann.

- *Beispiel:* Eine unserer Töchter, die im Krabbel- und „Hochzieh-Alter" immer mal wieder bei den Säuglingsbehandlungen in der Praxis dabei war, hat „Turnen mit Babies" und „Schreien" verknüpft. Denn als sie selbst mit 20 Monaten notwendigerweise von mir behandelt werden mußte, kam sie auf Aufforderung brav daher und legte sich hin. In dem Moment, als meine Hände sie berührten, begann sie ein unglaubliches Geschrei. Auf meine Frage hin, ob's denn weh täte, kam erstaunt „hm-hm". Mein Vorschlag, dann doch, ohne so laut zu sein, mit mir zu turnen, erstaunte sie sichtlich, aber: es klappte sofort.

Mit den neuen Verhaltensmöglichkeiten entstehen also komplexere neuronale Strukturen, wobei sich Substrukturen auch immer weiter spezialisieren.

- *Beispiele:*
  - Die Mundmuskulatur wird anfänglich nur zum Saugen, später aber zu sehr differenzierter Sprache veranlaßt.
  - Der M. biceps kann anfangs nur konzentrisch beugen, später beugen und supinieren, dann mit anderen Muskeln zusammen aus Rückenlage den Arm ventral-adduktorisch zum Greifen einstellen. Irgendwann gelingt die Umkehr in der Funktion, und mit anderen Muskeln zusammen in einer Muskelkette ist der M. biceps Synergist der den Körper hochstützenden und vorwärtsziehenden Muskeln geworden. Mit einem Wort: die Muskelfunktionsdifferenzierung ist ebenso komplexer geworden.

☐ *Definition:* Entwicklung ist die Zunahme von Komplexität bereits vorhandener Verhaltensmuster. Es kommt auf hirnorganischer Ebene zu einer neuronalen Differenzierung, also einer Zunahme der Myelinisierung und der synaptischen Verknüpfungen.

Ein weiterer wichtiger Aspekt der Entwicklung ist die Koordination.

☐ *Definition:* Wir verstehen unter Koordination die optimale, globale Steuerung des Körpers in der Auseinandersetzung
- mit der Schwerkraft
- den eigenen Hebelarmverhältnissen im Hinblick auf
  - Länge und Gewicht,
  - Ökonomie,
  - Harmonie,
  - Stimmigkeit der Körperabschnitthaltungen und -bewegungen untereinander, also: vorne/hinten, oben/unten, rechts/links
- sowie in Bezug auf das Tempo, den Bewegungsrhythmus.

Die *Neugier* des Kindes ist demnach der Motor in und von der Entwicklung. Die verwendeten Mittel, um eben diese Gier zu befriedigen, stehen ohne Wollen automatisch zur Verfügung und zwar genau in der Koordinationsquantität bzw. -qualität, wie sie vom Gehirn im Moment des Tuns bereitgestellt wird. Zunächst werden neue „Kunststücke" eher zufällig erlebt, um dann, durch das positive Erlebnis in ähnlichen Situationen, weniger zufällig, aber immer ohne Bewegungsabsicht, schneller und differenzierter gekonnt zu werden.

Wenn nun die Aussage nach der Untersuchung lautet: z.B. „Das Kind dreht koordiniert von Rückenlage in Bauchlage." bedeutet das, daß räumlich und zeitlich genau aufeinander abgestimmt hochdifferenzierte Aktionen zusammenspielen.

☐ *Anmerkung:* Bei unserer Bewertung der kindlichen Entwicklung müssen wir bedenken, daß auch sie von einem Menschen abgegeben, also individuell und subjektiv ist. Auch unsere Fähigkeit zur Bedeutungszuweisung basiert auf dem selbst Erlebten, auf der eigenen Wahrnehmung.
Bei der Beurteilung des Muskeltonus ist uns dieses Dilemma der Interpretationsdifferenzen durch unterschiedliche Prüfer beim gleichen Patienten bekannt. Deshalb müssen wir dem eigenen Urteil gegenüber stets kritisch bleiben.

1.2.1 Beurteilung der Entwicklung

•••• Kinderneurologische Untersuchung und Beurteilung der Entwicklung

Um kindliche Entwicklung zu interpretieren und zu beurteilen, benötigen die Pädiater ein methodisch standardisiertes Screening. Darunter versteht man Untersuchungen, die im Vorfeld durchgeführt und zu einem Verdacht, nicht aber zur Diagnose einer Erkrankung oder Abnormalität führen. So kennen wir die Skalen/Tabellen von Gesell, Amatruda, den Denver-Development-Screening-Test, die Münchner Funktionelle Entwicklungs-Diagnostik-Tabelle, die Griffiths-Skalierung etc.

Diese Skalen oder Tabellen erfassen in der Regel nicht alle wichtigen Beurteilungsmerkmale des Kindes in seiner Entwicklungsdynamik. Morphologische Zeichen, vegetative Symptome, Kontrakturen, Stereotypien etc. fehlen. Erst aus der Synopsis aller beobachtbaren Einzelfähigkeiten/-symptome des Kindes und möglicher Ungewöhnlichkeiten lassen sich Rückschlüsse auf den geistigen (mentalen) und den motorischen Zustand dieses Kindes ziehen. Der Pädiater führt demzufolge weitere Untersuchungen durch.

Inhalte der kinderneurologischen Untersuchung sind:

1. Beurteilung des allgemeinen und vegetativen Zustandes des Kindes.
2. Spontanes psychosoziales Verhalten des Kindes, d. h. Grad der Wachheit, mentale und soziale Entwicklung, Fähigkeit zur Kontaktaufnahme, Mimik und Sprache.
3. Spontanmotorik mit dem beurteilbaren Handlungsrepertoire.
4. Passive Prüfungen:
   - Beweglichkeitsprüfung der Gelenke,
   - Prüfung des Muskeltonus,
   - Reflexuntersuchungen,
   - Lagereaktionen.

Die kinderärztlichen Untersuchungen finden im Rahmen der Vorsorgeuntersuchungen statt. Abweichungen von der biologischen Norm sollen möglichst früh erkannt werden, um sie einer u. U. notwendigen Behandlung zuführen zu können. Den Eltern wird seit dem 1.7.1971 ein Vorsorgeheft ausgehändigt, in das die Daten der 9 Früherkennungsuntersuchungen (von der Geburt bis zum 5. Lebensjahr) eingetragen werden. Die Inhalte dieser einzelnen Untersuchungen sind z. T. sehr genau vorgeschrieben.

Die im Heft angegebenen Gesichtspunkte lassen - was das spontane kindliche Verhalten angeht - in der Regel nur eine quantitative Aussage zu. (Was kann das Kind? Kann es drehen? Kann es sitzen?)

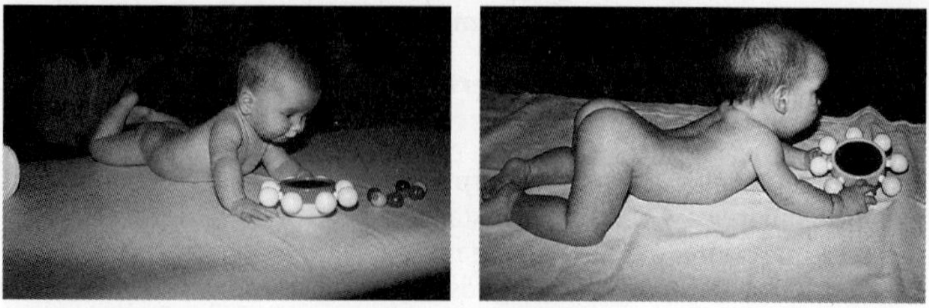

Abb. 1.**1 a** u. **b** Unterschiedliche Qualitäten des Handstützes

Die Aussage über erreichte *Meilensteine* enthält jedoch keine Beurteilung über die Qualität der gezeigten sensomotorischen Fähigkeiten oder über die globale Entwicklungsdynamik.

Die Meilensteine sagen in der Regel nur etwas über die Fähigkeit zu einer Teilleistung aus und erzeugen bei den lesenden oder hörenden Fachleuten u.U. nicht die gleiche (oder ähnliche) Bedeutung.

- *Beispiel:* Abb. 1.**1 a** und **b** zeigen Kinder beim Handstütz - die Qualität der grobmotorischen Gestaltung des globalen Musters ist sehr verschieden.

•••• Physiotherapeutische Untersuchung und Beurteilung der Entwicklung

Um nun kindliches sensomotorisches Verhalten differenzierter beurteilen zu können, müssen die Beurteiler ein Bezugsraster haben. Dieses Raster entsteht durch Erfahrung: vielfältige Beobachtungen, Rückfragen, versuchte Analysen des beobachtbaren Bewegungsverhaltens, etc. Die Beurteilung und die Feststellung von Abweichungen gelingt umso sicherer, je genauer der Beobachter Kenntnis von der gesunden, bei mehr als 70% aller Säuglinge und Kleinkinder anzutreffenden Entwicklungsdynamik hat, besonders hinsichtlich der qualitativen Gestaltung.

Wir sprechen nicht von der normalen sondern von der *idealen Entwicklung*. Ideal bedeutet in diesem Zusammenhang nicht nur, daß die Einzelfähigkeiten wie Stützen, Drehen, Krabbeln in einem bestimmten Zeitfenster erschienen sind, sondern auch, daß die Gestaltung der globalen Bewegungsmuster optimal ist, also mit koordinierten, wohldosierbaren Muskelfunktionsdifferenzierungen hinsichtlich der Körperhaltungssteuerung, der Aufrichtung gegen die Schwere und der zielgerichteten Feinmotorik abläuft. (Dies kann nur der Fall sein, wenn das Kind mental wach ist und keinerlei Wahrnehmungsprobleme hat.)

Weil die Entwicklungsverläufe besonders im 1. Lebenshalbjahr ähnlich sind, ist gerade die kinesiologische und muskuläre Analyse hinsichtlich der *Qualität* zur Erkennung von Abweichungen von entscheidender Bedeutung.

Deshalb wird im folgenden die kindliche Entwicklungsdynamik im Zeitraum von der Geburt bis zum 12./14. Lebensmonat im Hinblick auf die kinesiologische und muskuläre Analyse dargestellt. Immer müssen im Untersuchungsgang neben dem sensomotorischen Bereich besondere Aufmerksamkeit den vegetativen und sensibel-sensorischen Bereichen sowie der Sprache gewidmet werden, die hier nur anklingen.

1.2.2 Idealmotorische Entwicklung (IME)

In diesem Abschnitt wird die idealmotorische Entwicklung im Zeitraum von der Geburt bis zum freien Laufen unter besonderer Berücksichtigung der Entwicklungskinesiologie dargestellt.

Entwicklung bedeutet Zunahme von Komplexität vorhandener Verhaltensmuster. Die bei der Geburt vorhandenen Muster sind demnach das Ergebnis einerseits der phylogenetischen Determinierung und andererseits der Bewegungsentwicklung während der 9 Monate in utero. Dort demonstriert der Fötus - im Ultraschall und in den Filmen von Prechtl sehr gut zu beobachten - seine Fähigkeiten im Armebeugen, Daumenlutschen, Drehen um die Längs- und um die Querachse, Lidschlag, pumpartige Thoraxbewegungen, Abstoßen an der Uteruswand, etc.

Wenn der Fötus nach 40 Wochen geboren wird, ändert sich für ihn die Außenwelt vollständig: Das gesamte Sensorium der akustischen, taktilen, propriozeptiven und vestibulären Umwelt ist neu, die Atmung und die Ernährung müssen selbständig, eigenaktiv bewältigt und der Schwerkraft widerstanden werden. Das Kind wird gezwungen, seine bereits gekonnten Bewegungsmöglichkeiten mit neuen Afferenzen abzustimmen, es muß seine Handlungen und Wahrnehmungen ständig neu verknüpfen. *Es tut dies im Tun.* Es organisiert die neuronalen Verknüpfungen selbst.

•••• 1. Trimenon

1. Lebensmonat

Rückenlage

Das Neugeborene ist aufgrund der neuen Afferenz-Efferenz-Situation der vollständig veränderten Umwelt in den ersten ca. 4 Lebenswochen zunächst sehr unsicher. Wir beobachten eine Phase der Massenbewegungen, der Holokinese. Sie ist eine Reaktion auf die Afferenzschwemme und zeigt sich in hoher Instabilität der Rückenlage Moro-Reaktionen in Abstreck- und anschließender Umklammerung und in der Verkoppelung von Kopf- und Rumpfbewegungen. Das Kind liegt stets asymmetrisch. In der Halswirbelsäule ist die Asymmetrie besonders deutlich: Sie ist in allen 3 Bewegungsebenen außerhalb der Nullstellung, d. h. konkret: Das Gesicht ist zu einer Seite rotiert, zur Gegenseite geneigt und die HWS leicht überstreckt. Diese Haltung und Bewegung des Kopfes spielt sich im hochzervikalen Bereich C0 - C1 und C1 - C2 ab. Die Strampelmotorik verläuft alternierend und oft primitiv. Darunter wird die zwanghafte Verkoppelung z. B. des einen sich beugenden Beines mit der Eversion im unteren Sprunggelenk bzw. die leichte Inversion beim anderen sich streckenden Bein verstanden.

Das Kennzeichnende dieser ersten 4 Wochen ist die Lageunsicherheit, die beobachtbar abnimmt.

Das Kind kann zudem saugen und schlucken (der Suchreflex ist im ganzen Gesichtsbereich, die Rootingreflexe in allen 4 Abschnitten positiv) sowie dabei koordiniert atmen. Sprachlich äußert sich das Neugeborene in gurrenden Kehllauten („egge“, „errö“).

Bauchlage (1. Beugestadium)

Das Neugeborene liegt mit großer Auflagefläche asymmetrisch passiv in Bauchlage. Es hat den Kopf mit leicht überstreckter HWS zur Seite gedreht. Die HWS ist mit ihren oberen Kopfgelenken für diese Haltung verantwortlich. Die erste Orientierung verläuft über das orofaziale Gebiet. Der Nervus trigeminus - zu dieser Zeit im ganzen Gesicht hochempfindlich - läßt den Suchreflex stark positiv erscheinen. Beide Arme liegen in Henkelstellung, d. h. beide Schultergelenke zeigen bezüglich der Frontalebene fast Nullstellung, leichte Innenrotation und Extension, z. T. Retroextension (Retraktion der Oberarme, für die u. a. das Caput longum des M. triceps brachii verantwortlich ist). Beide Schultern sind protrahiert (M. pectoralis major), Wirkrichtung der Muskelaktion von distal (Punctum mobile) nach proximal (Punctum fixum). Beide Ellbogen sind stark gebeugt, die Handgelenke leicht ulnarwärts flektiert, die Hände zu Fäusten geballt, die allerdings reaktiv geöffnet werden können. Das Becken ist massiv nach ventral gekippt. Es zeigt sich eine Hyperlordose im thorakolumbalen Übergang. Die Hüft- und Kniegelenke sind ca. 90° flektiert (Abb. 1.**2**).

Die Auflagefläche des Kindes wird von der Wange, dem asymmetrisch (ventral-lateral-kranial) belasteten Thorax und beiden Knien sowie hin und wieder einem der beiden Großzehen gebildet. Das Neugeborene sollte die Lage mit zu beiden Seiten rotiertem Gesicht einnehmen und

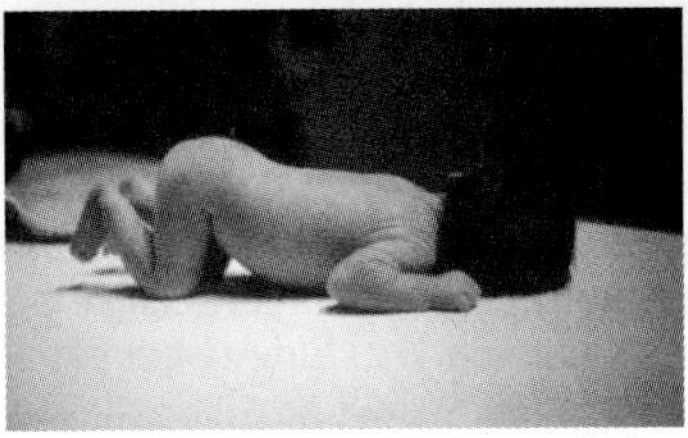

Abb. 1.2 Neugeborenes in der Bauchlage

wechseln können, wobei anfänglich das Kinn mit der Unterlage in Berührung bleibt. Die orofaziale Signalisation bedingt das Heben und Drehen des Gesichtes, d.h. neben den taktilen haben auch olfaktorische, akustische und optische Afferenzen ein bestimmtes Efferenzmuster zur Folge: Die Auflagefläche wird langsam zur Stützfläche, diese wird zunehmend nach kaudal verschoben, die Becken- und die Hüftbeugehaltung lassen nach. Nach ca. 6 Wochen hat das Kind die Fähigkeit, ein Objekt langfristig, d. h. mehrere Sekunden (3) lang zu fixieren. Beide Ellenbogen haben die Henkelstellung verlassen und sind über eine Außenrotations-, Abduktions- und Flexionsbewegung nach kranial „gewandert". Die neuronalen Verknüpfungen von Wahrnehmung und Handlung werden im Tun vom Kind selbst erzeugt.

2. Lebensmonat

Rückenlage

Die Übergänge zu neuen Fähigkeiten sind stets fließend. In kleineren Teilfähigkeiten kündigt sich das vollendete motorische Kunststück im sogenannten globalen Muster - d.h. den ganzen Körper hinsichtlich einer bestimmten Beteiligung und Gestaltung betreffend - an. So erwarten wir um die 3./4. Lebenswoche das aktive soziale Lächeln des Kindes. Die Tatsache, daß dieser Säugling für einige Sekunden lang die Augen auf ein Objekt (mütterliches Gesicht) gerichtet halten kann, bedeutet ein Nachlassen der labilen, schwankenden Rückenlage. Es bedeutet ebenso die beginnende Steuerungsfähigkeit des Axisorgans, das das Gucken erst ermöglicht. Die zirkuläre Organisation von Wahrnehmung und Handlung wird für den Beobachter offenbar. Die Fähigkeit zur optischen Fixierung mündet im Alter von 6./7. Lebenswoche im Muster der Fechterstellung, die nur deshalb zustande kommt, weil das wacher werdende Kind sein Interesse an der Umwelt mit sensomotorischer Hinwendung zeigt.

Fechterstellung: Die Extremitäten der Gesichtseite zeigen in den Schlüsselgelenken Rotationsnull- bzw. leichte Außenrotationsstellung mit diskreter Abduktion und geringgradiger Flexion, während die Mittelgelenke ein wenig gebeugt imponieren. Die Akren sind locker gehalten. An den Zehen könnte das irradiierte Beugen als mögliches „Zufassen" des optisch erfaßten Objektes gedeutet werden. Die dem Hinterkopf zugewandten Extremitäten zeigen eine Außenrotation in den Schlüsselgelenken und Flexion in den Mittelgelenken. Die Fechterhaltung ist nur in der 6./7. Woche als globales Muster erkennbar und nie fixiert. Sie ist inkonstant und variabel in der idealmotorischen Entwicklung zu beobachten.

Hand-Hand-Koordination: Am Ende des 2. Lebensmonats zeigt das zufriedene, nicht abgelenkte Kind in flacher, nicht fremdgestützter Rükkenlage Hand-Hand-Koordination, die richtiger Finger-Finger-Koordination genannt werden müßte: Vor dem Thorax begegnen sich mit pronierten Unterarmen die Finger beider Hände, während der Blick des Kindes im Raum umherschweift und an etwas Interessantem hängenbleibt. Unter Koordination bei der Beschreibung einer Fähigkeit in Rückenlage wird hier die Tatsache verstanden, daß beide Hände diese Fähigkeit zeigen (z. B. Hand und Hand zusammen, später zusammen in den Mund).

Dabei ist die immer deutlicher werdende Unterkörperbeugung bei zunehmender Oberkörperstreckung zu sehen. Wenn eine Teilmenge des Körpers gegen die Schwere erhoben wird, muß an anderer Stelle widerlagernd gestützt werden. D.h. bereits zu diesem Zeitpunkt ist das globale Muster der Rückenlage - das Muster der Greif- und Körperschema-Entwicklung - gut zu erkennen; Die Oberkörperstreckung mit Stütz auf der Dorsalseite und zunehmend adduzierten Schulterblättern bei sich mehr und mehr beugendem Unterkörper.

Beim Stütz richtet sich die Kraftwirkung der einzelnen Vektoren gegen die Unterlage; Es arbeiten die Pars transversa und die Pars ascendens des M. trapezius sowie die Schulterblattadduktoren (Mm. rhomboidei), es werden die an den Dornfortsätzen und Querfortsätzen inserierenden kurzen, tiefgelegenen Rückenstrecker aktiviert. So geraten die Schulterblätter in die Depression und der Schultergürtel in die muskulär-dynamische Fixation an den Thorax. Die synergistisch auf der Ventralseite arbeitenden Muskeln sind die Mm. intercostales (Heben und Drehen der Rippen gegen die Schwere), die auf der Unterseite des Sternums agierenden Muskeln (Anheben des Sternums) und die Mm. pectorales minores.

Bei der Unterkörperbeugung ist die simultane Bauchmuskelanspannung, die zunehmend kompletter, längerfristiger und differenzierter wird, von Bedeutung. (Erst am Ende des 3. Lebensmonats sieht man diese Haltungs- und Bewegungsmuster annähernd perfekt.)

Die sich berührenden, befassenden und ergreifenden Finger bei pronierten Unterarmen zeigen die veränderte Schultergelenkseinstellung: Aus der anfänglichen Henkelstellung wurde eine etwa 50 bis 45° horizontal-adduktorische Zirkumduktion mit etwa 60° Flexion.

Das Strampeln ist differenzierter geworden. Die Beingelenke können auch einzeln bewegt werden. Die Füße können ohne Beteiligung der unteren Sprunggelenke in Nullstellung gehalten werden. Der zunächst stark positive Handgreifreflex der ersten 2 Lebenswochen ist nun schon deutlich schwächer, der intensiv positive Suchreflex der ersten Wochen schwächt sich zugunsten der optischen Fähigkeit ab: Das Kind wird weniger durch Suchen-Erkennen als zunehmend zu Sehen-Erkennen fähig, die Dinge zu diskriminieren.

Sprachlich versucht der Säugling mit ca. 8 Wochen - besonders wunderbar im Dialog mit einer sich über sein Gesicht beugenden Person zu provozieren - bei globaler positiver Hinwendung seines Körpers zu gurgeln und höhere Töne zu produzieren. Bei negativer Erregung und auch Verlust des Haltungshintergrundes zerfällt das Hinwendungsmuster hin und wieder in eine Moroabstreckphase.

Bauchlage

Der zunehmend wachere Säugling ist in der 5./6. Woche (Beginn des 1. Streckstadiums) fähig, beim Wechsel des Blickes von einer zur anderen Seite die HWS in der Sagittal- und der Transversalebene mittig einzustellen, um bei Verlassen der Mitte den Kopf erneut asymmetrisch abzulegen. Um den Kopf - immerhin ein Drittel des eigenen Körpergewichtes - erfolgreich mit ca. 20° Aufrichtung (der Frontalfläche des Gesichtes) zu bewältigen, muß das Kind sich abstützen. Automatisch hat der Säugling dazu in beiden Schultergelenken eine außenrotatorische und leichte ventral-adduktorische Bewegung vollzogen: Beide Unterarme, im distalen Drittel am deutlichsten, liegen auf und können zum flüchtigen Stütz eingesetzt werden. Die anfängliche Protraktion des Schultergürtels reduziert sich zu Gunsten einer zunehmenden Schultergürtelaufrichtung und Schulterblattadduktion. Der 3. Stützbereich seines Stütztriangels (Vojta 1969) wird aus dem Sternum gebildet.

3. Lebensmonat

Rückenlage

Dystone Beweglichkeit: Das Kennzeichnende des 3. Lebensmonats ist die sogenannte dystone Beweglichkeit bei stabiler und symmetrischer Rückenlage. (Symmetrie dabei nicht als statische Mitte, sondern als eine Sequenz des Bewegungsweges von re/li nach li/re verstanden.)

Die HWS ist dabei jetzt in mindestens 2 Ebenen in der Körperlängsachse eingestellt. Das Kind zeigt mit in der Luft gehaltenen Beinen (~90° Hüft-, ~90° Knie- und ~90° OSG-Flexion), nach kranial auf den dorsalen Schultergürtel verlagerter Stützfläche und unabhängig von der Rumpfhaltung sich frei orientierenden Kopf- bzw. Augenbewegungen das globale Muster dieses 3. Monats fast vollkommen. Die dystone Phase wird bei dem geistig regen, an Umweltdingen interessierten Kind im Bemühen, diese zu erreichen, deutlich: Die Hände bewegen sich in die Richtung des begehrten Objektes, erreichen dieses aber nicht auf dem direkten Weg, sondern berühren, schlagen, ticken es nach Bewegungsumwegen an und das auch nicht immer erfolgreich. Eltern kennen das: Das Kind liegt unter dem Spieltrapez, und es ertönt plötzlich Gebimmel eines angeschlagenen Glöckchens, oder die Brille des Vaters fliegt während eines Dialogs spontan von der Nase etc.

Bei diesen Greifansätzen ist immer der ganze Körper beteiligt: Die Augen scheinen auf das Objekt der Begierde zu fallen, die Nasenlöcher blähen sich, der Mund schmeckt und schmatzt schon, alle Akren machen Auf-und-Zu-Bewegungen, die Atmung wird schneller. Das Kind demonstriert auf köstliche Weise, wie sehr es selbst durch und mit seiner Neugier die Motorik antreibt.

Stabile Rückenlage: Am Ende des 1. Trimenons zeigt das Kind in Rückenlage ein globales Muster mit stabiler Rückenlage. Die automatische Haltungskontrolle des Axisorgans bei absolut mittig gehaltener, sich zu beiden Seiten gleichoft und gleichschnell bewegender HWS ist die notwendige Voraussetzung, um nun zielgerichteter und direkter die angebotenen Objekte zu ergreifen. Sie ist auch die Voraussetzung für seitengleiche optimale Entwicklung von Haltung und Bewegung der Schlüsselgelenke. Das bedeutet, daß einerseits die muskuläre Sicherung des Schultergürtels und die aktive HWS- und obere BWS-Streckung in Nullstellung beherrscht wird und daß andererseits die Bauchmuskeln (Mm. rectus abdominis, obliquus abdominis externus und internus) mit den Flexoren, Außenrotatoren sowie den Abduktoren und Adduktoren des Hüftgelenks (letztere sind fallverhindernd exzentrisch tätig) zusammenwirken. Die Mm. ischiocrurales werden durch den ex- bzw. konzentrisch arbeitenden M. quadriceps femoris abgelöst. Der Säugling kann zunächst nur kurzzeitig später auch länger die Beine gebeugt und in der Luft halten. Am Ende des 3. Lebensmonats gelingt diese Halteleistung z. T. minutenlang.

Hand-Mund-Koordination: Zudem zeigt es nun das Muster der Hand-Mund-Koordination.

Wenn es satt und zufrieden ist, hören wir Juchzer mit und ohne Stimm-Umkipper, wir hören Tonbögen, sehr melodisch und moduliert, die Töne werden mit eä-i- und u/o-Vokalen angereichert.

Bauchlage

Symmetrischer Ellbogenstütz: Der Trieb nach optischer Kontaktaufnahme befähigt das gesunde Kind sich am Ende des 1. Trimenons auf beide Ellenbogen zu stützen, wobei die abduzierten Oberarme im rechten Winkel zur HWS stehen. Der Kopf wird dabei außerhalb der Stützbasis getragen. Die Voraussetzungen, um Kopf und Schultergürtel höher und vollkommener von der Unterlage ab- und gegen die Schwere hochzuheben, sind:

1. Intakte Sinnesphysiologie und mentale Entwicklung,
2. intakte automatische Steuerung des Körpers in Haltung und Bewegung,
3. ausgewogenes Zusammenspiel der dorsalen und ventralen - also praevertebralen Halsmuskulatur (M. longus colli),
4. die Fähigkeit, den Schultergürtel muskulär nach dorsal-kaudal am Thorax zu stabilisieren,
5. die Fähigkeit des M. pectoralis major und des M. coracobrachialis, zusammen mit den dorsalen Muskeln über einem sicheren Stütz antigravitatorisch tätig sein zu können. (In der gesamten Muskelkette muß die Bewegungs- bzw. die Wirkrichtung umgekehrt verlaufen, also von proximal nach distal.)

Diese muskuläre Funktionsausdifferenzierung ist die unverzichtbare Voraussetzung, wenn das Axisorgan (Kopf und Rumpf) zum Punctum mobile werden soll, um Fortbewegung und Gleichgewichtsregulation zu ermöglichen.

Am Ende des 3. Lebensmonats ist die Bauchlage sicher. Das Kind kann den Kopf frei bewegen. Es beherrscht in steigendem Maße die gleichgewichtsregulierenden Fähigkeiten, deren Notwendigkeit sich aus der Orientierung über Sehen, Hören und „Hin-Wollen", den damit verbundenen Kopfbewegungen und den daraus resultierenden Körperverlagerungen innerhalb der Stützbasis ergibt. Das Stützdreieck wird nun aus den Unterarmen mit dem Stützmaximum im Ellbogenbereich und dem kaudalen Bauchgebiet gebildet. Die Frontalebene des Gesichts kann mühelos bis in die Vertikale aufgerichtet werden, die untere HWS und obere BWS hängen bei dieser Haltung nicht durch. Das Becken zeigt eine verringerte Beugehaltung, in beiden Hüftgelenken hat eine außenrotatorisch-abduktorische leicht begonnene Streckbewegung stattgefunden: Die Beine liegen o-förmig, die Großzehinnenseiten spielen in der Luft miteinander. Während des dynamischen Ellenbogenstützes wird jetzt die segmentale Pro- und Supinationsbewegung der Unterarme sichtbar. Durch die verlockenden Umweltreize, größere Vigilanz und bessere Apperzeption (Fähigkeit der Wahrnehmung mit Aufmerksamkeit) wird der Wunsch des Kindes, den Reiz erreichen zu wollen, spürbar.

•••• 2. Trimenon

4. Lebensmonat

Rückenlage

Die Split-brain-Phase ist noch vorhanden, d.h.: jede Hemisphäre reift und arbeitet unabhängig von der anderen. So sollte das Spielzeugangebot seitlich von der Mittellinie des Kinderkörpers erfolgen, da das Kind sonst Entscheidungsprobleme hinsichtlich der Wahl der Greifhand hat. Allerdings sollte bei „Greifunlust" kein taktiler Reiz mit dem Spielzeug an der Kinderhand ausgeübt werden. Ergreifen(-wollen) spielt sich im Kopf ab. Zufassen eines angebotenen, berührten Gegenstandes wäre Kontaktgreifen.

Ulnares Greifen: Bei stabilem Haltungshintergrund und z.T. langer konzentrierter Beobachtungsphase (2x3 Sek. lang) ergreift das Kind mit der Hand in Handgelenks-Nullstellung bei diskreter ulnarer Deviation besonders mit dem 5. und 4. Finger den Gegenstand.

Die Wahl des Weges in den Mund ist sicher „angeboren", alle Kinder erfassen mit dem Mund die Dinge aus den Händen. Abschmecken ist offensichtlich ein wichtiger Baustein des Kennnenlernens.

Ganzhändiges Greifen: Während bei der Hand-Hand-Koordination die Unterarme proniert standen und bei der Hand-Mund-Koordination (12./13. Woche) in Nullstellung gebracht werden konnten (Daumen zeigen zum Mund), kann der Säugling nun in sicherer Rückenlage die Unterarme segmental supinieren. Der Weg der Hände in Richtung Körpermitte läßt das Ende der Split-brain-Phase erkennen. Dabei dient der Körper mit seinen proximalen Schlüsselgelenkspartnern und den muskulären Insertionen stets als Fixpunkt, d.h. die Wirkrichtung der Muskelketten verläuft von distal nach proximal: Die Extremitäten als Puncta mobiles bewegen sich. Ganzhändiges Greifen ist zunehmend zu beobachten.

Die lange in der Luft gebeugt gehaltenen Beine zeigen die sich vergrößernde Hüftgelenksabduktion und einen positiven Aspekt der Irradiation: Die Großzehinnenseiten koordinieren miteinander. Das freudig erregte Kind zeigt mit vollendeten 4 Monaten häufig das Brückebauen: Bei aufgestellten Fersen wirft es das Becken einige Male hintereinander hoch und es fällt bei optischer Kontaktaufnahme eines neben sich liegenden Spielzeuges in die Seitlage und ebenso (scheinbar en bloc) wieder zurück in die Rückenlage. Der seit der Geburt sich langsam abschwächende Galant-Reflex ist jetzt nicht mehr auslösbar - ein Zeichen der stabilen, mittigen Rückenlage.

Bauchlage (2. Beugestadium)

Das Gesichtsfeld erweitert sich, das Kind erfindet dabei die Verlagerung des Stützes auf nur einen Ellenbogen (den der blickabgewandten Seite) ohne, den Schultergürtel über den Stützpunkt hinaus nach lateral zu verschieben. Der Ellenbogen hat dazu einen kleinen Schritt nach vorn gemacht. Automatisch bewegt sich dabei das Knie der Gesichtsseite bei leicht außenrotierter Hüftgelenksstellung in Abduktion zum Stütz auf der Innenseite. Der Abduktionswinkel liegt dabei unter 90°, wird aber - je nach Lage des Spielzeugs - variiert. Das Hinterhauptsbein verharrt in leicht außenrotierter Stellung.

Wie in den Schultergelenken verläuft auch in den Hüftgelenken die zunehmende Streckbewegung der anfänglich stark gebeugten Beinchen über die Außenrotation-Abduktion.

In Beobachtungsphasen des Kindes ist diese Außenrotations-Abduktionsfähigkeit gut zu sehen: bei o-förmig gehaltenen Beinen spielen nun die Fußinnenseiten miteinander. (Erst 3 Monate später können die Unterschenkel dabei zeitweise abgelegt werden, was eine größer gewordene Außenrotation anzeigt.)

5. Lebensmonat

Rückenlage

Die Komplexitätszunahme von bereits Gekonntem zeigt das Kind stets im Zusammenhang zu seinem *inneren drive* und vorhandenen Lernanreizen in seiner Umgebung an:

- **Es greift über die eigene Körpermittellinie.**
- Es ergreift schneller und zielsicherer die Objekte und wechselt diese von Hand zu Hand.
- Es bringt in der automatischen Haltungskontrolle seine Hüftgelenke in eine deutlich Flexionsstellung (>90°) bei maximaler Abduktion. Seine Fußsohlen berühren sich und spielen miteinander.
- Die deutlich angebeugten Kniegelenke werden zunächst von jeweils einer Hand kennengelernt (Hand-Knie-Kontakt). Dazu wird das extendierte Becken in der Frontalebene leicht schräggestellt. Max. 2 Wochen später erscheint die vollkommene Hand-Knie-Koordination.
- Es zeigt eine Beckenextension, ohne die Lendenwirbelsäule über die Nullstellung hinaus zu kyphosieren. Das Sakrum wird durch die simultane von kaudal nach kranial gerichtete Bauchmuskelarbeit angehoben, während beide Spinae iliacae anteriores superiores nach kranial-dorsal bewegt werden.

Die sprachlichen Merkmale in der Mitte des 2. Trimenons sind die Lippen-, Blas- und Reiblaute, das Spucke-Sammeln und Spinat-Prusten, das Kauen und Lutschen auf der Unterlippe. Die Stimmung des Kindes ist an entsprechenden Tonhöhen und Tonlängen gut zu erkennen.

Bauchlage

Einzelellenbogenstütz: Mit ca. $4^1/_2$ – 5 Monaten ist der Einzelellenbogenstütz mit proniertem Unterarm und extendiertem Handgelenk sicher, und das Kind kann mit der freien, unbelasteten Hand tasten, greifen und zum Mund führen. Der unbelastete Arm kann aus der Bauchlage auf der Unterlage zunächst nach lateral, dann zunehmend bis ca. 120° Flexion in der Schulter bewegt werden. In keinem Fall kann er frei über die zum Fußboden parallel verlaufende Horizontalebene hinaus abgehoben werden, es sei denn mit starker Extension der Wirbelsäule. Das Stützdreieck besteht aus Unterarm, dem Condylus femoris medialis der kontralateralen Seite und der ventralen Hüft-Oberschenkelpartie der Stützseite. Der Kopf, ein großer Bereich des Thorax und der Greifarm werden außerhalb dieser Stützfläche gehalten und bewegt. Die Streck- und Rotationsfähigkeit der Wirbelsäule hat sich enorm erweitert. Muskulär heißt das, daß die Wirbelsäulenrotatoren beim Halten des Greifarmes nebst Schultergürtel- und Thoraxbereich gegen die Schwere bereits in die Funktion eingeschaltet wurden.

Die sich erweiternde Rotation in der Rückenlage entwickelt sich deutlicher zu diesem Zeitpunkt von kaudal. In der Bauchlage geschieht dies von kranial.

In diesem Alter beginnt die Wahrnehmungsfähigkeit des Handrückens: Ein nicht gesehener, auf den Handrücken gelegter Gegenstand wird sofort wahrgenommen. Hinschauen und die Supinationsbewegung der Hand sind die spontanen Folgehandlungen.

6. Lebensmonat

Rückenlage

Die Stützflächenverschiebung gelingt mit den differenzierten Muskelspielen jetzt vollkommen nach kranial und (am Ende des 6. Monats) nach kranial-lateral. Das extendierte, schräggestellte und rotierende Becken sind Teilmuster im koordinierten aktiven Umdrehmuster (von Rückenlage in Bauchlage)

Umdrehen: Das Kind wird von einem seitlich entfernt liegenden Gegenstand magisch angezogen. Es probiert mit der nahen Hand, diesen zu erreichen - ohne Erfolg. Dann versucht es mit der lateralen, der 2. Hand, zum Gegenstand zu gelangen - wieder reicht es nicht. Die in HWS und oberer BWS begonnene Rotation wird erst weiterlaufen, nachdem die beiden gebeugten Beine durch einen Schwung mit der oben beschriebenen Beckenbeteiligung noch ein wenig deutlicher gebeugt wurden.

Die obere Hand giert ebenso wie die Augen und der Mund immer noch dem reizvollen Gegenstand entgegen. Ab Seitlage wird der Kopf als Produkt guten Schulterstützes gehoben und die Beine beginnen sich in der Haltungs- bzw. Bewegungsdynamik zu differenzieren: Das obere Hüftgelenk wird während des Drehweges in eine Abduktion (ca. 30°), leichte Außenrotation und Flexion (ca. 120°) gebracht, während das untere Bein sich im Drehvorgang leicht außenrotiert streckend verhält. Allerdings muß sich bei der Umdrehdynamik der Stütz vom Beckenkamm über den Trochanterbereich zur Oberschenkelaußenseite Richtung Knie verlagern. Wenn dieser „wandernde" Stütz im Bereich des distalen Oberschenkels lateral zu beobachten ist, erscheint im gleichseitigen Fuß eine deutliche Inversionsbewegung. Das Fallen des Körpers von der Seitlage nach ventral wird dadurch verhindert, daß sich das Kind mit dem oberen Knie medial im Bereich des Condylus femoris abstützt. (Diesen Stützpunkt kennt das Kind bzw. sein ZNS bereits aus den Erfahrungen mit dem Einzelellenbogenstütz.) Die obere Hand kann nun - in kontrolliert weiterlaufender Rotation - das begehrte Objekt endlich ergreifen.

Die Wirbelsäule zeigte also im anfänglichen Umdrehen von Rückenlage in die Bauchlage bis zur Seitenlage eine in der HWS und oberen BWS beginnende Rotation, eine in der unteren BWS und LWS folgende und ab Seitenlage in diesem Wirbelsäulenabschnitt eine deutlich schneller ablaufende Rotation: Der kraniale Wirbelsäulenabschnitt wird überholt. Dieser differenzierte Bewegungsablauf ist mit 6 Monaten in der idealmotorischen Entwicklung vollendet zu erwarten.

Radiale Greiffähigkeit: Die radiale Greiffähigkeit bei vollendet supinierbaren Unterarmen, radial-extendierten Handgelenken und Greifbeteiligung vornehmlich der Finger 1 – 3 mit wachsender Oppositionsfähigkeit der Daumen ist mit 6 Monaten vollendet zu beobachten. Der Handgreifreflex ist jetzt erloschen. Die Fähigkeit zu differenziertem Greifen läßt das Spielzeug schneller von rechts nach links und wieder zurück wandern, läßt die Hände während der automatisch wachsenden Haltungskontrolle des Axisorganes am Körper nach medial und kaudal wandern. Das Körperschema entwickelt sich immer in Abhängigkeit von der Handlungsfähigkeit. Der Reihenfolge nach sind zu beobachten:

- Hand-Hand-Koordination,
- Hand-Mund-Koordination,
- Auge-Hand-Mund-Koordination,

- Wandern der Hände zuerst auf der kranialen, dann mittleren Thoraxvorderseite,
- dann auf die Knie (Hand-Knie-Koordination),
- jetzt im Alter von 6 Monaten zum Unterkörper: Genitalbereich,
- später Betatschen, Fassen und Kneifen der medialen Oberschenkel.

Die ventrale Seite des Körpers hat das Kind also im ersten Lebenshalbjahr bis zu den Oberschenkelinnenseiten „begriffen".

Kinder, die in Rückenlage aufgezogen werden, erfassen manchmal in diesem Alter von 6 Monaten bereits die Füße - mal den einen, mal den anderen, seltener beide zugleich. Dabei kippen sie nicht selten aus der sonst stabilen Rückenlage zur Seite. Sie sind demnach noch nicht fähig, die Balance bei sich verkleinernder Stützfläche zu halten, die Körperkontrolle gerät ins Wanken.

□ *Anmerkung:* Das globale souverän gestaltete Muster der Hand-Fuß-Koordination gehört in das 3. Trimenon; im Alter von 6 Monaten in instabiler Rückenlage wird sie als Teilleistung gewertet. Dieses Teilleistungsmuster sagt aus, daß das Kind jünger als vollendete 7 Monate sein muß, aber keinerlei Wahrnehmungsprobleme mit den distalen Akren hat.

Mit einem halben Jahr ist die Sprache differenzierter und reichhaltiger. Das Kind kann fremde von bekannten Personen und z.T. auch Situationen voneinander unterscheiden (es „fremdelt"). Es speichelt stark, besonders wenn es Gegenstände optisch erfaßt, die seine Neugier erwekken, es atmet hörbar schneller, strebt mit hartnäckig wiederholten Zielversuchen diesem Agens entgegen, tönt temperamentvoll und stimmungsausdrucksstark, um dann bei Erfolglosigkeit nach ca. 30 Sek. aufzugeben. Drängt sich das Agens wieder in sein Blickfeld, startet es wiederum mit allen Fasern seines Wollens und Könnens neu, um an den Reiz zu kommen.

Bauchlage

Mit erweitertem Gesichtsfeld nimmt die Aufrichtung des Schultergürtels zu: der Handstütz erscheint.

Handstütz: Beim Handstütz sind alle Metakarpalia sowie der Daumen abduziert. Der ganze Handteller ist am Stütz beteiligt, die Finger sind annähernd gestreckt und breit gefächert. Der 3. Stützpunkt am Körper wird weiter nach kaudal über die Symphyse hinaus bis auf die Oberschenkel und Knie verlagert. Nicht selten schiebt sich das Kind auf dem Weg zu einem reizvollen Gegenstand, weg davon, nach hinten (kaudalwärts) In diesem Alter, das reich an Variationen ist, kann bei dem Ver-

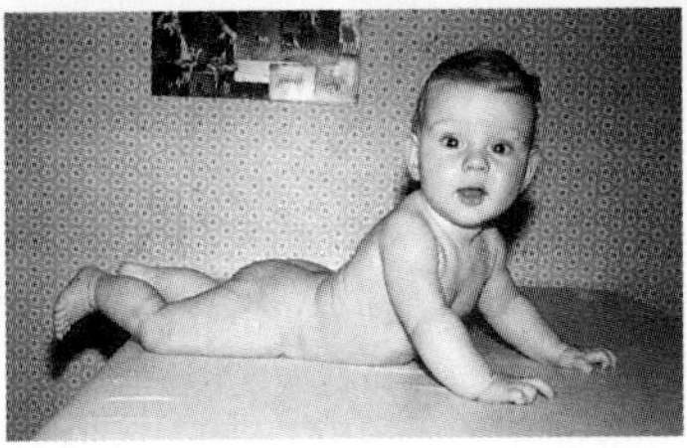

Abb. 1.**3** Position im Handstütz

such, ein Spielzeug zu erreichen, die Vierfüßlerstellung entstehen. Bei positiver und negativer Erregung wechseln sich Handstütz, Schwimmbewegung und Schaukelbewegung in der Vierfüßlerstellung (Rockingposition) ab (Abb. 1.**3**). Die Schaukelbewegungen, die das Kind aus Freude oft langdauernd vollführt, führen nicht zum Krabbeln. Dieser Entwicklungs-Zwischenschritt muß, ebenso wie die Schwimmbewegung, als *motorische Sackgasse* (Vojta) gewertet werden. Ein seitlich neben dem Kind liegender Gegenstand veranlaßt das Kind, sich um die eigene Sagittalachse zu drehen. („Der Mensch läuft erst auf den Händen, ehe er es auf den Füßen tut".)

Bei allem Hinstreben zum Reiz zeigt das 6 Monate alte Kind außerordentlich starke vegetative Begleitreaktionen: Die Atemfrequenz steigt, die Spucke läuft.

Hinzu kommen die kurzen „erfolggierenden" fast ungeduldigen Töne, das „Herausfallen" der Augen, das Zusammenbrechen des Handstützes zur „zappelnden" Schwimmbewegung - wieder Hochstützen - Rückwärtsschub, sicher ungewollt, weil es ja eher vom begehrten Objekt wegführt - erneute Schwimmlage usw.

Besonders innerhalb des ersten Lebenshalbjahres sind die Entwicklungsverläufe hinsichtlich der durchlaufenen Stufen und des Tempos sehr vergleichbar. (Denken wir an die anfängliche phylogenetisch doch sehr ähnliche neuronale Ausstattung.) Die sich entwickelnde Umdrehfähigkeit eröffnet dem Kind neue Gestaltungsmöglichkeiten. Außerdem kommt der Drang in die 3. Dimension im Raum, dem Weg nach oben/vertikal, hinzu, sodaß der elterliche Einfluß (durch passives frühes Hinsetzen, Ställchenbegrenzung oder Gewährung freien Entwicklungsraumes) sich in der individuellen Entwicklungsdynamik widerspiegelt. Diese 2. Hälfte des 1. Lebensjahres ist im Entwicklungsverlauf, den selbstendeckten Meilensteinen wie Robben, Krabbeln, Po-Rutschen usw. abhängig vom sozialen und räumlichen Umfeld, dadurch ist die Varianz größer. Optimal ist es, den Kindern den freien Raum und möglichst keine Vertikalisierungshilfen zu geben. Das intelligente Kind findet immer allein den Weg nach oben.

•••• 3. Trimenon

7./8./9. Lebensmonat

Aus der Rückenlage kommend

Zu Beginn des 3. Trimenons liegt das bewegungsgesunde Kind so sicher und souverän auf dem Rücken, daß es sich leisten kann, beide Füße zusammen zu fassen und in den Mund zu stecken (Koordination). Dieses In-den-Mund-Stecken bedeutet, daß keinerlei Balanceschwierigkeiten bei sich verkleinernder, nach kranial verschobener Stützfläche vorhanden sind und daß in den Hüftgelenken das Maximum an Flexion und Außenrotation ausgeschöpft wird. Das Kind hat das Körperschema bis zu den Füßen nach distal erweitert: im aktiven Handeln nimmt es bzw. sein ZNS die Gelenkstellungsveränderungen, die Stützflächenverschiebungen, die Propriozeption aus den Muskeln, Kapseln, Ligamenten etc. wahr. Im Handeln erkennt es seine Füße.

Alle Objekte ergreift es radial. Es kann mit jeder Hand unabhängig voneinander einen Gegenstand nehmen, halten, in den Mund stecken, anschauen und bei einem 3. Spielzeugangebot (am Anfang des 3. Trimenon) dieses nur ergreifen, indem eher absichtslos aus der (haltenden) Hand das darin befindliche Spielzeug herausfällt und somit die Hand zum erneuten Zugreifen frei wird. In der Mitte/Ende des 3. Trimenons erkennt der Beobachter diesbezüglich sorgfältige Entscheidungshandlungen: Das Spielzeug der einen oder anderen Hand wird losgelassen, um die Hand frei für Neues zu machen. In der 3. Reifestufe hält das Kind beide Objekte in den Händen fest und versucht, das 3. Angebot zusätzlich zu übernehmen - was nicht immer gelingt. Das Kind kann nun Kekse nehmen, halten, abbeißen, kann in der Mitte/am Ende des 3. Trimenon Handspiele übernehmen bzw. nachahmen:

- Tücher vom eigenen Gesicht ziehen - „Da ist er wieder“,
- Dinge „wegwerfen“,
- „Winke-Winke“ machen,
- „Das Fähnchen dreht sich im Wind“ zeigen,
- mit dem 2. Finger in Löcher bohren,
- im Pinzettengriff an Kleidung oder kleinen Dingen zupfen, aufheben.

Sprachlich lassen sich die Silbenketten wie ga-ga-ga, da-da-da, mam-mam-mam hören. Aus den langen Silbenketten entstehen modulierte Silbenverdoppelungen wie pa-pa oder ma-ma, was Eltern häufig hocherfreut als persönliche Anrede deuten.

Das Kind differenziert sehr gut zwischen Bekanntem und Neuem/Fremden und zeigt dies mimisch an. Es kann spontan zur Mutter eilen: Drehen, Robben bzw. Wegkrabbeln sind die ihm möglichen Fortbewegungsformen, wovon immer diejenige eingesetzt wird, die den schnellsten Erfolg hinsichtlich des angestrebten Zieles ermöglicht.

Da das Kind in seinem Aktionsradius freier geworden ist, verfolgen wir nun die Entwicklung aus der Bauchlage. Der Weg ab 7./8. Lebensmonat über das Krabbeln, den schrägen Sitz, den Kniestand, den Halbkniestand und über das Hochziehen zum Stand - Seitwärtsgehen und freien Gehen ist der Beschreibung der Bauchlage-Entwicklung in ihrer Verlaufsdynamik zu entnehmen.

Bauchlage (2. Streckstadium)

Beim Verlangen nach Umweltveränderung und Reizaneignung erfindet das Kind die erste Form der linearen Fortbewegung: das *Robben*. Dabei wird die obere Extremität außerhalb des Körperschwerpunktes „festgestellt" und der Körper ziehend dahin verlagert. Die Winkelstellungen in den Schultergelenken betragen beim Robben ca. 120° Abduktion und 40° - 60° ventral adduktorisch-außenrotatorische Bewegung. Um den Körper vorwärts zu ziehen, ist die Verlagerung desselben nach kranial, lateral, dorsal (vertikal) zum neuen Stützpunkt (Ellenbogen), notwendig. Die Voraussetzungen sind:

1. Intakte mentale Entwicklung,
2. die Fähigkeit zur aktiven Sicherung der Körperlage,
3. ein sicherer Einzelellenbogenstütz,
4. die Fähigkeit, der am Lokomotionsprozeß beteiligten Muskeln ihre Funktion im Synergismus an den Stützbereichen umzukehren.

Während des Robbens werden die Beine locker hinterher geschleppt. Manchmal wird ein Knie oder eine Fußspitze mit eingesetzt, um dem Ziel näher zu kommen. Die Zeit des Robbens dauert in der gesunden Entwicklung maximal 3 Wochen. Am Ende dieser Entwicklungsphase wird der Bauch bereits mit abgehoben (nach dorsal). Die Voraussetzung für diese Fähigkeit ist der gute Stütz und die Kontraktionsmöglichkeit der gesamten Bauchwandmuskulatur. Nur dann kann das Kind das Becken extendieren und später aufrichten, d.h. im extendierten Zustand in der Lokomotion antigravitatorisch bewegen.

Vom Drang nach Kontaktnahme mit der Umwelt geprägt und angetrieben, erfindet das Kind im Greifen nach oben-rückwärts die *Gartenzwerglage* (v. Aufschnaiter), die bei dem Wunsch, lockende, höher befindliche Objekte zu erreichen, im *schrägen Sitz* (Vojta) mündet. (In der Gartenzwerglage (7./8. Mon.) kann man übrigens herrlich den 1. Einsatz des Großzehes des Fußes der oberen Körperseite beobachten: Er sichert erstmalig als Stützpunkt die Körperlage bei der Gleichgewichtsregulation der labilen, kranial aufgerichteten Seitlageposition ab.) Hinsichtlich des Körperschemas entdeckt das Kind seine laterale Beckenbeinpartie (obere Seite).

Das Kind kann sich jetzt auf den Rücken drehen. Bauch- und Rückenmuskeln sind in der Lage, in differenzierter Weise sowohl konzentrisch als auch exzentrisch zu arbeiten. Wenn das Kind sich zu beiden Seiten drehen kann und eine lineare Fortbewegungsart beherrscht, sind die grobmotorischen Voraussetzungen gegeben, auf deren Hintergrund eine feinmotorische Höchstleistung wie das Kauen (Mastikation) möglich wird.

- *Definition:* Unter Mastikation versteht man nicht das Abbeißen, sondern die mahlenden Bewegungen der Kiefer gegeneinander bei gleichzeitigem Lippenschluß und die Fähigkeit, auch die Zunge in 3 Bewegungsebenen zu bewegen.

In diesen Zeitraum gehören ebenso die sprachlich differenzierten Silbenketten: „da-da-da-da". Das Krabbeln, das Sich-Hinsetzen und Aufstehen (8.–10. Mon.) erscheinen in einem Zeitraum von ca. 2–3 Wochen, d.h. das Stadium der Vertikalisierung hat begonnen. Die Reihenfolge ist individuell; krabbeln tun die Kinder nur, wenn ihnen Raum dafür gegeben wird.

•••• 4. Trimenon

10./11./12. Lebensmonat

Das Krabbeln stellt eine hohe Koordinationsleistung dar. Es erscheint wünschenswert und für die manuellen Geschicklichkeiten wichtig, diese Phase zu durchlaufen.

Krabbeln: Der Kopf wird während des rhythmischen, melodischen Krabbelganges - „Hand-Knie/Hand-Knie" - getragen, die Augen dabei auf ein Ziel eingestellt. Die Arme werden abwechselnd in ca. 120° Flexion, Rotations-Nullstellung, geringgradiger Abduktion in den Schultergelenken, minimaler physiologischer Beugehaltung und leichter Pronation der Ellenbogen mit vollständig entfalteter Hand vorgesetzt, die Mittelfinger zeigen in Krabbelrichtung. In der Stand- bzw. Stützphase auf einer Hand sollte auf dieser Seite die Skapula ihre am Rumpf muskulär gesicherte Stellung nur angepaßt verlassen, in keiner Bewegungssequenz soll die Margo medialis abklappen. Der Bauch wird gehalten, die Wirbelsäule ist leicht extensorisch eingestellt, die Bewegung in der Transversal- und der Frontalebene sind beim Krabbeln gering. Die Hüftflexion in der Vorwärtsbewegung beträgt entsprechend der oberen Extremität ~120°, die Unterschenkel werden in die Längsachse des Oberschenkels eingestellt und die Füße werden bei leichter Plantarflexion in Nullstellung des unteren Sprunggelenks mitgeschleift.

Aus dieser Krabbelbewegung heraus wird das Kind bei Auffinden eines Spielzeugs, das es mit beiden Händen untersuchen will, automatisch den *Langsitz* erfinden, diesen aber kaum länger als 2 Minuten beibehalten: Der Drang nach Reizaneignung treibt es an, und es krabbelt weiter. Irgendwann zwischen dem 8. und 10. Monat entdeckt das Kind, daß es sich selbst noch höher bringen kann, indem es sich an feststehenden Gegenständen zum Stand hinaufzieht. Voraussetzung dafür ist die Fähigkeit, jeweils einen Arm über die durch das Schultergelenk verlaufende Transversalebene um mindestens 30° zu flektieren. Das setzt die sichere Körpersteuerung voraus. Das Kind reicht mit einer Hand nach kranial, zieht sich in die Höhe, nachdem es die 2. Hand zum Festhalten dazugeholt hat. Im Unterkörper ist jetzt die Stütz-Verlagerung auf einen Unterschenkel notwendig: Das Becken wird auf der unbelasteten Gesichtsseite angehoben (Bewegung in der Frontalebene). Beides ist nur möglich, wenn sich das Kind auf das Knie stützen kann und der M. latissimus dorsi, der M. quadratus lumborum und die entstehende Dehnung der ventral gelegenen Hüftmuskulatur die schrittmachende Flexionsbewegung des Beines erleichtern. Der entlastete Fuß wird vorgesetzt. Seitliches Entlanggehen an Möbeln ist jetzt möglich. Erst wenn diese Lokomotionsform sicher ist, kann eine Hand losgelöst werden, und das Kind macht den ersten Schritt seitlich voraus.

Da die Entwicklung ein dynamischer Prozeß ist, ist dieser Dynamik auch prinzipiell kein enger starrer Rahmen zu setzen. Immer muß es darum gehen, die beobachtbaren Muster hinsichtlich der muskulären Gestaltung im Rahmen des Handlungsspektrums zu sehen, die Teilleistungen miteinander in Beziehung zu setzen und die Sprache des Kindes in das Gesamtbild einzuordnen. Die Untersuchung/Beobachtung mündet stets in der Frage: Passen alle erfaßten Fähigkeiten zu einem Muster zusammen.

1.3 Untersuchung innerhalb des Bobath-Konzeptes

K. Bernard

•••• Einleitung

Eine von der Norm abweichende Entwicklung eines Kindes ist von mehreren Faktoren abhängig. Je nach Schädigung kann der sensomotorische (damit auch der perzeptive), der kognitive und der sozial-emotionale Bereich beeinträchtigt sein. Bei nicht eindeutiger Diagnose ist ein fachlich-interdisziplinärer Austausch wichtig. Eine Zusammenarbeit mit den Eltern ist von großem Nutzen, da die Therapie an alltagsbezogene Situationen gebunden ist. Nur in diesem Kontext sind die Untersuchung, die daraus resultierenden therapeutischen Ziele, die Vorgehensweise und die Maßnahmen zu verstehen.

In der Physiotherapie wird ein Beurteilungs- und Beobachtungskriterium in der aus vielen „Bausteinen“ bestehenden kindlichen Gesamtentwicklung hervorgehoben: die Haltungskontrolle. Da die Haltungskontrolle von mehreren Faktoren abhängt und sich an Funktionen orientiert, wird zunächst die Definition der Haltungskontrolle ausführlich besprochen. Danach wird die Beurteilung der Haltungskontrolle im allgemeinen, vom entwicklungsneurologisch-funktionellen Ansatz und vom bewegungsanalytischen Ansatz her behandelt.

1.3.1 Definition der Haltungskontrolle

Unter Haltungskontrolle versteht man:

- die Fähigkeit, das Gleichgewicht zu halten, entsprechend der emotionalen Gestimmtheit, dem jeweiligen Handlungsziel und dem Umfeld sowie
- die Fähigkeit, den Körper innerhalb der Unterstützungsfläche zu halten und auf eine zu erwartende neue Unterstützungsfläche zuzubewegen. Dafür muß der Körperschwerpunkt abhängig von der Schwerkrafteinwirkung kontrolliert werden.

Der Körper findet bei optimaler Haltungskontrolle immer seine passende und geeignete Position im Raum. Es handelt sich um das optimale Zusammenspiel von Agonisten und Antagonisten in der Auseinandersetzung des Körpers im Schwerefeld.

•••• Entwicklung der optischen Haltungskontrolle

Zur Erlangung einer optimalen Haltungskontrolle für Fortbewegung und vertikale Positionen spielen die visuelle Orientierung und somatosensorische Informationen aus dem Umfeld eine große Rolle.

In der „Erarbeitungsphase“ zur Erlangung einer stabilen Haltungskontrolle setzt das Kind seine verschiedenen Körperteile ein. Neben den Rumpfaktivitäten werden intensiv die Extremitäten zur Körpergewichtsverlagerung eingesetzt. Es kommt zur stetigen Gewichtsverlagerung in alle Richtungen, bis die optimale Haltungskontrolle für die bestimmte Funktion gefunden wird. Während dieser „Erarbeitungsphase“ kommt es auch zu „Zufallsbewegungen“ des Kindes, die sich durch Wiederholung zu willkürlichen und im weiteren zu automatischen Bewegungen entwickeln. Anhand eines Beispiels soll die Veränderung der Haltungskontrolle eines Kindes innerhalb von drei Monaten gezeigt werden.

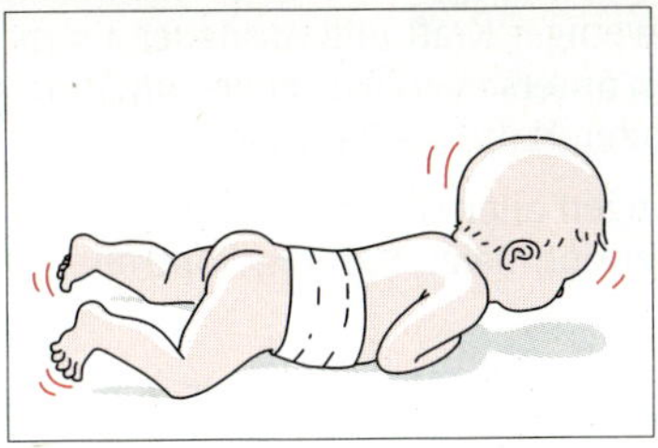

Abb. 1.**4** Optimale Haltungskontrolle eines Neugeborenen in Bauchlage.

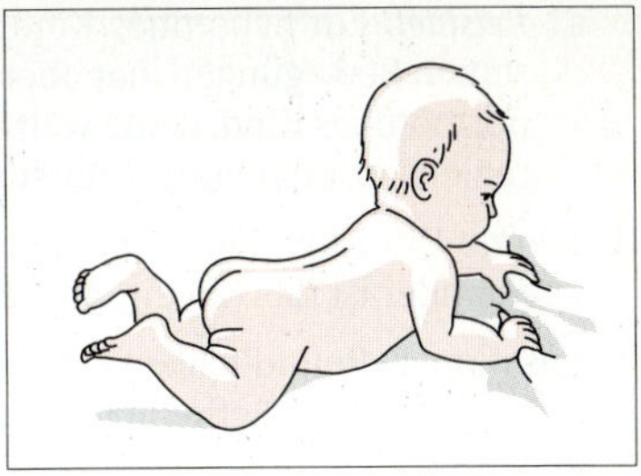

Abb. 1.**5** Gleichgewichtsreaktionen sind mit willkürlichen Bewegungen verbunden.

■ *Beispiele:* Ein Neugeborenes mit optimaler Haltungskontrolle (Abb. 1.**4**) kann in Bauchlage in der Bewegung innehalten, es stützt sich auf die unter dem Sternum liegenden Hände ab. Die visuelle und akustische Orientierung sind möglich.
Ein drei Monate alter Säugling (Abb. 1.**5**) beginnt, mit willkürlichen Bewegungen sein Gleichgewicht zu halten. Wechselndes Abstützen und Abdrücken von Händen bzw. Füßen oder das Sich-Festhalten am Bettuch helfen bei der Bewahrung des Gleichgewichtes. Der Rumpf wirkt „stabiler/symmetrischer", die Aufrichtung gegen die Schwerkraft ist ausdauernder.

Mit einer stabilen und sicheren Haltungskontrolle wächst das Vertrauen in das eigene Handeln. Damit festigt sich auch das emotionale Gleichgewicht. Erst eine sichere Haltungskontrolle löst im Kind den Wunsch aus, weiter auf „Entdeckungsreise" zu gehen und Neues zu lernen.

•••• Beeinflussende Faktoren

Die Haltungskontrolle ist u. a. von folgenden Faktoren abhängig:

- Sensomotorische Ausstattung:
  - sensorisch
    Für eine optimale Entwicklung ist eine intakte Sensorik (z. B. Augen, Ohren) notwendig.

  ■ *Beispiel:* Ein blindes Kind entwickelt sich langsamer in seiner Sensomotorik, da die zur Vertikalisierung so entscheidende Orientierung fehlt.
  - somatosensorisch
    Für eine optimale Entwicklung ist eine intakte Somatosensorik (z. B. Skelett, Muskulatur) notwendig.

- *Beispiel:* Ein hypotones Kind ist gelenkig, weich und fließend in seinen Bewegungen, hat aber weniger Kraft und Ausdauer als ein normotones Kind. Beide wählen unterschiedliche Bewegungsstrategien zur Erlangung ihrer stabilen Haltungskontrolle.

- *Merke:* Das Alignment, die Stellungen aller Gelenke in Ausrichtung zueinander ist das Geheimnis einer optimalen Haltungskontrolle.

- Emotionale Befindlichkeit
  Zur emotionalen Befindlichkeit gehört z.B. das Temperament.
  - *Beispiel:* Ein eher schüchternes Kind erwirbt sich seine ihm angemessene Haltungskontrolle mit einer anderen Strategie als ein „Draufgänger".
- Geistige Ausstattung
  Zur geistigen Ausstattung gehören beispielsweise: Aufmerksamkeit, Zielsetzung und Gedächtnis.
  - *Beispiel:* Einem geistig behinderten Kind fehlt oftmals die motorische Planung. Dadurch verändert sich die Qualität von Haltung und Bewegung und die Vertikalisierung ist verlangsamt.

1.3.2 Beurteilung der Haltungskontrolle

•••• Allgemein

Da die Qualität von Haltung und Bewegung verschiedensten Einflüssen unterliegt, müssen für die Untersuchung mehrere Faktoren in bezug auf das Kind, die Eltern und den Therapieraum bedacht werden:

Kind

- Eine kindgerechte Atmosphäre schaffen,
- dem Kind Zeit zur Orientierung geben (Kennenlernen der ihm unbekannten Person und des ihm unbekannten Raumes),
- Zeit zur Interaktion/zum Dialog geben,
- die jeweiligen Situationen in der Therapiestunde zur Beobachtung und Beurteilung für den „Ersteindruck" und für Veränderungen nutzen. (Vorsicht mit Interpretationen.)

Eltern/Familie

- Die Eltern werden nach ergänzenden Informationen bezüglich der Anamnese und der Alltagssituation und
- nach derzeitigen Sorgen, eigenen Wünschen und Vorstellungen gefragt,

- Familiensituation bedenken: Wo wächst das Kind auf, wer sind die Hauptbezugspersonen?

Therapieraum

- Der Therapieraum sollte wie eine „Wohnung" aussehen: Stühle, Tisch, Waschbecken, Kinderstuhl, Schreibtisch, Matratze/Sofa, Toilette usw.
- „Spielmaterial" den Alters- bzw. Interessenansprüchen angepaßt, z.B. Säuglingsspielsachen, Bücher, Puppe, Malsachen, Telefon, Kataloge, Tücher, Bänder, Knöpfe und „Haushaltssachen" (Töpfe, Deckel, Löffel, Haushaltsleiter usw.).
- Therapieaußenbereiche, z.B. Treppen, einschließlich Geländer, Kinderwagen, Kinderspielplatz, „Hausbesuche", Kindergarten, Schule usw.

•••• Entwicklungsneurologisch-funktioneller Ansatz

Geht man vom entwicklungsneurologisch-funktionellen Ansatz aus, gibt es drei grundsätzliche Beobachtungskriterien zur Beurteilung der Haltungskontrolle, von der „Erarbeitungsphase" bis zur sicheren Kontrolle in Form von „Steigerungen" bzw. differenzierteren Leistungen:

- Explorieren mit den Bewegungen (zufällig, willkürlich, automatisch),
- sichere Haltungskontrolle und konzentrierte Beschäftigung (Spiel) sowie
- zusätzlich sprachliche Äußerungen.

Die Haltungskontrolle eines Kindes ist neben dem sensomotorischen auch vom sozial-emotionalen Verhalten und von kognitiven Leistungen abhängig. Somit bedarf es einer allgemeinen Verhaltenseinschätzung auch dieser Bereiche.

■ *Beispiele:*

- Sozial-emotionales Verhalten: Hier werden unter anderem der Kontakt, die Kontaktdistanz (gegenüber Bezugspersonen, fremden Personen), die allgemeine Grundgestimmtheit (freundlich, gehemmt, aggressiv) und die Motivation beobachtet.
- Kognitives Verhalten: Es wird auf Aufmerksamkeit, Interesse, Ausdauer, Handlungsplanung und -durchführung und Gedächtnis geachtet.
- Sensomotorisches Verhalten/Reaktion auf Reize:

  ■ *Merke:* Zu allererst bedarf es der Abklärung organischer sensorischer Störungen.

Liegen keine organischen Störungen vor, werden folgende Sinne überprüft:
- visuell (Nystagmus, Strabismus, Koordination, Orientierung),
- auditiv (Richtungshören laut/leise),
- gusto-olfaktorisch (Vorlieben, Abneigung) – wichtig für die Nahrungsaufnahme,
- somatosensorisch-vestibulär (anfassen – angefaßt werden, bewegen – bewegt werden).

In allen oben genannten Bereichen werden beurteilt:

Spontanmotorik

In der Spontanmotorik werden sowohl Fähigkeiten und Fertigkeiten als auch Auffälligkeiten und Schwierigkeiten beurteilt. Dabei geht es um das Erkennen von:

- Eigeninitiative/Selbständigkeit,
- Strategie/Rhythmus,
- Handlungsziel.

Provokation

Unter Provokation versteht man Reize, die zu der Ausgangssituation hinzukommen und diese für das Kind erschweren. Welche Reize eine Provokation darstellen, ist für jedes Kind individuell unterschiedlich.

Bei den Provokationen wird das emotionale und sensomotorische Verhalten auf die inneren und äußeren Reize beobachtet und die Auffälligkeiten bzw. Schwierigkeiten beurteilt.

Provokationen können z. B. sein:

- im sozial emotionalen Bereich (Probleme in der Familie, Trauer, Freude etc.),
- im kognitiven Bereich (Konzentration, Schwierigkeit in der Planung etc.),
- im sensomotorischen Bereich:
  - Empfindlichkeiten auf bestimmte Geräusche, Lichteinwirkungen, Kälte/Wärme,
  - Rhythmuswechsel,
  - Bewegungsausmaß,
  - Veränderungen der Unterstützungsfläche,
  - zwei Tätigkeiten gleichzeitig (z. B. sitzen und spielen).

Veränderungen bzw. Steigerungsmöglichkeiten der Provokationen sind:

- ohne emotionalen „Streß",
- mit emotionalem „Streß".

Signale des Kindes

Welche Reaktionen auf innere und äußere Reize werden beobachtet, beispielsweise erkennbar an:

- den Augenbewegungen,
- der Atmung,
- der Mimik sowie
- der Gestik/Körpersprache (z. B. Bewegungsintention).

•••• Sensomotorisches Verhalten

Beim sensomotorischen Verhalten werden die Qualität und die Quantität beurteilt.

Qualität

Optimale Haltungskontrolle

Definition: Die optimale Haltungskontrolle ist gekennzeichnet durch die Qualität von Haltung und Bewegung. Es ist die Fähigkeit des Kindes, sich mit seinen Bewegungen seinem jeweiligen Handlungsziel anzupassen.

Die Qualität von Haltung und Bewegung zeichnet sich aus durch:

- Innehalten-Können in Bewegungen,
- Halten und Bewegen mit und gegen die Schwerkraft,
- Variable Haltungen und Bewegungen in Rumpf und Extremitäten (Augenmerk auf Hände bzw. Füße),
- Gewichts- bzw. Körperschwerpunktverlagerung in alle Richtungen (kranial/kaudal, links/rechts) sowie
- Bewegungsausführung. Ist sie zielorientiert und dosiert in Kraft, Tempo, Ausmaß und Ausdauer, der Funktion entsprechend?

Mit besonderer Aufmerksamkeit müssen die lateralflektorischen und rotatorischen Bewegungen verfolgt werden. Die funktionell wichtigen „Zwischenpositionen" sprechen für fließende Bewegungen. Das Kind kann mit diesen leichter und schneller seine Position (Abb. 1.**6**) errei-

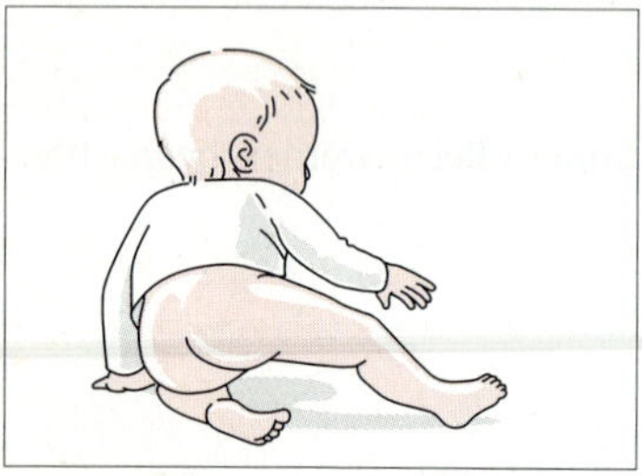

Abb. 1.**6** Positionswechsel mit lateralflektorischen und rotatorischen Bewegungskomponenten

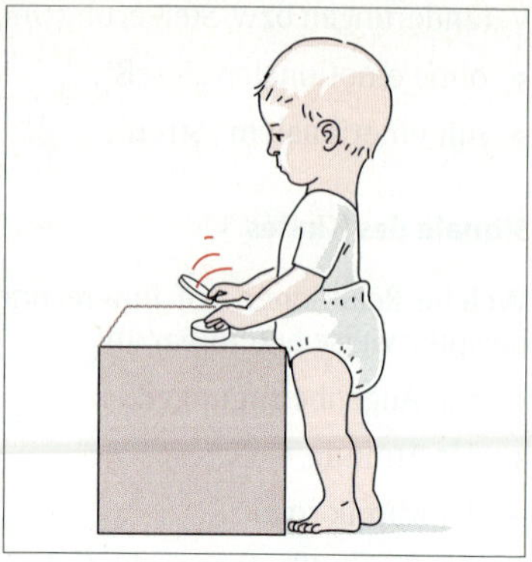

Abb. 1.**7** Spielendes Kind, dessen Stand noch labil ist.

chen. Wenn es aber darum geht, die Aufmerksamkeit während des Hantierens bzw. beim Spielen zur Verfügung haben zu müssen, bevorzugt es sichere Positionen.

Beispiel: Ein Kleinkind frei stehend, aber noch unsicher beim „Stehen und Spielen", möchte mit den Händen Dose und Deckel, die auf einem Stuhl liegen, untersuchen. Um mit Aufmerksamkeit spielen zu können, wird es sich mit dem Bauch gegen den Stuhl lehnen (Abb. 1.**7**).

Unter anderem bestimmt der Muskeltonus die Bewegungsstrategie und den Bewegungsausdruck eines Kindes. Die Varianten der Norm müssen dabei immer mit in Betracht gezogen werden:

- Ein „hypotones" Kind setzt beim Drehen von Rückenlage zur Bauchlage deutlich mehr dorsale extensorische Aktivität ein, um eine laterale Gewichtsverlagerung zu erreichen. Die Bewegungen können „weich", aber „unökonomisch" aussehen.
- Ein „normales" Kind wird für die gleiche Handlung lateralflektorisch/rotatorische Aktivitäten nutzen. Dadurch entstehen „weiche", „fließende" Bewegungen ohne Kraftanstrengung.
- Ein „hypertones" Kind setzt flektorisch/extensorische Aktivität ein, um sich zu drehen. Die Bewegungen können „steifer" aussehen mit „zuviel" Kraftaufwand.

Trotz der Unterschiede spricht man bei allen drei Typen von einer normalen sensomotorischen Entwicklung.

Auffällige Haltungskontrolle

Die auffällige Haltungskontrolle ist gekennzeichnet durch eine veränderte Qualität von Haltung und Bewegung. Bedingt durch muskuläre Hypo- und Hypertonie oder durch unwillkürliche Bewegungen kann es in den jeweiligen Handlungen zu unangepaßter, nicht dosierter Koordination zwischen Agonisten und Antagonisten kommen. Kokontraktionen führen zu Fixierungen in den Gelenken, die auch als „Blockaden" bezeichnet werden können.

Muskuläre Hypotonie: Ein Kind mit muskulärer Hypotonie hat Schwierigkeiten, sich mit Kraft und Ausdauer gegen die Schwerkraft zu halten und zu bewegen. Aufgrund des Muskelungleichgewichtes und monoformer Haltungen kann es zu Deformitäten und Luxationen kommen.

Muskuläre Hypertonie: Ein Kind mit muskulärer Hypertonie ist aufgrund unzureichender Gelenkbeweglichkeit und verminderter variabler Bewegungen kontrakturgefährdet.

Die Ursachen auffälliger Haltungskontrolle können unterschiedlicher Art sein. Besteht von Anfang an eine sichere Diagnose, so wird das auffällige Bewegungsverhalten des Kindes dieser zugeordnet.

In der unsicheren Zeit der Diagnosestellung werden *Hypothesen* aufgestellt, die gegebenenfalls zu revidieren sind.

Hypothesen können sein:

- Hypertonie = Spastische Parese (Tetraparese, arm- u. beinbetont, beinbetonte Hemiparese).
- Hypotonie = Ursache unklarer Genese, eine sich entwickelnde Ataxie, Athetose, mentale Retardation, Muskelerkrankung.
- Unwillkürliche Bewegungen = Dyskinetische Syndrome (dystone Athetose, Choreoathetose).
- Ataktische Bewegungen = Ataxie.
- Unreife Bewegungen/nicht dem Alter entsprechende Bewegungen, monoform, stereotyp, z. B. bei Z. n. Frühgeburt, Kind mit Sinnesschädigung, geistiger Behinderung, Meningomyclozele (MMC), sozialemotionalen Auffälligkeiten und Teilleistungsauffälligkeiten.

Quantität

Die Quantität ist u. a. abhängig:

- vom Alter,
- von Situationen (geistige Interessen),

- vom psychisch/physischen „Persönlichkeitstyp“ (es gibt „sportliche“ und „nicht sportliche“ Kinder mit und ohne Bewegungsstörung) sowie
- vom sozialen Umfeld.

Beurteilung der Qualität und der Quantität

Die Qualität, die Quantität und das Bewegungsverhalten bei Provokationen erfolgt in Positionen beim Positionswechsel sowie in der Fortbewegung.

Positionen/„Zwischenpositionen“

Einige Beispiele:

- Rücken-Bauchlage, 45°-Seitlage (Abb. 1.**8**),
- Seitlagen, „Gartenzwergsitz“, „Halblang- bzw. Halbringsitz“ (Abb. 1.**9**),
- „Halbbären- bzw. Halbkrabbelstand“ (Abb. 1.**10**),
- Bären- bzw. Krabbelstand,
- Sitzen:
  - mit Festhalten der Hände (beid-, einhändig),
  - mit Anlehnen proximal (dorsal),
  - frei,
  - frei und spielend,
  - frei, spielend und plappernd,
- Stand:
  - mit Festhalten der Hände (beid-, einhändig),
  - mit Anlehnen (dorsal/ventral),
  - frei,
  - frei und Gegenstand tragend.

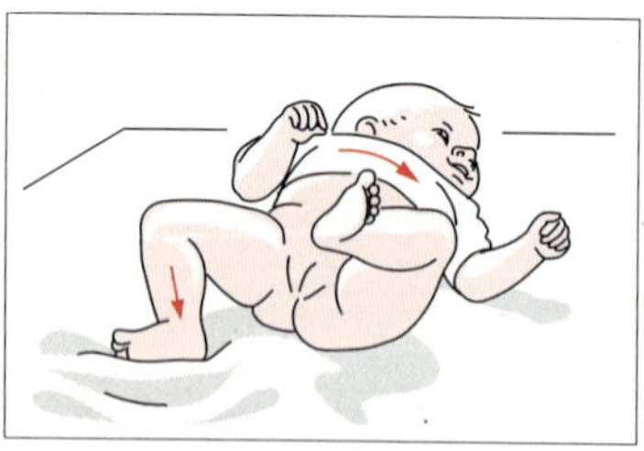

Abb. 1.**8** Säugling in 45-Grad-Seitenlage

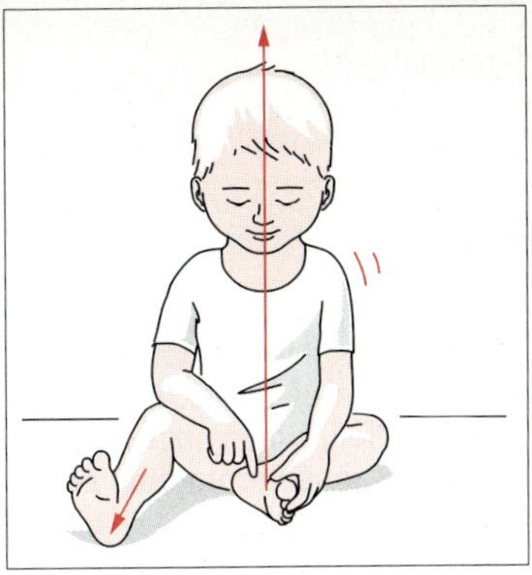

Abb. 1.**9** Halblangsitz bzw. Halbringsitz

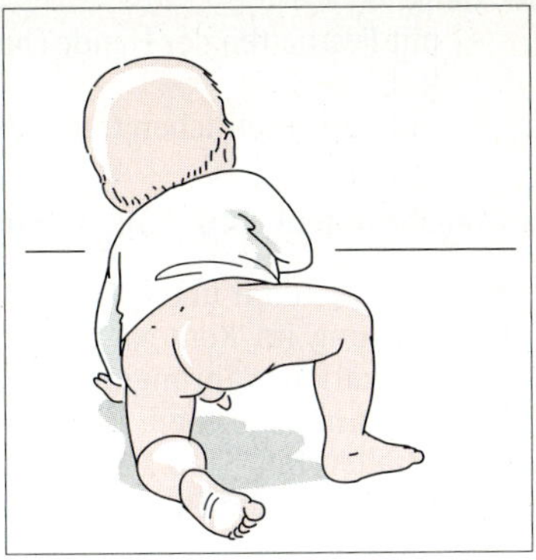

Abb. 1.**10** Halbbären- bzw. Halbkrabbelstand

Positionswechsel

Einige Beispiele:

- Rückenlage ⇔ 45°-Seitlage (s. Abb. 1.**8**),
- 45°-Seitlage ⇔ Seitlage ⇔ Bauchlage,
- Bauchlage ⇔ Sich-Hinaufziehen an Personen/Gegenständen über angedeuteten Krabbel- und Kniestand,
- Stand (sich mit den Händen festhaltend) ⇒ angedeutete Hochstellung ⇒ Sitz,
- Sitzen auf einem Kinderstuhl ⇒ Aufstehen mit Festhalten der Hände an den Lehnen,
- Rückenlage (sich mit den Händen festhaltend an Personen) ⇒ Sitzen auf der Wickelkommode.

Fortbewegung

Einige Beispiele:

- „Kriechen" (auch eines Neugeborenen),
- Rollen, Robben,
- Fortbewegung aus Zwischenpositionen heraus (s. Abb. 1.**6**),
- Bärengang,

- Gang:
  - mit Festhalten der Hände (beid-, einhändig),
  - frei,
  - frei und Spielsachen tragend.

Alltagsbezogene Situationen/„Aufenthaltsorte“

Nun gilt es Qualität und Quantität in Positionen, Positionswechsel und Fortbewegung im Kontext zu den alltagsbezogenen Aktivitäten (wie Kommunikation, Nahrungsaufnahme, Beschäftigung mit sich/dem Umfeld, Aus- und Anziehen, Körperpflege, Schlafen/Ruhen) bzw. zu den „Aufenthaltsorten“ (Tab. 1.**1**) zu sehen. Es muß eine Verbindung hergestellt werden, da die Therapie dort stattfindet.

•••• **Befundbogen** (Tab. 1.**2**)

Die Komplexität in der Beobachtung und in der Beurteilung eines Kindes mit neurologischer Auffälligkeit macht es nicht ganz leicht, einen Befundbogen zu erstellen. Aus funktioneller Sicht kann es kein Befundbogen zum „Abhaken“ sein. Man muß sich die Mühe machen, das Kind mit auffälliger Haltung und Bewegung folgendermaßen zu beurteilen:

- in alltagsbezogenen Situationen,
- im Kontext zur sozial-emotionalen und kognitiven Entwicklung sowie
- in Zusammenarbeit mit den Eltern und einem fachlich-interdisziplinären Team.

Fragen zur Beurteilung der Haltungskontrolle im entwicklungsneurologisch-funktionellen Ansatz

Innerhalb des Bobath-Konzeptes wird das Kind grundsätzlich zuerst nach Fähigkeiten und Fertigkeiten beurteilt. Auch Kinder mit Bewegungsstörungen haben – ihrer genetischen Veranlagung entsprechend – Eigeninitiative, lernen motorisch durch das Feedback aus dem Umfeld, erarbeiten sich Strategien und handeln zielorientiert in ihrem eigenen Rhythmus. Durch auffällige, störende Faktoren kann sich ihre Entwicklung verzögern oder es kommt zur Stagnation. Die Auffälligkeiten sind nicht immer Schwierigkeiten und umgekehrt. Sie sind auch nicht identisch von seiten des Kindes, der Eltern und der Therapeutin aus betrachtet. Daher müssen immer wieder Hypothesen herangezogen und es darf nicht zu starr beurteilt werden.

Tabelle 1.1 Aufenthaltsorte

„Aufenthaltsorte“		
Neugeborenes	**0 – 4 Wochen**	Wickeltisch, Bett/Wiege, Kinderwagen, Badewanne/Waschbecken, Arm/Schulter der Eltern
Junger Säugling	**ca. 2 – 4 Monate**	Bett, Wickeltisch, Badewanne/Waschbecken, Arm der Eltern, Tragetuch, Kinderwagen, (Wippe), Boden
Säugling	**ca. 5 – 12 Monate**	Selbständig: Höhen/Tiefen ca. 15 – 30 cm Betten/Wickeltisch Boden: Ebene/Matratzen/Treppen/Leitern „Tunnelkriechen“ Schubladen, Kisten Schränke, Wäschekörbe, „Klettern“ über sitzende Personen, Hochstuhl/Kinderstuhl, Kinderwagen/Buggy, Arm/Schulter/Rücken der Eltern.
Kleinkindalter	**ca. 1 – 3 Jahre**	Selbständig: Höhen/Tiefen ca. 30 – 100 cm Herumturnen an und mit Personen, „raufen“, Betten, Matratzen, Sofa, Boden, Schubladen, Schränke, schräge Ebene, Stühle (alle Stuhlgrößen), Tische, Badewanne, Toilette, Waschbecken, Körbe, Wannen, Waschmaschine, Schreibtisch, Fensterbank, Bordsteinkanten, Baumstämme, Schaukel, Rutschen, Dreiräder, Karussell, Spielplatz.
Kindergartenalter	**ca. 3 – 6 Jahre**	Selbständig: Höhen/Tiefen über 1 m „Kämpfen“ mit Personen, alle Gegenstände im Haus (einschließlich Leitern und Treppengeländer), Spielplatz, Baumstämme, Schaukel, Rutschen, Karussell, Fahrräder mit/ohne Stützräder, Rollen, Seilspringen, Skifahren, Schlitten-, Rollschuh-, Schlittschuhfahren, Schwimmen, Reiten.
Schulalter	**ab 6 Jahre**	wie Kindergartenalter, je nach Kind: verschiedene Sportarten, Abenteuer, Wettkampf.

Tabelle 1.2 Befundbogen

Exemplarischer Befundbogen innerhalb des Bobath-Konzeptes
Schwerpunkt: Physiotherapie

Anfangsbefund/Verlauf

- Datum
- Kind
- Anamnese/Ereignisse:
- ärztl. Konsile:
- weitere Therapien
- Familiensituation
- Fragen an die Eltern
  - zum Kind (Ergänzungen zur Anamnese)
  - derzeitige Sorgen, eigene Wünsche und Vorstellungen

	Fähigkeiten/ Fertigkeiten	Auffälligkeiten/ Schwierigkeiten
• Sensomotorischer Bereich – Positionen/ „Zwischenpositionen“ – Positionswechsel/ Fortbewegung – Gelenkbeweglichkeit aktiv/passiv – Längendifferenz, Muskelumfang (ggf. Muskeltest) • Kommunikation (nonverbal, verbal, Sprachverständnis) • Alltagsbez. Situationen – Nahrungsaufnahme – Beschäftigung mit sich/ mit dem Umfeld (Personen/Gegenstände) – Aus- und Anziehen – Körperpflege – Schlaf-Wachphasen • Atmung, Verdauung		

Tabelle 1.**2** *(Fortsetzung)*

	Fähigkeiten/ Fertigkeiten	Auffälligkeiten/ Schwierigkeiten
• Reaktion auf Reize – visuell, auditiv – gusto-olfaktorisch – somatosensorisch • Hilfsmittel • Kernprobleme • Therapieziele		

Fähigkeiten/Fertigkeiten:

Was kann das Kind?

- Was kann es selbständig?
- Was kann es mit Hilfe aus dem Umfeld (Personen/Gegenstände)?
- Kann es sich kontrollieren, wenn es provoziert wird?
- In welchen Positionen/„Zwischenpositionen" kann es sich halten und bewegen bzw. innehalten und explorieren?
- Welche Positionswechsel und Fortbewegungsmöglichkeiten hat es?
- Wofür nutzt es diese (alltagsbezogene Aktivitäten)?
- Wo finden diese Aktivitäten statt (Aufenthaltsorte, s. Tab. 1.**1**)?
- Wie lange nutzt es sie (Aufmerksamkeit, Ausdauer, Kraft)?
- Wie nutzt und benutzt es sein Umfeld (Personen/Gegenstände)?
- Wie sieht die Qualität von Haltung und Bewegung aus?

Schwierigkeiten/Auffälligkeiten:

Was kann das Kind nicht, warum nicht?

- Was kann es nicht selbständig?
- Welche Hilfen/Hilfsmittel braucht es wofür (Personen/Gegenstände)?
- Bestehen Provokationen? (s. „Provokationen" S. 32)
- In welchen Positionen kann es sich nicht halten und bewegen (innehalten und explorieren)?

- Welche Positionswechsel und Fortbewegungsmöglichkeiten kann es nicht?
- Was fällt dem Kind in alltagsbezogenen Aktivitäten schwer, was kann es nicht nutzen? (s. „Aufenthaltsorte", Tab. 1.**1**)
- Wo hat das Kind welche Schwierigkeiten? (s. „Aufenthaltsorte", Tab. 1.**1**)
- Wie lange hält es sich in einer bevorzugten Position auf? (Achtung: Sekundärschäden: u.a. WS, Hüfte, Schulter)
- Wie lange braucht es für Positionswechsel und Fortbewegung? (Wenn die Überwindung von Raum zu lange dauert, erlebt das Kind Frustration und Resignation.)
- Was aus dem Umfeld (Personen/Gegenstände) ist hinderlich für das Kind?
- Wie sieht die Qualität von Haltung und Bewegung aus? (Beschreibung auffälliger/pathologischer Haltungen und Bewegungen)

•••• Bewegungsanalytische Aspekte

Es ist möglich, die Haltungskontrolle eines Kindes mit neurologischen Auffälligkeiten unter bewegungsanalytischen Aspekten (funktionelle Bewegungslehre nach Klein-Vogelbach – FBL) zu beurteilen. In der folgenden Aufstellung werden einige Begriffe – exemplarisch für weitere – herangezogen. Auch hierbei gilt das Grundprinzip des Betrachtens: Das Kind, neurologisch auffällig, hat seine individuelle biomechanische Ausstattung. Unter erschwerten Voraussetzungen muß es sich mit der Schwerkraft auseinandersetzen. Dabei ist zu achten auf:

Konstitution

Körpergröße (Längen/Hebel), Körpergewicht, Skelett und Muskulatur.

Bewegungsintention/primäre Bewegung

Hat das Kind Bewegungsintention?

- Wenn ja, wo, in welchen Körperabschnitten?
  - proximal: Becken, Schulter, Rumpf?
  - distal: Kopf, Hände, Füße?
  - Sind Bewegungsintention sicher und zuverlässig?
- Wenn nein, warum nicht? (s. „Hypothesenaufstellung", S. 35)

Weiterlaufende Bewegungen

Zeigt das Kind mit Bewegungsintention weiterlaufende Bewegungen?

- Wenn ja, über ein, zwei oder mehrere Gelenke?
- Wenn nein, in welchen Körperregionen nicht?
- Gibt es Blockierungen/„Fixierungen" in anderen Gelenken? Sind diese verhindernd, behindernd oder kompensatorisch?

Widerlagerung

Kann das Kind widerlagern?

- Wenn nein, wo, in welchen Körperregionen nicht?

Unterstützungsfläche

Hält und bewegt das Kind sich:

- innerhalb der Unterstützungsfläche?
- mit weiterlaufenden Bewegungen auf die zu erwartende Unterstützungsfläche zu (Haltungskontrolle)?
- Verändert das Kind seine Unterstützungsfläche der Handlung entsprechend?
- Wenn nein, warum nicht? (s. „Hypothesenaufstellung", S. 35)

Stütz-Greiffunktion

Abstütz- und Abdruckaktivitäten können von allen Körperregionen erfolgen. Über weiterlaufende Bewegungen und Widerlagerungen erfolgen Gewichts- bzw. Körperschwerpunktverlagerung. Die distalen Körperregionen Hände, Unterarme und Füße sind für diese Aktivitäten wichtige Regionen. Am Daumen- und am Großzehballen befinden sich viele Rezeptoren, die auf Druck reagieren und intensive somatosensorische Informationen aus dem Umfeld vermitteln.

Hat das Kind Stütz- und Greiffunktion?

- Wenn ja, wo, an welchen Körperregionen (proximal, distal, seitengleich)?
- Wenn nein, wo nicht? (s. „Hypothesenaufstellung", S. 35)

Spielfunktion

Das Kind muß in seiner Entwicklung Stabilität und Mobilität erfahren und erleben dürfen. Die Spielfunktion ist nur dann möglich, wenn in anderen Gelenken stabilisiert werden kann.

In welchen Gelenken/Körperregionen hat das Kind Spielfunktion bzw. Mobilität?

In welchen Gelenken/Körperregionen nicht?

Kraft

Schon die somatische Entwicklung eines Kindes beinhaltet eine Kraftzunahme mit dem Wachstum. Doch durch stetige Abdruck- und Abstützaktivitäten, durch Greifen und Sich-Festhalten wird das Kraftpotential vergrößert.

■ *Anmerkung:* Die optimale Muskelkraft erfolgt bei axialer Gelenkstellung (alignment).

Hat das Kind für die geplante Handlung die angemessene Kraft zur Ausführung der Handlung?

Schwerkrafteinwirkung

Ein Neugeborenes ist fähig, mit dosierten Bewegungen Körperteile auf der Unterlage abzulegen und diese „plaziert" zu halten. Die Schwerkrafteinwirkung macht eine „Parkierfunktion" möglich.

Hat das Kind „Parkierfunktion"?

- Mit welchen Körperteilen?
- Mit welchen Körperteilen nicht, warum nicht? (s. „Hypothesenaufstellung", S. 35)

Die Untersuchung erstreckt sich erfahrungsgemäß über einen längeren Zeitraum, da die Fragen über die alltagsbezogenen Handlungen mit den Eltern besprochen werden müssen. Zudem verändert sich das Kind mit seinen Interessen in allen Bereichen, aber auch in seinem Wachstum. Die Untersuchung muß diesen Tatsachen Rechnung tragen und die Befunde müssen über die physiotherapeutischen Gesichtspunkte hinaus beschrieben werden. Dies gelingt am besten in Handlungen bzw. Funktionen. Somit werden in den Befundkontrollen die Veränderungen der neu erworbenen Fertigkeiten und weiteren Fähigkeiten sichtbar (Effizienz der Therapie).

1.4 Untersuchung nach dem Vojta-Konzept

D. v. Aufschnaiter

•••• Einleitung

Grundsätzlich muß bei der Untersuchung von Säuglingen und Kindern von der Geburt bis zum Alter von ca. 14 Jahren auf folgendes geachtet werden.

- Ärztliche Ver-/Anordnung,
- Raumtemperatur (ca. 22 °C),
- kindgemäße Ausstattung,
- störungsfreie Atmosphäre (kein Telefongeklingel, Türengeklapper etc.),
- Wachzustand des Kindes,
- Stimmungslage des Kindes und der Mutter.

Für die Untersuchung sollten folgende Dinge bereitgehalten werden:

- Karteikarte, Befundblatt o. ä.,
- Meßinstrumente (Zentimetermaß, Winkelmesser u. U. Spirometer),
- Reflexhammer,
- Lagereaktionstabelle,
- Übungspuppe in Säuglingsgröße (ca. 6 Monate),
- Handtücher, Laken o. ä.,
- Öl und Ersatzwindel,
- Spielzeug (verschiedener Art und Größe),
- Therapie-(Prüf-)Geräte für größere Kinder, z. B.
  - Minitrampolin,
  - schiefe Ebene und
  - Treppe.

Jede physiotherapeutische Erstuntersuchung bei Säuglingen besteht aus drei Abschnitten:

1. Spontanmotorik,
2. Reflexologie und
3. Lagereaktionen.

Um das Kind möglichst unvoreingenommen zu beurteilen, sollte die Physiotherapeutin das Erfragen anamnestischen Daten, die Einsichtnahme in Vorbefunde und das Vorsorgeheft an das Ende der Erstuntersuchung verschieben.

1.4.1 Spontanmotorik

Am Ende des ersten Lebensjahres verfügen wir über die Fähigkeit, unseren Körper einigermaßen kontrolliert zu bewegen. Im Laufe des späteren Lebens wird diese Fähigkeit lediglich verfeinert. Die Basismuster dieses ersten Lebensjahres ermöglichen uns, hochkomplexe motorische Kunststücke wie Spitzentanz, Klöppeln, Hürdenlauf oder Klavierspielen zu erlernen.

Im Untersuchungsbefund ist das Bewegungsverhalten des beobachteten Kindes stets im Vergleich zur idealmotorischen Entwicklung (IME) zu sehen (s. 1.2.3 Idealmotorische Entwicklung, S. 11). Erst wenn das Idealmotorische postuliert werden kann, sind die Abweichungen definierbar. Das erst ermöglicht bei unserem Befundkind die Bestimmung des Greifalters in Rückenlage und die des Aufrichtungsalters in Bauchlage.

Folgende Dinge werden bei der Spontanmotorik beurteilt:
1. Motorische Quantität und Qualität (Welche Schritte in der Entwicklung hat das Kind erreicht, wie hat es diese bewältigt?),
2. sensibel-sensorische Beurteilung (wie hört, guckt, horcht, beobachtet z. B. das Kind, s. unten, Wahrnehmung),
3. vegetative Beurteilung (wie/wohin atmet es, wie sind Verdauung, Schlaf-/Wachrhythmus etc.).

•••• Rückenlage

In Rückenlage werden folgenden Punkten Aufmerksamkeit geschenkt:
- Apperzeption: fixiert das Kind optisch, länger als 3 Sekunden?
- Folgt es mit den Augen einem Agens: 30° rechts/links, 45° rechts/links, 85° rechts/links, seitengleich, nach kranial (mit/ohne Opisthotonus), nach kaudal?
- Wie verhält es sich dem von der Seite angebotenen Spielzeug gegenüber?

Was tut es?

- Ergreifen mit den Augen: Fechterstellung (ab 4. – 6./7. Wo.),
- Hand-Hand-Koordination (ab 8 Wo.),
- dystone Greifversuche: rechts/links (im 3. Lebensmonat),
- Auge-Hand-Mund-Koordination (ab 12/13 Wochen),
- ulnares Greifen: rechts/links (Anfang 2. Trimenon),
- Split-brain-Phase (beendet nach ca. 5 Monaten),

- ganzhändiges Greifen,
- transferieren (Mitte 2. Trimenon),
- Hand-Knie-Kontakt/Koordination: rechts/links (Mitte/Ende 2. Trimenon),
- radiales Greifen (ab 5./6. Monat),
- Hand-Fuß-Kontakt/Koordination (Anfang 3. Trimenon).

Wie gelingt während des Beobachtens/des Greifens die Körperlagesteuerung?

- Holokinetisch (in den ersten 4 Lebenswochen),
- instabil (bis zur 12./13. Woche, abnehmend),
- stabil mit sich beugenden Beinen (ab 3. Monat, zunehmend sicher und variabel),
- symmetrisch bzw. seitengleich dynamisch bezüglich der Haltung des Axisorganes (ab 3. Monat).
- Gelangt das Kind auf die Seite: nach rechts/links (Mitte 2. Trimenon)?
- Kann es sich auf den Bauch drehen(ab Mitte/Ende 2. Trimenon)?

■ *Merke:* Phasische, zielgerichtete Bewegungen können nur gelingen, wenn
  - die Sinnesphysiologie intakt ist,
  - der Haltungshintergrund stimmt und
  - die mobilen mit den stützenden Punkten vertauscht werden können.

•••• Bauchlage

In Bauchlage wird beobachtet, wie sich das Kind orientiert und wo es sich abstützt, um den Kopf für die optische Orientierung frei zu haben:

- Asymmetrisch auf einer Oberkörpervorderseite (0.–4. Woche). Kann es den Kopf drehen?
- Brustbein (evtl. ~ 5. Woche). Dreht es das Gesicht zu beiden Seiten gleich oft?
- Distales Drittel der Unterarme (6.–8. Woche). Kann es länger als 3 Sekunden einen Gegenstand fixieren?
- Proximales Drittel der Unterarme (Ende des 1. Trimenon). Ist die optische Orientierung weiträumig möglich?
- Wechselnd Hand/Unterarm (Übergang zum 2. Trimenon).

- Einzel-Ellenbogen-Stütz mit kontralateraler medialer Kniebeteiligung (ab Mitte des 2. Trimenon).
- Beidhändiger Stütz mit dem Stützmaximum auf den proximalen Handtellern (Armstellung dabei schräg im Raum: 2. Hälfte des 2. Trimenon).
- Handsymphysenstütz (Arme dabei annähernd senkrecht im Raum: ab Ende des 2. Trimenon).
- Rocking-Position (Übergang 2./3. Trimenon).

Wie löst es diese Aufgaben?

- Asymmetrisch/seitenbetont,
- symmetrisch/seitengleich,
- mit guter Nackenstreckung,
- mit konstanter muskulärer Sicherung des Schultergürtels am Rumpf bei adäquat adduzierten Schulterblättern,
- mit zunehmender Beckenextension,
- mit O-förmig gehaltenen Beinen,
- mit zunehmender Inversionsstellung der unteren Sprunggelenke,
- mit Aufrichtung des Beckens in Extension,
- mit zunehmender Aufrichtung des Axisorgans gegen die Schwere in der Bewegungsdynamik mit sicher gestaltetem Gleichgewicht.

Gleichgewichtsregulation

Ein Körper oder ein Gegenstand befindet sich physikalisch gesehen im Gleichgewicht, wenn die auf ihn einwirkenden Kräfte auf allen Seiten gleichgroß sind. Z.B. ist das bei einer am Faden hängenden Kugel der Fall. Die Kugel hängt im Schwerkraftfeld stets senkrecht, also direkt unter der Aufhängung. Nun muß man in der menschlichen Entwicklung davon ausgehen, daß wir uns nicht hängend, sondern auf dem Boden befindlich, gegen die Gravitation aufrichtend, fortbewegen. Wir werden durch die Schwerkraft auf die Erde, den Boden, den Tisch etc. gedrückt und müssen uns langsam, mit der Geburt beginnend, dagegen behaupten. Das macht erforderlich, Stützbereiche am Körper bzw. an den Extremitäten zu finden und einzusetzen, die es möglich machen, Teilmengen des Gesamtkörpergewichtes gegen die Schwere anhebend fortzubewegen. Die einzusetzenden Hebe- bzw. Stützkräfte müssen also mindestens so groß sein, wie die zu hebenden Körperteile wiegen. Aus ökonomischen Gründen macht der Mensch automatisch immer die Körper-

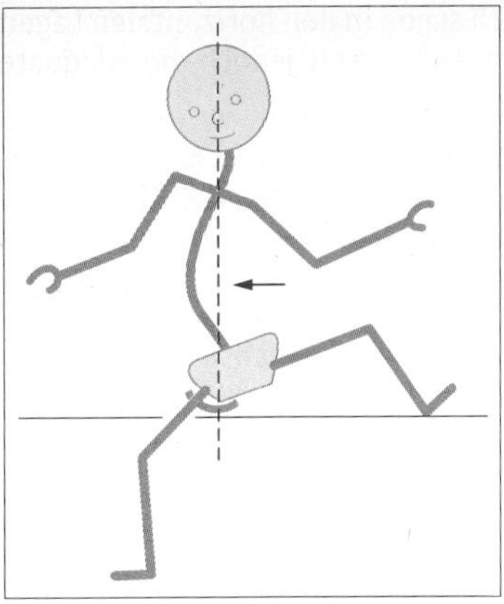

Abb. 1.**11** Durch eine laterale Kraft bewirkte Gleichgewichtsregulation bei einem Kind im Sitz

stellen zu Stützflächen, die sich möglichst senkrecht unter den hochzustützenden Gewichtanteilen befinden.

- *Beispiele:*
  - Um sich optisch zu orientieren, findet der junge Säugling die Möglichkeit, die Augen auf das Objekt seiner Begierde einzustellen, indem er sich im nahen Oberkörperbereich (im kranialen, lateralen Pektoralisgebiet) widerlagernd abstützt. Das begrenzt zwar die Größe der Kopfhebung, aber ermöglicht dennoch die optische Einstellung auf das Objekt.
  - Ein sitzender Mensch will aufstehen. Er zieht einen Fuß möglichst senkrecht unter seinen Körperschwerpunkt und beugt zum anderen den Oberkörper vor. Geringster Kraftaufwand, wenn die Teilmengen senkrecht über der Stützfläche sind.
  - Ein gesundes Kind sitzt auf einem Tisch, Beine baumelnd. Eine Kraft von lateral bringt es in die Gefahr, umzufallen. Je nach Größe der seitlichen Kraft versucht es automatisch, alle freibeweglichen Gewichtsanteile seines Körpers senkrecht über der nach lateral gewanderten Stützfläche einzustellen (Abb. 1.**11**). Sieht man von vorn darauf, sind also rechts und links von der Mittellinie, die lotrecht auf die Stützfläche fällt, gleichgroße Gewichte.

•••• Muskelfunktionsdifferenzierung

Ein gesunder Mensch kann aufgrund seiner Sinnesphysiologie und Muskelspiele sehr differenziert reagieren. Die Rückmeldungen aus dem Vestibulum, dem visuellen und dem propriozeptiven System (z.B. den Muskeln, den Gelenken, den Sehnen und den Kapseln) machen, wenn sie optimal koordiniert sind - wie auch schon in den horizontalen Lagen - Gleichgewichtsregulierung möglich. Diese setzt jedoch die adäquate muskuläre Funktionsdifferenzierung voraus.

Unter diesem Begriff Muskelfunktionsdifferenzierung (s. S. 303) verstehen wir die Fähigkeit der Muskeln, die an der dynamischen Fortbewegungsentwicklung beteiligt sind, durch verschiedenste Aktionsformen Haltungen und Bewegungen des Körpers optimal zu steuern. Das bedeutet, daß im Laufe der Entwicklung - besonders deutlich wird dies im ersten Lebensjahr - die von zunächst einfacher z. T. einachsiger Betätigung zunehmend in komplexeren Aktionsabläufen agieren können (*Bottom-up-Verlauf*).

Konkret bedeutet dies, daß am Ende des ersten Lebensjahres jeder Muskel in der Lage sein muß, bei entsprechendem Bedarf

- in Anteilen seines Muskelfaserpotentials zu agieren. Z.B.: In Seitenlage kann sich im obenliegenden Bein bei entsprechender Hüftbeugung der vordere Anteil des M. glutaeus medius gegenüber dem hinteren Teil deutlich kräftiger kontrahieren.
- in *Muskelketten* - später in ganzen *Muskelmustern*- zu arbeiten, also gemeinsam mit räumlich nahegelegenen Muskeln zusammenzuarbeiten. Beispielsweise arbeitet der M. pectoralis major mit dem vorderen Anteil des M. deltoideus, M. biceps und den Handgelenksextensoren etc. zusammen, um bei einem ca. 4 Monate alten Kind in Rückenlage die Arme in die Richtung der Sagittalebene - die Hände zum Spielzeug hin - einzustellen.
- die Richtung seiner Funktion zu ändern. Z.B.: Der junge Säugling kann seinen M. triceps brachii zur Streckung des Ellbogens betätigen (Punctum mobile ist hierbei der Unterarm). Wenn sich das Kind im Alter von ca. 6 Monaten in der Bauchlage rückwärts schiebt, ist das Punktum mobile der Körper, während die Hände (und die daran befindlichen Unterarme) die Puncta fixa darstellen.
- die beiden letztgenannten Fähigkeiten zu einer weiteren differenzierteren Aktion zusammenzufügen: d. h. Körperabschnitte gegen die Schwere hoch und gleichzeitig vom Fleck weg zu bewegen. Beispielsweise kann ein Kind mit 9/10 Monaten aus dem Seitsitz kommend sich in den Krabbelgang aufwärts-vorwärts und gleichzeitig medial- bzw. lateralwärts bewegen, ebenso wie es aus der Krabbelstellung langsam seine Becken-Hüftpartie zum Seitsitz wieder absenken kann. Dieses Vertauschen der Puncta mobilae mit den Puncta fixa ist ein großes Problem in der pathologischen Motorik.

Am Ende des ersten Lebensjahres kann jeder Muskel jede Kontraktionsform leisten. In den oben genannten Differenzierungen von Muskel-

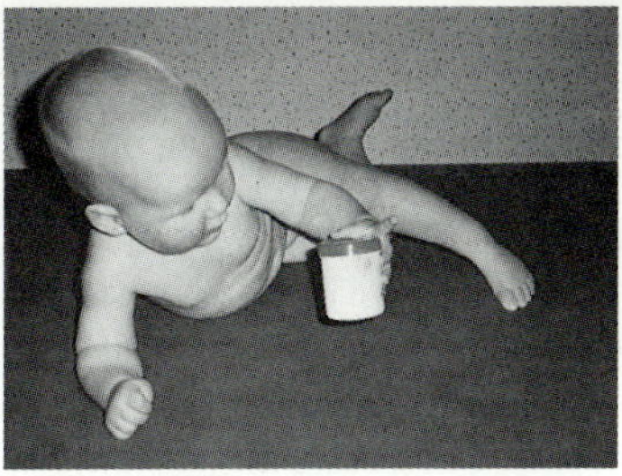

Abb. 1.**12** Gartenzwerglage

funktionen sind selbstverständlich die isotonischen, isometrischen, exzentrischen und auxotonischen Kontraktionsformen enthalten.

- *Beispiel:* In der *Gartenzwerglage* (v. Aufschnaiter) stützt sich das Kind auf einen Unterarm und die lateralen unteren Anteile des M. glutaeus medius und dem oberen großen Zeh, mal mehr proximal, mal mehr distal, dynamisch-stabil ab (s. Abb. 1.**12**). Wenn es dabei bemüht ist, hinter sich zu gucken, müssen die schrägen Bauchmuskeln in der Kette: M. obliquus abdominis externus der oberen Seite über die Rektus-Scheide mit dem M. obliquus abdominis internus der unteren Seite exzentrisch arbeiten (wenn der Schultergürtel die Senkrechte nach dorsal überschreitet). Der Weg von dorsal nach ventral bedeutet eine konzentrische Aktion derselben Bauchmuskelkette bei gleichzeitig sich dynamisch verlagernden Stützpunkten; in diesem Stütz ist die Körperlagesteuerung, d.h. die Gleichgewichtsregulierung verborgen vorhanden. Der große Zeh steht zum ersten Mal als Stützpunkt (Punktum fixum) zur Verfügung während das Becken jongliert wird (s. 1.2.3 Idealmotorische Entwicklung, S. 11).

- *Merke:* Wohlkoordinierte und wohldosierte Bewegungsabläufe, die im aktiven Tun bei Kindern immer den ganzen Körper betreffen, setzen die differenziert agierenden Muskelspiele voraus. Diese ideal zusammengesetzten globalen Muskelspiele sind nicht die Folge von therapeutisch motivierten Bewegungen, wenn diese laut Befund falsch ablaufen.

Wenn ein Zerebralparese-Kind nicht robben, krabbeln und aufstehen kann, wird es nicht deswegen koordiniert laufen lernen, weil es mit ihm geübt wird. Alle notwendigen, unverzichtbaren Voraussetzungen, sonst in den niedrigeren Entwicklungsstufen erworben, fehlen ihm.

•••• Wahrnehmung und Handlung

Neben den relativ klar und leicht zu beurteilenden Efferenzen darf man die Afferenzen nicht vergessen - auch wenn man sie nicht sieht. Deshalb hier noch ein paar Worte zur Wahrnehmung in der kindlichen Entwicklung.

Wir sind gewohnt, als Beginn des frühen Kindesalters den Tag der Geburt anzusehen, weil wir Kinder in ihrer Entwicklung erst von diesem Tag an direkt beobachten können. Tatsächlich ist der Tag der Geburt für das Kind aber kein Beginn seiner motorischen Entwicklung - ebensowenig wie der Beginn des Lebens - sondern nur der Tag dramatischer Veränderungen seiner bisherigen Lebensumstände.

9 Monaten lang hat sich der Embryo in einer Umgebung mit vielfältigen und zeitlich höchst unterschiedlichen Reizen entwickelt und dabei zunehmend komplexere Verhaltensmöglichkeiten aufgebaut. In dieser Zeit sind in uteriner Umgebung sämtliche Organe entstanden und haben eigene Funktionen entwickelt (Haut, Herz etc.) oder sind so funktionstüchtig, daß außerhalb des Uterus die Auseinandersetzung mit der neuen Umgebung positiv verlaufen kann (Lunge, Verdauungstrakt).

Fast alle sensorischen Bereiche wie Tastsinn, Gehör, Auge und die Propriozeptoren in den Muskeln werden vor der Geburt ausdifferenziert und beginnen dabei vermutlich schon sehr früh, die Reize aus der uterinen Umgebung in Form elektrochemischer Signale an das ZNS zu übermitteln. Ca. 80% des ZNS entwickelt sich vor der Geburt und erzeugt Strategien der Reizverarbeitung.

Und schließlich entstehen auch alle Muskeln in Utero und werden schon lange vor der Geburt aktiv betätigt. Solche Aktivitäten können einerseits durch Signale aus dem ZNS angeregt werden, während die so entstandenen Aktivitäten ihrerseits wiederum Reizungen unterschiedlicher sensorischer Bereiche verursachen, deren Afferenzen erneut an das ZNS geleitet werden.

■ *Merke:* Das Kind selbst erzeugt im Tun seine neuronalen Strukturen (Abb. 1.**13 a** u. **b**).

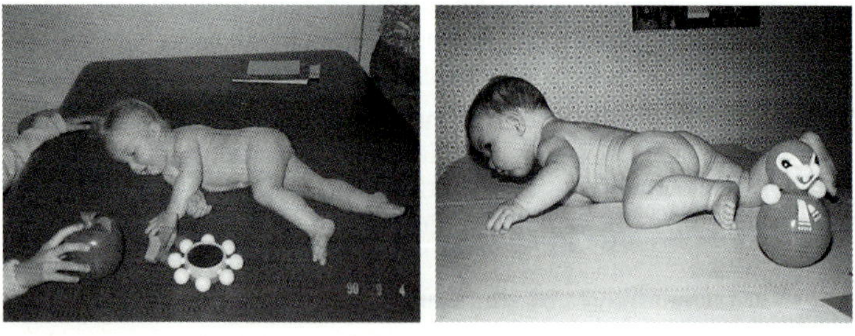

Abb. 1.**13 a** u. **b** **a** An infantiler Zerebralparese erkranktes Kind, das Sehen und Greifen in einem falschen Muster zusammensetzt, **b** gesundes Kind.

Es wird also deutlich, daß die Geburt keinen Neubeginn darstellt, sondern daß das ZNS auf eine neue Anforderung hin - nämlich die totale Veränderung des Sensoriums - der Erdanziehung bzw. der Schwerkraft, der unterschiedlichen Helligkeit und Lautstärke, der nicht mehr vorhandenen Flüssigkeit usw. - eine neue Bewältigungsstrategie entwickeln muß.

Bezüglich dieser Sinneserfahrung unterscheiden wir die sogenannte Ding-/Umwelt von der Körperwelt und der Gefühlswelt.

Im allgemeinen bringen wir diese Erfahrungen nicht durcheinander, wir verwechseln unseren Kopfschmerz nicht mit dem Bein des Nachbarn - es sei denn, diese 3 Bereiche sind aufgrund einer neurologischen Störung durcheinandergeraten - wie es in dem Buch von Oliver Sacks „Der Mann, der seinen Frau mit einem Hut verwechselte" beschrieben wird.

Wir verwechseln diese Sinneseindrücke nicht, weil sich die Perzeptionsbereiche grundlegend voneinander unterscheiden: Mit den Augen, den Ohren und der Nase nehmen wir die Umwelt wahr, mit den Rezeptoren in den Muskeln, Sehnen, Gelenkkapseln, der Haut und dem Vestibularapparat spüren wir unseren Körper.

Bezogen auf die eigene körperliche Erfahrung, die Entwicklung des Körperschemas, sind dazu 2 Faktoren bedeutsam:

1. Die körperliche Wahrnehmung folgt der Handlung (bzw. begleitet sie).
   Das Kind muß die Knie zum Bauch gezogen haben oder gerade ziehen, erst dadurch/dabei erfährt es was bezüglich bewegungsmäßiger bzw. propriozeptiver globaler Zusammenhänge geschieht.
2. Die Handlung muß aktiv, also vom Individuum selbst vollzogen werden.
   Es nützt dem Kind also nichts, wenn ein Fremder die gewünschten Bewegungen passiv durchführt. Das ZNS muß aktiviert werden, um Bewegungszusammenhänge, veränderte Gelenkstellungen, Stützflächen und Körperlagesteuerungsmechanismen - und die damit verbundenen Gefühle - zu erzeugen. Jede mit dem Kind passiv durchgeführte Bewegung erzeugt sicher auch Gefühle, aber keineswegs die, die die Physiotherapeutin sich vorstellt, da ja keine Direktverbindung zwischen dem ZNS der Physiotherapeutin und dem des Kindes existiert. Das Kind kann beispielsweise nicht seine Füße kennen und anfassen wollen, bevor es nicht die Bewegungszusammenhänge der Stützflächenverschiebung nach kranial, der aktiven, von kaudal nach kranial gerichteten Beckenextension, der harmonisch beugenden Beinbewegungen selbständig getan, erlebt und erfahren hat. Mindestens 1 mal muß es erfolgreich gewesen sein.

Wer sich als Baby/Kleinkind nicht bewegt - aus welchen Gründen auch immer - erwirbt die körperliche Wahrnehmungsfähigkeit vollendet wahrscheinlich nie.

□ *Anmerkung*:
- Die Physiotherapeutin lernt auch den Boris-Becker-Aufschlag nicht dadurch, daß der Trainer 100 und mehr Male ihren Schlagarm entsprechend passiv führt; es gehört anderes dazu.
- Wenn sich Katzen nicht bewegen dürfen, verhalten sie sich wie blinde Artgenossen. In diesem Zusammenhang denke man auch an hospitalisierte Kinder.

■ *Merke:* Handlung und Wahrnehmung sind in der Beurteilung nicht zu trennen.

■ *Definition:* Unter Sensomotorik verstehen wir die Symbiose von Handlung und Wahrnehmung.

■ *Beispiel:* Der junge Säugling in der Rückenlage zeigt zunächst eine deutliche Holokinese, er schwankt instabil hin und her. Nach einem Monat ungefähr ist er in der Lage, einige wenige Sekunden ein Agens zu fixieren - dabei ist die Holokinese nicht oder deutlich geringgradiger sichtbar. Heißt das nun: Das Kind fixiert und dadurch wird die Rückenlage ruhiger, oder heißt das, weil das Kind seine Körperlage besser, stabiler steuern kann, gelingt es ihm, zu fixieren?

Physiotherapeutinen beobachten nun ihr Leben lang Patienten, untersuchen, analysieren, beurteilen und bewerten. Das Gesehene wird mit der bereits im Fachhirn vorhandenen Vorstellung von bewegungsgesundem menschlichem Verhalten verglichen; Die Unterschiede und Abweichungen werden erfaßt, und erst daraufhin können Behandlungsplan und Zielsetzung formuliert werden.

Da aber nun die Wahrnehmung von Gesehenem, Gehörtem, Gefühltem stets individuell erfaßt wird, ist die Interpretation des Wahrgenommenen immer subjektiv. Das erklärt die z.T. unterschiedlichen Aussagen verschiedener Fachleute zum gleichen Patienten. Natürlich ist erkennbar, ob ein Kind blind, taub oder ohne jegliches Berührungsempfinden (Schmerz) ist, aber wir können nicht sehen, was dieses Kind in bezug auf seinen eigenen Körper fühlt. Wahrnehmung kann man nicht sehen. Was wir sehen, ist immer nur die Handlung des Kindes. Wir können immer nur aus der beobachteten Handlung Rückschlüsse ziehen bzw. konstruieren - und dieses mit aller Vorsicht und Zurückhaltung.

■ An einem *Beispiel* aus Jean Ayres Buch mag das Gesagte deutlich werden:
Jean Ayres beschreibt die Testsituation mit einem 6jährigen Jungen, der 2 Klötze auswählen und in ein Formbrett einfügen sollte. Er sei nicht kooperativ - hieß es - und in der Tat: er tat nichts, saß nur so da.

> Jean Ayres entschließt sich nach einer Weile, diesen Jungen auf ein Drehbrett zu postieren (Anm.: leider wird nichts Genaues über dieses Drehbrett ausgesagt, wir erfahren nicht, wie es aussieht, ob das Kind sitzt, steht, hockt, wie schnell und wie lange das Brett gedreht wird usw.). Nach mehrmaligem Drehen stand der Junge auf, ging zum Tisch, sprach und legte die 2 Klötze ins Formbrett - und hörte wieder auf zu arbeiten. Erneutes Drehen - weiterbauen - aufhören - usw. Jean Ayres' Interpretation: „Es scheint so zu sein, daß dieses Kind nur dann kooperieren konnte, wenn sein Gehirn durch Gleichgewichtserregung eine nervliche Bahnung erhalten hatte“. Eine mögliche andere Interpretation aber könnte sein: Damit die ständige Aufforderung der Therapeutin mit dem gräßlichen Gedrehe endlich aufhört, versucht der Knabe mit einem Miniaufwand an Aktion die Therapeutin zufrieden zu stellen; irgendwann hat diese ja tatsächlich aufgehört. Darum mit Vorbehalt und Zurückhaltung Gesehenes, Gehörtes, Gefühltes interpretieren.
> (Ayres 1992, S. 118)

Wenn nun am Ende einer Untersuchung der Befund heißt: Das Kind bewegt sich koordiniert, handelt wie erwartet und richtig, verhält sich also vollkommen unauffällig hinsichtlich Bewegungsquantität und -qualität, so wird damit auch ausgesagt:

- Die Wahrnehmung ist ungestört,
- die geistige Entwicklung ist im Rahmen des normalen IQ hoch,
- die Sprache ist adäquat.

Wenn Wahrnehmung und Handlung nicht optimal funktionieren würden, hätte sich das Kind nicht so altersgemäß in Bewegungsquantität und -qualität entwickeln können.

Muskeltonus

Wir verstehen unter dem Muskeltonus eine palpier- aber nicht objektivierbare Grundspannung in der Muskulatur. Jeder Mensch hat seine eigene Grundspannung, die durch innere und äußere Faktoren beeinflußbar ist. Angst, Streß einerseits - Zufriedenheit, Ruhe andererseits - jeder kennt das aus eigenem Erleben. Dennoch bleibt bei aller Veränderbarkeit des Tonus immer die eigene Grundspannungstendenz erhalten. Ebensowenig wie wir haltungslos - astatisch - werden, werden wir tonuslos.

Junge, reif geborene Säuglinge zeigen in ihrer anfänglich holokinetischen Bewegung eine hohe Schwankungsamplitude ihrer Tonuslage, in extremer Abhängigkeit von der vegetativen und der propriozeptiven Lebenssituation. Hunger, Schlafdefizit, Hin- und Hergereicht werden lassen beispielsweise die Grundspannung ihrer Muskulatur schnell hyperton erscheinen. Im Gegenzug erzeugen Sättigkeitsgefühl, Schlaf, Ruhe und Zufriedenheit eine eher hypotone Veränderung. Die Schwankungen können also groß und dennoch physiologisch sein. Hinzu kommt, daß die eigene Grundspannung der untersuchenden Therapeuten eine Rolle spielt, deren Erwartungshaltung (hinsichtlich des Tonusgefühls) entstand im Laufe ihres Lebens durch eigene, sie prägende Einflüsse. Eine schlaffe, ruhige Therapeutin wird eher geneigt sein, den Tonus eines Säuglings als hyperton zu beschreiben als eine sportliche, drahtige Therapeutin. In jedem Fall ist die Beschreibung eine individuelle, keine meß- oder gar objektivierbare Aussage.

Im Befund festgehalten werden sollten daher:

1. Konstante Tonussabweichungen in immer dieselbe Richtung, auch über verschiedene Tagesphasen/Stimmungslagen hinweg.
2. Asymmetrische Tonusverhältnisse also: im Rechts-links-Vergleich und im Oben-unten-Vergleich (auf symmetrische Kopfstellung achten).

Die beste Aussage über den Muskeltonus teilt uns das Kind selbst mit: „Guck, wie ich mich bewege.“

•••• Zusatzbefunde

Während der Beobachtung der Spontanmotorik wird nebenbei auf folgende Dinge geachtet:

- Schmerzen,
- Morphologie,
- Syndromologie-Zeichen,
- Kontrakturen/Bewegungsweiten der Gelenke im Vergleich: rechts/links, im Vergleich zur idealmotorischen Entwicklung,
- Haut (Schwellungen, Stauungen, Temperatur, Farbe, Narben, Sensibilität),
- Atmung (bei Bedarf messen),
- weitere vegetative Befindlichkeiten,
- Sprache,
- Gebiß, Zunge, Gaumen,
- Tonus-(differenzen) (s. unten: Muskeltonus),
- sozio-emotionales Verhalten.

1.4.2 Reflexologie

Üblicherweise testen wir die Reflexe zügig in Rückenlage von kranial nach kaudal - schließlich soll der Gesamtbefund nach 20 Minuten Untersuchungszeit fertig sein. Ein möglicher Untersuchungsbogen in Klinik/ Praxis könnte folgende zu testende Reflexe enthalten. Sie sind der Reihenfolge des Untersuchungsganges nach aufgelistet (Tab. 1.**3**).

Tabelle 1.**3** Untersuchungsbogen: Reflexe

Reflexe/Reaktionen	Dauer der Reflexe/Reaktionen	re.	li.
Reflex acusticofacialis (RAF)	vom 10. Lebenstag an +		
Reflex opticofacialis (ROF)	ab 3. Monat +		
Saugreflex	0 – 3. Monat		
Rooting-Reflex (RR)	0-zum 4. Monat		
Suchreflex	0-ca.6. Woche		
tonischer Labyrinthreflex (TLR)	inkonstant + bis ~ 4. Woche		
Puppenaugenphänomen	0 – ~4. Woche		
Babkin-Reflex	0 – 4. Woche		
Greifreflex der Hände	0- zum Handstütz (ca. 6. Mo.)		
Handwurzelreflex	nur positiv: - bei Frühgeburt vor der 32. SSW – bei pathologischen Syndromen +		
Schaltenbrand/Parachut-Reaktion, optische Stehbereitschaft der Arme	ab Ende des 2. Trimenon +		
Suprapubischer Streckreflex	0 – 4. Woche		
Gekreuzter Streckreflex	0 – 6. Woche		
Gekreuzter Fersenreflex	0 – 4. Woche		
Fußgreifreflex	positiv bis zur Fähigkeit des Stützens		
Babinskireflex (spielt in der Pädiatrie keine Rolle)	ab 2. Jahr, Pyramidenbahn-Zeichen		
Galantreflex	0 – 4. Monat (bis zur sicher gesteuerten Rückenlage)		
Neonataler Gehautomatismus	0 – 4. Woche		
vestibuläre Lift-Reaktionen (horizontale und vertikale)	0 bis 4. Monat		
Pendelversuch			
Eigenreflexe: dem Befund entsprechend			

Zu bestimmten Reflexen - u.a. dem ATNR, STNR, Rossolimo, gekreuzter Adduktoren-Reflex wird unter 5.1.4 Zerebralparese, S. 217 ff, Stellung genommen.

Die Reflexe/Reaktionen sind mit ihren Ergebnissen im Seitenvergleich und zur idealmotorischen Entwicklung in Beziehung zu setzen.

Bei der Interpretation der Einzeluntersuchungsergebnisse hat sich die Physiotherapeutin stets die Frage zu stellen: Paßt das Gesehene/Gehörte zusammen, ergeben die Einzelbefunde ein harmonisches Ganzes?

■ *Beispiele:* Lena krabbelt zügig, rhythmisch durch den Raum, sie erfüllt dabei alle Kriterien des koordinierten Krabbelns. Das bedeutet also:
- Der Kopf wird getragen und ohne Opisthotonus werden die Augen auf das Ziel gerichtet.
- Der Schulter-Gürtel ist muskulär gut am Rumpf fixiert.
- Die Schulterblätter bleiben auch in der Standphase auf der Hand adäquat adduziert.
- Die Handentfaltung ist vollkommen, der 3. Finger zeigt im Krabbelrichtung (d. h. Rotations-Nullstellung in den Schultergelenken).
- Der Rumpf wird gehalten (optimale Extension der WS).
- Die Hüftgelenke werden ca. 20° abduziert.
- Die Schrittgröße (Flexion in Schulter- und Hüftgelenken beträgt ca. 120°).
- Der harmonische Rhythmus der Lokomotion Krabbeln ist: Hand-Knie, Hand-Knie.
- Die Unterschenkel werden in Rotation-Nullstellung in der Beinachse gehalten.
- Die Füße locker plantarflekt mitgeschleift.

Bei diesem so herrlich krabbelnden Kind werden laut Arztbericht der TLR, der STNR und der Handgreifreflex positiv angegeben. Das kann nicht sein. Koordiniertes Krabbeln bedeutet: 1. absolut negativer TLR, 2. absolut negativer STNR und 3. negativer Handgreifreflex.

1.4.3 Lagereaktionen

Der 3. Untersuchungsgang ist den Lagereaktionen gewidmet: dieser Teil wird üblicherweise von den Ärzten durchgeführt. Der Vollständigkeit halber ist er hier aufgeführt.

Jedes Kind reagiert im Zeitraum von der Geburt bis zum ca. 13./14. Lebensmonat - dem Zeitpunkt des freien Laufens - auf passiv vorgenommene Lageveränderungen seines Körpers in einer ganz bestimmten Weise, wenn diese Körperlage-Veränderungen in einer bestimmten Weise erfolgen. Automatisch und ohne Zeitverzug passen sich im Idealfall Axisorgan (diese Bezeichnung steht für die Funktionseinheit Kopf und Rumpf) und Extremitäten in vorhersagbarer Weise an. Diese reaktive, automatisch ablaufende angepaßte Körperlagesteuerung wird *posturale Reaktivität* oder auch *posturale Reaktibilität* bzw. *Reagibilität* genannt.

Bei der Durchführung der Lagereaktionen erhält das ZNS Signale aus verschiedenen Bereichen der Peripherie:

1. Propriozeptive Reize
   Bei der Durchführung der Lagereaktionen ändern sich die Dehnungszustände in den Muskeln, Sehnen und Gelenkkapseln.
2. Vestibuläre Reize
   Im gleichgewichtsempfindenden Innenohr ändern sich die Verhältnisse.
3. Exterozeptive Reize
   Durch Berührung entstehen Hautreize, von denen Auswirkungen ausgehen. (Bei kalten Reizen sind diese negativ.)
4. Interozeptive Reize
   Die Lage der inneren Organe wird bei Körperhaltungsänderungen mit beeinflußt.
5. Telerezeptorische Reize
   Die Zuströme zum Auge und zu den Ohren ändern sich während der Provokationsmanöver.

Auf die Vielfalt der afferenten Zuströme zum ZNS erfolgt dann eine bestimmte, dem Verarbeitungsreifezustand angepaßte Reaktion: die motorische Antwort in der Peripherie. Die durch die Änderung der Körperhaltung provozierten Bewegungen hängen von der erreichten spontanmotorischen Entwicklungsstufe ab und werden Phasen genannt. In der normalen idealen Entwicklung korrespondieren bestimmte Phasen der Lagereaktionen mit der erreichten Entwicklungsstufe der spontanen Motorik, das heißt mit der Stufe der erreichten Fortbewegungsontogenese und der Stufe der differenzierten phasischen Beweglichkeit. Es lassen also die Ergebnisse der Lagereaktionsprüfungen Rückschlüsse auf den sensomotorischen Entwicklungsstand des Kindes zu.

Die posturale Reagibilität kann bereits im Säuglingsalter untersucht und beurteilt werden. Hat man bei der Prüfung der Lagereaktionen einen abweichenden Befund erhoben, bedeutet dies, daß das ZNS bei dieser Lagereaktion nicht fähig war, die Afferenzen, die Impulse aus der Peripherie, adäquat zu verarbeiten.

Es gibt 7 Lagereaktionen, die von Dr. Vojta analysiert und z. T. in ihrer Bewertung modifiziert wurden (Abb. 3.**6**, S. 92):

1. Traktions-Reaktion,
2. Landau-Reaktion,
3. Axillare Hängereaktion,
4. Seitkippreaktion nach Vojta,

5. Horizontale Seithängereaktion nach Collis,
6. Vertikale Hängereaktion nach Peiper-Isbert und
7. Vertikale Hängereaktion nach Collis.

Wenn eine oder mehrere Lagereaktionen im Säuglingsalter von der Norm abweichen, so bedeutet das, daß die Vielfalt und Vielzahl der Afferenzen, die auf einer relativ breiten Koordinationsebene im ZNS verarbeitet und umgeschaltet werden müssen, nicht adäquat verarbeitet werden. Das Gebiet im ZNS, das durch die afferenten Impulse angesprochen wird - Dr. Vojta spricht vom posturalem Gebiet - muß sich seiner Meinung nach vom unteren Hirnstamm bis zur Hirnrinde erstrecken. Bei adäquater Verarbeitung der Afferenzschwemme beobachten wir in der physiologischen Entwicklung differenzierte Bewegungsantworten. In der pathologischen Entwicklung beobachten wir dagegen relativ stereotype Antworten: Beuge- oder Streckhaltung der Arme mit Faustschluß oder Streckhaltung der Beine mit Spitzfuß (Abb. 1.**14**). Das bedeutet, daß die Verarbeitung der Afferenzen gestört ist und daß daraufhin das efferente System auf Schablonen zurückgreift, die an die tonische Reflexiologie des unteren Hirnstammes erinnern. (Wenn man in der STNR-Haltung beispielsweise die steif gestreckten, einwärtsgedrehten und adduzierten Beine betrachtet, stellt man fest, daß ein fixierter Diparetiker sich in eben dieser stereotypen steifen Streckschablone des STNR bewegt.) Die bei einem von einer Zerebralparese bedrohten Säugling beobachteten Reaktionen bei der Prüfung der Lagereflexe entsprechen also - mehr oder weniger deutlich - den Haltungsschablonen des fixierten Bildes eines Zerebralparese-Kindes, dem Endzustand der pathologischen Motorik.

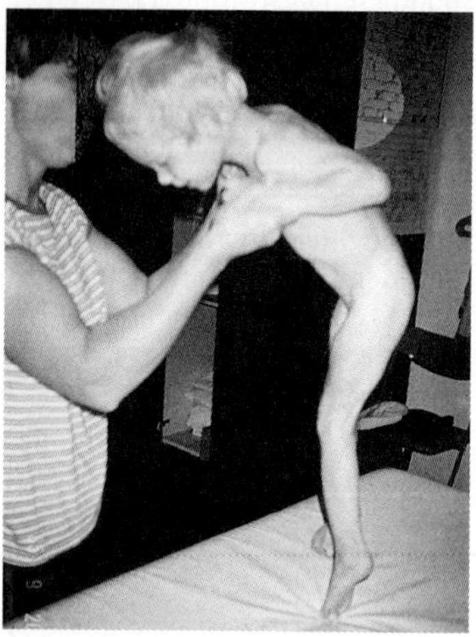

Abb. 1.**14** Spitzfuß

Nach Prof. Dr. Vojta ist dies nur deshalb der Fall, weil der Mangel in der posturalen Entwicklung - in der automatischen Anpassung an Körperlageveränderungen - bereits im Neugeborenenalter besteht und dieser Mangel persistiert. Die sich entwickelnde Spontanmotorik in bezug auf Aufrichtung und phasische Bewegung muß sich bei gestörter Körpersteuerung abnormal entwickeln und wird dabei auf einem niedrigen posturalen Niveau verharren. Die Störung in der posturalen Entwicklung, also der Koordination von afferenten Signalen, gilt als der gemeinsame Nenner jeder pathologischen sensomotorischen Entwicklung, unabhängig vom späteren Zerebralparese-Bild. Es wird also kein Säugling als Spastiker geboren (sonst könnte man ja unmittelbar nach der Geburt die Diagnose stellen), sondern er entwickelt sich erst im Laufe des 1. Lebensjahres zu einem solchen.

Mindestens bis zum 3. Trimenon kann man, so Prof. Dr. Vojta, deshalb nur von einer zentralen Koordinationsstörung (ZKS) sprechen, die evtl. im 2. Trimenon Symptome beinhaltet, die an eine spastische Bedrohung denken lassen. Die Lagereaktionen gelten als diagnostische Mittel, um Frühdiagnose zu betreiben. Bei 5 bis 6 abnormal verlaufenden Lagereaktionen sollte eine gezielte Therapie einsetzen, bei 7 abnormal verlaufenden Lagereaktionen plus einer deutlichen Tonusstörung muß eine Therapie beginnen.

Während der 3 Untersuchungsgänge werden die Asymmetrien, die Auffälligkeiten sowie die ungewöhnlichen Probleme registriert und im Anschluß durch objektive Kontrollmethoden verifiziert (z. B. Dokumentation durch Zahlenangaben, Fotos, Video etc.). Tonusdifferenzen sind sehr schwer zu definieren, es sei denn im Oben-unten- bzw. Rechts-links-Vergleich.

Während der Untersuchung/des Beobachtens sollte immer auf die Sprache des Kindes geachtet werden. Auch diese muß sich in das Gesamtbild einfügen. So muß z. B. ein 3 Monate altes Kind, satt und zufrieden, sich selbst überlassen, hoch modulierte Stimmungsbögen und Juchzer hören lassen, das robbende Kind seine Handlungen mit da-da-da-da, momomomom - begleiten.

1.4.4 Lokomotionsstufen

Die idealmotorische Entwicklung ist der wichtigste Maßstab zur Beurteilung von kindlicher Entwicklung; die Aussagen hinsichtlich der quantitativen und qualitativen, sprachlichen und handelnden Unterschiede werden durch die im Kopf der Physiotherapeutin vorhandene Idealvorstellung begründbar und eine Beurteilung des Ist-Zustandes des Kindes möglich.

Eine weitere Möglichkeit hinsichtlich der Fortbewegungsontogenese zu einer Einschätzung zu kommen, ist die Zuordnung zu einer Lokomotionsstufe (Lokomotionsstadium).

Auf der Grundlage der idealmotorischen Entwicklung hat Prof. Dr. Vojta 9 verschiedene Stadien der gesunden Fortbewegungsontogenese formuliert, deren Kriterien klar voneinander abgrenzbar sind. Parallel dazu wird die Lokomotionsfähigkeit der zentralen (und z.T. peripheren) Störungen Erkrankungen zugeordnet. Diese 9 Stadien der Fortbewegungsontogenese (Lokomotionsstufen) sind folgende:

Stadium 1

Beurteilung in Rückenlage

Erkennbar ist die Gier, die Motivation, ein Objekt mit Blickhinwendung auch längerfristig zu fixieren, allerdings ohne irgendeine Fortbewegung zum Objekt hin. Dies Verhalten entspricht in der gesunden Entwicklung etwa dem Zeitraum von der 6. Lebenswoche bis zum Ende des 3. Lebensmonats.

Stadium 2

Beurteilung in Bauchlage

Beurteilt wird der Stütz auf beide Unterarme/Ellbogen (in der idealmotorischen Entwicklung entspricht das dem 3./4. Lebensmonat). In der Pathologie sind die Ellbogen allerdings nicht symmetrisch eingesetzt (ebensowenig wie die Kopf- und HWS-Haltung).

Stadium 3

Kriechen

Das Kriechen ist kein Bestandteil der gesunden Fortbewegungsentwicklung. (Bei nach Vojta therapierten Kindern manchmal als Bauchkriechen zu beobachten.) In der Pathologie ist das Kriechmuster asymmetrisch-homolog, aber das Kind kann sich auf den Unterarmen vorwärts ziehen.

Stadium 4

Häschen-Hüpfer (bunny hopping)

Die wichtigste Veränderung ist die Tatsache, daß das pathologische Kind nun seine untere Extremität zum Stützen einsetzen kann, allerdings stets homolog (oder fast homolog).

Diese Fortbewegungsstufe entspricht auf deutlich niedrigerem Niveau dem Krabbeln in der gesunden motorischen Ontogenese, also dem 8./

9. Lebensmonat. Wenn ein pathologisches Kind im Alter von 4 Jahren dies Stadium erreicht, so bleibt es erfahrungsgemäß ein Rollstuhlkind. Das entscheidende Kriterium ist der Mangel zu koordiniertem wechselseitigem Extremitäteneinsatz.

Stadium 5

Krabbeln (pathologisch)

Dies pathologische Krabbeln ist prognostisch sehr wichtig: obwohl nur die Knie zum Stütz eingesetzt werden (die Füße und Unterschenkel sind in die Luft gehoben), ist es eine alternierende Fortbewegung (im Gegensatz zum Hasenhüpfer). Die wechselseitig eingesetzten Stützpunkte mindestens der oberen Extremitäten garantieren eine Körpersteuerung dreidimensional. (Beim Häschenhüpfer findet die Primärbewegung auf der Sagittalebene statt.) Prognostisch bedeutet: wer dies Stadium 5 mit 4 Jahren erreicht, wird mit Hilfsmitteln wie Rollator, 4-Pkt-Stützen oder Stöcken begrenzt gehfähig werden. Wenn allerdings ein Kind z. B. in ein Stehbrett zu Inaktivität einerseits, pathologisch-statischer Reaktion andererseits veranlaßt wird, verliert es die wenn auch begrenzte, aber doch selbständige Gehfähigkeit.

Stadium 6

Gehen mit Hilfe

An den Händen, Möbeln etc. gehalten, kann das pathologische Gehen gelingen. Dies Entwicklungsniveau entspricht etwa dem gesunden Kind im Alter von 11 – 13 Lebensmonaten.

Stadium 7

Selbständiges Gehen

Selbständiges Laufen mit der Fähigkeit, die Fortbewegung spontan anzuhalten. Diese Gehfähigkeit ist für die Einordnung in die Regelschule heute oft das entscheidende Kriterium.

Stadium 8

Einbeinstand

In der idealmotorischen Entwicklung sehen wir den freigewählten Einbeinstand zwischen dem vollendeten 2. bis zum 3. Lebensjahr. Es darf in der Untersuchungssituation ein Einbeinstand nicht vorgemacht werden. Der Stand auf einem Fuß muß mindestens 3 Sekunden gehalten werden können.

Stadium 9

Alternativ gewählter Einbeinstand

Das betroffene Kind kann beliebig beide Füße für ein mindestens 3 Sekunden langdauernden Einbeinstand benutzen. In der gesunden motorischen Ontogenese wird diese Fähigkeit im 4. Lebensjahr erreicht, sodaß Treppen rauf wie runter alternierend bewältigt werden.

Um den Effekt der eigenen Physiotherapie zu überprüfen, eignet sich die Einordnung in die Lokomotionsstadien am Behandlungsbeginn besonders gut. Wenn nämlich das nächste Stadium schneller erreicht wurde als der Entwicklungszeitraum das erwarten ließ, weiß die Physiotherapeutin, daß der von ihr gewählte Weg zumindest nicht falsch war. Und wichtig ist zu bedenken: Wer ein Stadium, eine Lokomotionsstufe erreicht hat, muß sich darin tummeln.

Wenn dem Zerebralparese-Kind sogenannte erleichternde Maßnahmen, Hilfsmittel o. ä. gegönnt werden, verliert das Kind u. U. die Fähigkeit dieser Stufe, wenn es sich von nun an vermehrt mit diesem Hilfsmittel fortbewegt. Aus operativen, schulischen, psychologisch-pädagogischen Gründen ist, besonders bei älteren, schwerer betroffenen Kindern, dennoch der Einsatz von Hilfsmitteln notwendig.

Die Evaluierung erfolgt übrigens in der pädiatrischen Therapie nach folgenden Kriterien: je jünger der Säugling, um so engmaschiger ist die Kontrolle (1 – 3/4 Wochen), je älter das Kind (zwischen ca. 4 Wochen und 6/7 Monaten), erfolgt die Kontrolle im Abstand von 2 – 3 Wochen. Im höheren Alter, immer (auch) in Abhängigkeit von Art/Schweregrad der Erkrankung, elterlicher Sensibilität/Einstellung zu ihrer Rolle als Co-Therapeuten, Verhalten des Kindes während der Therapie, technischen Schwierigkeit des elterlichen Programmes erfolgen Kontrolle und Optimierung des häuslichen Therapieprogrammes zwischen 2 Wochen und ca. 5 Monaten.

Es ist nicht immer leicht, Veränderungen, die durch Physiotherapie erzielt wurden, von denen abzugrenzen, die in der Entwicklung sowieso erschienen wären oder sind. Je genauer der Ausgangsbefund ist, desto exakter können Befundänderungen zugeordnet werden. Manchmal kann das Erhalten der Fähigkeiten über einen Wachstumsschub oder gar über die Pubertät hinaus schon das erklärte Ziel sein.

Jede Kindertherapeutin muß deshalb nicht nur über eine breitgefächerte hohe fachliche Kompetenz, sondern darüber hinaus über pädagogische und menschliche Fähigkeiten verfügen; ist sie doch häufig ein Kinderleben lang die Therapeutin.

1.4.5 Elterngespräch und Therapieanalyse

Erst wenn alle Untersuchungsmanöver abgeschlossen sind und die anamnestischen Daten erfragt wurden, kann eine Befundaussage gemacht werden.

Im anschließenden Elterngespräch müssen deren Beobachtungen, Sorgen, evtl. Ängste, ihre Hoffnungen, Aussagen des Arztes angesprochen werden. Die Analyse des physiotherapeutischen Befundes muß ihnen genau erklärt, das Ziel des therapeutischen Vorgehens gut begründet dargelegt werden. Die Therapeutin ist häufig die erste Ansprechpartnerin, die Bezugsperson, die während der Betreuung für auftauchende Probleme und Fragen zur Verfügung stehen sollte. Selten ist für Eltern entscheidend, was die Therapeutin tut - das können sie häufig auch gar nicht beurteilen - immer aber ist bestimmend, wie sie es tut. Sehr angepaßt, aber klar muß im Elterngespräch enthalten sein:

1. Die umfassende Erläuterung zur Ist-Situation:
   - Wie ist das Untersuchungsergebnis insgesamt einzuschätzen. Was an Voruntersuchungen, -befunden, -therapeutischen Möglichkeiten wurde durchgeführt/ausgeschöpft. Wie stellt sich dazu die Interpretation der heute aufgesuchten Physiotherapeutin.
2. Welche physiotherapeutische Methode (Art, Häufigkeit) erscheint angebracht, gute Begründungen liefern.
3. Wie sollte der Umgang, das *Handling* aussehen (s. Handling, S. 109).
4. Es muß diskutiert werden, ob, in welcher/n ASTEn und wie ihr Kind zu etwas Bestimmtem motiviert werden sollte.
5. Ob und gegebenenfalls welche Vertikalisierungshilfen, Orthesen, Fortbewegungsmittel wie z.B. Rollstuhl, Swivelwalker etc. angebracht scheinen.
6. Ob andere Spezialisten hinzugezogen werden sollten (z.B. Logopädin etc.). Dazu ist die Rücksprache mit dem überweisenden (Kinder)-Arzt unverzichtbar.
7. Ob weitere Schritte ins Auge gefaßt werden müssen: z.B.
   - Spezialkindergarten/-schule,
   - Bliss-(Sprach/Lese-Verständnis-Technik),
   - elektr. Schreibmaschine,
   - genetische Beratungsstelle etc.

Wird das Kind in die Therapie genommen, findet das Elterngespräch während der nachfolgenden Behandlungszeit zwischendrin immer wieder statt (u.U. ohne das zuhörende Kind). Nach dem ersten Elterngespräch werden die Nahziel(e) festgelegt. Das bedeutet, konkret zu äußern, was wie wann erreicht werden sollte. Nach diesem Zeitraum muß der 1. Wiederbefund erfolgen. Sind das/die Nahziel(e) nicht erreicht, wird sehr kritisch hinterfragt werden müssen:

- Stimmt der von der Physiotherapeutin gewählte Weg?
- War/ist die Diagnose richtig?
- Konnte Therapie stattfinden (d.h. war das Kind/die Eltern häufig/oft durch Umstände wie Krankheit, Umzug, kein Auto etc. verhindert)?
- War elterliche Mitarbeit überhaupt möglich (kritisch aber liebenswürdig prüfen)?

Auch kleinste Veränderungen, besonders die im vegetativen Bereich, beispielsweise weniger Infekte, Steigerung des Appetits, bessere Verdauung, Anpassung des Körpergewichts an die Normtabelle aus dem Vorsorgeheft, harmonischerer Schlaf-/Wachrhythmus etc. sind als Positiveffekte insbesondere bei schwerstbetroffenen Kindern nicht zu unterschätzen, bedeuten sie doch mehr freie Zeit für die Eltern, Steigerung der Familienharmonie und Abbau von Ängsten der pflegenden Personen. Die motorischen Veränderungen sind die bei diesen Kindern häufig zuletzt beobachteten Effekte, wenn denn überhaupt eine sensomotorische Verbesserung, also eine höhere Lokomotionsstufe erreicht werden konnte.

1.5 Allgemeine physiotherapeutische Untersuchung

A. Angerer, S. Hetzenegger

Grundsätzlich sind zu beachten:

- Diagnose,
- Anamnese, z.B. Beatmungszeit bei Frühgeborenen,
- Alter,
- Allgemeinzustand,
- psychische Verfassung,
- in Ruhe oder Aktivität (Belastung) sowie
- Ausgangsstellung.
- Bei Wiederholung möglichst gleicher Therapeut und gleiche Bedingungen.

1.5.1 Atmung, Herz-Kreislauf

•••• Atmung

Optische Beobachtung:

- Allgemein:
  - Hautfarbe im Gesichts-, Rumpf- und Extremitätenbereich (rosig, blaß, bläulich),

- Nasendreieck, Munddreieck,
- Lippenfarbe (rosig, blaß, zyanotisch),
- Nagelfarbe,
- Gesichts- und Augenausdruck (z. B. ängstlich),
- Nasenflügeln,
- Muskeltonus z. B. angespannt, schlaff (evtl. Diskrepanz zwischen Thorax und Extremitäten),
- Thoraxdeformität,
- Narben, vor allem im Rumpfbereich.

❖ Haltung:
- Wirbelsäule, z. B. überstreckt, welcher Teilbereich,
- Rippenverlauf, horizontal → Brustkorb in Inspirationsstellung (beim Säugling bis ca. 1/2 Jahr physiologisch),
- Schultern, z. B. eleviert und protrahiert,
- Seitendifferenzen beachten (Rückschlüsse auf z. B. Pneu, Überblähung, Atelektase).

❖ Einziehungen:
- des knorpeligen Thoraxanteils z. B. bei Frühgeborenen, bei muskulärer Hypotonie,
- Fossa jugularis,
- ober- und unterhalb der Klavikula,
- Sternum, bes. unteres 1/3,
- Interkostalräume,
- Harrison Furche,
- Epigastrischer Winkel,
- untere Thoraxapertur.

❖ Atembewegungen:

Die Atembewegung verändert sich im Laufe des ersten Lebensjahres. Die ersten 6 Monate besteht Zwerchfellatmung; die Rippen verlaufen horizontal. Mit Beginn der Aufrichtung bis zum Stehen/Gehen senken sich die Rippen durch die Einwirkung der Schwerkraft.
- Die physiologische Atembewegung ist thorako/abdominal, ebenso lateral, ventral und dorsal.

❖ Atemfrequenz:

❖ Atemtiefe: z. B. oberflächlich

❖ Atemrhythmus:
- Verhältnis zwischen Ein- und Ausatmung,
- schnappend, unregelmäßig, Apnoen.

❖ Atemweg:
- Nase-Nase, Nase-Mund, Mund-Mund.

- Atemhilfsmuskulatur:
  - bei der Inspiration z. B. M. sternocleidomastoideus, M. trapezius,
  - bei der Exspiration z. B. Bauchmuskulatur.

Akustische Beobachtung:

- Atemgeräusche:
  - exspiratorisch, z. B. Stridor, Giemen,
  - inspiratorisch, z. B. Stridor, Pfeifen,
  - Rasselgeräusche (Sekret?),
  - schnarchen, evtl. weicher Kehldeckel.
- Husten:
  - produktiv, unproduktiv.
- Schreien, Sprechen:
  - belegt, heiser, leise, gepreßt, mit vielen Atempausen.

Taktile Beobachtung:

- Hauttemperatur,
- Turgor von Haut und Bindegewebe,
- Schweiß,
- Puls,
- Rasselgeräusche im Thorax,
- Atembewegung,
- Atemrichtung,
- Atemrhythmus,
- „Nachschleppen" eine Thoraxseite,
- Muskelverspannungen und -schwächen.

Messen/Schätzen:

- Thoraxbeweglichkeit messen (Tabelle),
- Beweglichkeit von Wirbelsäule und Thorax,
- Beweglichkeit der großen Gelenke (Schulter und Hüfte).

Zusatzinformationen:

- Röntgen,
- Lungenfunktion,

- Blutgasanalyse,
- Auskultation durch den Arzt.

•••• Herz-Kreislauf

Optische Beobachtung:

- Allgemein:
  - Ernährungszustand, z. B. dystroph,
  - Augen- und Gesichtsausdruck, z. B. ängstlich, entspannt,
  - Hautfarbe, z. B. rosig, marmoriert, blaß, zyanotisch,
  - Lippenfarbe, z. B. zyanotisch,
  - Herzbuckel,
  - Herzaktivität in ICR links parasternal sichtbar,
  - Muskeltonus, sichtbar an Haltung und Bewegung,
  - pulsierende Halsarterie und/oder -vene,
  - OP-Narben am Thorax,
  - Hautvenenzeichnung am Bauch,
  - Trommelschlegelfinger, Uhrglasnägel,
  - Ödeme.
- Haltung:
  - bevorzugte Position, z. B. Hocke bei Fallot Tetralogie (PS),
  - Wirbelsäule, z. B. verstärkte Kyphose,
  - große Gelenke (Schulter- und Hüftgelenk).

Akustische Beobachtung:

- Herzgeräusche werden durch den Arzt festgestellt.

Taktile Beobachtung:

- Pulsfrequenz:
  - Tachykardie, Bradykardie.
- Rhythmus des Pulses:
  - regelmäßig, unregelmäßig, Extrasystolen, längere Pausen.
- Spannung des Pulses:
  - hart, weich.
- Muskeltonus.
- Hautturgor.
- Ödeme.

Messen/Schätzen:

- Belastungstest je nach Alter des Patienten unterschiedlich ausführen, unter Pulskontrolle.

Zusatzinformationen:

- RR,
- EKG (24-Stunden-EKG, Belastungs-EKG),
- Röntgen,
- Herzecho,
- Herzkatheter.

1.5.2 Muskeln, Gelenke, Haltung

•••• Muskeln

- Muskeltonus:
  - Es muß zwischen Aktivitäts- und Ruhetonus unterschieden werden.
- Kraft:
  - Ermittlung mit Hilfe von Muskeltests, deren Ausführung je nach motorischen Fähigkeiten verschieden ist: bei Säuglingen werden Muskelgruppen getestet, z. B. Hüftextensoren, bei älteren Kindern einzelne Muskeln, z. B. M. glutaeus maximus, Wertung von 0 – 5.
- Ausdauer
- Dehnfähigkeit der Muskulatur:
  - muskuläre Kontrakturen durch Verkürzung,
  - ein- oder zweigelenkige Muskeln beachten, z. B. M. gastrocnemius.

Zusatzinformationen:

- EMG,
- NLG,
- Muskelbiopsie,
- Muskelenzymbestimmung, z. B. CK.

•••• Gelenke

Optische Beobachtung:

- Gelenkmißbildung, deutliche Fehlstellungen,
- Schwellungen,
- Hautfarbe und -spannung über dem Gelenk,
- Schonhaltung in Ruhe und/oder Aktivität (mit/ohne Belastung).

Taktile Beobachtung:

- knöcherne Gelenkanteile,
- Erguß, z. B. „tanzende Patella",
- Hauttemperatur über dem Gelenk im Vergleich zu anderen Hautpartien,
- Endgefühl des Gelenks beim passiven Bewegen, z. B. weich, federnd, hart.

Messen/Schätzen:

- Umfangmaße, im Seitenvergleich.
- Gelenkmaße aktiv und passiv nach der Neutral-Null-Methode:
  - die physiologische Beweglichkeit der Gelenke ändert sich vom Neugeborenen zum älteren Kind. Die Elevation im Schultergelenk beträgt zunächst ca. 150°, später ca. 180°. Auch eine volle Überstreckung des Hüftgelenks ist noch nicht möglich. Der Säugling erreicht bei 90° Hüftflexion in Rückenlage eine Hüftabduktion von 90°, d. h. die Oberschenkel können auf der Grundlage abgelegt werden.

Zusatzinformation:

- Röntgen,
- Sonographie,
- NMR.

•••• Haltung

Die Körperhaltung kann unter orthopädischen und/oder neurologischen Gesichtspunkten betrachtet werden. Die Haltung ist abhängig vom Alter und der psychischen Verfassung des Kindes.

Orthopädische Aspekte

Vom Neugeborenen bis zum größeren Kind und Jugendlichen verändert sich die Körperhaltung grundlegend, z. B.

- WS:
  Die Wirbelsäule des Neugeborenen zeigt eine im ganzen dorsal konvexe Krümmung. Die aktive Streckfähigkeit der Wirbelsäule entwikkelt sich langsam und ist im 3. Lebensmonat erreicht. Zuerst erscheint die Lordose der Halswirbelsäule. Mit Beginn des Stehens sind HWS-Lordose und die BWS-Kyphose vorhanden. Die LWS-Lordose fehlt noch. Im Lauf des weiteren Wachstums bildet sich die physiologische Wirbelsäulenform des Erwachsenen heraus.
- Beinachsen:
  Anfangs hat das Kind eine physiologische O-Bein-Stellung, ab ca. 2. Lebensjahr eher eine physiologische X-Bein-Stellung. Erst mit 6 Jahren stellen sich die Beinachsen gerade.
- Fußentwicklung:
  Beim Säugling ist noch kein Fußgewölbe ausgebildet. Im Kleinkindalter kommt es durch die X-Bein-Stellung zu einem leichten Kippen der Ferse in Valgus-Stellung, dadurch entsteht ein statisch bedingter Knick-Senk-Fuß. Die endgültige Fußform erreicht das Kind mit 12 – 14 Jahren.

Mit Hilfe von Achsen und Ebenen (frontal, sagittal, transversal) wird der Befund der Haltung von dorsal, ventral und lateral aufgenommen (siehe Band 4, 2.3.4) (siehe Klein-Vogelbach, FBL).

Neurologische Aspekte

Um eine funktionelle Haltung zu gewährleisten, ist ein Zusammenspiel von Agonisten und Antagonisten im Sinne einer physiologischen Kokontraktion wichtig. Man spricht von stabiler (in Ruhe) und dynamischer (in Bewegung) Haltungskontrolle. Je nach Alter und Entwicklungsstand werden verschiedene Positionen (z. B. Rückenlage, Sitz, Vierfüßlerstand, Stand), Positionswechsel und Fortbewegung beurteilt. Entscheidend ist auch die Art der Unterlage (stabil, beweglich, schräg, uneben u. a.).

2 Prinzipien und Ziele der Physiotherapie in der Pädiatrie

R. Hartmannsgruber

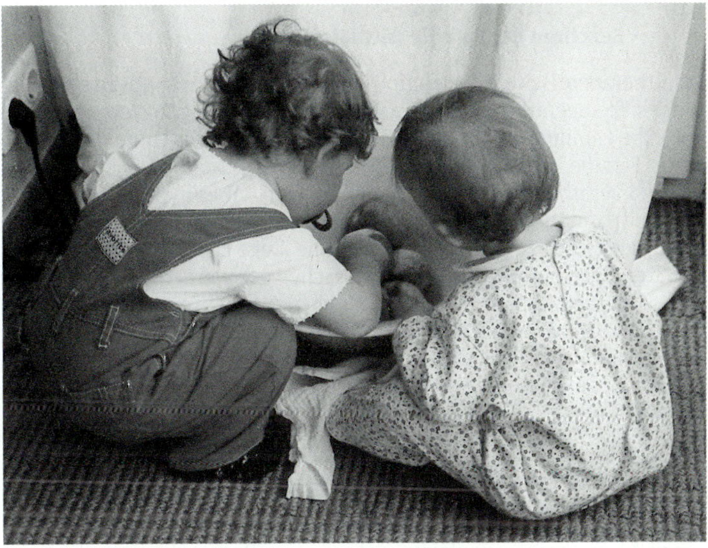

•••• Das Kind ist kein kleiner Erwachsener

Einer der gravierendsten Unterschiede der Physiotherapie in der Pädiatrie zur Physiotherapie in anderen Bereichen ist der Einfluß der Erkrankung auf den Entwicklungszustand des Kindes. Erwachsene können in der Regel Fähigkeiten, die sie durch die Krankheit vorübergehend verlieren, während der Genesung wieder aufnehmen. Anders ist es beim Kind. Je nach Erkrankung verzögert oder verlangsamt sich seine Entwicklung. Das Fördern der normalen Entwicklung ist also ein ständiges Ziel der Therapie – unabhängig von der eigentlichen Erkrankung. Das setzt voraus, daß sich der Therapeut ständig der Entwicklungsverzögerung bewußt sein muß und den Ist-Zustand des Kindes mit dem Zustand vergleichen muß, der ohne die Erkrankung voraussichtlich möglich wäre.

•••• Vorausschauende Behandlung

Das Wort Antizipation bedeutet Vorwegnahme. Therapeuten, die ihre Behandlung antizipierend oder vorausschauend durchführen, beziehen die jeweils folgenden Entwicklungsschritte des Kindes in ihre Planungen ein, sie nehmen sie auch teilweise *vorweg*, um dem Kind die Chance zur Entwicklung zu geben. Das bedeutet, daß der nächste Entwicklungsschritt vorbereitet und gefördert werden muß.

•••• Beachten der Familiensituation

Jede therapeutische Intervention bedeutet eine Störung im Leben des Kindes. Sie beeinflußt nicht nur das Kind in vielfältiger Weise, sondern auch die Familie und vielleicht sogar deren gesamtes Umfeld. Das „System“ Familie kann in der Regel kurzfristige Interventionen gut verkraften und verarbeiten. Aber nicht selten haben wir es in der Pädiatrie mit Langzeitpatienten zu tun. Für das Kind selbst, für die Eltern und die Geschwister verläuft das Leben oder eine lange Lebensphase anders als erwartet. Eltern und evtl. auch die Geschwister werden dabei vielleicht zu Ko-Therapeuten und müssen häufig auch lernen zu verzichten, weil das kranke Kind viel Zeit, Raum und Zuwendung beansprucht. Das kann unterschiedliche Reaktionen auslösen, wie z. B. Eifersucht, Mitleid, übertriebene Fürsorge, die sich wiederum auf das Kind auswirken können.

•••• Adäquate Elternanleitung

Es ist Aufgabe des Therapeuten, die Eltern zu bestimmten therapeutischen Maßnahmen anzuleiten oder ihnen z. B. den Umgang mit Lagerungen und Hilfsmitteln beizubringen. Weder das Nutzen der therapeutischen Fachsprache noch ausführliche medizinische Erklärungen führen dabei zum Ziel. Einfachheit, Klarheit und damit Verständlichkeit in der Instruktion der Eltern und evtl. des Kindes oder Jugendlichen sind gefordert, um deren Motivation zu verbessern und die Compliance (Bereitschaft, Anweisungen des Therapeuten zu befolgen) zu fördern. Damit die Therapie zu Hause auch sinnvoll ist, sind Überprüfungen notwendig. Werden die Angehörigen als Ko-Therapeuten gebraucht, besteht die Gefahr, daß eine Konkurrenzsituation z. B. zwischen Therapeutin und Mutter entsteht. Therapeuten sollen sich dessen stets bewußt sein und versuchen, solche Situationen zu vermeiden.

•••• Über- und Unterforderung

Physiotherapeuten müssen sich besonders in der Pädiatrie darüber im klaren sein, daß durch die Therapie natürlich nicht immer ein *gesunder, normaler Zustand* für das Kind erreicht werden kann und soll. Bei Kindern z.B. mit Rheuma oder Mukoviszidose stehen andere Zielsetzungen im Mittelpunkt. Kind und Eltern müssen lernen, mit der Erkrankung so gut wie möglich umzugehen. Ein Ziel ist dennoch stets Bestandteil der Therapie, die Entwicklung des kranken Kindes zu fördern, d.h. in der Entwicklung voran zu kommen. Dazu ist die Unterstützung durch die Angehörigen notwendig. Wenn es die Bezugspersonen erreichen, zwei bis drei therapeutische Maßnahmen (oder Übungen) richtig und regelmäßig mit dem Kind durchzuführen, ist das in der Regel ausreichend. Ein großes und variables Maßnahmenpaket, kann von den Angehörigen vielleicht nur unvollständig nachvollzogen und begriffen werden. Es könnte alle Beteiligten überfordern und käme infolgedessen nur gelegentlich oder mangelhaft zur Anwendung. Das Kind wäre im Gegensatz zur Absicht des Therapeuten dann sogar trotz des umfangreichen Angebotes unterfordert. Therapeuten müssen lernen, Über- und Unterforderungszeichen beim Kind und bei den Angehörigen zu erkennen und die Therapie entsprechend zu verändern.

•••• Teamarbeit

Nicht selten wird ein Kind von einem großen Team behandelt. Ärzte, Physio-, und Ergotherapeuten, Pflegekräfte, Logopäden, Orthopädiemechaniker und andere gehören zu den Bezugspersonen des Kindes. Es versteht sich von selbst, daß das Team mit gemeinsamen Zielen arbeiten muß, und daß dafür entsprechende Absprachen und Abstimmungen der therapeutischen Inhalte notwendig sind.

3 Grundlegende Therapiekonzepte

3.1 Bobath-Konzept

K. Bernard

•••• Einleitung

Seit den 40er Jahren wird das von Dr. Karel Bobath (Neurologe und Psychiater 1906 – 1991) und Dr. h.c. Berta Bobath (Gymnastiklehrerin und Physiotherapeutin 1907 – 1991) in London entwickelte Konzept in der Behandlung von Erwachsenen und Kindern mit neurologischen Auffälligkeiten angewandt. Ausgehend von einem physiotherapeutischen Ansatz auf neurophysiologischer Grundlage erweiterte sich die Therapie in den 50er und 60er Jahren auf die Ergotherapie und Logopädie. Dadurch entstand ein heute noch gültiges interdisziplinäres Konzept für die Beurteilung und die Therapie von Kindern mit neurologischen Auffälligkeiten.

Das Prinzip des Hemmens pathologischer und das Bahnen physiologischer Bewegung lag allen drei Berufsgruppen in der Vorgehensweise zugrunde.

Die Eltern wurden von Anfang an in die Therapie einbezogen, indem sie in dem sogenannten „Handling“ unterwiesen wurden, und erhielten Erleichterung für den Alltag durch eine Hilfsmittelversorgung für ihr Kind.

Wissenschaftlich-theoretische Erkenntnisse und viele Jahre Erfahrung aus der täglichen praktischen Arbeit mit Kindern aller Altersgruppen haben eine Veränderung des Therapieansatzes in Zielsetzung und Vorgehensweise innerhalb des Konzeptes mit sich gebracht. Die Wissenschaft definiert das Zentralnervensystem als ein System, welches fähig ist, zielorientiert zu handeln, Probleme zu lösen und Strategien zu entwickeln. Dazu sind sensomotorische, kognitive und psychosoziale Anteile notwendig. Alle Bereiche beeinflussen einander und es bestehen Abhängigkeiten.

Die Hauptaussage ist, daß das Kind in seiner Entwicklung mit seinen angeborenen Fähigkeiten über Lernprozesse in alltagsbezogenen Situationen neue Fertigkeiten erwirbt. Diese theoretischen Erkenntnisse bilden den Hintergrund für die Therapie auf entwicklungsneurologischer Grundlage.

Physio- und Ergotherapeuten sowie Logopäden arbeiten heute nach beiden erwähnten Therapieansätzen, der neurophysiologischen Grundlage mit der Vorgehensweise „Hemmen und Bahnen“ und der entwicklungsneurologischen Grundlage, in der von „Lernprozessen“ ausgegangen wird. Über diese Lernprozesse wird im folgenden geschrieben. Der Betrachtungsschwerpunkt wird die sensomotorische Entwicklung des Kindes sein.

Kinderärzte nutzen die Weiterbildung zur Erweiterung ihrer Kenntnisse in Diagnostik, für den fachlich interdisziplinären Austausch mit Therapeuten und für die Elternbetreuung. Es werden Kinder aller Altersgruppen mit zerebralen Bewegungsstörungen und mit anderen neurologischen und muskulären Erkrankungen behandelt. Des weiteren werden Kinder mit kognitiven und perzeptiven Beeinträchtigungen therapeutisch betreut.

3.1.1 Prinzipien des Konzeptes

•••• Entwicklungsneurologische Grundlage

Das Zentralnervensystem verfügt über genetisch angelegte intendierte motorische Aktivitäten. In der Sensomotorik gehören beispielsweise das Strampeln, das Hand-zum-Mund-Führen, das Krabbeln und das Gehen dazu. Diese motorischen Aktivitäten werden zu ganz bestimmten Zeiten ohne äußeren Einfluß „freigesetzt“. Über das Feedback in der Auseinandersetzung mit seinem Umfeld, mit Personen und Gegenständen modifiziert das Kind seine Bewegungen. Mit eigener Strategie und im eigenen Rhythmus werden angeborene Fähigkeiten zu Fertigkeiten. Schon ein Neugeborenes setzt sich beispielsweise vom ersten Tag an aktiv mit seinem Umfeld auseinander, es äußert Bedürfnisse und Mißbehagen. Auch ist es in der Lage, seinen Schlaf- und Wachrhythmus zu regulieren. In den Wachphasen nimmt es mit großer Aufmerksamkeit an dem Geschehen seines Umfeldes teil.

Die „Selbstorganisation“ des Zentralnervensystems steht allen Kindern zur Verfügung – Kindern mit und ohne Bewegungsstörungen. Da die kindliche sensomotorische Entwicklung nur im Zusammenhang mit der kognitiven und sozial-emotionalen Entwicklung gesehen werden kann, müssen auch diese Bereiche in der physiotherapeutischen Förderung beachtet werden.

Die Spannbreite des Erlernens funktioneller Fertigkeiten in der kindlichen sensomotorischen Entwicklung ist groß. Das Aufstehen beispielsweise kann zwischen dem 9. und dem 12. Lebensmonat beginnen, in Einzelfällen auch früher oder später. Das Laufliernalter hat sich, der Literatur folgend, auf 18 Monate erweitert. Im Bobath-Konzept werden nicht die linearen Meilensteine, sondern die variablen individuellen Entwicklungsschritte als Grundlage herangezogen. Sogenannte Grenzsteine bestimmen dann die Norm. So kann eine kindliche Entwicklung beispielsweise wie folgt aussehen: Drehen – Bauchlage – sich an einer Person zum Stand hinaufziehen (mit kurzer Kniebelastung) – Stand. Das Krabbeln ist demzufolge nicht immer Voraussetzung für das Aufstehen.

Die Vielfalt der individuellen Entwicklungsschritte der Kinder führt zu Beobachtungskriterien, die sensomotorische Lernprozesse zu beurteilen helfen. Dabei steht die Haltungskontrolle im Mittelpunkt der Betrachtung.

- *Merke:* Der Leitfaden der Therapie sind die sensomotorischen Lernprozesse in der Entwicklung mit dem Hauptaugenmerk auf der Haltungskontrolle

Welche Voraussetzungen und welche Fähigkeiten bringt das Kind mit auf die Welt, um sich mit der Schwerkraft auseinanderzusetzen?

Biomechanische Ausstattung

Das Kind kommt mit seiner spezifischen biomechanischen Ausstattung zur Welt. Es sind Körpergröße (Längen/Hebel), Körpergewicht, Skelett und Muskulatur.

Eigeninitiative/Intention

Bekannt ist, daß ein Neugeborenes mit motorischen Fähigkeiten ausgestattet ist, die ihm ermöglichen, sich vom ersten Tag an aktiv mit seinem Umfeld auseinanderzusetzen. Demzufolge hat es eine altersentsprechende Haltungskontrolle.

Zum einen ist es fähig, beispielsweise in der Rückenlage, eine „Motorische Ruhehaltung“ zu finden. Es hält in Bewegungen inne und legt Körperteile auf der Unterlage ab (Abb. 3.**1**). Durch diese Fähigkeit kann es sich seinem Umfeld visuell und auditiv zuwenden. Das Zuschauen, das

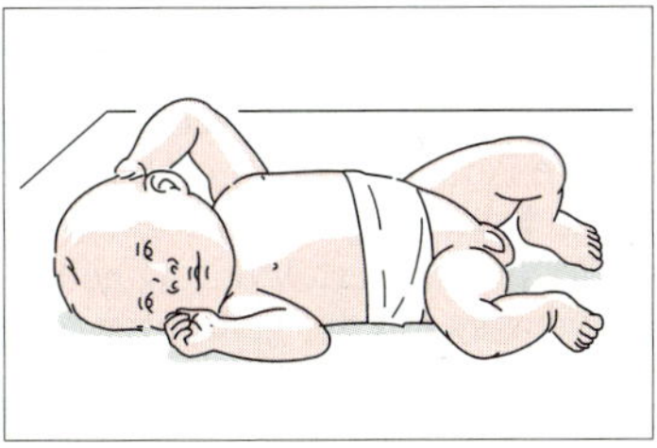

Abb. 3.**1** Motorische Ruhehaltung in Rückenlage

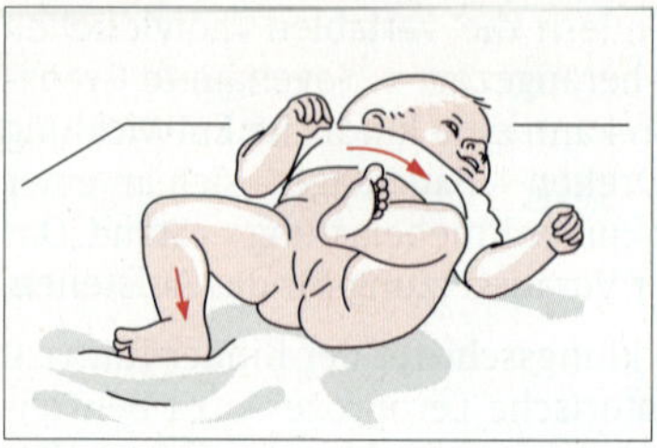

Abb. 3.**2** Strampelbewegungen

Zuhören und Selektieren gelingt problemlos. Auch das Finden einer gemütlichen Ruhe- oder Schlafposition ist auf diese Art und Weise gewährleistet. Eine weitere Fähigkeit liegt in der Aktivität mit und gegen die Schwerkraft. Wenn das Kind beispielsweise strampelt (Abb. 3.**2**) können die Strampelbewegungen verschiedene Bedeutung für das Kind und sein soziales Umfeld haben:

- Freude an eigenen Bewegungen,
- Mitteilung von Hunger oder Mißbehagen,
- Freude, die Eltern zu sehen,
- Wahrnehmungsprozeß: z. B. Strampeln gegen den Körper der Mutter, wenn es in Körperkontakt mit ihr ist.
- Rollen zu einem Schrank, und die Strampelbewegungen werden zu Klopfbewegungen.

(Die ersten vier genannten Aktivitäten sind willkürliche Bewegungen des 3.–5. Lebensmonats, die letztgenannte des 6.–8. Lebensmonats.)

Je nach Handlungsziel verändern sich durch Wiederholung und Modifizierung die Strampelbewegungen in Koordination, Rhythmus, Kraftdosierung, Bewegungsausmaß und Ausdauer. So paßt sich die Haltungskontrolle den verschiedenen Funktionen an. Auch die emotionale Befindlichkeit des Kindes spiegelt sich in den Bewegungen wider, und die Eltern lernen, diese zu deuten und zu verstehen.

Strategie

Durch eine eigene Strategie lernt das Kind, sich mit der Schwerkraft auseinanderzusetzen. Zwar imitiert es andere Personen, doch muß es lernen, seinen gedachten Plan durch eigene Bewegungserfahrung umzusetzen. Die Strategie wird mit Versuch/Irrtum, Mißerfolg/Erfolg gefunden. Es heißt, etwas zu probieren und, wenn es mit der gedachten Vorstellung nicht zusammenpaßt, eine Alternative zu finden.

Rhythmus

In seinem Rhythmus entscheidet sich das Kind für eine Aktivität gegen die Schwerkraft oder für eine „Motorische Ruhehaltung".

Zielorientiertes Handeln

Da das Zentralnervensystem ein Organ des zielorientierten Handelns ist, muß das Kind in der Therapie mit seinen Zielen, d. h. mit seinen entwicklungs- bzw. altersentsprechenden Interessen gesehen werden.

Was bedeutet das Umfeld für das Kind?

Die angeborenen intendierten Bewegungen werden in der Auseinandersetzung mit dem sozialen und gegenständlichen Umfeld modifiziert. Die entstehenden Feedback-Informationen geben dem Kind eine Vorstellung, wie und wozu es was nutzen und benutzen kann und was nicht. Durch das sich stetig verändernde Umfeld und die damit verbundenen veränderten Feedback-Informationen wird es zu neuen Lernprozessen angeregt. Wenn es sich um den sensomotorischen Bereich handelt, werden diese Prozesse in der Literatur „Motorisches Lernen" genannt.

Das soziale Umfeld besteht aus Personen, die das Kind „handhaben" (engl.: handling). Diese Handhabung geschieht intuitiv. Das Kind wird von den verschiedensten Personen angefaßt und bewegt. Beispielsweise tragen sie es auf unterschiedlichste Art und Weise, auf dem Arm vor dem Körper, auf der Schulter oder auf dem Becken. Sie setzen und stellen es hin. Die Eltern machen Dinge mit dem Kind weit vor der Zeit, in der es diese selbst tut. Das Kind hat die Fähigkeit, sich an die unterschiedlichsten Personen und deren Handhabung anzupassen. An der sich verändernden Handhabung der Eltern wird die zunehmende Haltungskontrolle des Kindes deutlich. Anfangs unterstützen sie das Kind vollständig, sie tragen es, sie legen es hin und sie nehmen es auf.

- *Merke:* Die Eltern geben immer nur so viel Hilfestellung, wie das Kind sie verlangt und benötigt.

Das Kind experimentiert nicht nur mit sich und mit Personen aus seinem sozialen Umfeld, sondern auch mit den Gegenständen um sich herum. Die Gegenstände werden mit großem Interesse und mit Ausdauer erobert. Alles muß angefaßt und bewegt, mit Händen und Füßen beklatscht und mit dem Mund untersucht werden. Das Kind muß unters Sofa robben und mit seinem Körper die Enge spüren. Es muß die Klettermanöver auf Stühle, in die Badewanne oder auf der Treppe (Abb. 3.**3**) kennenlernen.

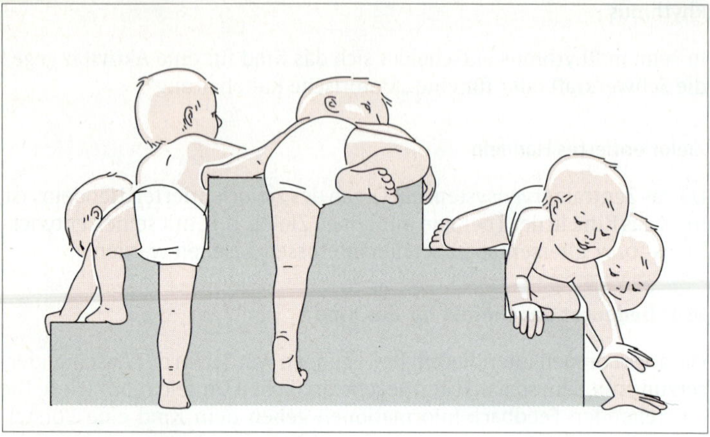

Abb. 3.**3** Klettermanöver auf der Treppe

■ *Merke:* Lernen in der Sensomotorik ist nur durch eigenes Handeln möglich.

In welchen alltagsbezogenen Situationen lernt das Kind was (sensomotorisch, sozialemotional, kognitiv)?

Die Familie, in die das Kind hineingeboren wird, hat ihre Gepflogenheiten, ihre Rituale und ihren Rhythmus. Das Kind lernt in seiner täglichen Auseinandersetzung, sich einen Platz zu sichern. Durch Erkennen von Fähigkeiten und Schwierigkeiten in der Auseinandersetzung mit seinem Umfeld lernt das Kind sich selbst kennen. Erfolge stärken das Selbstvertrauen im eigenen Handeln. Das Selbstvertrauen wiederum hat großen Einfluß auf die Selbständigkeit, d.h. auf die Autonomieentwicklung des Kindes.

■ *Merke:* Die Therapie des Bobath-Konzeptes orientiert sich an alltagsbezogenen Situationen und bezieht daher in hohem Maße die Familie, später auch Bezugspersonen in Kinderkrippen, Kindergarten oder in der Schule mit ein.

•••• **Kenntnis von abweichender bzw. pathologischer Entwicklung**
(s. auch 1.2, S. 5)

Da viele Faktoren Einfluß auf die Entwicklung eines Kindes haben, müssen Therapeuten in Zusammenarbeit mit Kinderärzten und Neurologen, aber auch mit den Eltern engmaschig in Kontakt sein. Im 1. Lebensjahr ist dieses besonders notwendig, da die Eltern voller Sorgen sind und Unterstützung suchen (brauchen). Unsicherheiten in der Diagnostik können bis zum 3. Lebensjahr bestehen, beispielsweise bei dezenten Störungen im sensomotorischen und kognitiven Bereich oder bei Kindern mit muskulärer Hypotonie in der Zeit der Differentialdiagnostik. Da Kinder mit leichten motorischen Ungeschicklichkeiten auch erst im Kindergarten oder in der Schule auffallen, erstrecken sich Diagnose und Therapie oftmals bis zum Schulalter.

Der Therapieschwerpunkt richtet sich danach, ob die abweichende bzw. die pathologosche Entwicklung vorwiegend im sensomotorischen, im kognitiven, oder im sozial-emotionalen Bereich liegt. In letzterem Fall ist eine Zusammenarbeit mit Entwicklungspsychologen oder Pädagogen unerläßlich.

•••• Untersuchung

(s. auch 1.3, S. 27)

Das Kind betreffend

Im sensomotorischen, kognitiven und sozial-emotionalen Bereich werden beobachtet

- Eigeninitiative/Selbständigkeit,
- Mithilfe aus dem Umfeld (Personen/Gegenstände),
- durch Provokationen werden Auffälligkeiten bzw. Schwierigkeiten deutlicher und für das Kind bzw. für die Eltern „störender“.

Die Fragen lauten:

- Wofür nutzt das Kind was?
- Wo finden diese Handlungen statt? (s. 1.3: „Aufenthaltsorte“, S. 38)
- Wie lange kann das Kind die Handlungen durchführen?
- Wie sieht die Qualität/Quantität aus?

Es wird in alltags- bzw. situationsbezogenen Handlungen untersucht:

- Kommunikation,
- Nahrungsaufnahme,
- Beschäftigung mit sich/mit dem Umfeld,
- Aus- und Anziehen,
- Körperpflege,
- Schlafen und Ruhen.

Bei den oben genannten Handlungen werden Fähigkeiten und Fertigkeiten sowie Auffälligkeiten und Schwierigkeiten des Kindes beurteilt.

In der Physiotherapie liegt der Schwerpunkt auf der Beurteilung der Haltungskontrolle in Ruhe und Bewegung. Sie wird in Positionen, beim Positionswechsel und in der Fortbewegung beurteilt.

In der Ergotherapie liegt das Augenmerk auf der Aufmerksamkeit und der Planung bei der Beschäftigung bzw. beim Spielen unter Berücksichtigung der handmotorischen Aktivität.

In der Logopädie stehen oftmals die Kommunikation und die Nahrungsaufnahme mit dem Augenmerk auf den orofazialen Bereich im Vordergrund.

Die Eltern betreffend

Die Eltern werden bezüglich folgender Dinge befragt:

- ergänzende Informationen zur Anamnese und zu Alltagssituationen, die in der Therapiestunde nicht beobachtet werden konnten,
- ihren derzeitigen Sorgen, Wünschen und Vorstellungen zur Diagnostik und Therapie.

•••• Therapieziele

(s. auch Kapitel 2, S. 73)

Das Kind betreffend

Erwerb größtmöglicher Selbständigkeit im eigenen Handeln (Autonomie). Funktion ist das Schlüsselwort. Dazu gehört die Findung der Eigeninitiative, Eigenregulation, der eigenen Einschätzung, Selbstverantwortlichkeit zur Mit- und Selbstbestimmung

- in der Kommunikation (nonverbal, verbal),
- bei der Nahrungsaufnahme,
- in der Beschäftigung mit sich/mit dem Umfeld (Personen/Gegenstände),
- beim Aus- und Anziehen,
- in der Körperpflege,
- für die Fortbewegung (gegebenenfalls Unterstützung durch Hilfsmittel).

Die Familie betreffend

- Unterstützung in der Gestaltung des Alltags und des Zusammenlebens,
- Übernahme der therapeutischen Ideen im Rahmen ihrer Möglichkeiten.

Die Therapeuten betreffend

Förderung des Kindes zum Erwerb größtmöglicher Selbständigkeit (s. oben). Schwerpunkte können in den oben erwähnten Bereichen u. a. folgende sein:

- In der Physiotherapie: das Erreichen der optimalen Haltungskontrolle in Haltung und Bewegung, dem Handlungsziel entsprechend.
- In der Ergotherapie: die Aufmerksamkeit bei der Beschäftigung, die Unterstützung des Planes und die Verbesserung der handmotorischen Fähigkeiten.
- In der Logopädie: die Kommunikation und die Nahrungsaufnahme.

In allen Bereichen gelten gleichermaßen als Ziele:

- Vermeidung von Sekundärschäden,
  - im sensomotorischen Bereich (Deformitäten/Kontrakturen/Luxationen),
  - im kognitiven Bereich (u. a. Leistungsabfall),
  - im sozial-emotionalen Bereich (u. a. Aggression, Zurückgezogenheit).
- Sicherung der Vitalfunktionen.

•••• Vorgehensweise

(s. auch Kapitel 2, S. 73)

■ *Merke:* Der Leitsatz heißt: Hilfe geben zur Eigenregulation des Kindes, d. h. Förderung sensomotorischer Lernprozesse.

Die Behandlung findet in alltags- bzw. situationsbezogenen Handlungen statt. Ein Prinzip (sozial-emotionaler Aspekt) der Vorgehensweise ist der Dialog zwischen Kind und Therapeuten, Therapeuten – Eltern sowie zwischen Eltern/Familie und Kind. Außerdem wird die Interaktion, d. h. die Auseinandersetzung des Kindes mit Gegenständen eingesetzt.

•••• Therapieablauf

1. Das Erkennen sensomotorischer und kognitiver Strategien des Kindes (Was plant es?).
2. Die Eigeninitiative des Kindes aufgreifen, verstärken oder gegebenenfalls verändern, wenn es mit einer Planung bzw. Ausführung die Handlung nicht beenden kann. Zeigt das Kind keine Eigeninitiative, beginnt die Therapeutin und das Kind „steigt ein".
3. Bedingungen schaffen, die das Kind zum Erkunden und Entwickeln eigener Strategien anregen. Sie werden dem Alter und der Entwicklung des Kindes entsprechend individuell ausgesucht. Immer wieder modifiziert sollen sie zu neuen differenzierten funktionellen Handlungen anspornen.
4. Das gezielte Auswählen sensorischer/somatosensorischer Angebote aus dem Umfeld richtet sich nach dem Befund.
5. Die Dosierung visueller, akustischer, somatosensorischer oder gusto-olfaktorischer Informationen hängt von der Befindlichkeit des Kindes, der Motivation und der Aufmerksamkeitsspanne ab. Ein Hauptaugenmerk der Physiotherapeuten liegt in der Vermittlung somatosensorischer Informationen.
6. Anleitung der Eltern bei therapeutischen Maßnahmen.

•••• Zusammenarbeit

Da das Kind in seiner individuellen Gesamtentwicklung nur im Kontext mit seinem sozialen Umfeld gesehen werden kann, ist eine Zusammenarbeit mit Eltern, Familie, Kindergarten etc. unerläßlich. Das „Zusammen-Denken-und-Handeln" ist unabdingbar. Die Eltern benötigen Informationen und brauchen Hilfestellungen. Die Anleitung soll zu Hause umsetzbar sein.

Geht man innerhalb des Bobath-Konzeptes von der Förderung des Kindes in seiner Gesamtentwicklung aus, so muß der fachlich interdisziplinäre Austausch zwischen den medizinisch-therapeutischen, ärztlichen, psychologischen und pädagogischen Mitarbeitern, die in die Betreuung des Kindes und dessen Familie involviert sind, stattfinden.

3.2 Vojta-Konzept

D. v. Aufschnaiter

3.2.1 Einleitung

Die beiden bekanntesten Behandlungsmethoden für neurologisch, neuropädiatrisch und neuroorthopädisch betroffene Patienten sind die Konzepte nach Dr. Bobath und Prof. Dr. Vojta.

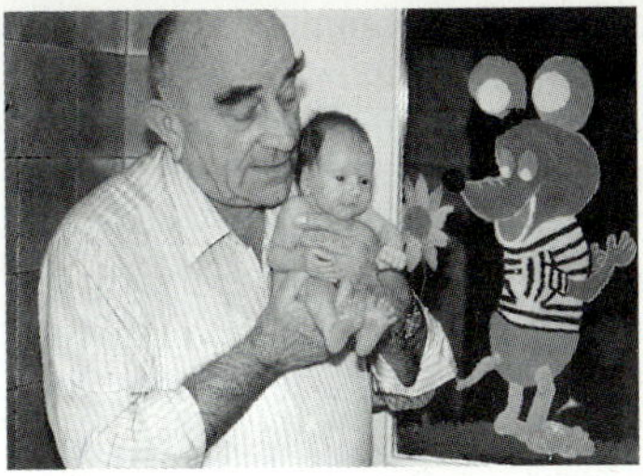

Abb. 3.**4** Prof. Dr. Vaclav Vojta

In diesem Kapitel sollen die Grundzüge des Behandlungskonzeptes nach Vojta vorgestellt werden.

Prof. Dr. Vaclav Vojta (Abb. 3.**4**), ein aus dem heutigen Tschechien stammender Neuropädiater und Neurologe, lebt seit 1968 in Deutschland, arbeitet seit vielen Jahren am Münchener Kinderzentrum und lehrt heute an der Karls-Universität in Prag.

Seine Behandlungsmethode ist inzwischen in vielen Ländern der Erde als wirkungsvolles Therapiekonzept übernommen worden, zum Beispiel in Japan, Korea, Spanien, Italien, Österreich, Norwegen – um nur einige zu nennen. In den frühen 50er Jahren hat Prof. Dr. Vojta als Konsiliar in einem Rehabilitationszentrum in der Nähe von Prag viele schwerbetroffene Zerebralparese-Patienten gesehen. Um ihr zum Teil bewegungsloses Schicksal erträglicher zu gestalten, hat er begonnen, mit ihnen zu arbeiten. Nach jahrelangem Bemühen des Tuns, des Guckens, des Analysierens, des Vergleichens, des In-Beziehung-Setzens hat er bestimmte Zusammenhänge und Gesetzmäßigkeiten gefunden, die in den folgenden Beobachtungen mündeten:

- Die zum Teil erhebliche Hypertonie reduzierte sich, besonders nach Aktivität gegen Widerstände.
- Die Patienten begannen, sich erkennbar mehr und besser zu bewegen.
- Bei verschiedenen Patienten unterschiedlichen Alters und differenten Zerebralparese-Formen erschienen unter der therapeutischen Provokation dennoch scheinbar gleiche Bewegungsantworten.

3.2.2 Grundlagen

Im Laufe der Jahre kristallisierte sich das heraus, was wir heute unter den Begriffen: Vojta-Konzept, Bahnungssystem Vojta, Reflexlokomotion nach Vojta subsumieren.

Das Wort Reflexlokomotion (Relo), eine Bezeichnung des Urhebers selbst, wird möglicherweise den Hörenden auf die ihm bekannten Inhalte des Wortes Reflex orientieren, also auf eine motorische, stets wiederholbare prompte Bewegungsantwort in einem Teilbereich des Körpers auf einen extern gesetzten Reiz hin. Die Reflexantwort ist in diesem Verständnis nicht willentlich zu unterdrücken, ist auch in der Regel nicht von Tagesformen oder körperlicher Verfassung abhängig. Diese Vorstellung auf die Reflexlokomotion zu übertragen, wäre falsch. Bei der nach Vojta benannten Reflexlokomotion handelt es sich zwar auch um Bewegungen, die durch externe Stimuli in Gang gebracht werden, aber diese sind:

- nicht grundsätzlich prompt zu erwarten,
- finden nicht nur in Teilbereichen des Körpers statt,
- sind nicht grundsätzlich nur im Bereich des Provokationsortes zu beobachten,
- sind nicht nur mit einem auslösenden Reiz zu provozieren (bis auf eine Ausnahme: bei der Reflexlokomotion, angewendet bei Säuglingen in den ersten ca. 6 Lebenswochen) und
- können vom erwachsenen Patienten durchaus, zumindest körperabschnittsweise, in die Bewußtseinsebene geholt werden, nachdem sie in Gang gebracht wurden.

Definition: Reflexlokomotion bedeutet reflex(ogen) = durch externe Stimuli provoziert, beliebig oft wiederholbar, lokomotion = Fortbewegung, hier: des ganzen Körpers mit genau definierbaren Inhalten.

Die Bezeichnung Relo bedeutet demnach, daß der Körper des Patienten sich ohne verbalen Auftrag (s. „Bahnung“, S. 98) tendenziell von A nach B fortbewegt. Dazu setzt der Patient unbewußt, aber aktiv Stützpunkte lateral seiner Körpermitte ein, richtet sich gegen die Schwerkraft auf und bewegt sich gleichzeitig vorwärts. Die schrittmachenden Bewegungen der Extremitäten im zyklisch-reziproken Muster sind dabei gut erkennbar. Der Körper wird also in der Relo zum Punctum mobile, die muskulären Funktionsdifferenzierungen (s. „Muskelfunktionsdifferenzierungen“, S. 49, 303) sind die unmittelbare Konsequenz der die Lokomotion bahnenden Maßnahme; sie stellen die Voraussetzung für koordinierte Fortbewegung über eine Distanz von „unten“ nach „vorne-oben“ dar.

Wenn nun in der Relo-Muster herausgelockt werden – es gibt übrigens zwei verschiedene Relo-Muster: das Kriechen, in der Bezeichnung Reflexkriechen und das Drehen, in der Bezeichnung Reflexumdrehen –, dann drängen sich die Fragen auf: Woher weiß man etwas über die (zu erwartenden) Reaktionen, und warum ist es erfolgversprechend, die Relo z.B. in der Pädiatrie einzusetzen? Wir müssen, um die Antwort auf diese Fragen zu finden, ganz an den Anfang der motorischen Ontogenese zurückgehen.

•••• Sensomotorische Entwicklung

Dr. Vojta geht davon aus, daß der Werdegang der idealen sensomotorischen Entwicklung bis hin zur freien bipedalen dreidimensionalen Fortbewegung vorgezeichnet, d.h. angeboren, ist. Er wird in Gang gehalten durch das fortwährende Bedürfnis des Kindes, Kontakt mit der Umwelt aufzunehmen und diesen zu erweitern.

Jedes gesunde Kind entwickelt sich dabei in vergleichbaren Stufen. Die Kontaktaufnahme über das orofaziale Gebiet läßt beispielsweise ein Neugeborenes in Bauchlage den Nabel- bzw. flüchtigen Unterarmstütz „erfinden". Dieser wird durch den Ellbogenstütz abgelöst, da sich der Kopf – aus der Stützbasis herausgehoben – freier orientieren kann. Immer ist es die Gier, der „innere drive", durch den die Kinder angetrieben werden, dem Agenz näher zu kommen. Jedes Kind versucht, wenn es mental wach und rege ist, gemäß den zur Verfügung stehenden Mitteln unter fortwährend veränderten Situationen näher an den Ball heranzukommen. Greifen wollen kann es allerdings erst, nachdem es mindestens 1mal im Greifen erfolgreich war. Schon im Alter von 8 Wochen ist dieser „Hin-Wollen-Drang" erkennbar (Abb. 3.**5**).

- *Beispiel:* Kind in Bauchlage, Ball rollt weg → Adaption hinterhergukken → Stützflächenverschiebung → Haltunganpassung → Hand zum Ball bemühen → wieder in Gefahr geratene Körpermitte → „Stützpunktjustierung" etc.

- *Merke:* Niemand kann etwas Bestimmtes wollen, das er nicht bereits kann.

Kein Kind ist zufrieden mit Gucken, Betrachten. „Hin-wollen" ist der Trieb. Fortbewegung (Lokomotion, s. „Idealmotorische Entwicklung", S. 11) entsteht also durch das fortbestehende Interesse, sich den Reizen im Umfeld zuzuwenden und diesen Bedeutung zuzuweisen. Die Ent-

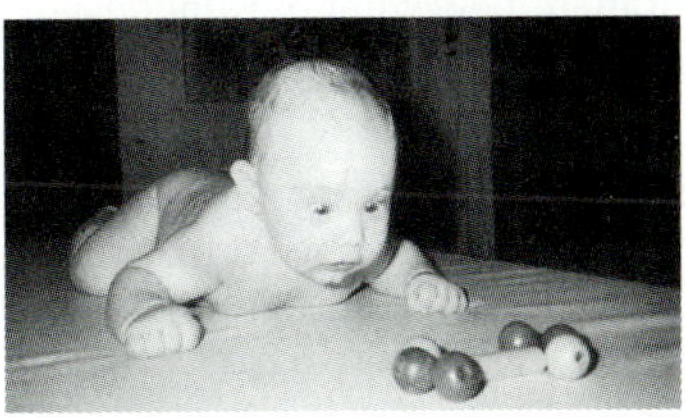

Abb. 3.**5** Neugier prägt das Verhalten dieses acht Wochen alten Kindes.

wicklung beginnt mit orofazialen Handlungen und endet zunächst mit dem aufrechten Gang.

Betrachtet man die Entwicklung der idealen Motorik unter dem Gesichtspunkt des Lokomotionsprinzips nach Vojta, erkennt man, daß die zunehmend differenzierten Fähigkeiten eines Kindes gesetzmäßige Funktionen voraussetzen, die erst das Erreichen der nachfolgenden Entwicklungsstufe möglich machen. Diese Fähigkeiten setzen sich zusammen aus solchen, die bereits bei der Geburt vorhanden sind und solchen, die sich erst nach der Geburt schrittweise entwickeln.

Das Vorhandensein von unstillbarer Gier nach Neuem und intakten menschspezifischen neuromuskulären Verbindungen sind dafür Voraussetzungen. Jedes gesunde Kind entwickelt sich nun, wie schon betont, in vergleichbaren Sprüngen, in Abhängigkeit von seinem kulturellen, sozio-emotionalen Umfeld und vor allem seinem eigenen inneren drive. Es wird z. B. erwarteterweise ein bewegungsgesundes Kind mit intakter Sinnesphysiologie nicht erst krabbeln und danach das Drehen vom Rücken auf den Bauch erfinden.

Die Entwicklungssprünge sind in den ersten beiden Trimenonen etwa sechs Wochen groß: z. B. beobachten wir in der Bauchlage:

- Unterarmstütz mit sechs Wochen
- sym. Ellbogenstütz mit 12 Wochen
- Einzelellbogenstütz mit 4 1/2 Monaten
- Handstütz mit sechs Monaten usw.

Bei genauer Analyse dieser zur Verwirklichung der Neu-Gier verwendeten Muskelmuster erkennt man:

- daß das Handlungsrepertoire sich immer vom einfachen zum komplexeren (bottom-up) entwickelt und immer den gesamten Körper betrifft. Es handelt sich dabei um globale Muster (s. „Idealmotorische Entwicklung“, S. 11).
- daß die benutzten Muskelmuster (spontan und provoziert) immer drei vergleichbare Komponenten – Fortbewegungselemente – enthalten.
- daß die in der idealen, also spontanen, bewegungsgesunden Entwicklung verwendeten Muster denen während der Vojta-Therapie gebahnten Muster entsprechen.

Ohne diese Kriterien ist eine koordinierte Fortbewegung nicht möglich. Jede Lokomotion, auch eine entwicklungsmäßig niedrige Form, wie z. B. das Robben, beinhaltet nun drei Komponenten (Fortbewegungselemente), die sich gesetzmäßig nebeneinander entwickeln.

•••• Fortbewegungselemente

Posturale Aktivität

▫ *Definition:* Unter der posturalen Aktivität (bzw. Aktibilität) versteht Vojta die automatische Körperhaltungsanpassung an Lageveränderungen eben dieses Körpers.

Es handelt sich bei der Anpassung um eine aktive, aber vollständig unbewußte Leistung des ZNS. Eine Störung dieser automatischen Haltungskontrolle kann mittels eines von Vojta entwickelten Systems sehr früh erkannt werden. Es handelt sich hierbei um ein motorisches Screening, die Lagereaktionen, bei denen die posturale Reaktibilität geprüft wird (Abb. 3.**6**).

Aufrichtungsmechanismen

Beim Menschen ist eine Fortbewegung ohne die entsprechende Aufrichtung, d.h. ohne die Bewegung gegen die Schwerkraft, nicht möglich. Jede Aufrichtung bildet jedoch mit der beabsichtigten Fortbewegung eine Einheit; d.h.: Der gesamte Vorgang wird durch die Aktivation eines zusammenhängenden Muskelmusters bestimmt. Voraussetzung von Aufrichtung und Fortbewegung sind:

- intakte mentale Entwicklung,
- intakte Sinnesphysiologie,
- ungestört, automatisch funktionierende posturale Aktivität und
- koordiniertes und adäquates Arbeiten des kompletten Muskelmusters.

Unter koordiniertem und adäquatem Arbeiten des kompletten Muskelmusters versteht man, daß die Wirkrichtung innerhalb der beteiligten Muskelketten geändert werden kann. Punktum fixum und Punktum mobile müssen vertauscht werden können. Ohne diese Fähigkeit gelingt keinerlei Fortbewegung. Und daß Agonist und Antagonist – zum Zwecke der fortbewegenden Aufrichtung, der Antigravitation – synergistisch arbeiten können müssen. Nur bei Fähigkeit zu dieser Kokontraktion können sich Schulter- und Beckengürtel über sicheren Stützpunkten aufrichten und gleichzeitig in die Richtung der geplanten Fortbewegung verlagern.

Für jede Fortbewegung muß dieser Stütz immer außerhalb der Körpermitte liegen. (Sonst würde man nur das „Senkrecht-werden" üben.) Aufrichtung ist also das Produkt bzw. Ergebnis von eingesetzten Stützpunkten, die es in der Entwicklung zunehmend weiter distal zu entdecken und einzusetzen gilt.

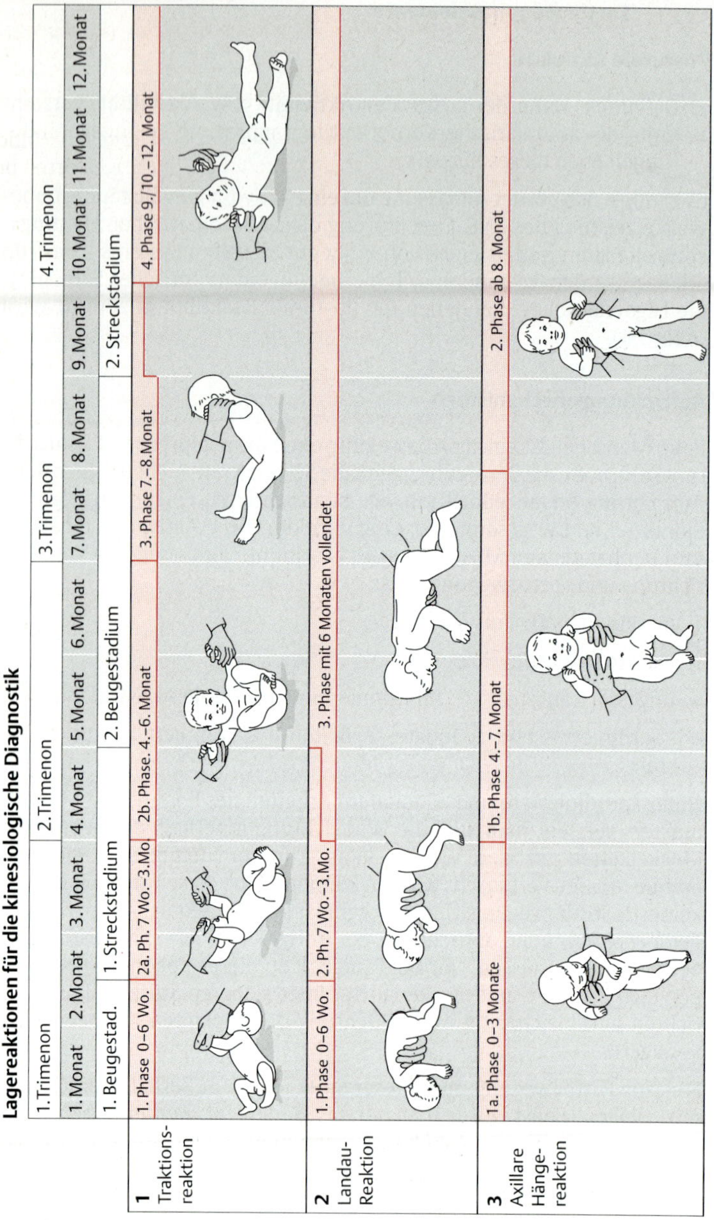

Abb. 3.**6** Lagereaktionen

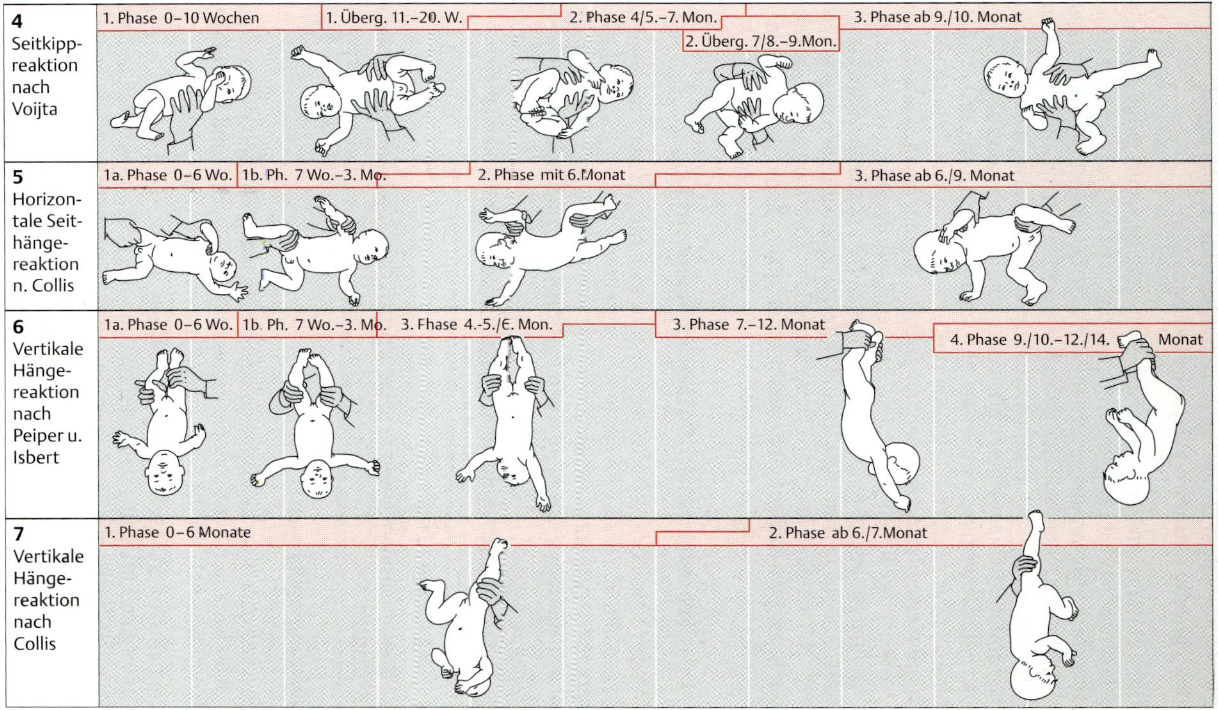

Abb. 3.**6** *(Fortsetzung)*

Phasische, zielgerichtete vorwärtstendierende Bewegungen (inkl. gleichgewichtsregulierende Bewegungen)

Ohne Haltungshindergrund, ohne entsprechende Aufrichtung und die schrittmachenden Extremitätenbewegungen ist eine menschliche koordinierte Fortbewegung nicht möglich. Erst bei ungestörter posturaler Aktivität und einem sicheren dynamischen Stütz, der die Aufrichtung zur Folge hat, kann sich zielgerichtete differenzierte phasische Beweglichkeit entfalten. Ohne sicheren Stütz und ohne Haltungskontrolle muß die phasische Bewegung „entgleisen", d. h. abnormal verlaufen. In der Praxis bedeutet das: ohne stabile gesicherte Körperhaltung kann keine dosierte koordinierte phasische Bewegung (z. B. das Ergreifen von Spielzeug aus der Bauchlage bei abgehobenem Arm) erfolgen. Bei jedem von einer Zerebralparese bedrohten Kind ist wenigstens die posturale Aktivität gestört. Eine solche Störung kann mit Hilfe der Lagereaktionen ungewöhnlich früh, nämlich im ersten Trimenon, erkannt werden; zu einem Zeitpunkt also, wo Mängel (Abweichungen in Quantität und Qualität) in der Spontanmotorik noch nicht oder weniger deutlich imponieren.

•••• Reproduktion der Fortbewegungsentwicklung

Mit der Relo nach Vojta haben wir nun eine Möglichkeit, die Muster der spontanen, gesunden Fortbewegungsentwicklung zu (re-)produzieren. Diese gesunden, extern stimulierbaren Fortbewegungsmuster gelingen allerdings nur dann, wenn bestimmte Bedingungen erfüllt werden:

- Eine jeweils genau definierte Ausgangsstellung muß gewählt,
- bestimmte Lokalisationen am Patientenkörper (Zonen) müssen berücksichtigt und
- dreidimensional gesetzte Reize an oben genannten Zonen stimuliert werden.

Ausgangsstellungen

Es gibt sicher mehr als 20 verschiedene Ausgangsstellungen, die meisten davon Varianten der Grundpositionen, Bauch-, Rücken- und Seitenlage. Einige Beispiele für die Bauchlage-Varianten sehen Sie in Abb. 3.**7 a – c.**

Gemeinsam ist diesen Ausgangsstellungen, daß sie hinsichtlich des Axisorgans Entlastung bedeuten, d. h. aus eher horizontaler Stellung des Rumpfes beginnen. Die Begründung, daß nichtvertikale Ausgangsstellungen gewählt werden, ist einfach: Jedes Kind entwickelt sich vom Zeitpunkt der Geburt an in „seinem" Muster, d. h. das zukünftig pathologische Kind knüpft von Anfang an Wahrnehmung und Handlung in fal-

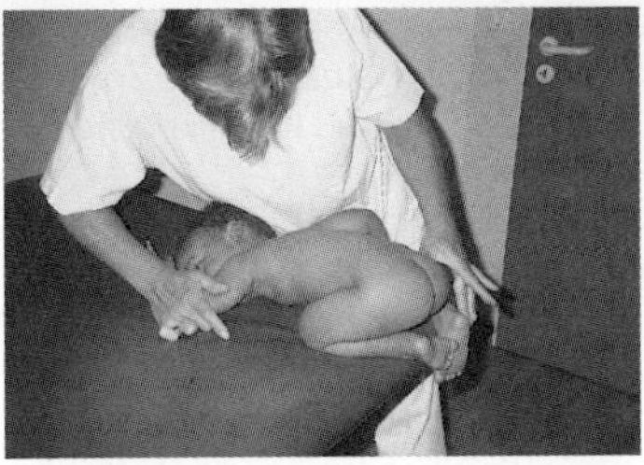

a

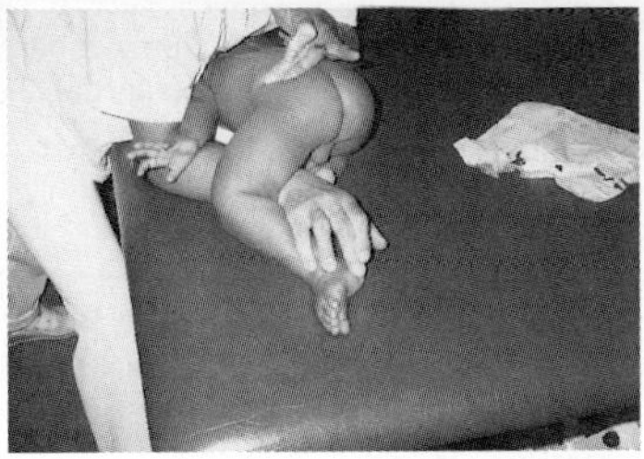

b

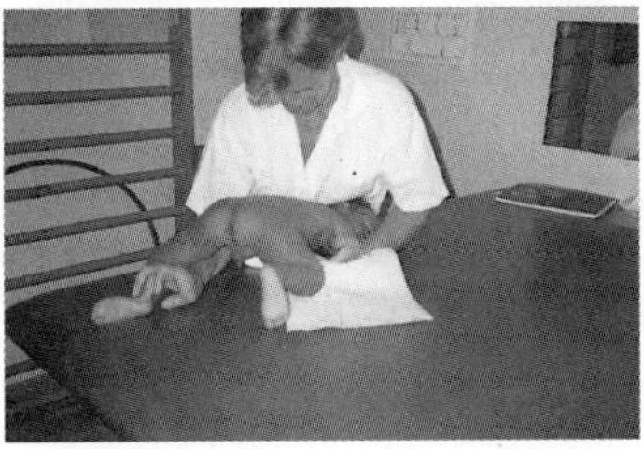

c

Abb. 3.**7** Varianten der Bauchlage

schen Mustern zusammen, benutzt diese viele, viele Male, bis dann am Ende des 1. Trimenon diese falschen Bewegungsmuster vom Beobachter erkannt und beurteilbar werden. Demnach gehören die falschen Bewegungszusammenhänge, die „Mängel" in eine ganz frühe Entwicklungszeit. Es wird in der Ontogenese dieses von Zerebralparese bedrohten Kindes zunehmend deutlicher, daß:

- die automatisch funktionierende Haltungsanpassung gestört ist,
- die Aufrichtung verlangsamt und „qualitativ" schlechter ist sowie
- die geäußerte spontane Phasik (Kopfbewegungen, Greifen, Strampelmotorik) in nicht-idealen Bewegungsmustern verläuft.

Passiv in eine dem Kalenderalter angepaßte höhere Ausgangsstellung gebracht, würde das Kind mit gestörter Haltungsanpassung und gestörter Aufrichtung in abnormale bzw. zunehmend falsche Ersatzmuster gezwungen. Sein ZNS kennt nicht einmal die richtigen, ideal zusammengesetzten Handlungsmuster der niedrigen Stufen. Ist das Kellergeschoß eines Hauses schief, kann das Haus darüber nicht gerade in den Himmel ragen.

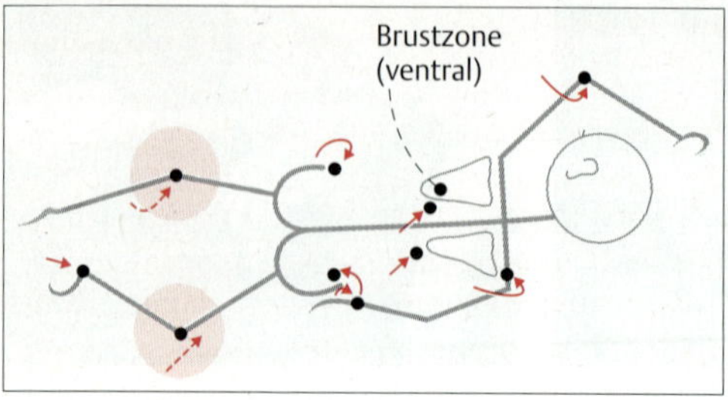

Abb. 3.**8** Ausgangsstellung und Zonen des Reflexkriechens

Zonen

Vojta hat auf empirischem Wege Körperlokalisationen (Zonen) gefunden (Abb. 3.**8**). Er beschreibt neun verschiedene und zwei weitere sogenannte „Widerstands-Zonen". Bei einem sehr jungen Säugling ist z. B. das ganze Relo-Muster des sogenannten Reflexkriechens (s. „Reflexkriechen", S. 102) aus nur einer Zone mit dem entsprechenden Reiz auslösbar. Die subjektive Empfindlichkeit an diesen Zonen ist allerdings individuell verschieden.

Das therapeutische Ziel ist, die Muster der Relo möglichst komplett aktiviert zu sehen – die Physiotherapeutin nutzt deshalb die Möglichkeit, die unterschiedlichen Zonen (mit den entsprechenden Reizen) miteinander zu kombinieren. Es gibt einige bewährte Kombinationen, wie z. B. in der sogenannten ersten Position: die Zone an der Spina iliaca anterior superior mit der am Processus styloideus radii. Diese beiden Zonen eignen sich häufig – aber keineswegs immer –, um die Lokomotion von der ersten in die zweite Position in Gang zu setzen.

Welche der Zonen zum Einsatz kommen, bestimmt immer der Patient und sein Problem. Es gibt kein Kochrezept nach der Devise: Wenn ein Patient mit der Diagnose Y kommt, dann muß man die Zonenkombination X wählen.

Reiz

Die Reize werden also an den Zonen gesetzt, in der Regel durch Zug- oder Druckkomponenten mit variabler, sehr gut an die Patientenreaktion angepaßter Stärke. Es sollte gelingen, an allen bekannten Zonen so zu stimulieren, daß die gewünschte Bewegungsantwort erscheint; nicht immer sind alle Zonen für diese Reize sensibel genug, um die entsprechende Bewegungsantwort zu liefern, aber es ist das erklärte Ziel.

Die Reize werden nicht nur in der Stärke, sondern auch in der Dreidimensionalität dem Patienten angepaßt. Es kann unter Umständen notwendig sein, eine Druck- bzw. Zugrichtung ganz wegzulassen oder eine der drei zu betonen, oder es kann die Anwendung polysegmentaler sogenannter Verstärkerreize notwendig werden. Das Reizsetzen auf den Zonen ist wie das Spielen auf der Klaviertastatur: Es wird so lange variiert, kombiniert und unter Umständen die Ausgangsstellung verändert, bis weitestgehend die gewünschte (bekannte) Antwortmelodie ertönt. (Bekannt aus den Mustern der idealmotorischen Entwicklung.)

Zudem gelten die Gesetze der räumlichen (mehrere Zonen) und der zeitlichen Reizsummation (unterschiedlich lange Reizzeiten).

Teilmuster

Vergleicht man nun die Muster der durch externe Stimuli provozierten Bewegungen mit denen der idealen motorischen Entwicklung, erkennt man, daß die provozierten Muster aus Anteilen der gesunden Bewegungsentwicklung von Kindern im Entwicklungszeitraum von der Geburt bis zum freien Laufen bestehen. Unter diesen Anteilen (Vojta nennt sie Teilmuster) erkennen wir z. B.:

- die radial greifende Hand (radialen Faustschluß) im Reflexkriechen, die spontan erst im Alter von sechs Monaten auftritt, in der Therapie aber sofort postpartal herausgelockt werden kann – noch bevor die Pathologie sich „breit gemacht“ hat.
- die provozierte Stützfunktion des dorsalen Schultergürtels nebst Hinterkopf im Reflexumdrehen bei extendierter kranialer Wirbelsäule mit sich beugendem Unterkörper (aus Rückenlage). Die Muskelspiele im Bereich des Schultergürtels, des Bauches, des Rumpfes schlechthin haben ihr Äquivalent in der gesunden Entwicklung im zweiten Trimenon. Das sensomotorisch gesunde Kind startet aus der Rückenlage die Umdrehbewegung mit allen (diesen provozierbaren) differenzierten Muskelspielen. Die Provozierbarkeit dieser Teilmuster aus der idealmotorischen Entwicklung ist also angeboren.

Wenn es tatsächlich gelingt, gesundes sensomotorisches Verhalten zu (re-)produzieren, ideal gestaltete Muskelspiele bei z. B. einem von Zerebralparese bedrohten Säugling (dieser möglichst jünger als sechs Monate) zu provozieren, bedeutet das, daß sich die neuronalen Verknüpfungen vollständig verändern. Das Kind zeigt diese gesunden Bewegungsanteile aktiv, anfänglich noch mit den Händen der Physiotherapeutin „dran“, später – so ist die Hoffnung – zunehmend ohne Hilfen. Das Kind wird die neuen, aktiv getätigten, erlebten, erfahrenen, wiederholten synaptischen Verknüpfungen in sein spontanes Handlungsrepertoire integrieren. Diese gesunden Muskelspiele werden also in der Vojta-Therapie gebahnt. Um im Sinne Vojtas dieses Wort mit Inhalt zu füllen, müssen wir uns kurz mit dieser Bahnung beschäftigen.

•••• Bahnung

Definition: Bahnung bedeutet Erleichterung motorischer Prozesse.

Eine Reihe physiotherapeutischer Techniken erleichtern motorische Prozesse. Bahnung bezüglich der Vojta-Therapie bedeutet eine sehr differenzierte Weise von Erleichterung, die nun im folgenden näher erläutert werden soll. Vorweg muß noch einmal betont werden, daß alle unsere Haltungs- und Bewegungsmuster grundsätzlich ohne Einschaltung unseres Bewußtseins oder gar des Bewegenwollens ablaufen. Wir bewegen uns automatisch und, wenn man so will, reflektorisch. Die uns bestimmenden Reize können unter anderem Hunger, ein Juckreiz, Neugier auf etwas Besonderes oder ein Handlungsziel irgendeiner Art sein. Wir tun also etwas, weil wir ein Ziel im Kopf haben, machen uns aber dabei in der Regel keinerlei Gedanken, welche sensomotorischen Mittel wir einsetzen (müssen), um erfolgreich zu sein.

Jeder Mensch bewegt sich dabei stets in dem Rahmen, in der Reifestufe und den neuronalen Schaltkreisen seines ZNS, die im Moment des Tuns zur Verfügung stehen. Wenn nun die Bewegungsmuster eines Kindes in der Untersuchung als eindeutig falsch oder in der Koordination defizitär erkannt worden sind, wäre es nicht vorteilhaft, dieses Kind anzuspornen und zum Bewegen zu motivieren: es würde veranlaßt, immer wieder diese seine falschen Bewegungsmuster zu benutzen, es würde diese konditionieren, kortikalisieren und damit fortwährend die falschen synaptischen Verbindungen üben. Sein ZNS kennt ja keine anderen neuronalen Verknüpfungen. Auch dieses so betroffene Kind handelt vollkommen unbewußt, aber zielorientiert.

Merke: In der motorischen Entwicklung ist nur das Ziel bzw. die Idee bewußt, das dazu verwendete Muster ist vollkommen unbewußt.

Eine erfolgversprechende Therapie für betroffene Patienten müßte nun genau solche Muster aus ihnen herauslocken, die sowohl inhaltlich als auch hinsichtlich der Muskelfunktionsdifferenzierungen denen der IME entsprechen oder wenigstens sehr ähnlich sind.

Die in der Vojta-Therapie provozierten Muster sind ihnen sehr ähnlich. Sie entsprechen der idealen motorischen Entwicklung bezüglich:

- der automatischen Körperhaltungssteuerung,
- der Muskelfunktionsdifferenzierungen, damit
- den aufrichtenden sowie den fortbewegenden Mechanismen,
- den Gelenkbeweglichkeiten,

- den phasischen Bewegungen inklusive der Gleichgewichtsreaktionen.

D. h. sie entsprechen den Mustern gesunder Kinder, die in der spontanen Bewegungsentwicklung von selbst zu unterschiedlichen Entwicklungszeiten entstehen. Die zur „Erfindung“ verschiedener Lokomotionsformen notwendigen Voraussetzungen werden in der bahnenden Therapie nach Vojta ohne Kommando mit Hilfe der Reize aus entsprechenden Ausgangsstellungen herausgelockt.

Beispiel: Mit verbaler Aufforderung kann der 7jährige Peter in Seitlage seine spastischen diparetischen steifen Beine nicht selektiv reziprok beugen und strecken. Der von Peter nach diesem verbalen Auftrag ausgeführte Bewegungsablauf ist stets mit einer Hyperextension der oberen HWS, einer Schultergürtelprotraktion mit gleichzeitiger BWS-Reflexion, Luftanhalten und assoziierten Mitbewegungen der Arme verbunden, während die Beine sich nur zentimeterweise steif, aneinandergekoppelt, voneinander lösen. Also ein global-pathologisches Muster. Wenn nun Peter mit dem Reflexumdrehen 2. Phase behandelt wird (d. h. konkret: an 2 Zonen, der Skapula und der Spina iliaca anterior superior der in Seitlage oben befindlichen Körperseite dreidimensional, sehr angepaßt Druck bzw. Zug ausgeübt wird), verhält Peter sich so, als wolle er sich aus der Seitlage in die Krabbelstellung nach vorn oben hochdrücken. Auf seiner unteren äußeren Glutaeus- bzw. Oberschenkelpartie stützt Peter sich ab: der Stützpunkt „wandert“ dynamisch dabei vom Trochanter in Richtung Knieaußenseite, während das obere Bein sich bei leichter Abduktion und Außenrotation beugt, bereit für den ersten Krabbelschritt. Peter verhält sich also genau so, wie gesunde Kinder es tun, um sich von einer Seitenlageposition hochinteressiert einem entfernter gelegenen Spielzeug zuzuwenden, also hinzukrabbeln. Das provozierte Muster von Becken-, Hüft- und Beinbewegungen entspricht genau dem gesunder Kinder. Alle entstehenden Bewegungen, auch die von Wirbelsäule, Schultergürtel, Bauch etc. entsprechen Teilmustern der IME. Ebenso erfährt Peter bzw. sein ZNS etwas über die propriozeptiven Zusammenhänge während des aktiven, selbständigen Tuns, was die unabdingbare Voraussetzung für die Entwicklung eines gesunden Körperschemas ist.

Die gewünschten Bewegungen – hier bei Peter werden die Bewegungsanteile des Bewegungsweges von der Ausgangsstellung Seitenlage in die Krabbelstellung erwartet – erscheinen deshalb, weil diese bereits „im Kopf“ vorhanden sind. Die Physiotherapeutin tut bezüglich der zu erwartenden Fortbewegungsanteile – Körperlagesteuerung, Aufrichtung, zielgerichteter Bewegungen, Gleichgewichtsregulation – nichts Passives; alle gelockten Bewegungswege mit den natürlichen, hochdifferenzierten Muskelspielen macht Peter aktiv jedoch ohne Wollen.

Bahnung bedeutet also, daß die provozierten Bewegungsmuster nicht kommandiert erleichtert werden – das Kind könnte auf Kommando nur in pathologischen Zusammenhängen mit abnormalen Muskelspielen agieren, da sein ZNS keine anderen kennt – sondern, daß diese gesunden, richtig zusammengesetzten aktiven globalen Muskelspiele die automatische, wohlkoordinierte sensomotorische Antwort auf die gesetzten Reize sind. Immer ist der ganze Körper beteiligt, auch das entspricht der gesunden Bewegungsentwicklung. Greift ein solches gesundes Kind in Rückenlage nach einem Spielzeug, werden sich immer beide Beine mit beugen, der Oberkörper strecken, die Skapulae adduzieren usw.; das ZNS kennt keine einzelnen Muskeln oder Bewegungen, sondern nur globale Muster. Dies ist in der kindlichen Entwicklung besonders deutlich. Selbst wenn ein bewegungsgesunder Erwachsener nur einen Arm heben will, kann er dieses nur dann koordiniert tun:

- wenn er seine Körperhaltung, den Haltungshintergrund, sicher gestalten kann,
- wenn er über die volle HWS-BWS-Extension verfügt,
- wenn er den Schultergürtel muskulär gut am Thorax fixieren,
- die beiden Skapulae in angepaßter Adduktion dynamisch halten kann und
- wenn er auch noch über die intakte Muskelkette des zu hebenden Armes bei ungestörten Gelenkweiten aller beteiligten Gelenke verfügt.

Bewußt kann ein bewegungsgesunder Erwachsener lediglich einen kleinen Teil dieser hochdifferenzierten Bewegungszusammenhänge kontrollieren, verändern kann er die globalen Zusammenhänge (z. B. bei muskulären Dysbalancen oder Defiziten) nicht.

3.2.3 Reflexlokomotion

Vojta beschreibt zwei Arten der Reflexlokomotion, das Reflexkriechen und das Reflexumdrehen, die er auch Koordinationskomplexe nennt. Beide Arten sind angeboren, aber nur mit Hilfe von Reizen an bestimmten Auslösungszonen aus physiologischer Ausgangsstellung abrufbar. Da sich bei der Anwendung der Reflexlokomotion der Körper auf allen drei Bewegungsebenen als Punktum mobile in physiologischer Weise fortbewegt, handelt es sich also bei den provozierten Koordinationskomplexen um menschliches Lokomotionsverhalten.

Ausgangsstellungen

Die Provokation der Reflexlokomotion gelingt nur, wenn die Reizsetzung in physiologischen Ausgangsstellungen erfolgt. Der Rumpf sollte achsengerecht, die Extremitäten in vorgegebenen Winkelstellungen liegen (s. Abb. 3.**8**).

Zonen

Es gibt insgesamt neun von Vojta beschriebene Zonen, die zum Teil am Rumpf, zum Teil an den Extremitäten liegen, hinzu kommen zwei Widerstandszonen (s. Abb. 3.**8**).

Reize

Bei den an den Auslösungszonen angesetzten Reizen handelt es sich um propriozeptive Reize, nämlich Periost- und Muskeldehnungsreize oder deren Kombination. Der dreidimensionale Druck bzw. Zug durch die Hand des Therapeuten ist in seiner Stärke dem jeweiligen Patienten angepaßt und abhängig von der gewünschten Kontraktions- bzw. Bewegungsform. Von jeder Zone und dem dort angesetzten Reiz gelangen Afferenzen über die unterschiedlichsten Eintrittspforten (Vojta 72) zum ZNS und werden dort umgeschaltet. Die Efferenz läßt erkennen, ob Ausgangsstellung, Zonenauswahl, Reizrichtung und -stärke optimal gewählt wurden. Jeder Reiz an jeder Zone kann mit allen übrigen Reizen der anderen Zonen kombiniert werden, so daß sich daraus mehr als 1000 Kombinationsmöglichkeiten ergeben, um den jeweiligen Koordinationskomplex möglichst vollständig zu provozieren.

Sowohl die Reizmenge (räumliche Reizsummation) als auch die Reizdauer (zeitliche Reizsummation) spielen bei der Bahnung der Reflexlokomotion eine wesentliche Rolle. Bei Patienten, die ihre Bewegungen aktiv modifizieren können, werden die Reize an den Zonen z. T. als Widerstände eingesetzt.

Lagerungshilfen

In der Regel werden bei der Anwendung der Reflexlokomotion keine Lagerungshilfen verwendet. In Einzelfällen (z. B. bei Teilfixierungen oder Schmerzen) kann es dennoch zunächst notwendig werden, Tücher, Rollen oder ähnliches zu verwenden.

Durchführung

Bei dem Ablauf der globalen reziproken Bewegungsantworten der Reflexlokomotion handelt es sich um dynamische Vorgänge. Von einer bestimmten Ausgangsstellung A bis zu einer bestimmten Endstellung B verlaufen die Bewegungen gesetzmäßig. Damit die Reizantwort z. B. bei Kindern mit Zerebralparese ebenso vollkommen ist wie bei gesunden

Neugeborenen und möglichst schnell erfolgt, werden bestimmte Bewegungen durch totale Widerstände gebremst. Dadurch werden dynamische (isotone) in isometrische Kontraktionen umgewandelt. Außerdem wird so die für die Fortbewegung notwendige Funktionelle Umkehr in den für die Lokomotion verantwortlichen Muskelketten provoziert, d. h. das Punktum fixum wird mit dem Punktum mobile vertauscht. Ohne diese Fähigkeit gelingen weder Fortbewegung noch Gleichgewichtsregulationen und Haltungsanpassung.

•••• Reflexkriechen

Das Reflexkriechen (Abb. 3.**9**) ist eine von außen provozierte künstliche Fortbewegungsart, die in ihren Eigenschaften, insbesondere in Bezug auf die Stützpunktverlagerungen, die Gleichgewichtsregulationen, die vorwärts gerichteten Aufrichtungsmechanismen gegen die Schwerkraft und die schrittmachenden Bewegungsantworten Analogien zur Idealmotorik zeigt.

Um bei einem sehr jungen Säugling das komplette Muster des Reflexkriechens zu provozieren, genügt die Anwendung eines der möglichen Reize an der entsprechenden Zone; bei älteren und Zerebralparese-Kindern sind unter dem Gesichtspunkt räumlicher Reizsummation mehrere Reize an ihren Zonen einzusetzen.

Ausgangsstellung: Das Kind liegt in Bauchlage mit genau angegebenen Extremitätenwinkelstellungen.

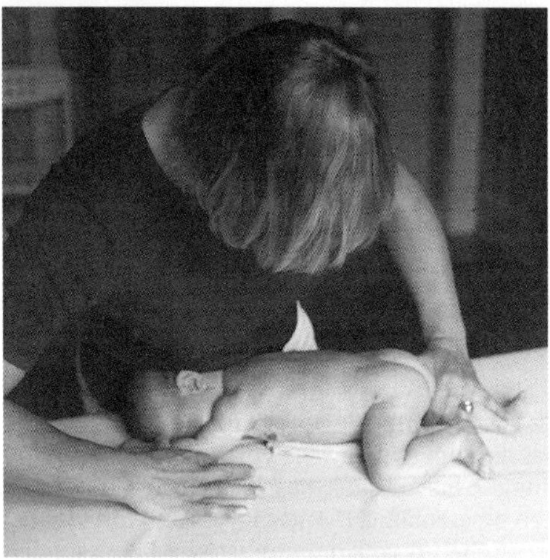

Abb. 3.**9** Ausgangsstellung des Reflexkriechens in der praktischen Anwendung

Reiz: In dieser Ausgangsstellung wird z.B. der Epicondylus humeri der dem Gesicht zugewandten Seite mit leichtem, nach dorsal-kaudal-medial gerichtetem Druck gereizt.

Reaktionen Gesichtsseite: Es bewegt sich dieser Gesichtsarm im Schultergelenk in die Extension. Dieser Extension wird an der Zone ein totaler Widerstand entgegengesetzt, so daß der Körper an den fest auf die Unterlage stützenden Unterarm heran gezogen wird. Beide Schulterblätter adduzieren sich, der Schultergürtel stabilisiert sich nach dorsal-kaudal, der Oberarm dieser Seite wird durch die Aktivität u. a. des M. deltoideus, des M. supra- und infraspinatus sowie dem M. teres major und minor gesichert. Der gesamte Schultergürtel wird – zunächst mehr auf der dem Gesicht zugewandten Seite – vom stützenden Unterarm „angesaugt" – mmit Hilfe der sich kontrahierenden Muskelkette (M. latissimus dorsi, M. biceps brachii, M. deltoideus) und über dem Stützpunkt aufgerichtet (M. pectoralis major, M. coracobrachialis, M. tricpes brachii unter Einschaltung seiner beiden kurzen Köpfe). Dieses sich über dem Ellenbogenstütz nach vorn-seitlich-oben ziehende Muster entspricht dem Einzelellbogenstütz und der daraus erwachsenden Fähigkeit des Robbens in der Idealmotorik.

- Der Ellenbogen dieses gesichtsseitigen Armes beugt sich tendenziell in der Vorwärtsbewegung,
- der Unterarm dreht sich in die Pronation,
- das Handgelenk extendiert sich radialwärts,
- die Finger schließen sich bei abduzierten Metacarpen zur greifenden Faust,
- das Gesichtsbein bewegt sich über die Außenrotation und Abduktion des Hüftgelenkes seitlich in die Richtung zum Bauch. Das bedeutet die Aktivität aller Hüftaußenrotatoren und -abduktoren. Sehr weiträumig wird in dieser Schrittphase der distale Gelenkpartner Hüftkopf gegenüber dem proximalen Partner Hüftgelenkspfanne bewegt. Diese weitgehend auf der Frontalebene ablaufende Bewegung des Femurkopfes in der Pfanne wird physiologischerweise komplettiert, indem die Flexoren und die Adduktoren den Femurkopf tief in die Pfanne zentrieren. Alle das Hüftgelenk umgebenden Muskeln zusammen sind dafür verantwortlich, daß Femurkopf und Hüftpfanne optimal eingestellt werden; dieses Bewegungsverhalten beginnt das gesunde Kind in der idealmotorischen Entwicklung bereits mit 3 Monaten in Bauchlage zu demonstrieren, erweitert es ständig und zeigt es bei der Landung nach dem Umdrehen von Rückenlage in die Bauchlage oder im Übergang vom Robben zum Krabbeln herrlich. Auch beim Aufstehen aus dem halben Kniestand erkennen wir Analogien.

- Das Kniegelenk beugt sich bis zu etwa 120°,
- das obere Sprunggelenk bewegt sich in die Dorsalextension,
- das untere in die Eversion, während sich die Metatarsen und die Zehen spreizen und letztere extendieren.

Am Ende der seitlichen Beinbeugung wird das Knie zum Stützpunkt. Jetzt kann sich mit Hilfe der antigravitatorisch tätigen Hüftmuskulatur (vorrangig der Adduktoren mit den synergistisch aktivierten Abduktoren) das Becken über dem neuen Punktum fixum aufrichten. Erstmals erfolgt hier innerhalb der gesichtsseitigen, am Stütz beteiligten Muskelkette die funktionelle Umkehr. Bei diesem dynamischen Antigravitionsvorgang des Körperabschnittes Becken handelt es sich um eine drehgleitende Bewegung der Hüftgelenkspfanne über den Femurkopf.

Reaktionen Hinterhauptseite: Auf der Gegenseite, der sogenannten Hinterhauptseite (HHS), bewegt sich der Arm über die Außenrotation und Abduktion im Schultergelenk nach kranial. Der M. supra- und infraspinatus sind ebenso tätig wie der M. teres minor und der M. deltoideus, dessen Aktionswelle von dorsal über lateral nach ventral läuft.

- Der Ellbogen dieses Armes wird sich über eine leichte Flexion in die unvollkommene Streckung bewegen.
- Der Unterarm dreht sich in die Supination.
- Alle Metacarpalia und die Finger entfalten sich fächerförmig. Diese weiträumige Armbewegung entspricht dem Teilmuster der IME zum Zeitpunkt der sicheren Seitenlage, der Gartenzwerglage.
- Das Bein auf der Hinterhauptseite streckt sich. Wählt der Therapeut die Kalcaneus-Zone, wird dieser Streckbewegung ein totaler Widerstand entgegengesetzt, so daß sich nicht mehr das Bein vom Körper wegstreckt, sondern der Körper vom Punktum fixum, dem Kalkaneus, nach vorn gestemmt bzw. gestoßen wird. Dieser Vorwärts-Aufwärtsbewegung des Körpers wird nun wiederum ein subtotaler Widerstand entgegengesetzt.
- Im Hüftgelenk dieses Beines beobachtet man die zunehmende Streckbewegung, die durch die Bauchmuskeln einerseits – sie extendieren das Becken und bewegen damit den proximalen Hebelarm, die Hüftgelenks-Pfanne vom distalen Hebelarm Kopf weg –, den Mm. ischiocrurales und dem M. glutaeus maximus andererseits vollzogen wird. Diese Streckbewegung wird in der Vorwärts-Aufwärtsbewegung des Axisorganes von den synergistisch tätigen Abduktoren und Außenrotatoren dieses hinterhauptseitigen Hüftgelenkes unterstützt.
- Das Kniegelenk streckt sich, indem sich allerdings nicht der Unterschenkel vom Oberschenkel entfernt, sondern der Oberschenkel sich vom Unterschenkel wegbewegt.

- Im oberen Sprunggelenk läuft eine aktive Dorsalextension ab, das untere Sprunggelenk zeigt eine deutliche Inversion, während die Zehen sich beugen.

Die hier reflexogen provozierten Bewegungsantworten innerhalb des Hinterhauptbein-Beckenbereiches haben ihr Äquivalent in der Standbein- bzw. Vertikalisierungsphase der Idealmotorik.

Reaktion Axisorgan: Innerhalb des Axisorganes – diese Bezeichnung steht für die Funktionseinheit Kopf/Rumpf – verlaufen folgende Bewegungsantworten:

- Regelmäßig drehen sich Gesicht und Augen von der Gesichts-(GS) zur Hinterhauptseite (HHS). Aus der zunächst asymmetrischen Nackenhaltung wird über die symmetrische Nackenstreckung die Bewegung wiederum zur asymmetrischen Nackenhaltung ablaufen. Das gelingt nur, weil die dorsale und praevertebrale Halsmuskulatur – hier sei insbesondere auf die wichtige Funktion des M. longus colli hingewiesen – in die koordinierte Aktion eingeschaltet wurde.
- Der gesamte Rumpf streckt sich; die Aufrichtung des Rumpfes vollzieht sich zunächst deutlicher über den stützenden Extremitäten. Am Ende des abgelaufenen Musters ist die ganze Wirbelsäule gestreckt.

Besonders die segmentalen Rotationen in Hals- und Brustwirbelsäule, bei denen sich die Processi spinosi kranialwärts und drehend bewegen, sind die Erklärung für die Therapieerfolge bei der Skoliosebehandlung. Die u. a. aktivierte autochthone Muskulatur macht die Feinabstimmung der einzelnen Wirbelsäulenanteile untereinander erklärbar.

Reflexumdrehen

Bei dem Muster des Reflexumdrehens – sowohl dem der 1. als auch denen der nachfolgenden Phasen – handelt es sich um einen durch äußere Reize in Gang gesetzten Umdrehprozeß, der ontogenetischen Ursprungs ist und der Parallelen zur Idealmotorik direkt erkennen läßt.

Jedes Neugeborene verfügt über dieses aktivierbare Muster. Gebahnt wird der Lokomotionsweg von der Rückenlage über die Seitenlage bis hin in die Krabbelstellung.

Ausgangsstellung: Rückenlage, Kopf in der Körperlängsachse zu einer Seite 30° rotiert.

Reiz: Durch direkte und indirekte Stretchzustände verschiedener Muskeln, die durch zielgerichteten, leichten Druck zwischen die 6./7. oder 7./8. Rippe entstehen, gelangt eine Fülle unterschiedlicher Afferenzen an das Zentralnervensystem.

Reaktion: Das Produkt des ZNS, die Efferenz, sieht wie folgt aus (Abb. 3.**10a**):

- Das Gesicht, Augen, Mundwinkel und die Zunge wenden sich vor, bei (oder nach) erfolgter Nackenstreckung auf die dem Brustkorbreiz abgewandten Seite. Der M. sternocleidomastoideus der Gesichtsseite, der M. splenius capitis der Hinterhauptseite, die Mm. rotatores einerseits und die dorsale und praevertebrale Halsmuskulatur andererseits sind für den physiologischen Ablauf der Drehung verantwortlich.
- Beide Schulterblätter adduzieren sich, der Schultergürtel wird muskulär stabilisiert (Anspannung der Mm. rhomboidei, des M. pectoralis minor, des M. trapezius mit seiner Pars transversa und Pars ascendens). D.h. der gesamte Oberkörper streckt sich. Hinterkopf und Schultergürtel bilden die Stützbasis für die Unterkörperbeugung.
- Unterkörper und Beine beugen sich. Durch die Aktivität der Bauchmuskulatur, deren Zugrichtung von kaudal nach kranial verläuft, wird das Becken in die Extension bewegt. Bei Fortdauer des Reizes wird sich dieses extendierte Becken schräg stellen, das bedeutet die Anhebung der gesichtsseitigen Beckenhälfte nach kranial (Bewegung auf der Frontalebene) und zunehmend zur Hinterhauptseite drehen (Bewegung auf der Transversalebene). Die rotatorische Bewegung wird von der schrägen Bauchmuskelkette M. obliquus abdominis externus der Hinterhauptseite und dem M. obliquus abdominis internus der Brustkorbreizseite vollzogen. Bei zeitlicher Reizsummation

Abb. 3.**10** **a** Reflexumdrehen 1. Phase: Die der idealmotorischen Entwicklung analogen Reaktionen sind gut zu erkennen, **b** Reflexumdrehen 2. Phase in der praktischen Anwendung, **c** Reflexumdrehen 2. Phase mit der aktivierten Rumpfmuskulatur.

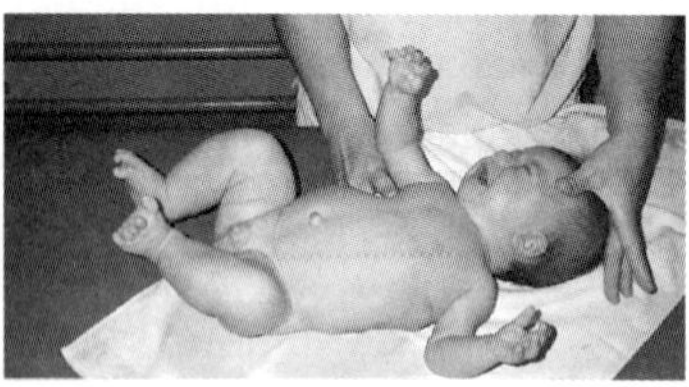
a

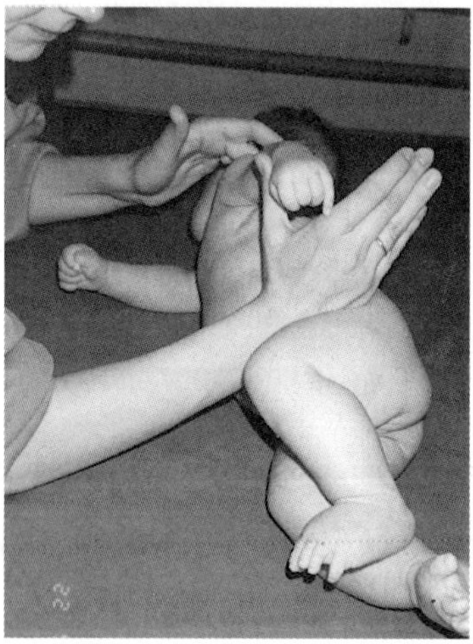
b

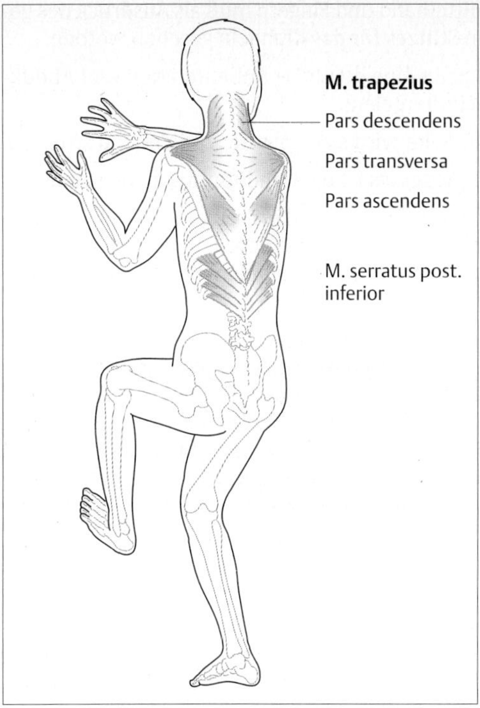

Abb. 3.**10c**

ist die beginnende Drehbewegung des Oberkörpers mit der andersseitigen diagonalen Bauchmuskelkette zu beobachten.

- Beide Hüftgelenke zeigen eine leichte Abduktion und Außenrotation und werden bei ca. 90° beugend eingestellt.
- Die Unterschenkel werden bei gebeugten Knien gegen die Schwere gehalten.
- Beide Füße stellen sich in den Sprunggelenken mittelständig in Nullstellung ein.
- Der dem Gesicht zugewandte Arm bewegt sich zunächst in die Abduktion und Außenrotation. Bei Fortdauer des Reizes kommt es dann zu einer Schwenkbewegung dieses Armes über den Körper in ventral-adduktorischer Richtung.
- Bei geringgradiger Flexionshaltung des Ellbogengelenkes dreht sich der Unterarm in die Supination.

- Die Entfaltung von Mittelhand und Fingern muß als Ausdruck des gebahnten, zukünftigen Stützes für das Krabbeln gesehen werden.
- Der Hinterhauptarm zeigt eine deutliche Außenrotation und Abduktionsbewegung im Schultergelenk.
- Der Ellenbogen dieser Seite wird sich langsam zunehmend strecken.
- Im Laufe des Umdrehprozesses ist die Handöffnung zu beobachten.

Bei zeitlicher Reizsummation dieses Brustkorbreizes wird sich das Kind in differenzierter Weise bis in die Seitenlage drehen. Von da aus lassen sich verschiedene Varianten, Sequenzen aus dem Muster des Umdrehens, provozieren.

Das Reflexumdrehen 2., 3., 4. a und 4. b Phase (Abb. 3.**10 b** u. **c**) sowie der Schräge Sitz gehören neben der 1. Phase dem ontogenetischen Umdrehmuster an. Da diese Phasen Sequenzen aus dem Drehvorgang darstellen, beginnen sie aus entsprechend unterschiedlichen Ausgangsstellungen – enden aber alle in der Krabbelstellung. Da sich aus ihnen unterschiedliche Muskelaktivitäten und deren Kontraktionsdifferenzierungen provozieren lassen, werden sie – je nach Mangel des betroffenen Patienten – ausgewählt.

•••• Auswahl des Behandlungsansatzes

Therapeuten können eine Therapie immer nur nach dem „Output" beurteilen, das heißt nach der Efferenz, dem Produkt des ZNS. Ziel einer erfolgreichen Therapie kann nur sein, den „Output" bei der Behandlung der biologischen Norm anzugleichen. Da Bewegung und Sensorik nicht voneinander abgekoppelt betrachtet werden können, wird ein erfolgreicher Behandlungsansatz der sein, der systematisch in seiner Efferenz nachvollziehbare, physiologische, möglichst beliebig oft wiederholbare Muster provoziert, die in der menschlichen Entwicklung gesunder Kinder beobachtet werden. Über „richtig-mit-seinem-Körper-umgehen" und Umweltaneignungsmöglichkeiten erhält das zerebralparetische Kind mit Hilfe der Reflexlokomotion die (sensomotorischen) Mittel, sich weitestgehend selbstbestimmt wie ein gesundes Kind zu verhalten. Die Entwicklung der nach Vojta behandelten Kinder vollzieht sich in vergleichbaren Entwicklungsschritten, wie sie bei gesunden Kindern beobachtet werden, nur verläuft sie deutlich langsamer. Das Entwicklungstempo bestimmt das Kind bzw. sein ZNS.

Bewegung, insbesondere Fortbewegung, kann man nicht lehren, indem man die richtigen Bewegungsmuster von außen, passiv für den Betroffenen, erzeugt. Wenn mit einem zerebralparetischen Kind Drehen, Krabbeln oder gar Laufen geübt wird, bevor dem Kind die dafür erforderlichen physiologischen Mittel zur Verfügung stehen, d.h. solange die Efferenz (und später auch die Afferenz) pathologisch ist bzw. sind, muß das Zerebralparese-Kind auf niedrige, falsche Muster zurückgreifen und es wird diese bei heftigem Üben gar kortikalisieren; Ausweich- bzw. Kompensationsmuster werden sich verdeutlichen. Diese Tatsache macht vielleicht nachvollziehbar, daß in der Vojta-Therapie das Handling eine vollkommen untergeordnete Rolle spielt.

•••• Handling

Dennoch einige Worte zum Handling aus der Sicht einer Vojta-Therapeutin. Unter dem Begriff Handling verstehen die Kindertherapeuten den die Kindesentwicklung fördernden Umgang mit retardierten, von Zerebralparese bedrohten oder/und fixierten Säuglingen/Kleinkindern.

Wir handeln an und mit ihnen, d.h. wir benutzen unsere Hände, um den in der Regel in niedrigen Entwicklungsstufen befindlichen Kindern deren Umgang mit ihrer Körpermitte und der Schwerkraft auf der Grundlage der idealmotorischen Entwicklung zu erleichtern. Grundsätzlich ist dies Handling für eine Vojta-Therapeutin keine Behandlung oder gar ein Therapieersatz. Handling bedeutet eher Passivität für das Kind bzw. assistierte, passiv eingeleitete (therapeutische) Aktivität – letztere ist von der kindlichen Aktivität kaum zu trennen. Die Physiotherapeutin übernimmt dabei stets die wichtigste, in der Entwicklung schwierigste Aufgabe: die Steuerung der Körpermitte.

Wenn Vojta-Therapeuten dennoch manchen Eltern einige Worte/Handgriffe zum Handling mitteilen, dann nur, wenn

- der Umgang mit dem Kind absolut schädigend ist. Z.B. wenn die Mutter eines Säuglings mit doppelseitiger Hüftdysplasie III c/b durch homologes Fassen seiner beiden Füße beim Wickeln die Oberschenkel fast adduziert oder
- eine Mutter ihr schwer zerebralparetisches Kind so trägt, daß sie dabei die Ventralseite ihres Kindes (durch Druck gegen dessen Rückenmitte) an den eigenen Körper preßt.

Wir stören die Mutter-Kind-Interaktionen sehr ungern, um die „innere Freiheit", die Unbefangenheit und die Freude im Umgang mit dem Kind nicht „kopflastig" zu machen.

Unsere Handgriffe orientieren sich im Grundsatz an der IME, d.h. der kraniokaudalen, der proximo-distalen Entwicklung, der tatsächlichen posturalen Entwicklung des Patienten und an der Diagnose. Die Griffe werden stets so angesetzt, daß das Kind auf dem Niveau seiner Entwicklung *gehandelt* wird. Z.B. wird aus RL der 3 Wochen entwicklungsalte, aber 19 Monate kalenderalte Säugling nicht diagonal vom Schultergürtel über den lateralen Unterarmstütz in Richtung Sitz hochgenommen, sondern die Körpermitte wird rotierend verlagert (gemäß seiner Entwicklungsstufe) und das Kind wird aus der Seitlage hochgenommen.

Im Handling soll das Kind so wenig wie möglich in solche Positionen gebracht werden, die für es künstlich und postural zu hoch sind, – insbesondere dann, wenn es sich um ein junges Kind handelt. Kinder, die den Weg von der einen in die andere Position nicht selbst gewählt haben, zeigen erwarteterweise Handlungsschwierigkeiten im Umgang mit dieser Körperhaltungssituation:

- das stets fremdbestimmt hingestellte Kind wird koordinierte physiologische Strategien zur Problemlösung dieser hohen Position schwer entwickeln können, schließlich ist das aktive Hinstellen die Folgeentwicklung der durchlaufenen niedrigeren Lokomotionsstufen.
- das passiv hingesetzte Kind kann oft selbständig diese Position nicht verlassen und entwickelt sich nicht selten zum Po-Rutscher.

Das Ziel ist: so wenig wie möglich – gerade so viel wie nötig Hilfen zu geben.

Merke: Für physiologische Bewegungsabläufe ist die entsprechende Reizverarbeitung und die notwendige Muskelfunktionsdifferenzierung die Voraussetzung und nicht Folge einer passiv induzierten Übungstherapie.

Zusammenfassung

Bahnung bedeutet also Erleichterung neuromuskulärer Prozesse. Bei der Vojta-Therapie werden durch die Reflexlokomotion vorhersagbare, bestimmte, physiologische Muster in Gang gesetzt, die man als Basismuster der Fortbewegungsontogenese bezeichnen könnte. Durch die wiederholt aktiv vollzogenen Basismuster ist es der Patient selbst, der den Zugang zu seinem ZNS schafft.

Unabhängig vom Typ der Zerebralparese und unabhängig von der Tonussituation wird diese Therapie angewandt – jede neuro-muskuläre Störung kann durch die Bahnung der bis ins Detail bekannten Muster behandelt werden. (Mit wenigen Ausnahmen wie z.B. dem Marfansyndrom oder der Myasthenie.)

- Der mentale Zustand des Kindes,
- die Lösung bzw. Beseitigung der Funktionsblockaden im Gehirn,
- der verbliebene, kompensatorische Spielraum des ZNS bei strukturellen Hirnschäden und
- das mehrmals tägliche (3–4malige) Anwenden der Relo bestimmen den Erfolg.

Die Anwendung der Relo nach Vojta bedeutet gebahnte, also unbewußte, nicht kommandierte, schmerzlose und globale Provokation gesunden Bewegungsverhaltens. Die provozierten Muster, die Aktivierung des ZNS des Patienten, gelingen unter besonderer Berücksichtigung der Parameter: Ausgangsstellung, Zonen, Reize und enthalten alle für menschliche Fortbewegungsformen notwendigen Differenzierungen hinsichtlich Muskelfunktionen, also:

- automatische Körperlagesteuerung,
- Aufrichtungsmöglichkeiten und
- zielgerichteter Phasik.

Sie enthalten ebenso die Mittel zu sensorisch-sensiblen sowie vegetativen Veränderungen in Richtung der gesunden biologischen Norm (s. u. „Effekte der Vojta-Therapie").

3.2.4 Effekte der Vojta-Therapie

Patienten, die mit der Vojta-Therapie behandelt werden, zeigen Veränderungen auf dem vegetativen, dem sensibel-sensorischen und auf dem motorischen Gebiet. Da die in der Therapie entstehenden Aktivierungen und Muskelspiele stets aktiv vom Patienten vollzogen werden, wird verständlich, daß sich die Veränderungen durch bzw. nach Anwendung der Vojta-Therapie auf den verschiedenen oben genannten Funktionsebenen zeigen; die Patienten selbst (ver-)ändern im Sinne der biologischen Norm ihre Handlungskompetenz, sie „mustern um", d. h. sie ändern ihre neuronalen Schaltkreise im ZNS selbst.

Effekte auf dem vegetativen Gebiet

Die Veränderungen auf dem vegetativen Gebiet sind in der Regel vor den motorischen Veränderungen bemerkbar. Es wird angenommen, daß sie einerseits durch grenzstrangnahes Arbeiten (man denke an die 1. Phase des Reflexumdrehens) und andererseits durch viele auf verschiedenen Ebenen ausgebreitete Eintrittspforten der Afferenzen in das Rückenmark bzw. ZNS zu erklären sind.

- Die Hautdurchblutung, die Hautfarbe sowie die Hauttemperatur ändern sich (nachweisbar durch den Sicht- und Meßbefund).
- Die Schweißsekretion wird physiologischer, bei Patienten zum Beispiel mit Plexusparese besonders bedeutsam (nachzuweisen durch die anatomisch „richtigere" Schweißverteilung).
- Der Verdauungs- und der Miktionsrhythmus normalisieren sich. Nachzuweisen durch: Verringerung der Restharnmenge (z. B. bei MMC-Kindern); der Reflex kann verschwinden, das Kind entleert im Strahl, die Verdauung ohne Chemie klappt zunehmend besser.

- Der Appetit „wächst“ (nachweisbar durch die Gewichtsdokumentation).
- Die Atmung verändert sich: Es können tiefere Atemzüge, geringere Frequenz sowie eine Steigerung der Vitalkapazität beobachtet werden (nachweisbar durch entsprechende Messungen).
- Das Längenwachstum der langen Röhrenknochen wird aktiviert: Durch das achsengerechte Stemmen/Stützen in der Therapie wird das Wachstum angeregt. (Dies ist durch proportionale Veränderungen nachweisbar. Besonders gut kontrollierbar ist dies z. B. beim Hemiparetiker im Rechts-links-Vergleich in bestimmten Zeitabschnitten.)
- Verringerung der Spontanfrakturen (z. B. bei MMC-Kindern). (Nachweisbar durch das Röntgenbild und die Verlaufsdokumentation.)

Veränderungen im orofazialen Gebiet und Veränderungen der Stimme und Sprache

Der in Ausatmungsstellung befindliche Thorax des zerebralparetischen Kindes mit seinen unelastischen, spastischen, undifferenziert arbeitenden BWS-Extensoren, Mm. intercostales externi et interni, Diaphragmaanteilen sowie der Bauchwandmuskeln zeigt:

- Einen niedrigen Thoraxdurchmesser,
- eine verringerte Vitalkapazität,
- aufgebogene untere Rippenbögen,
- eine mangelhafte Rippenentfaltung und
- mangelhafte BWS-Extension.

Die Ausamtungsluftmenge ist gering, die Sprache leise. Gestoßene Sätze mit Hilfe einer pathologischen Bauchpresse sind die (erzwungene) Folge.

Nach Anwendung der Relo ändert sich dieses Bild total:

- Der sagittale Thoraxdurchmesser wird größer (nachweisbar durch Messung),
- die Vitalkapazität wird größer (Spirometermessung),
- die Differenz zwischen Einatmung und Ausatmung steigt (nachweisbar durch Messung),
- die Frequenz der Atemzüge wird niedriger, das Atemvolumen der einzelnen Atemzüge größer (nachweisbar durch Messung),
- die ausgeatmete Luftmenge steigt: die Sprache wird hörbarer und die Sätze länger. Singen wird nicht selten möglich (nachweisbar durch u. a. Videodokumentation),

- Saugen, Schlucken und Kauen gelingen besser (nachweisbar aufgrund von beobachtender Dokumentation),
- die Hypersalivation wird geringer, zu beobachten ist z. B. der seltenere Wechsel nasser Lätzchen.

Nach Anwendung der Vojta-Therapie wird immer wieder eine Sprachexplosion beobachtet.

Effekte auf dem sensiblen-sensorischen Gebiet

Auffallend gut zu kontrollieren sind die Veränderungen auf dem Hautoberflächengebiet (Sensibilität).

- Das sensibel versorgte Gebiet vergrößert sich nach Anwendung der Relo. Dies kann bei MMC-Kindern und bei erwachsenen Patienten mit neurologischen Störungen beobachtet werden. (Nachweisbar ist es durch entsprechende Tests, optisch gekennzeichnete Hautareale, Fotodokumentation).
- Wenn während der Anwendung eine Aktivierung z. B. einer schlaff paretischen oder einer spastischen Extremität im Rahmen eines globalen Musters gelingt, ist die innere Wahrnehmung, das Gefühl für diese Extremität, oft so deutlich verändert, daß die Patienten dieses angeben oder demonstrieren. Z. B. wird die betroffene Hemihand, die nachweislich ohne Gefühl für die Oberfläche war (d. h. Therm-, Top-, Graphaesthesie negativ), spontan die Tür öffnen. Die Propriozeption ändert sich also durch die Bahnung der globalen Muster der Relo.

Beispiel: Ein Patient hat 5 Jahre nach einem Motorradunfall eine komplette schlaffe Parese des linken Armes inkl. der Hand, die Fingerkuppen sind z. T. verbrannt, da der Patient nicht spürte, wenn oder ob die Hand auf der Herdplatte o. ä. hing. Er denkt an Amputation. Der Arm stört; außerdem gibt es im Winter häufig Erfrierungen. Nach monatelanger Behandlung mit der Relo beschreibt er: „Es ist wieder mein Arm, ich weiß, wo er sich befindet, die Handtemperatur ist warm, Erfrierungen kommen nicht mehr vor.“

Effekte auf dem sensomotorischen Gebiet

- Die Körperhaltungen und die Bewegungen ändern sich durch die physiologische Aktivierung der an der Dynamik beteiligten Muskelspiele.
- Die Aufrichtungsmechanismen nehmen an Quanität zu (und dies z. T. deutlich schneller, als der Therapiezeitraum im Vergleich zum Entwicklungszeitraum dies erwarten ließ) (Abb. 3.**11 a** u. **b**, S. 114).

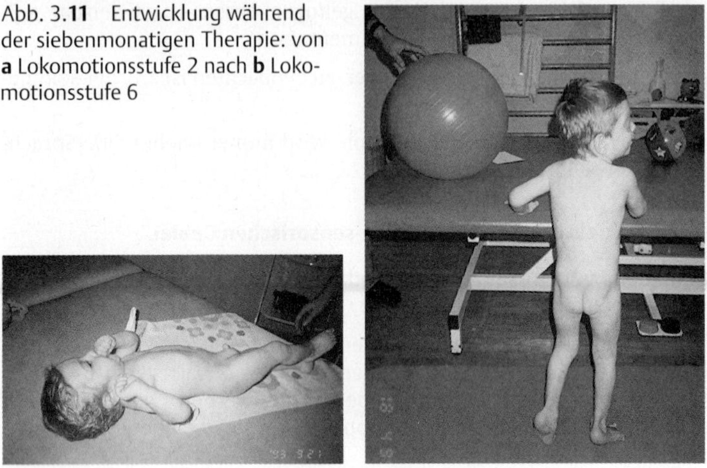

a b

Abb. 3.**11** Entwicklung während der siebenmonatigen Therapie: von **a** Lokomotionsstufe 2 nach **b** Lokomotionsstufe 6

- Die Qualität der Haltung und Bewegungen verändert sich. (Die Aktivierung der autochthonen und der aufrichtenden Muskulatur in den adäquaten, der idealmotorischen Entwicklung entsprechenden Muskelspielen, bedingen das.) (Abb. 3.**12 a** u. **b**.)
- Die Voraussetzungsgebundenheit der vorangegangenen Effekte – d. h. bessere automatische Steuerung der Körperlage und „erfolgreicherer" Umgang mit der Neugier hinsichtlich der Stützpunkte und der Aufrichtung – läßt die zielgerichtete (feine) Motorik deutlich physiologischer, erweiterter, runder und dosierter ablaufen.

Nachzuweisen sind diese genannten Effekte durch:

- Videos,
- erweitertes Handlungsspektrum,
- höhere Lokomotionsstufe (s. „Lokomotionsstufen nach Vojta", S. 61),
- längere zurückgelegte Wegstrecken des Rollens, Krabbelns oder Gehens,
- meßbar vergrößertes joint-play und
- verändertes Röntgenbild bei Kontrolle z. B. hinsichtlich der weniger schiefen Wirbelsäule, der weniger pathologischen Hüftgelenksbefunde.

Die Tatsache, daß während der Therapie physiologische Bewegungsabläufe aktiv, wenngleich z. T. gebremst, ablaufen, bringt folgende Veränderungen mit sich.

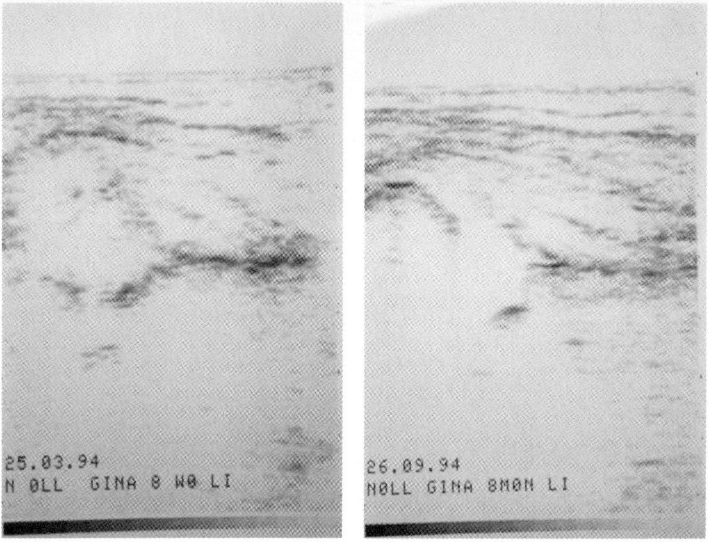

Abb. 3.**12** Ultraschallbild: **a** vor der Anwendung, **b** nach der Anwendung der Vojta-Therapie

- Die innere Wahrnehmung (Propriozeption) verbessert sich. Z. B. faßt ein Kind nach der Behandlung – spontan, weil der balancierende Stütz auf dem Hinterkopf und dem dorsalen Schultergürtel besser geworden ist – seine Knie an; es kann besser handeln und kann vielleicht zum erstenmal die Beine bei sich streckendem Oberkörper so gut an den Bauch ziehen, daß die Hände zufällig an die Füße kommen.
- Die Gleichgewichtsreaktionen verbessern sich. Die eindeutig erkennbare Fähigkeit, mit der Lage oder dem Sitz oder gar dem Stand sicherer umzugehen, zeigt das Kind im vergrößerten Handlungsrepertoire. Hinzu kommt, daß die Haltung des Kopfes zum Schultergürtel und die Beweglichkeit von HWS und BWS sich verbessert. Dies kommt durch Einschalten der bis dahin „schlafenden" kranialen und kaudalen Zungenbeinmuskulatur sowie der tiefen autochthonen rotatorisch tätigen Muskulatur zustande. Aktive Extension und Rotationsfähigkeit in den einzelnen Wirbelsäule-Segmenten machen fein abgestimmte, wohldosierte Bewegungen und Haltunganspassungen möglich (Abb. 3.**13 a** u. **b**).

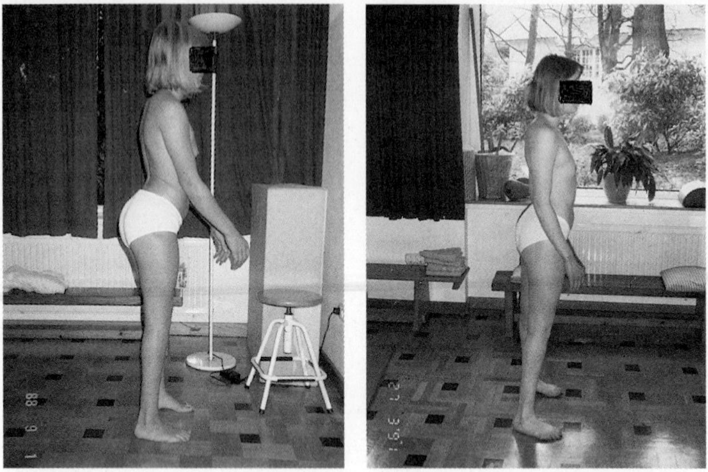

a b

Abb. 3.**13** Haltungs- und Gleichgewichtsregulation: **a** vor der Vojta-Therapie, **b** verbesserte Situation nach der Vojta-Therapie

- Die Thoraxmaße werden ebenso wie die Vitalkapazität meßbar größer.

Viele Kinder mit einer Zerebralparese zeigen im 3./4. Lebensmonat einen zunehmend erkennbaren Strabismus konvergens (alternans) als Ausdruck der sich entwickelnden Koordinationsproblematik. Die in der Therapie immer wieder provozierten Augenbewegungen – unbewußt gelockt, nicht optisch motiviert – bedeuten eindeutig eine Verbesserung des Zusammenspieles aller an Augenbewegungen beteiligten Muskeln und dies nicht selten ohne begleitende Okklusionstherapie. Auch andere Motilitätsstörungen der Augen können beeinflußt werden: Der divergente Strabismuswinkel kann sich verringern, das Sonnenuntergangsphänomen ebenso wie der Nystagmus verschwinden. Daß sich bei der globalen Ganzkörpermusteraktivierung in physiologischer Weise der Muskeltonus entsprechend normalisiert, ergibt sich aus dem Gesagten (s. „Muskeltonus“, S. 55) und kann erwartet werden.

Alle Wirkungsweisen der Vojta-Therapie sind immer – auch in der Erwachsenenbehandlung – mit der Aktivierung eines bereits vorhandenen, menschtypischen, globalen, gesunden Musters zu begründen. Wenn es gelingt, durch eine entsprechende Gestaltung der Ausgangslage und Reiz- bzw. Zonenkombination in dies vorhandene System zu kommen, müssen und können wir derartig vielfältige Veränderungen erwarten.

•••• Psychische Wirkung

Der Vojta-Therapie wird immer noch von einigen Ärzten und anderen Beobachtern nachgesagt, daß sie Eltern und Kinder psychisch belaste und die Entwicklung der Kinder negativ beeinflusse.

In der Regel wird das bei Anwendung der Therapie (bis ca. zum 3. Lebensjahr) beobachtete Weinen der Kinder als entscheidendes Indiz für diese Behauptung genannt. Kleine Kinder weinen aber nicht nur bei der Vojta-Therapie, sondern aus den verschiedensten Anlässen, z. B. weil sie Hunger oder Blähungen haben, weil sie schlecht liegen oder einen engen Pullover über den Kopf gezogen bekommen. Wird der Grund ihres Kummers beseitigt, ist das Weinen meist sofort vorbei.

Ein ähnliches Verhalten beobachtet man auch nach Anwendung der Vojta-Therapie. Läßt man die kleinen Pateinten aus der zur Provokation von statisch-(dynamischen) Kontraktionsmustern notwendigen Fixierung heraus, hören sie mit dem Protestgeschrei sehr schnell auf. Nicht ein vermeintlicher Schmerz veranlaßt sie zum Weinen, sondern die körperliche Schwerarbeit in „fixierter" Haltung, der sie sich nicht entziehen können. Die Vermutung, Säuglinge und Kleinkinder würden durch die langanhaltende Therapie nach dem Vojta-Konzept seelisch geschädigt, konnte bisher so wenig bewiesen werden, wie etwa die Vermutung, daß häufiges Weinen, verursacht durch hartnäckige Blähungen, solch einen Effekt haben.

Dies ist auch sehr verständlich, wenn man davon ausgeht, daß nicht die Situation mit körperlichen Belastungen selbst – (auch wenn diese mit geringen Schmerzen einher gehen sollte, wie z. B. bei den Blähungen), – sondern die Art und Weise, wie solche Situationen bewältigt werden, die Entwicklung der Kinder bestimmen. Jeder erfahrene Vojta-Therapeut hat unter seinen Langzeitpatienten Kinder, die seelisch besonders ausgeglichen wirken und zu ihren Müttern eine auffallend innige Beziehung haben. Diese Mütter stehen immer voll hinter der Vojta-Therapie und haben ihren Kindern von Anfang an zu vermitteln versucht, daß diese Behandlung eine gemeinsame Aufgabe darstellt, die sie anstrengt aber dennoch gemeinsam bewältigt werden kann. Es werden ja auch nur 3 – 4mal täglich für je 5 – 20 Minuten die übrigen Erlebnisse eines Tages durch Turnen unterbrochen; es verbleiben in der Regel mehr als 22 Stunden turnfreier Interaktion. Die Bewältigung des täglichen „Turnproblems" ist Ausdruck dafür, wie sonst am Tage auftauchende Konflikte zwischen der Mutter/den Eltern und ihrem Kind bewältigt werden. Je klarer und zuverlässiger sich Eltern in vergleichbaren Situationen verhalten, desto leichter ist die Orientierung für das Kind. Nie sollte ein Machtkampf, wie zum Beispiel: turnen: ja oder nein, Medikamente schlucken: ja oder nein, vom Kind gewonnen werden; die Haltung der

Eltern in solch wichtigen Fragen muß stets eindeutig und konsequent gleichlautend sein, zumindest bis zum Alter von etwa 36 Monaten. Je klarer und zuverlässiger die Entscheidung der Bezugsperson, desto leichter ist die Akzeptanz des Kindes zu erwarten. Kinder lernen in Ritualen – auch das anschließende Lob ist ein sehr wesentlicher Baustein zum kooperativen Miteinander.

Eine besonders wichtige Aufgabe von Vojta-Therapeuten ist es deshalb, betroffenen Eltern die Gründe für die Wahl gerade dieses Therapiekonzeptes plausibel zu machen. Eine positive Einstellung der Eltern zu ihrer Rolle in der Therapie birgt die beste Chance, daß das Kind die Behandlung als normalen Teil seiner Umwelt erlebt, die ihm zwar anstrengende Handlungen abverlangt, aber auch erfolgreiche(re) Entwicklungsmöglichkeiten eröffnet. Außerdem sollten Eltern lernen, die einzelnen Entwicklungsschritte zu erkennen, zu verfolgen und zu bewerten, denn aus den selbst entdeckten Fortschritten ihres Kindes schöpfen sie Motivation und Kraft zum oft monatelangen Durchhalten. Viele Eltern sind froh, nicht untätig die Entwicklung der Behinderung mit ansehen zu müssen, sondern aktiv etwas dagegen tun zu können. Kinder ertragen noch ganz andere Belastungen als die neurokinesiologische Therapie nach Vojta – es kommt ausschließlich darauf an, wie diese an sie herangetragen wird. Der Weg dazu führt immer über die Eltern – die gilt es zu gewinnen.

3.3 Castillo Morales-Konzept

B. Haberstock

•••• Einleitung

Schon als Kind und Jugendlicher galt das verstärkte Interesse von Rodolfo Castillo Morales den Menschen, den Tieren und den Vorgängen in der Natur. Erzogen unter dem Einfluß von Eingeborenen, die mit in seinem Elternhaus lebten, die seine Beobachtungsgabe schärften und ihm ihr ganzes ursprüngliches Wissen beibrachten, entschloß sich Dr. Rodolfo Castillo Morales sehr früh, Medizin zu studieren. Bereits während des Medizinstudiums widmete er sich mit großer Leidenschaft der Rehabilitation. Er erwarb sich in Spanien den Titel des Rehabilitationsarztes und leitet seit 30 Jahren ein Rehabilitationszentrum für Kinder und Erwachsene in Cordoba/Argentinien. Seit 20 Jahren vermittelt er in Europa mit großem Erfolg an Therapeuten und Ärzte seine beiden Therapiekonzepte:

- die Neuromotorische Entwicklungstherapie und
- die Orofaziale Regulationstherapie.

Seit 1997 werden die beiden Therapiekonzepte nicht mehr getrennt, sondern als ein Konzept in sechswöchigen Kursen weitergegeben.

Das Denken von Dr. Castillo Morales wurde sehr stark durch das Zusammenleben mit verschiedenen Ureinwohnerstämmen Lateinamerikas beeinflußt. Die große Beobachtungsgabe der Ureinwohner, die natürliche Erziehung der Kinder und das Zusammenleben in einer Gemeinschaft, in der auch Menschen mit Problemen ihren selbstverständlichen Platz haben, beeindruckten ihn tief und prägten seine Arbeit.

Aus seiner reichhaltigen Erfahrung und unter dem Einfluß vieler verschiedener Menschen entwickelte er sein Konzept stetig weiter. Im Vordergrund seiner Arbeit stehen der Dialog mit dem Kind/dem Erwachsenen zur Verbesserung seines/r Wahrnehmungs-, Bewegungs- und Kommunikationsfähigkeit und die Zusammenarbeit mit den Eltern, Familienangehörigen und Betreuern. Der Respekt vor der Person des anderen und das Zutrauen in dessen Fähigkeiten liegen seinem Konzept zugrunde.

3.3.1 Die Neuromotorische Entwicklungstherapie (NET)

Das Konzept der Neuromotorischen Entwicklungstherapie entstand in jahrelanger Arbeit mit schwer geistig behinderten hypotonen Kindern aus der Notwendigkeit heraus, mit diesen Kindern weitgehend ohne verbale Anweisung auskommen zu müssen.

Die Indikationsstellung hat sich seither erweitert und bezieht folgende Krankheitsbilder mit ein:

- verschiedene Hypotoniesyndrome (z.B. Morbus Down),
- Frühgeborene,
- Kinder mit Perzeptionsstörungen, die die normale Entwicklung verlangsamen,
- mehrfachbehinderte Kinder, die keine Zerebralparese haben und die wir immer häufiger sehen,
- Kinder mit Meningomyelozelen,
- mit peripheren Paresen oder
- sensomotorischen Retardierungen.

Bei Behinderungen mit durch Spastizität verursachten pathologischen Bewegungsmustern bzw. Tonusschwankungen ist die Behandlungsform nur in Ausschnitten anwendbar.

Die NET orientiert sich an der sensomotrischen Entwicklung. Castillo Morales stellt die sensomotorische Entwicklung eines gesunden Kindes im Vergleich zum hypotonen Kind schematisch anhand von zwei Dreiekken und ihrem Verhältnis (z. B. im Hinblick auf Aufrichtung, Gewichtsverlagerung, Veränderung der Aufstützpunkte und Freiwerden der Extremitäten) zueinander dar.

Das obere Dreieck hat die Basis an den oberen, das untere an den unteren Extremitäten. Beide Dreiecksspitzen treffen sich in der dorsolumbalen Zone (Abb. 3.**14**). Beim gesunden Neugeborenen sind die Basen der Dreiecke durch vermehrte Beugung (Abb. 3.**15 a**) einander angenähert. Das gesunde Kind entwickelt sich, indem es aktiv mit der Aufrichtung gegen die Schwerkraft, mit feinen Gewichtsverlagerungen und Stützen die Basen immer weiter voneinander entfernt (Abb. 3.**15 b – e**). Haltungskontrolle und Gleichgewichtsreaktionen werden sicherer, das Stützen auf den Armen und Beinen in verschiedenen Ausgangsstellungen immer variabler, bis zum freien Gehen (Abb. 3.**15 f**). Die Basis der Dreiecke läuft immer durch die entferntesten Stützpunkte der Extremitäten bzw. verbindet beide Hände oder Füße, um die Bewegungsmöglichkeiten im Raum darzustellen. Die dorsolumbale Zone (ventral entsprechend der Bauchnabelzone) gilt als wichtigste „Informationszone" für die Aufrichtung und Haltungskontrolle gegen die Schwerkraft. Sie ist die Koordinations- und Stabilisationszone für beide Dreiecke.

Aufgrund des herabgesetzten Tonus sind beim hypotonen Kind von Geburt an die Basen zu weit voneinander entfernt (Abb. 3.**16**), die Aufrichtung, das Stützen und die Gewichtsverlagerungen unökonomisch und mit viel Anstrengung verbunden, was die Kommunikation mit dem Umfeld stark einschränkt (Abb. 3.**17**). Das Kind bleibt lange Zeit nur in Bauch- und Rückenlage liegen und kann seine Position selbst nicht verändern. Hält dieser Zustand lange Zeit an, schließen sich diese Kinder

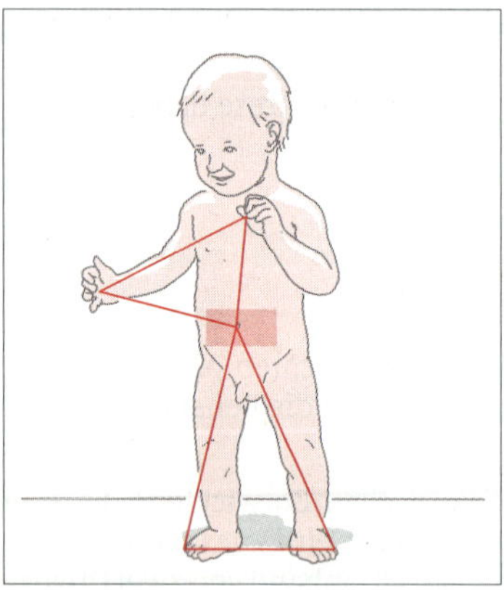

Abb. 3.**14** Die beiden Körperdreiecke

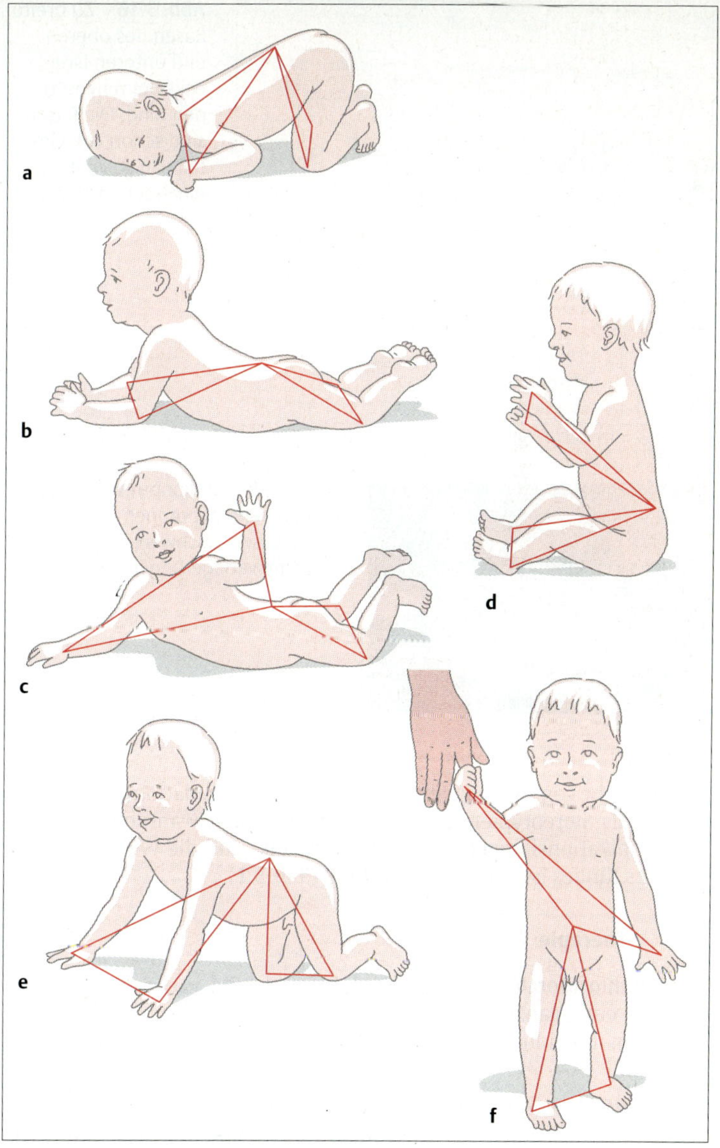

Abb. 3.**15 a – f** Veränderung der Körperdreiecke im Entwicklungsverlauf

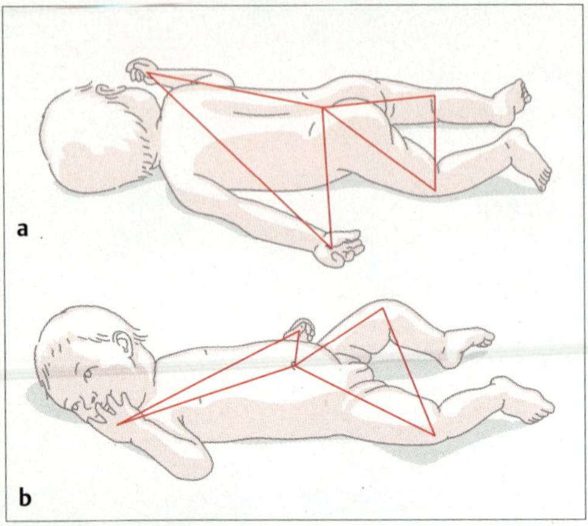

Abb. 3.**16** Zu breite Basen des oberen und unteren Dreiecks beim hypotonen Kind. Die Basen sind schon von Geburt an zu weit voneinander entfernt.

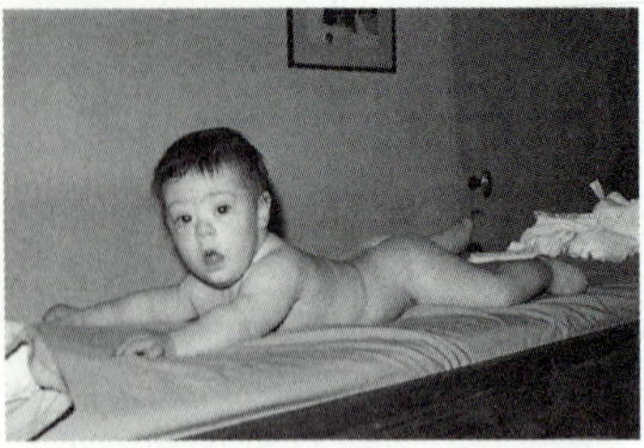

Abb. 3.**17** Unökonomisches Aufrichten beim hypotonen Kind. Breite Basen erschweren seitliche Gewichtsverlagerungen.

immer mehr von der Umwelt ab und entwickeln Isolationszeichen, die wir oft als Stereotypien interpretieren. Die Sinneswahrnehmung und Kommunikationsfähigkeit wird eingeschränkt und die Weiterentwicklung des Kindes ist stark beeinträchtigt (Tab. 3.**1**).

•••• Therapie

Das Castillo Morales-Konzept ist dynamisch und variationsreich und geht von einer ganzheitlichen Sichtweise aus, die verlangt, den Behandlungsplan individuell auf jedes Kind in seinem jeweiligen Umfeld abzustimmen.

Grundlegende Voraussetzung für die Therapie ist, daß die Signale des Kindes beachtet und ernst genommen werden und die Interaktion zwischen Kind, Eltern und Therapeut stimmig ist. Der anfängliche enge Körperkontakt bietet dem Kind Vertrauen, Schutz und Halt. Das hypotone

Tabelle 3.**1** Gegenüberstellung einiger Faktoren der sensomotorischen Entwicklung eines gesunden und eines hypotonen Kindes

Entwicklung des gesunden Kindes	hypotonen Kindes
Beim Neugeborenen sind die Basen der Dreiecke angenähert durch die vermehrte Beugung.	Beim Hypotonen Kind sind die Basen von vornherein zu weit voneinander entfernt.
Symmetrisches und asymmetrisches Stützen	Zu viel Symmetrie
Die Basen verschieben sich bei der Gewichtsverlagerung.	Die zu breiten Basen lassen Gewichtsverlagerungen nicht zu.
Zunehmende Information über die Haltung durch die dorsolumbale Zone	Mangelhafte Information über die dorsolumbale Zone durch Hypotonie und schlechtes Zusammenspiel der beiden Körperdreiecke
Beide Dreiecke entwickeln sich hin zur Stabilität und angepaßten Mobilität.	Das Kind entwickelt keine ausreichende Stabilität.

Kind lernt langsam, deshalb ist es wichtig, die Bewegungsabläufe mit viel Ruhe und Geduld oft zu wiederholen, damit sie das Kind für seine alltäglichen Bedürfnisse später umsetzen lernt.

In der Therapie werden die Basen der beiden Dreiecke einander angenähert und die Gelenke in eine physiologisch günstige Stellung gebracht, um dem Kind bessere Voraussetzungen für Gewichtsverlagerungen, Aufrichtung und Stützen zu geben, bessere Wahrnehmungs- und Bewegungsmöglichkeiten zu schaffen und mehr Kommunikation mit dem Umfeld zu ermöglichen.

Die Stimulation erfolgt über bestimmte Körperzonen, die früher als motorische Punkte bezeichnet wurden. Heute sprechen wir von Stimulationszonen (Abb. 3.**18**). Diese Zonen werden mit Vibration und geringem Druck in eine bestimmte Richtung in einer faszilitierenden, d. h. in einer die folgende Bewegungsreaktionen begünstigenden Ausgangsstellung stimuliert. Die gewünschte Bewegungsreaktion des Kindes ist immer ein komplexer Bewegungsablauf, den sensomotorischen Entwicklungsetappen entsprechend (s. Behandlungsbeispiele, S. 126). Die Aktivität hängt von der zeitlichen und räumlichen Summierung der Stimulation dieser bestimmten Körperzonen ab. Sie können einzeln und kombiniert stimuliert werden. Die wichtigste Informationszone ist hierbei die dor-

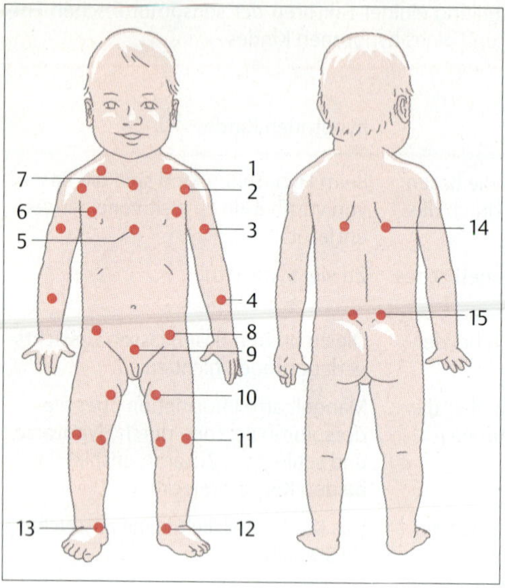

Abb. 3.**18** Stimulationszonen des Körpers

solumbale Zone. Diese Zone ist beim hypotonen Kind sehr schwach und zeigt wenig Aufrichtungsbereitschaft.

Hypotone Kinder bewegen ihre Beine (unteres Dreieck) mehr, kräftiger und funktioneller als die Arme (oberes Dreieck). Dabei heben sie sie wesentlich häufiger von der Unterlage ab, als daß sie sie einstemmen. Dies führt dazu, daß Stütz- und gewichtstragende Funktionen länger ausbleiben. Die vorrangige Nutzung der Füße zum Greifen und Spielen bewirkt eine spätere Entwicklung differenzierter Hand- und damit auch Mundfunktionen.

Zudem bleibt häufig unerkannt, daß viele Kinder mit Hypotoniesyndromen zu kurze Arme haben. Es fällt ihnen damit schwer, seitlich zu stützen und somit bleiben alle Bewegungsübergänge, die mit Rotation und seitlichem Stützen verbunden sind, länger aus oder werden durch symmetrische Abläufe ersetzt. Ein Hufeisenkissen, welches die Längendifferenz der Arme ausgleicht, ermöglicht dem Kind, seitlich zu stützen und Bewegungsübergänge mit Rotation zu initiieren (Abb. 3.**19a** u. **b**).

Wie schon erwähnt, verharren die Kinder oft lange in den unteren Positionen wie Rückenlage und Bauchlage, was die Wahrnehmungs- und Kommunikationsfähigkeit extrem einschränkt. Die Kinder entwickeln Isolationszeichen, die wir oft als Stereotypien bezeichnen.

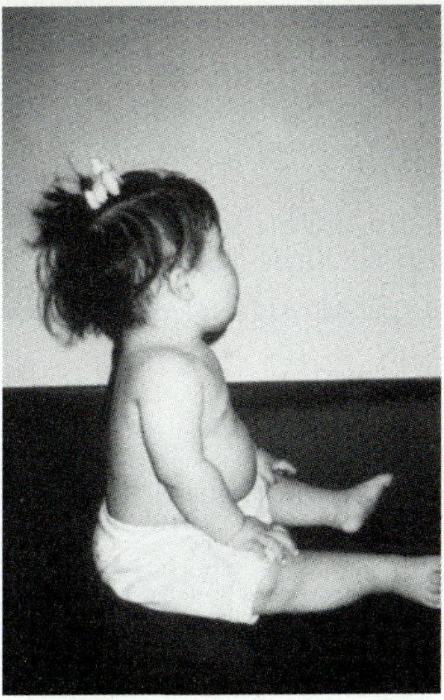
a

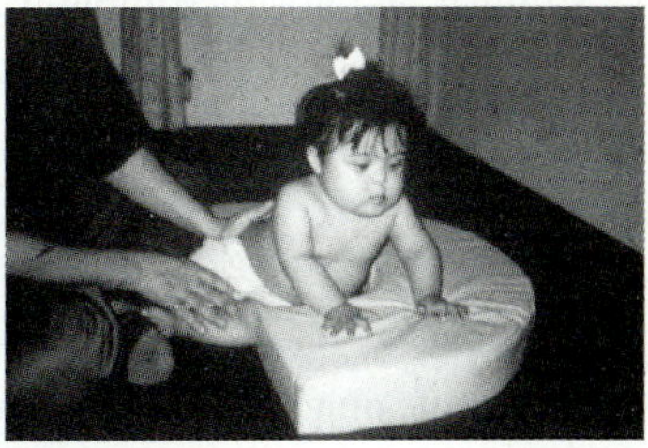
b

Abb. 3.**19 a** u. **b** Kind mit Hypotoniesyndrom: **a** aufgrund der kurzen Arme werden Bewegungsübergänge nicht ausgeführt. **b** Das Hufeisenkissen gleicht die Armlänge aus.

Aus all den genannten Gründen arbeiten wir von Geburt an sehr intensiv an den Stützfunktionen der Füße und vertikalisieren die Kinder so früh wie möglich, mit Teil- oder Vollbelastung der Füße, am besten am oder auf dem Körper der Eltern. Wir bleiben nicht nur in den unteren Positionen, wie Bauch- und Rückenlage, sondern richten die Kinder frühzeitig auf. Die Kinder sind aufmerksamer und motivierter, nehmen mehr Kontakt zu ihrer Umwelt auf und probieren mehr aus. Die Wiederholung der Bewegungsabläufe in verschiedenen Situationen begünstigt den Lernprozeß des Kindes. Kind und Eltern bekommen mehr Sicherheit und Zutrauen, und so kann sich die Selbständigkeit des Kindes vergrößern.

Behandlungstechniken

Wir sprechen mit den Behandlungstechniken die verschiedensten sensorischen Systeme an. Es werden Haut-, Bindegewebe-, Muskel- und Gelenkrezeptoren aktiviert durch:

- Berührung,
- Streichen,
- Zug,
- Druck,
- Vibration.

Die intermittierende Vibration ist eine der wichtigsten Behandlungstechniken, da durch sie in erster Linie der Tonus heraufgesetzt und die Haltung stabilisiert wird.

Therapieablauf

- Herausfinden der besten fazilitierenden Ausgangsstellung, wobei das sensomotorische Entwicklungsniveau des Kindes beachtet wird,
- Zug und Vibration zur Vorbereitung der Muskulatur (Aktivitätssteigerung einer ganzen Muskelkette),
- Stimulation mit Druck und Vibration,
- Abwarten und Beobachten der Reaktion,
- bei Bedarf Hilfen geben zur Verbesserung der Bewegungsreaktion.

Therapieziel

Das Ziel der Therapie ist es, den Kindern zu ermöglichen, die Bewegungsabläufe ohne vorherige Stimulation selbständig auszuführen und die funktionellen Bewegungen für Bedürfnisse im Alltag einzusetzen.

Behandlungsbeispiele

Aus der Vielzahl von Möglichkeiten werden nachfolgend einige Beispiele anhand von Fotografien vorgestellt (Abb. 3.**20** bis 3.**27**). Einschränkend anzufügen ist, daß der ganzheitliche Aspekt der Behandlung durch Momentaufnahmen, wie es Fotografien sind, sehr schwer abzubilden ist.

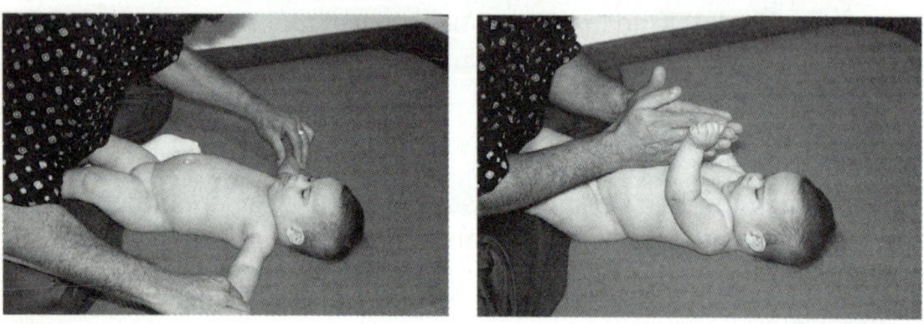

a b

Abb. 3.**20** **a** Isolierte Stimulation der Sternumzone im oberen Dreieck, **b** Reaktion: das Kind nimmt die Hände zur Mitte – Zusammenspiel der Hände mit Blickkontakt

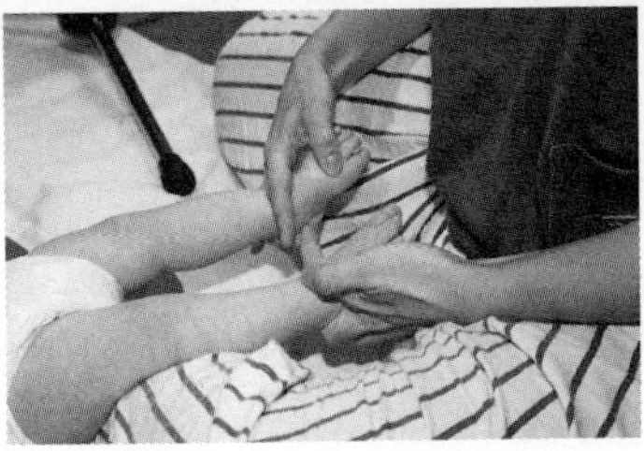

Abb. 3.**21** Stimulation der Großzehzone

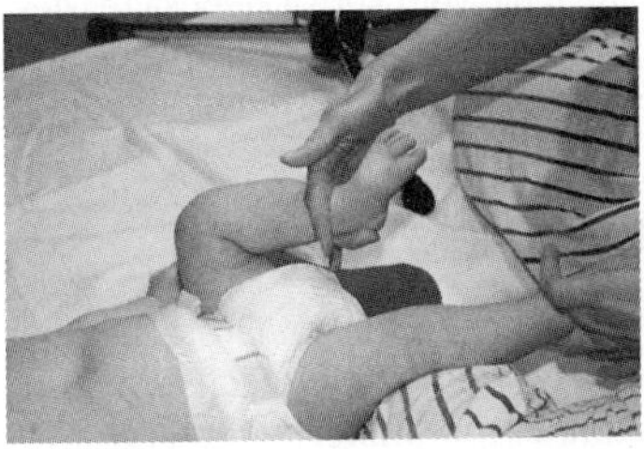

Abb. 3.**22** Spannungszunahme im ganzen Bein, das Kind beugt das Bein aktiv in Hüfte, Knie und Fuß mit kontrollierter Abduktion und Außenrotation im Hüftgelenk.

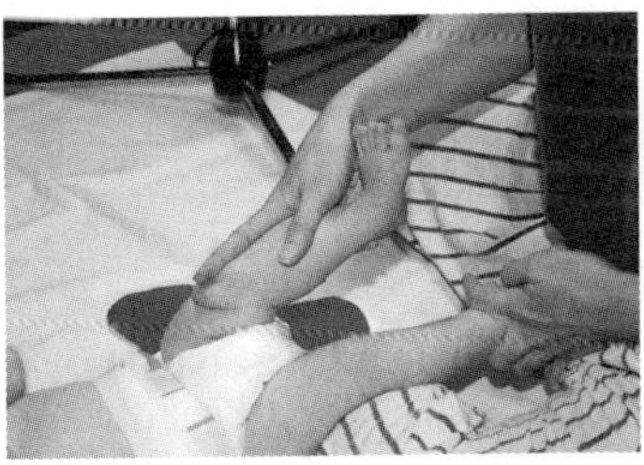

Abb. 3.**23** Aktive Beinstreckung nach erfolgter Stimulation in der Beugehaltung. Ziel ist eine wechselseitige Strampelbewegung.

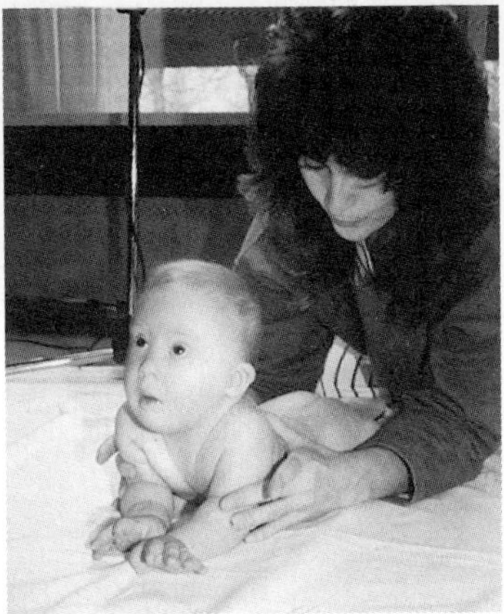

Abb. 3.**24** Stimulation der Schulterblattzonen

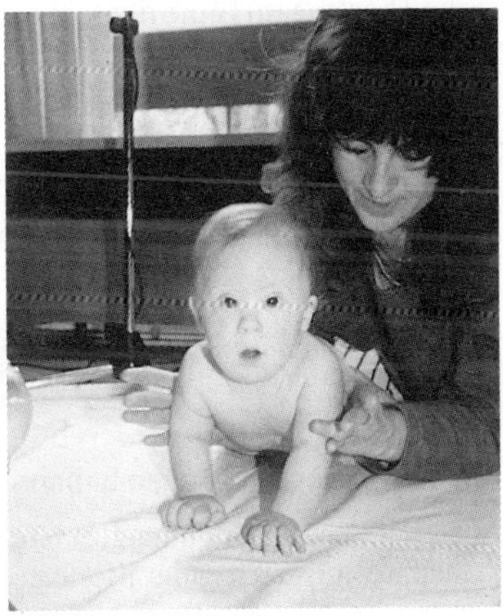

Abb. 3.**25** Kind stützt aktiv mit Stabilisation des Schultergürtels und Spannungserhöhung in den ventralen und dorsalen Rumpfmuskelketten; Kontaktaufnahme mit der Mutter, die vor dem Kind liegt.

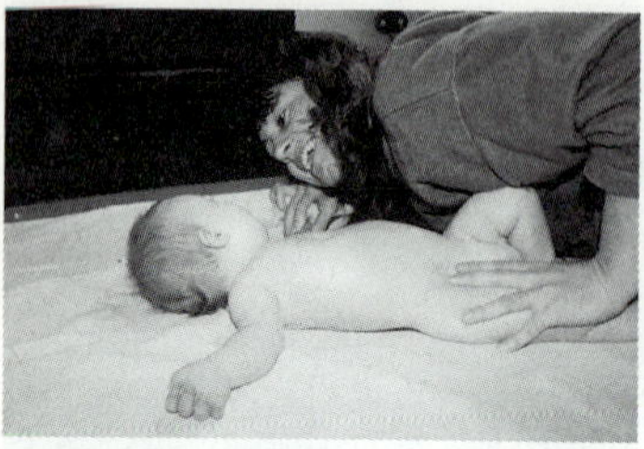

Abb. 3.**26** Stimulation des seitlichen Aufrichtemechanismus aus der Rückenlage

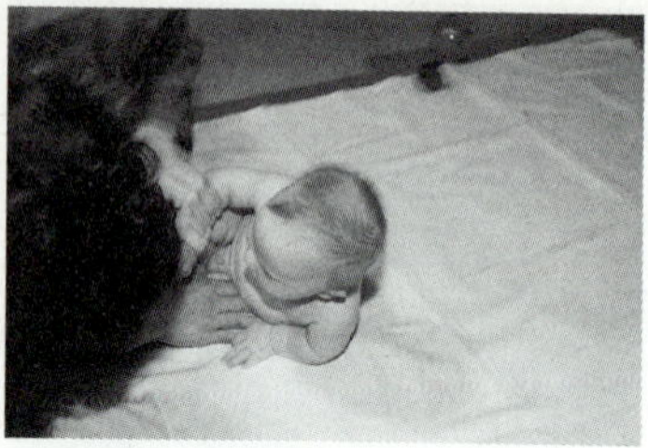

Abb. 3.**27** Aktives Aufrichten des Kindes über den Ellbogenstütz zum Handstütz (Ausmaß der Bewegung abhängig vom Entwicklungsalter des Kindes): Das Kind kommt in eine andere Wahrnehmungs- und Kommunikationsebene.

3.3.2 Die Orofaziale Regulationstherapie (ORT)

Dr. Castillo Morales sammelte seine Erfahrungen für die Orofaziale Regulationstherapie und den Einsatz der Gaumenplatte zunächst bei Kindern mit Lippen-Kiefer-Gaumen-Spalten. Er modifizierte und erweiterte die Therapie im Laufe der Jahre und veränderte die Gaumenplatten, so daß die ORT heute bei verschiedensten sensomotorischen Störungen im Bereich des Gesichtes, Mundes und Rachens angewandt wird. Es werden Kinder mit z.B.:

- Saug-, Schluck-, Eß- und Trinkschwierigkeiten,
- kongenitalen Pathologien mit mundmotorischen Störungen wie z.B. beim Moebius-Syndrom, Pierre-Robin-Syndrom, Down-Syndrom,
- Lippen-, Kiefer-, Gaumenspalten,
- Fazialisparesen,
- Zerebralparesen und
- Artikulationsstörungen behandelt.

Auch bei Erwachsenen nach Schädel-Hirn-Traumen, Schlaganfällen, Fazialisparesen, nach Operationen, Schluckstörungen und Beeinträchtigungen im mundmotorischen und mimischen Bereich und des Sprechens, wird die Therapie sehr erfolgreich angewandt.

Merke: Die ORT dient primär der angenehmen Bewußtmachung des gesamten Gesichtes, der Mundhöhle und des Rachens und der Integration des orofazialen Komplexes in die gesamte Körpermotorik.

Ziel ist die Tonusregulierung und Aktivierung der Muskulatur des orofazialen Komplexes, die Verminderung motorischer Kompensationen im

Mund- und Gesichtsbereich und das gleichzeitige Aktivieren von physiologischeren Bewegungen bzw. das Stimulieren von schwach ausgebildeten oder fehlenden Funktionen.

Es wird *direkt* auf die Körper-, Kopf- und Kieferhaltung, auf die Mimik, auf die Wangen-, Lippen- und Zungenfunktion, auf die orofazialen (vorsprachlichen) Funktionen wie Saugen, Schlucken und Kauen und auf die Atmung positiver Einfluß genommen. Beim Saugen, Schlucken und Kauen werden die gleichen orofazialen Elemente aktiviert wie beim Sprechen.

Durch dieses vorsprachliche Training der verschiedenen Strukturen, die eng zusammenwirken, wird die für die Artikulation notwendige Koordination entwickelt; Kraft und Geschwindigkeit der Muskelkontraktionen werden immer differenzierter eingesetzt. Wir nehmen somit *indirekt* Einfluß auf eine bessere Phonation und klarere sprachliche Artikulation.

•••• Theoretische Grundlagen

- *Definition:* Die Orofaziale Regulationstherapie ist ein sensomotorisches Behandlungskonzept, das nicht allein motorische Aktivitäten verbessert, sondern das die Verbesserung der motorischen Aktivitäten grundsätzlich im Sinnzusammenhang mit der Bedeutung für die Person und in Zusammenarbeit mit dieser, der Erweiterung seiner Wahrnehmungs- und Kommunikationsfähigkeit dient.

Die Therapie setzt ein exaktes Wissen über die muskulären Verläufe und verschiedenen Muskelfunktionen sowie die Entwicklung der physiologischen Funktionen des orofazialen Komplexes in den verschiedenen Altersstufen voraus. Nur so können pathologische Abweichungen erkannt und ein genauer Befund erhoben werden. Ebenso unerläßlich ist ein umfassendes Wissen über die sensomotorische, emotionale und soziale Entwicklung sowie die Entwicklung der Selbständigkeit in den verschiedenen Altersstufen und Handlungen. Mit diesen Kenntnissen ist es möglich, das Kind zu unterstützen und ihm z. B. die Nahrungsaufnahme oder die Kommunikation zu erleichtern.

Das Schema von Brodie (Abb. 3.**28**) ist für das Verständnis der Therapie sehr hilfreich. Der Schädel (A) wird als feststehendes Element (Punctum fixum) verstanden, an dem mobile Elemente befestigt sind, wie die Mandibula (D) und das Zungenbein (C), die über Muskelketten miteinander verbunden sind und somit in direktem Kontakt mit Schultergürtel, Wirbelsäule und Beckengürtel stehen.

So wird verständlich, daß durch Fehlhaltungen auch der orofaziale Komplex in Mitleidenschaft gezogen wird bzw. daß wir auch vom Becken- und Schultergürtel her den Mund-, Gesichts- und Rachenbereich indi-

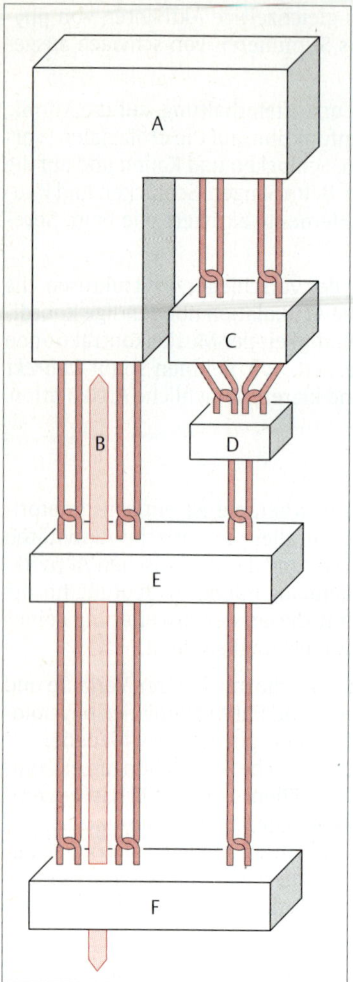

Abb. 3.**28** Schema nach Brodie: Muskelkettenverbindungen zwischen Schädel (A), Wirbelsäule (B), Zungenbein (C), Mandibula (D), Schulter- (E) und Beckengürtel (F).

rekt beeinflussen können. Eine Ausgangsstellung in guter Aufrichtung fazilitiert eine bessere Reaktion.

Das Zephalogramm nach Steiner (Abb. 3.**29**) mit seinen kraniometrischen Punkten, durch die bestimmte Ebenen und Linien gezogen werden, gibt Hinweise für die korrekten Stimulationsrichtungen. Entscheidend hierbei sind genaue Kenntnisse über die Anatomie und Biomechanik des Kiefergelenkes.

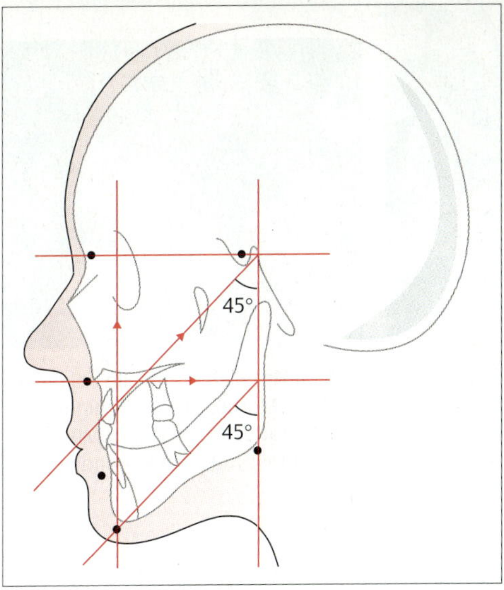

Abb. 3.**29** Zephalogramm nach Steiner mit den Stimulationslinien am orofazialen Komplex

•••• Therapie

Die grundlegenden Elemente sind die gleichen wie bei der Neuromotorischen Entwicklungstherapie, angepaßt an den orofazialen Komplex.

☐ *Anmerkung:* Bei der Arbeit am orofazialen Komplex müssen wir bedenken, daß der Mund- und Gesichtsbereich mit zu den sensibelsten, verletzlichsten und intimsten Zonen unseres Körpers gehört. Wir müssen dem Kind/Erwachsenen Sicherheit vermitteln, ihm genugend Zeit und Raum geben, um Vertrauen zu uns zu fassen, denn der Mundbereich verkörpert viel mehr als nur eine „motorische Zone".

Voraussetzung für die Anbahnung physiologischer Bewegungsmuster am orofazialen Komplex ist eine aufgerichtete Haltung von Körper und Kopf, die bei Säuglingen und Schwerbehinderten „motorische Ruhehaltung" genannt wird (Abb. 3.**30**). Das Kind ist sicher gehalten in engem Körperkontakt, der Nacken ist aufgerichtet in Verlängerung der Wirbelsäule, die Hände kommen zur Mitte, die Atmung beruhigt sich und das Kind nimmt Blickkontakt auf.

Rumpf-, Schultergürtel-, Nacken-, Kopf-, Gesichts- und Halsmuskulatur werden in Abhängigkeit von den individuellen Notwendigkeiten des Patienten mobilisiert und entspannt, um die anschließende Bewegungsanbahnung zu ermöglichen.

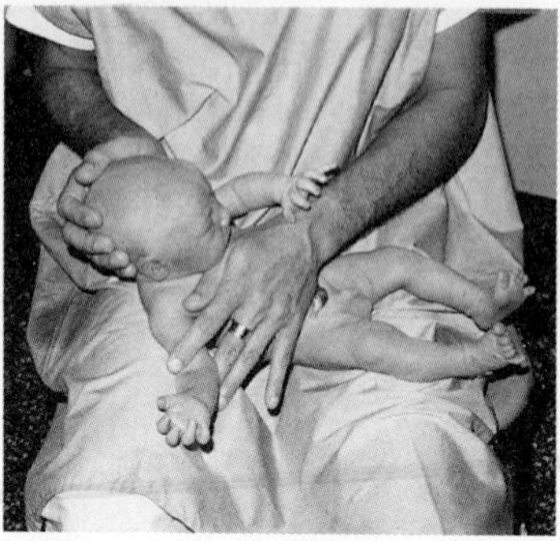

Abb. 3.**30** Neugeborenes mit neurologischen Auffälligkeiten – auf dem Weg zur „motorischen Ruhe": Die Hände bewegen sich zur Mitte, das Kind nimmt Blickkontakt auf.

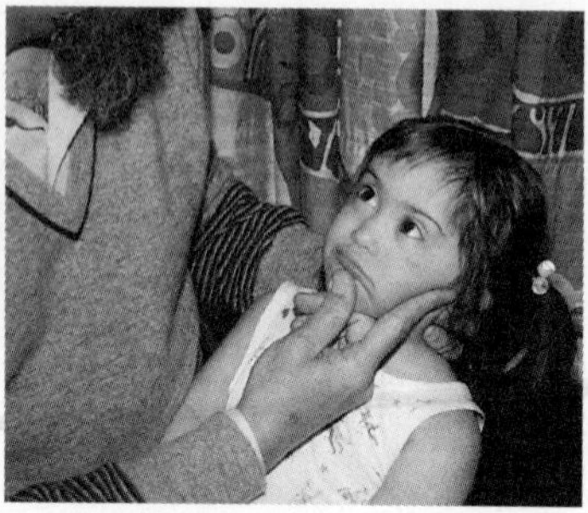

Abb. 3.**31** Kieferkontrolle bei einem Kind mit Morbus Down: Ruhiges Atmen mit geschlossenem Mund im Blickkontakt mit dem Behandler

Auch die Kieferkontrolle ist ein wichtiger Faktor, der nach den verschiedenen Übungen immer wieder miteingebaut wird, damit das Kind die veränderte Situation von Kiefer, Wangen, Lippen, Mundboden und Zunge spüren und dabei ruhig durch die Nase atmen kann (Abb. 3.**31**).

Zur Aktivierung der mimischen Muskulatur werden die „motorischen Zonen des Gesichtes" (Abb. 3.**32**) einzeln oder kombiniert stimuliert. Möglich ist auch eine Stimulation der Punkte in Kombination mit anderen Bewegungsabfolgen.

Auf der Grundlage des Befundes wird ein spezifisches Behandlungsprogramm für jeden Patienten zusammengestellt, in dem Schwerpunkte festgelegt werden, die im Laufe der Zeit den Veränderungen angepaßt werden.

Behandlungstechniken

Es werden die gleichen Behandlungstechniken verwandt wie bei der Neuromotorischen Entwicklungstherapie, wobei die Vibration die entscheidendste Rolle spielt. Wie bereits erwähnt, hebt die kurze intermittierende Vibration den Muskeltonus und stabilisiert die Haltung. Die langanhaltende, gleichmäßige Vibration dient der Tonussenkung und Entspannung. Alle Übungen werden mit Vibrationen durchgeführt, da die Stimulation dadurch tiefer geht, das Kind besser nachspüren kann und der Behandlungserfolg langanhaltender ist.

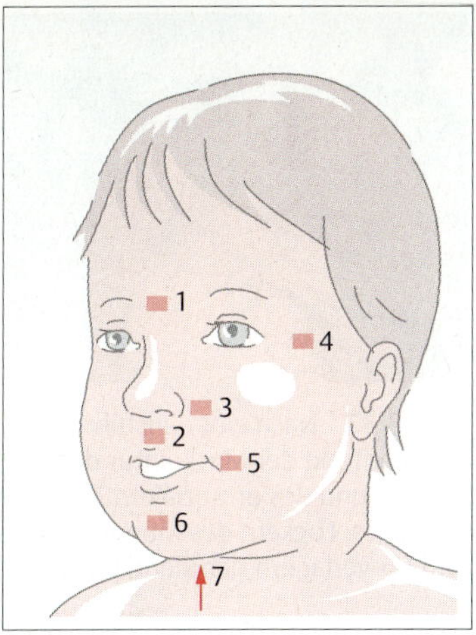

Abb. 3.**32** Motorische Zonen des Gesichtes

Behandlungsbeispiele

Aus der Vielzahl von Möglichkeiten werden nachfolgend einige Beispiele anhand von Fotografien vorgestellt (Abb. 3.**33** – 3.**39**).

Gaumenplatte

In einigen ausgewählten Fällen kann die Therapie mit Hilfe einer Gaumenplatte (s. Abb. 3.**40**) unterstützt werden, deren Indikationen und Kontraindikationen genau zu bedenken sind.

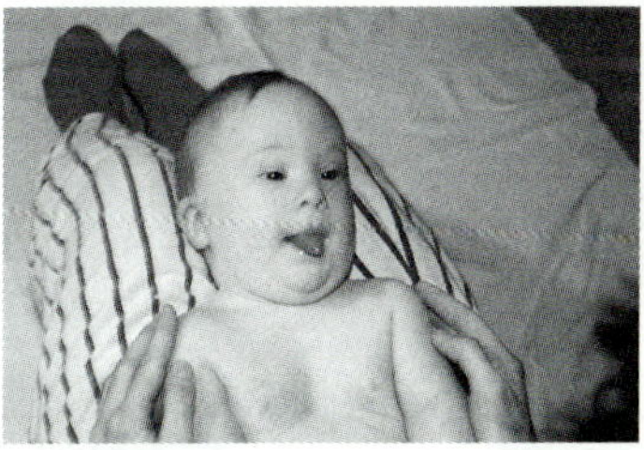

Abb. 3.**33** Spontanaktivität der Zunge eines Kindes mit Morbus Down

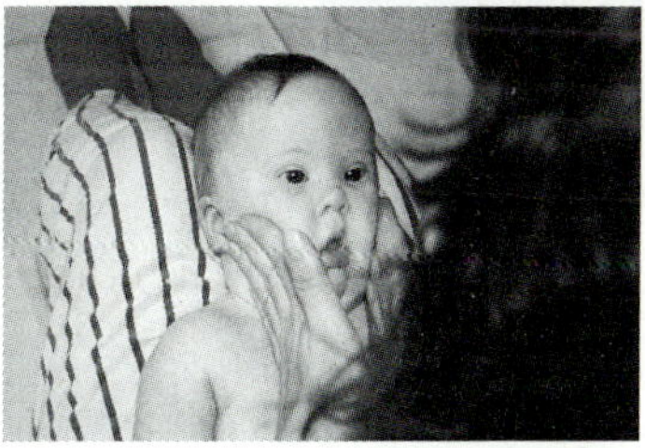

Abb. 3.**34** Vibration der Wangen: Die Spannung in den Wangen nimmt zu, die Zunge bewegt sich in den Mund und die Zungenwurzel hebt sich an den harten Gaumen.

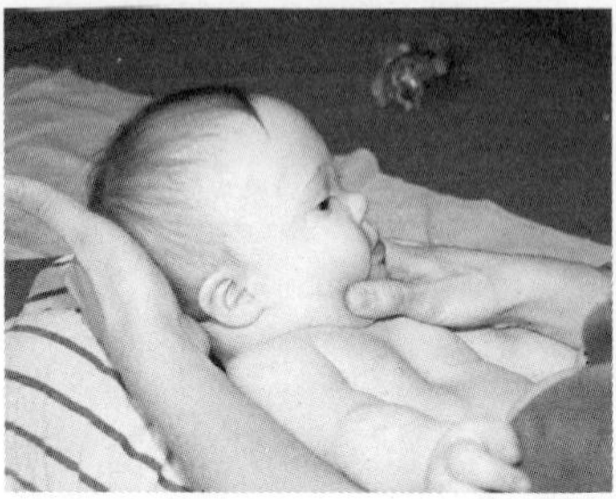

Abb. 3.**35** Rotation des Kopfes zu einer Seite, Stimulation mit Vibration und leichtem Druck – Reaktion: Das Kind dreht den Kopf aktiv zur Mitte zurück – u. a. Aktivieren der seitlichen Kiefer- und Zungenbewegungen.

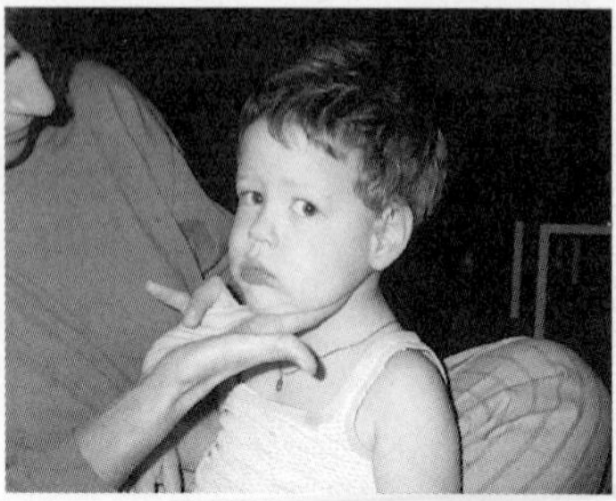

Abb. 3.**37** Nach einer ausführlichen Vorbereitung der Muskulatur des Körpers und des orofazialen Bereiches: Lockern des Mundbodens und Vorverlagern der Mandibula.

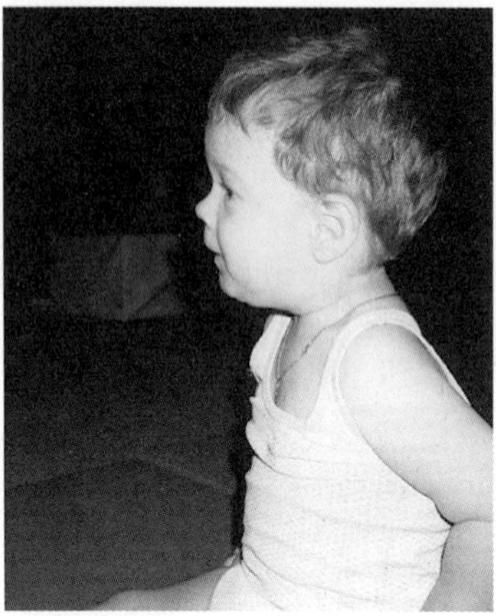

Abb. 3.**36** Spontane kyphotische Sitzhaltung eines hypotonen Kindes: geöffneter Mund, Speichelfluß, etwas zurückverlagerte Mandibula.

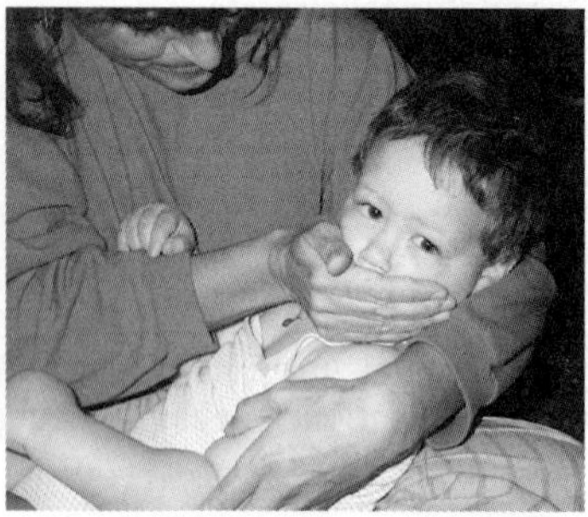

a

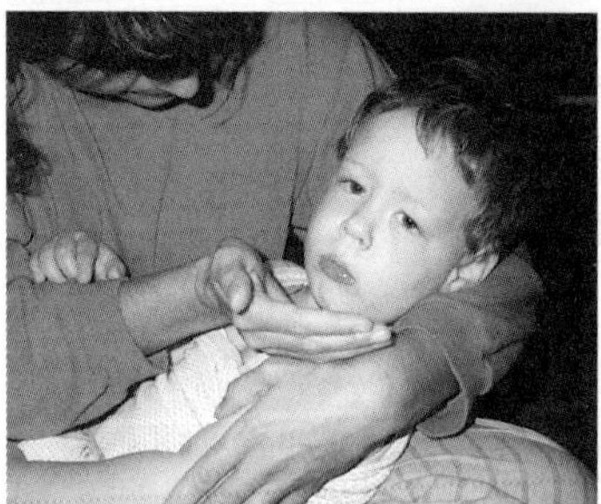

b

Abb. 3.**38 a** u. **b** Aktivieren der Wangen- und Lippenmuskulatur

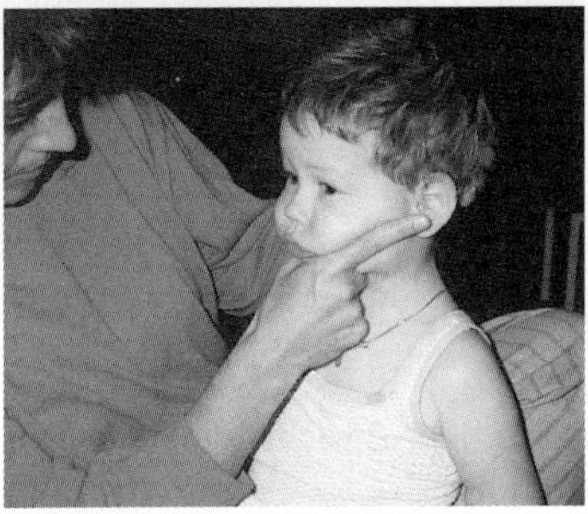

Abb. 3.**39** Kieferkontrolle mit Aktivieren der Oberlippe und Beeinflussen der Zungenhaltung

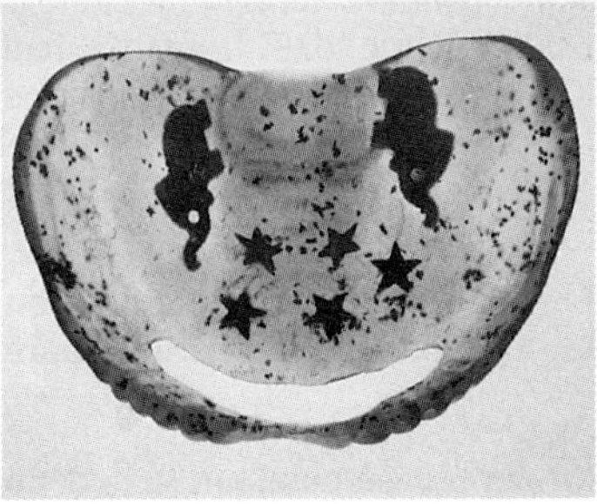

Abb. 3.**40** Gaumenplatte

Die besten Resultate wurden bei der Anwendung der Gaumenplatte bei Kindern mit Down-Syndrom erzielt; sie wird aber auch mit Erfolg bei vielen anderen Krankheitsbildern eingesetzt.

Die Gaumenplatte ist als Ergänzung, nicht als Ersatz der Therapie zu sehen und auch nicht für jedes Kind geeignet oder erforderlich.

Zusammenarbeit mit den Eltern

Beim Castillo Morales-Konzept ist der wichtigste Aspekt für die erfolgreiche Betreuung eines Kindes die Zusammenarbeit mit seinen Eltern. Den Eltern sollten Zusammenhänge erklärt und die Ziele und Grenzen der Therapie vermittelt werden. Voraussetzung ist, daß sie der Therapie und der Entwicklung ihres Kindes positiv gegenüberstehen und wissen, wie sie ihr Kind in der jeweiligen Entwicklungsphase im Hinblick auf seine Bedürfnisse und seine Selbständigkeit unterstützen können. Es ist Aufgabe der TherapeutInnen, die Möglichkeiten von Kind und Eltern herauszufinden, damit es auf keiner Seite zu einer Überforderung kommt.

Teamarbeit

Eine Absprache innerhalb des Teams, das das Kind und die Eltern betreut, ist unerläßlich, damit dieselben Ziele verfolgt werden können. Bei der Behandlung des orofazialen Komplexes sollte dem Team unbedingt ein Kieferorthopäde angehören. Gemeinsam werden Schwerpunkte gesetzt und die im Vordergrund stehenden Probleme behandelt. Diese

Schwerpunkte können im Laufe der Entwicklung mehrmals wechseln. Es ist wichtig, daß das ganze Team offen und flexibel bleibt und dem Kind die größtmögliche Selbständigkeit und Unabhängigkeit – ein Leben in Freiheit – wie es die Eingeborenen Lateinamerikas ausdrücken, ermöglicht.

•••• Die Orofaziale Regulationstherapie nach Castillo Morales bei Kindern mit Zerebralparese

An dieser Stelle erwähne ich nur einige spezielle Gesichtspunkte, die für Kinder mit Zerebralparese bedeutend sind.

Eine Vielzahl der Kinder mit Zerebralparese weisen verschiedenartigste orofaziale Probleme auf, die in vielen Fällen schon sehr früh erkennbar sind. Saug- und Schluckstörungen bei Früh- und Neugeborenen sind nicht selten, was die Beziehung und den Alltag von Eltern und Kind oft erheblich belastet. Insbesonders wenn die Kinder durch eine Sonde ernährt werden, ist es außerordentlich wichtig, sofort mit einer angenehmen Stimulation des Gesichts- und Mundbereiches zu beginnen und die Saugmuskulatur zu aktivieren. Sobald das Kind kräftig und stabil genug ist, sollte mit der oralen Ernährung begonnen werden.

Bei den Früh- und Reifgeborenen mit einer Zerebralparese ist oftmals anfänglich eine Instabilität der Atmung und eine generalisierte Hypotonie zu beobachten. Das Erscheinungsbild der Zerebralparese wird erst mit zunehmendem Alter und Aktivität des Kindes augenfällig. Die Kinder sind in ihrer körperlichen Bewegungsfähigkeit im grob- und feinmotorischen sowie orofazialen Bereich eingeschränkt.

Häufig können aufgrund von Spastik, Athetose oder Hypotonie die Hände nicht zum Mund gebracht werden. So können diese Kinder nicht, wie gesunde Kinder, den Mundraum und die Mundfunktionen mittels ihrer Hände erforschen und erproben bzw. verschiedenstes Spielzeug in den Mund nehmen, was die Mundfunktionen differenziert und die Sensibilität normalisiert.

Die Kinder mit einer Zerebralparese bleiben dadurch im Mundbereich sehr empfindlich, die Würgereaktion bleibt oft weit vorne. Dies erfordert äußerste Aufmerksamkeit und Kooperation mit dem Kind. Prinzipiell gehen wir nicht über ein Kind hinweg und arbeiten nie mit Druck und Zwang, da sich sonst ganz andere Beziehungs- und Verhaltensproblematiken daraus entwickeln können, bis hin zur völligen Nahrungsverweigerung.

Grundsätzlich ist es sinnvoll, nicht direkt am Mundbereich zu beginnen. So gibt es die Möglichkeit, mit Körper, Händen und Füßen zu arbeiten und so indirekt auf den Mund einzuwirken. Läßt das Kind es zu, kann außen am Gesicht, Mund und Mundboden oder im Mund innen an den Wangen, am Zahnfleisch, am Gaumen oder direkt auf oder unter der Zunge aktiviert oder reguliert werden, ohne den Körperbereich außer acht zu lassen.

Es erfordert ein sehr genaues Wissen über das Zusammenspiel von Haltung und Bewegung des Körpers und Mundbereiches, sehr genaue Kenntnisse über die Fähigkeiten und Schwierigkeiten des Kindes/des Erwachsenen im Gesichts- und Mundbereich und wie sich die Pathologie auswirkt, um hilfreich unterstützen zu können. Die Kenntnis um die Komplexität und Vernetzung von sensomotorischen, emotionalen und sozialen Wirkmechanismen und eine sehr spezielle Ausbildung sind unumgänglich, um orofaziale Probleme zu behandeln.

Neben diesen Grundlagen erfordert es ein genaues Beobachten, Wahrnehmen und Deuten der Signale, Zutrauen in die Fähigkeiten des Kindes/Erwachsenen und ein ständiges Reflektieren, was man sich selbst wünschen würde in dieser Situation. Dies bedeutet eine hohe persönliche Involviertheit des Therapeuten.

Das Gesicht ist eines der wichtigsten Ausdrucks- und Kommunikationsmittel einer Person. Im Gesichts- und Mundbereich der Kinder/Erwachsenen mit Zerebralparese sehen wir häufig eine verminderte oder verzerrte Mimik, offenen Mund, Zungenstoß und Speichelfluß, um nur einige zu nennen, was oft ein Bild bietet, das nicht den geistigen oder emotionalen Fähigkeiten dieser Person entspricht. Es kommt zu Schwierigkeiten im mimischen Ausdruck, in der Koordination von Atmung und Stimme, beim Sprechen und bei der Nahrungsaufnahme. Für gleichzeitige Atmung, Stimmgebung und Artikulation von Worten bedarf es einer höchst differenzierten Koordination. Der unabhängige Gebrauch der verschiedenen Muskelgruppen und Organe fällt diesen Kindern/Erwachsenen schwer und verzögert daher ihre Aktions- und Reaktionsmöglichkeiten und somit auch das Essen-, Trinken- und Sprechenlernen. Bei Bewegungsintentionen im Körper reagieren Mund und Kiefer oft automatisch mit (assoziierte Reaktionen), wodurch das Erlernen von feingesteuerten Bewegungen, wie sie z. B. zum Kauen und Sprechen nötig sind, behindert wird.

Die Gestaltung des Umfeldes ist eine weitere wichtige Hilfe z. B. bei der Nahrungsaufnahme. Ob ein Kind/Erwachsener aktiver und selbständiger Essen und Trinken kann und weniger von einer Pflegeperson abhängig ist, hängt sehr davon ab, auf welchem Stuhl, an welchem Tisch und in welcher Höhe oder Kippung er sitzt und welcher Teller, Becher, Besteck als Hilfe angeboten wird. Nahrungsaufnahme und Kommunikation sind für Menschen mit Zerebralparese und für ihre Eltern, Angehörigen und Betreuer oft mit viel Streß verbunden, was die Interaktion zusätzlich erschwert. Deshalb sollte eine genaue Befundung erfolgen, die berücksichtigt, was genau an der Situation schwierig ist, woran es hängt und was für eine Hilfe wie und wann angeboten werden sollte.

Das Castillo Morales-Konzept in seiner Ganzheitlichkeit bedenkt die Verbesserung der kommunikativen und sensorischen Fähigkeiten sowie von Haltung und Bewegung als Zusammenspiel von Körper- und Mundbereich, die Erleichterung der Atemsituation und Stimmgebung und aktiviert bzw. reguliert die Aktivitäten der mimischen Muskulatur, als auch der Muskulatur für die Nahrungsaufnahme und zum Sprechen. Das Wahrnehmen des Mundbereiches als eine angenehme Zone des Körpers ist dabei Grundvoraussetzung.

•••• Das Castillo Morales-Konzept bei geistig behinderten Kindern

Kinder mit geistiger Behinderung haben häufig als Säuglinge bis hin ins späte Kleinkindalter keine Diagnose. Alle Untersuchungen (wie z.B. Kernspintomogramm, EEG, Stoffwechsel) sind ohne Befund. Nicht selten bleibt die Diagnose Entwicklungsverzögerung, Hypotoniesyndrom oder Wahrnehmungsstörung.

Die Kinder fallen auf durch oft sehr ausgeprägte Hypotonie, mangelnden Blickkontakt, mögliche Trinkschwierigkeiten, durch ihre Langsamkeit und mangelnde Variation, in Haltung und Bewegung, Kommunikationsfähigkeit, verminderte Motivation und Neugier, wenig Interesse an der Umgebung und sind wenig zielgerichtet und aufmerksam. Viele erscheinen wie in einer anderen Welt, schlafen sehr viel, lautieren sehr wenig, sind nach Aussagen der Eltern sehr brave Kinder.

Das Castillo Morales-Konzept ist speziell für diese Kinder entwickelt worden, in dem durch viel Körperkontakt, deutliche Spürinformationen und wenig verbale Aufforderung das Kind zu mehr Aufmerksamkeit, variationsreicherer Bewegung und Aufrichtung, zugehen auf Menschen und dingliche Umwelt motiviert wird. Durch diese Art der Behandlung haben Eltern und Kind die Chance sich besser kennenzulernen und gegenseitige Reaktionen leichter zu interpretieren.

Die Kinder verharren oft in den gleichen Haltungen und Bewegungen, meist in der Rücken- oder Bauchlage, können ihre Haltung aufgrund ihrer Hypotonie schlecht verändern und schließen sich, wenn ihnen keine entsprechende Hilfe angeboten wird, immer mehr von der Umwelt ab. Die Kinder entwickeln Isolationszeichen, die wir häufiger als Stereotypien interpretieren. Ihre Wahrnehmungs- und Kommunikationsfähigkeit schränkt sich immer mehr ein.

Die Kinder reagieren sehr aufmerksam auf Vibrationen am Körper sowie im Mund und Gesichtsbereich, die immer nur mit der Hand, nicht mit Apparaten durchgeführt wird, da sie zum Ziel hat, die Kontaktfähigkeit des Kindes zu schulen, die in einem Dialog mündet. Die Vibrationen, mit den anderen Behandlungstechniken, dienen dem Ziel, die Muskulatur zu aktivieren, das Körperschema zu verdeutlichen, dem Kind zu mehr Aufrichtung in die Senkrechte, eine andere Wahrnehmungs- und Kommunikationsebene zu verhelfen. Besonders wichtig ist es, die Füße in ihrer Stützfunktion und den gewichttragenden Funktionen anzuregen, um den Händen mehr Greiffunktionen und Handeln zu ermöglichen.

■ *Merke:* Das geduldige Wiederholen von Bewegungs- und Handlungsabläufen ist bei diesen Kindern von größter Bedeutung.

Oft fallen bei diesen Kindern auch orofaziale Probleme auf, wie z. B. hypotone Gesichtsmuskulatur, wenig Mimik, ständig offener Mund, Speichelfluß, schlaffe Zunge, schwaches Saugen, langes Beibehalten von breiiger Kost und Nichtakzeptieren von grober, fester Nahrung und schlechtes Kauen.

In vielen Fällen haben die Kinder visuelle Auffälligkeiten, Seh- oder visuelle Wahrnehmungsstörungen, was es erforderlich macht, die Umgebung und auch die Nahrungsaufnahmesituation kontrastreich (mit schwarz-weiß Kontrasten) zu gestalten und so den Kindern mehr Orientierung zu geben.

Die Hände der Kinder greifen oft sehr schwach und zeigen wenig differenzierte Bewegungen. Eine Aktivierung und Differenzierung der Körperbewegungen und der Hände bewirkt auch eine Aktivierung des Mundbereiches.

Versteht man diese Zusammenhänge, ist es leichter für Therapeuten und Eltern die Situation der Kinder zu erkennen und einen Zugang zu finden, ihre Signale besser zu deuten und aufzugreifen, Zutrauen in ihre Entwicklung zu haben und sie zu unterstützen, indem man ihnen die passenden Herausforderungen anbietet.

3.4 Psychomotorik

B. Jung-Kappeler

■ *Definition:* Bei der Psychomotorik handelt es sich um eine ganzheitliche Bewegungserziehung, bei der motorische, psychische und soziale Komponenten eine Einheit bilden.

Die Persönlichkeit des Kindes steht im Mittelpunkt. Die Psychomotorik wurde von Prof. Kiphard, einem Sportpädagogen, entwickelt und gewann besonders in den 80er Jahren an Bedeutung. Prof. Kiphard setzt sich für die ungeschickten, zappeligen, in der Gruppe nicht akzeptierten Kinder ein und vermittelt ihnen durch seinen ganzheitlichen pädagogischen Ansatz Selbstvertrauen, Freude an der Bewegung und bessere Möglichkeiten, mit sich und der Umwelt zurechtzukommen.

In der Psychomotorik arbeitet man meistens in kleinen Gruppen, aber auch Einzelförderungen sind möglich. Im Vordergrund steht immer die Freude am Spiel, an der Bewegung sowie am Gruppengeschehen.

Das ungeschickte, ängstliche Kind, das sich im Schulsport zurückzieht, weil es Angst vor Mißerfolg hat, soll seine Angst verlieren, seine Probleme vergessen und im Bewegungsspiel Lust und Freude empfinden. Ohne Leistungsdruck mit Erfolgserlebnissen wird das Kind erst lernfähig.

Am Beginn der Förderung steht die *Motodiagnostik*. Man unterscheidet:

1. *Die Motoskopie:* Bewegungen werden beobachtet, einerseits bei allgemeinen Bewegungs- und Spielangeboten, andererseits in standardisierte Situationen wie z.B. beim Trampolin-Koordinationstest für Kinder (Kiphard 1972).
2. *Die Motographie:* Die Bewegungen werden aufgezeichnet, meistens durch Videoaufnahmen, und analysiert.
3. *Die Motometrie:* Das Kind wird getestet, d.h. es muß eine Reihe standardisierter Bewegungsaufgaben in vorgeschriebener Weise ausführen. Der Körperkoordinationstest für Kinder (Kiphard 1974) und der Motoriktest für 4–6jährige Kinder (Zimmer 1982) sind Beispiele solcher Testverfahren.

Auf der Grundlage dieser Diagnostik baut sich das Förderangebot für die Kinder auf, das aus folgenden Komponenten besteht:

- Körpererfahrung,
- Materialerfahrung,
- Sinneserfahrung,
- Raumerfahrung,
- Grobmotorik,
- Feinmotorik,
- Sozialerfahrung.

Je nach Befund und Ziel der Förderung werden Schwerpunkte gesetzt, wobei man in der Psychomotorik für alle Behandlungsansätze die das Kind weiter bringen offen ist. Die Handlungskompetenz des Kindes steht im Vordergrund.

Ob es sich um Entspannungstechniken, Rhythmik, Aspekte der Sensorischen Integration, verhaltenstherapeutische Ansätze oder Ausdruck und Darstellung handelt, spielt keine Rolle. Erlaubt ist, was gefällt und weiterhilft. Zum Beispiel Bewegung und Spiel im Wasser, auf dem aus Wegwerfmaterial selbstgebauten Spielplatz, im Wald, am Fluß oder in der Turnhalle. Ob man im Bewegungskindergarten mit verschiedenen Fahrgeräten herumflitzt, aus Joghurtbechern eine Stadt baut oder halsbrecherische Klettergerüste erfindet und sich gegenseitig hilft, hinauf zu kommen, bleibt der Phantasie der Kinder und der Therapeuten überlassen. Die psychomotorischen Übungsgeräte sind weit über Deutschland hinaus zu einem Begriff geworden. Sie sind anregend, phantasievoll, bunt und motivieren zu lustvoller Bewegung.

Psychomotorik und Physiotherapie ergänzen sich sehr gut. Träumen wir Therapeuten oft davon, dem Kind das, was es braucht, spielerisch, lustvoll, ohne jeden Leistungsdruck beizubringen, gibt es vielleicht Motopäden, die gerne den neurophysiologischen oder medizinischen Hintergrund besser kennen würden. Wir lernen voneinander und für das uns anvertraute Kind. Generell kommt das Kind zuerst in die Physiotherapie und später im Vorschul- oder Schulalter in die Psychomotorik. Kinder mit leichten Bewegungs- und Wahrnehmungsstörungen werden eher zur Psychomotorik gebracht, besonders wenn soziale und psychische Faktoren die Schwierigkeiten auslösen oder verstärken.

Es gibt 3 Berufsgruppen, die sich mit der Vermittlung der Psychomotorik befassen. Sportlehrer können in einem Aufbaustudium der Universität Marburg zum *Motologen* ausgebildet werden. Sport- und Heilpädagogen erlangen an der Fachschule für Bewegungstherapie in Dortmund eine einjährige Ausbildung zum *Motopäden.* Die motopädische Behandlung ist als Ergänzung zu medizinischen, pflegerischen, psychotherapeutischen, sonderpädagogischen und sportpädagogischen Maßnahmen zu verstehen. Der Motopäde ist ein Bewegungsfachmann für Kinder mit einer pädagogisch-psychologischen Aus- und Weiterbildung.

Der *Aktionskreis Psychomotorik* gibt Pädagogen und Physiotherapeuten in einem 200stündigen Fortbildungsprogramm einen guten Einblick in die Psychomotorik. Die Teilnehmer bekommen eine Zusatzqualifikation in *Motopädagogik.* Dieses Fortbildungsangebot wird von unzähligen Physiotherapeuten genützt und ist eine sinnvolle Ergänzung zu unserer mehr medizinisch-therapeutischen Ausbildung.

Kontaktadresse: Aktionskreis Psychomotorik e.V., Kleiner Schratweg 36, 32657 Lemgo

3.5 Alternative Behandlungsmethoden

B. Jung-Kappeler

3.5.1 Behandlungsansätze, die primär auf Wahrnehmungsstörungen eingehen

In der Behandlung von Kindern mit Bewegungsstörungen muß immer auch deren Wahrnehmung berücksichtigt werden, da sich Wahrnehmung und Bewegung bedingen und ergänzen. Es ist für Physiotherapeuten wichtig, sich in der Diagnose und Behandlung von Wahrnehmungsstörungen auszukennen.

•••• Sensorische Integration nach J. Ayres

J. Ayres[1] arbeitete um 1950 als Ergotherapeutin in Kalifornien. Sie wurde auf Kinder aufmerksam, die in Wahrnehmung, Verhalten und Lernvermögen auffällig waren. Um diese Kinder besser verstehen zu lernen, studierte sie am Hirnforschungsinstitut der Universität Kalifornien. Sie entwickelte auf der Grundlage der sensomotorischen Entwicklung (J. Piaget) das Behandlungskonzept der Sensorischen Integration. Viele Kinder sind, so beobachtete sie, nicht in der Lage, das, was sie hören, sehen oder fühlen, einzuordnen und zu verarbeiten. Die Sensorische Integration soll den Kindern helfen Sinneseindrücke zu integrieren und nutzbar zu machen. Eine wichtige Funktion hat in diesem Zusammenhang das Gleichgewichtsorgan. Ausbildung und Informationskurse in Sensorischer Integration werden an vielen Fortbildungsinstituten angeboten. Ganz besonders hat sich Dr. J. Flehmig, Ärztin am Institut für Kindsentwicklung, Hamburg, um diesen Behandlungsansatz verdient gemacht, und viele Ergo- und Physiotherapeuten wurden und werden an ihrem Institut in der Sensorischen Integrationsbehandlung ausgebildet.

Kontaktadresse: IKE Institut für Kindsentwicklung GmbH, Sierichstraße 3, 22301 Hamburg

•••• Behandlung nach Affolter

Dr. F. Affolter, Logopädin und Gehörlosenlehrerin, später auch klinische Psychologin, hat sich ebenfalls von der lerntheoretischen Ausrichtung J. Piagets führen lassen, als sie sich fragte, warum viele Kinder die Sprache nicht erlernen, ohne daß eine motorische Behinderung, eine Intelligenzminderung oder eine soziale Vernachlässigung die Ursache sein können. Affolter führt diese Störungen auf eine mangelnde oder falsche Information des Spürens, der taktil-kinästhetischen Wahrnehmung zurück, die sie als Wurzel des Lernens betrachtet. Sie hat nachgewiesen, daß blinde oder taube Menschen im Gegensatz zu Menschen, die mit dem Spüren Probleme haben, ein normales psychomotorisches Verhalten entwickeln. Ihr Behandlungskonzept ist das Führen zur Informationsgewinnung. Durch das Führen vermittelt der Therapeut dem Patienten Informationen, eingebettet in alltägliche Handlungsabläufe, wie z. B. ein Brot streichen, eine Orange auspressen oder sich das Gesicht waschen, die er für seine Entwicklung braucht.

Es gibt Kinder mit zerebralen Bewegungsstörungen und Kinder nach Schädelhirntrauma, die sehr gut auf diese Behandlungsform ansprechen, dadurch ihre Bewegungsabläufe verbessern und den Muskeltonus normalisieren. Auch unsere kleinen hypotonen Patienten haben wenig Gelegenheit, Spürinformationen aufzunehmen und zu verarbeiten. Es ist nicht nur die Intelligenzminderung, die der Entwicklung im Wege steht, sondern es fehlen häufig die richtigen Spürerfahrungen.

Kontaktadresse: Zentrum für Wahrnehmungsstörungen, Florastraße 14, 9003 St. Gallen

•••• Behandlung nach Frostig

Marianne Frostig war eine Pädagogin, die in Los Angeles gearbeitet und sich ganz besonders mit den visuellen Wahrnehmungsstörungen befaßt hat. Ihre Erkenntnisse sind heute allgemein anerkannt. Alle Kinder lernen Lesen und Schreiben mit Hilfe von Marianne Frostig, ohne daß sie es wissen. Auch Frostig hat sich an die Lehre von Piaget gehalten, um ihre Förderprogramme zu entwickeln, und wurde vom Ehepaar Bobath sehr geschätzt. Ihr FEW (Frostig Entwicklungs-Test) für 4–6jährige Kinder mit visuellen Wahrnehmungsstörungen ist sehr bekannt geworden. Doch auch die Movement Skills Testbattery für 6–12jährige Kinder wurde von ihr entwickelt. Dort werden motorische Fähigkeiten getestet, die Basis der visuellen Wahrnehmung sind, denn Marianne Frostig war der Meinung, daß die visuelle Wahrnehmung auf sensomotorischen Erfahrungen beruht. Die Visuomotorik, die Figur-Grundwahrnehmung, die Wahrnehmungskonstanz, die Raumlage und die räumlichen Beziehungen, die sie testet, werden im Umgang mit dem Körper und mit Material erworben und gefestigt.

An vielen Fortbildungsinstituten werden Kurse in der Frostig-Therapie angeboten, die auch für Physiotherapeuten, besonders wenn sie sich mit leicht bewegungsauffälligen Kindern beschäftigen, sehr interessant und hilfreich sein können.

3.5.2 Therapiemethoden mit pädagogischem Hintergrund

In der Behandlung von behinderten Kindern spielt die Pädagogik eine große Rolle, ohne die es nicht möglich ist, den Kindern etwas beizubringen. Lernen spielt in vielen Behandlungsmethoden eine zentrale Rolle.

•••• Behandlung nach Petö

Andras Petö, ein ungarischer Rehabilitationsarzt, hat sich als Professor um die Ausbildung von Sonderpädagogen gekümmert. Das nationale Institut für Rehabilitation stand unter seiner Leitung. In diesem Institut werden noch heute die „Conductors" ausgebildet. Das sind Pädagogen, Sprach- und Bewegungstherapeuten in einer Person. Das Institut ist ein Internat für behinderte Kinder. Da in Ungarn behinderte Kinder nur in die Schule gehen dürfen, wenn sie alleine gehen können und selbständig sind, hat das Petö-Internat das Ziel, die behinderten Kinder auf die Beine zu bringen und sie im Alltag unabhängig zu machen.

Conductors absolvieren eine vierjährige Ausbildung und begleiten die Kinder durch ihren Tag. Sie arbeiten in Gruppen und nützen dabei das Lernen am Modell. Gewisse Bewegungsabläufe werden durch rhythmisches Sprechen strukturiert und erleichtert. Einfache Möbel, die sich zum Schlafen, Sitzen, Stehen, Gehen und auch als Platz zum Essen eignen und gut überschaubar in den Räumen stehen, feste Stunden- und Tagespläne sowie klar definierte Ziele für jedes einzelne Kind, aber auch für die Gruppe, erleichtern das Lernen.

Die Tatsache, daß ein Therapeut, der gleichzeitig Lehrer ist, das Kind begleitet und nicht viele verschiedene Fachleute, ist sicher in mancher Hinsicht ein Vorteil. Die Erfolge der Petö-Methode sind eindrücklich, und sie wurde in vielen Ländern bekannt. Berta Bobath hat geschrieben, daß sie viel von Petö gelernt habe, ganz besonders das Behandeln der Kinder in den Spiel- und Alltagssituationen hat sie zu einem wesentlichen Teil übernommen.

Kontaktadresse: Dr. M. Hari Petö Andras State Institute for Conductive Education of the Motor disabled Conductors Collegue, Kùtvölgyi ut 6, Budapest, XII Hungary H-1125

•••• Kooperative Pädagogik

in Deutschland, die ebenfalls im Bobath-Konzept verankert ist, und von Jetter und Schönberger aufgebaut wurde, geht davon aus, daß Pädagogen und Therapeuten sich gemeinsam bemühen, dem behinderten Kind im Alltag zu helfen, damit es sich besser selber helfen kann. Es geht nicht darum, pathologische Bewegungen in physiologische Bewegungen umzuwandeln, sondern eher darum, dem Kind zu helfen, trotz und mit der Bewegungsstörung seine Ziele zu erreichen.

• • • • Integrierte physiotherapeutische Therapie

in Kindergarten und Schule ist das Resultat dieser Ansätze und bedeutet, daß Pädagogen und Therapeuten *gemeinsam* versuchen, dem Kind beim nächsten Entwicklungsschritt zu helfen.

3.5.3 Techniken der manuellen Therapie

Bei Kindern mit zerebralen Bewegungsstörungen und Säuglingen konnten bei Vorliegen einer Atlasblockierung gute Resultate mit der manuellen Therapie erzielt werden.

Sehr bekannt und anerkannt ist die *Kraniosakraltherapie* bei zerebralen Bewegungsstörungen. Verbunden mit der konventionellen Physiotherapie sind gute Erfolge zu erwarten, auch bei Kontrakturen.

Sehr viel Propaganda wird in der Ukraine für eine Kombination von Physiotherapie, manueller Therapie und alternativen Methoden bei Kindern mit Zerebralparese gemacht. Säuglingen mit einem therapieresistenten Schiefhals kann, falls eine Atlasblockierung festgestellt wird, der speziell ausgebildete Kinderarzt, nach einer Röntgendiagnostik, durch Manualtherapie helfen.

Kontaktadresse: Dr. H. Lohse-Busch, Theresienklinik, Herbert-Hellmann-Allee, 79189 Bad Krozingen

Literaturhinweis: Biedermann, H.: KISS-Kinder. Ursachen, (Spät-) Folgen und manualtherapeutische Behandlung frühkindlicher Asymmetrie. Enke, Stuttgart 1996

3.5.4 Sport als Ergänzung und Unterstützung

Sport ist für behinderte Kinder mindestens so wichtig, wie für alle Kinder. Es ist die Aufgabe des Physiotherapeuten, das Kind und seine Eltern auf die sportlichen Möglichkeiten hinzuweisen, die in der Nähe angeboten werden.

Rollstuhlsport und Rollstuhltanz

Kontaktadresse: Deutscher Rollstuhl-Sportverband (DRS) Geschäftsstelle: Friedrich-Alfred-Straße 10, 47055 Duisburg

Therapeutisches Reiten

Kontaktadresse: Werner Kuprian, Beauftragter für therapeutisches Reiten des Deutschen Verbandes für Physiotherapie, Altkönigstraße 39 a, 61462 Königstein

Schwimmtherapie nach McMillen

Kontaktadresse: Deutscher Verband Hallwick Frau Karin Arendt, Hechtseestraße 5, 83059 Kolbermoor

Skifahren für zerebralparetische Kinder

Kontaktadresse: Anne-Marie Ducommun, 3 Rue M. Cordier, CH-1005 Lausanne

Es gibt noch viele altbekannte alternative Behandlungsmethoden, z. B. die Therapie nach Doman Delacato oder neue, wie die Delphintherapie. In Medien und Werbung werden alternative Therapieangebote oft sehr geschickt propagiert und unwahrscheinliche Erfolge herausgestrichen.

Die Eltern werden deshalb fragen, was wir von dieser oder jener Behandlungsmethode halten. Es ist wichtig, daß der Physiotherapeut sich auf dem laufenden hält und versucht, aus dem Wirrwarr von alternativen Methoden die Spreu vom Weizen zu trennen.

4 Neonatologie

4.1 Pränatale Diagnostik und humangenetische Beratung

B. Maier-Brandt

In den vergangenen Jahren sind Methoden entwickelt und verbessert worden, um Krankheiten und Entwicklungsstörungen bereits in der Schwangerschaft zu erkennen, damit entweder vorgeburtlich eine Therapie durchgeführt oder aber die Weichen für eine optimale Behandlung nach der Geburt gestellt werden können. Dies gilt insbesondere für Fehlbildungen, die einer operativen Korrektur bedürfen, wie Bauchspalte (Gastroschisis), Nabelbruch (Omphalocele), Zwerchfellhernie und viele andere mehr.

Die Methoden der vorgeburtlichen Diagnostik beinhalten Ultraschalluntersuchung, Fruchtwasseruntersuchung (Amniozentese) und Chorionzottenbiopsie (Abb. 4.**1**). Mit Hilfe der *Ultraschalluntersuchung* kann zum einen die Wachstumsentwicklung des Kindes beurteilt werden, zum anderen gezielt nach Organfehlbildungen gefahndet werden. Bei der *Fruchtwasseruntersuchung* wird eine kleine Menge (ca. 20 ml) Fruchtwasser in der 16. – 17. Schwangerschaftswoche entnommen. Die darin befindlichen, abgeschilferten, kindlichen Zellen werden zum Wachstum angeregt. Aus den Zellkulturen wird sodann der kindliche Chromosomensatz ermittelt. Außerdem können auch biochemische Untersuchungen von Substanzen, die im Fruchtwasser enthalten sind, durchgeführt werden.

Die Entnahme von kindlichen Anteilen des Mutterkuchens (Planzenta) in der 9. – 11. Schwangerschaftswoche wird als *Chorionzottenbiopsie* bezeichnet. Die vermehrungsfähigen kindlichen Zellen werden auf ihren Chromosomensatz hin untersucht. Stoffwechseldefekte können durch biochemische Untersuchung der Zellkulturen nachgewiesen werden. Die Methode eignet sich auch zur Gewinnung von DNA (Desoxyribonukleinsäure) aus den Zellkernen und zum Nachweis bestimmter Erkrankungen auf molekulargenetischer Ebene, z. B. Mukoviszidose, Muskeldystrophie Duchenne, Hämophilie und v. a. m.

Jeder vorgeburtlichen Diagnostik sollte ein humangenetisches Beratungsgespräch vorausgehen. Zuerst wird geprüft, ob ein Risiko für die

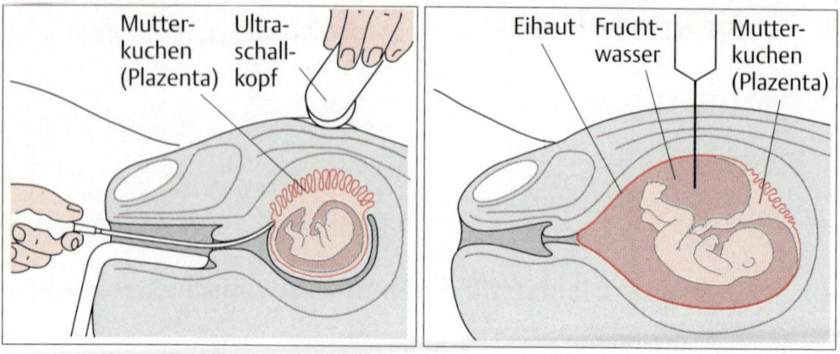

Chorionzottenbiopsie		**Amniozentese**
10. Schwangerschaftswoche	**Zeitpunkt der Untersuchung**	16. Schwangerschaftswoche
Gewebsentnahme durch Scheide und Muttermund	**Technik der Zellgewinnung**	Transabdominale Punktion durch das Peritoneum in die Fruchtblase
Direktpräparation und Kurzzeitkultivierung	**Technik der Zellkultur**	Mehrere parallele Langzeitkulturen
1 Tag bis 1 Woche	**Dauer bis zur Chromosomenanalyse**	2 1/2 bis 3 Wochen
3,5 – 4%	**Fehlgeburtsrate**	0,5 – 1%

Abb. 4.**1** Vergleichende Gegenüberstellung von Chorionzottenbiopsie und Amniozentese

Ratsuchenden besteht, ein geschädigtes Kind zu bekommen. Danach wird die geeignetste Methode der vorgeburtlichen Untersuchungsmöglichkeiten ausgewählt und die Risiken mit den Eltern besprochen. Eine humangenetische Beratung ist unter folgenden Bedingungen angezeigt:

1. Die Schwangere ist zum Zeitpunkt der Geburt des Kindes älter als 35 Jahre und/oder der Vater des Kinder ist älter als 41 Jahre (Murken und Stengel-Rutkowski 1982), wobei der väterliche Alterseffekt nach wie vor gegensätzlich beurteilt wird (Flatz und Miller 1985). In diesem Fall wird ein erhöhtes Risiko für ein Kind mit einer Chromosomenanomalie angenommen. Durch eine Chromosomenanalyse kindlicher Zellen, die durch Fruchtwasserpunktion oder Chorionzottenbiopsie gewonnen werden, kann dies sicher ausgeschlossen werden.

2. Eine Frau hatte mehr als 2 Fehl- oder Totgeburten. Eine chromosomale Anomalie eines Elternteiles, z.B. eine balancierte Translokation sollte bei beiden Partnern ausgeschlossen werden.
3. Es wurde bereits ein Kind mit einer Chromosomenanomalie, z.B. Mongolismus, geboren. Es ist zu prüfen, ob es sich um die familiäre oder weitaus häufigere nicht erbliche Form des Mongolismus handelt. In Abhängigkeit hiervon ergibt sich das individuelle Wiederholungsrisiko, so daß nach eingehender Beratung im Falle einer weiteren Schwangerschaft die Ratsuchenden entscheiden können, ob sie eine vorgeburtliche Chromosomen-Untersuchung durch Amniocentese oder Chorionzottenbiopsie wünschen.
4. Ein eigenes Kind oder ein naher Verwandter wurde mit Mißbildungen geboren oder ist körperlich und geistig behindert.
5. Ein Elternteil oder naher Verwandter leidet an einer autosomal dominant vererbten Erkrankung, d.h. er ist Träger einer krankmachenden Erbanlage, die er mit einer Wahrscheinlichkeit von 50% an seine Nachkommen weitergibt. Beispiele sind die tuberöse Sklerose oder Chorea Huntington.
6. Ein Kind oder naher Verwandter leidet an einem autosomal rezessiv vererbbaren Leiden: Jeder Mensch trägt eine Anzahl sog. stummer (rezessiver) Erbanlagen. Sind nun Partner zufällig Träger der gleichen stummen Erbanlage, so können die Kinder mit einer Wahrscheinlichkeit von 25% von beiden Elternteilen diese Erbanlage erhalten und erkranken. Beispiele für diese Art der Vererbung sind die Mukoviszidose, Phenylketonurie und viele andere Stoffwechselerkrankungen.
7. Ein männlicher Familienangehöriger leidet an einer X-chromosomal rezessiv vererbten Erkrankung. Wenn eine Frau eine stumme (rezessive) Erbanlage auf einem ihrer X-Chromosomen trägt, so gibt sie diese mit einer Wahrscheinlichkeit von 50% an ihre Söhne weiter. Da diese nur das X-Chromosom von der Mutter bekommen, vom Vater aber das Y-Chromosom, führt die rezessive Erbanlage zum Vollbild der Erkrankung. Beispiele sind Muskeldystrophie Duchenne und Hämophilie.
8. Die Schwangere hatte Kontakt mit möglichen keimschädigenden Substanzen (Teratogenen) wie bestimmten Medikamenten, z.B. Marcumar, Antiepileptika, Alkohol oder anderen Suchtmitteln sowie Röntgenstrahlen.
9. Die Schwangere litt an einer Infektionskrankheit, die eine Erkrankung des Ungeborenen mit der Folge schwerer Fehlbildungen auslösen kann.

Obwohl die Aufstellung nur die wichtigsten Punkte enthält, zeigt sich doch das breite Anwendungsfeld der vorgeburtlichen Diagnostik. Gerade als Physiotherapeut/in, die mit Kindern arbeitet, werden Sie häufig der Frage vieler Eltern gegenüberstehen, „warum ist gerade mein Kind behindert". Es ist daher für Sie wichtig zu wissen, daß an Universitäten humangenetische Beratungen und Untersuchungen durchgeführt werden, aber auch von niedergelassenen Fachärzten für Humangenetik und Ärzten mit der Zusatzbezeichnung „Arzt für Medizinische Genetik". Die frühzeitige Beratung und der sinnvolle Einsatz der zur vorgeburtlichen Diagnostik zur Verfügung stehenden Methoden kann in der Mehrzahl der Fälle dazu beitragen, daß der Geburt des Kindes ohne Angst entgegengesehen werden kann.

4.2 Das Neugeborene

H. Zeilinger

Die Neugeborenenperiode umfaßt die ersten vier Lebenswochen. Als Gestationsalter bezeichnet man die Dauer der Schwangerschaft vom 1. Tag der letzten normalen Menstruation bis zur Geburt. Normalerweise dauert die Schwangerschaft, Gravidität, zwischen 31 0/7 und 41 6/7 Wochen.

Neugeborene werden nach dem Gestationsalter und nach ihrem intrauterinen Wachstum eingeteilt. Als Frühgeborene werden Kinder mit einem Gestationsalter unter der 37. Schwangerschaftswoche (SSW) bezeichnet. Das Gestationsalter Termingeborener liegt zwischen 37 0/7 und 41 6/7 Wochen, darüber hinaus spricht man von Übertragung.

Gewicht, Länge und Kopfumfang Neugeborener sind grundsätzlich unabhängig von den Diagnosen Früh-, Termingeburt und Übertragung zu sehen. Kinder müssen im Mutterleib wachsen, und für jeden Zeitpunkt der Schwangerschaft kennt man Normwerte für das Gewicht, die Länge und den Kopfumfang eines Feten und Neugeborenen. Als normal gelten Maße zwischen der 10. und der 90. Perzentile. Ist das intrauterine Wachstum gestört, kommt das Kind zu leicht (Untergewicht für das Gestationsalter), zu klein (Kleinwuchs für das Gestationsalter) oder mit zu geringem Kopfumfang (Mikrozephalie) zur Welt. Aber auch das Umgekehrte ist möglich (> 90. Perzentile): Übergewicht, Überlänge und Makrozephalie.

4.2.1 Das gesunde Neugeborene

Über 80 Prozent aller Neugeborenen werden reif, mit normalen Körpermaßen und gesund geboren. Trotzdem sind stets folgende Punkte von Bedeutung und zu beachten:

Vitamin K_1-Prophylaxe: Vor allem bei voll gestillten Neugeborenen besteht ein Mangel an Vitamin K. Die routinemäßige Verabreichung von Vitamin K_1 an alle Neugeborenen in den ersten Lebenstagen schützt weitgehend vor der prognostisch außerordentlich ungünstigen Vitamin K Mangelblutung, die nach der 1. Lebenswoche bis etwa zum 6. Lebensmonat auftreten kann und auch das Gehirn betrifft. Eine Störung des intrauterinen Wachstums bedeutet auch Übergewicht, Großwuchs oder einen Kopfumfang über der Norm (Makrozephalie).

Neugeborenenikterus: Eine Gelbsucht beim reifen Neugeborenen ist in der Regel ein Normalbefund, wenn sie erst am 3. Lebenstag auftritt, bestimmte Serumbilirubinwerte nicht überschritten werden und *der Ikterus maximal acht Tage* dauert. Andernfalls sind z.T. schwerwiegende Probleme in Erwägung zu ziehen und abzuklären. Die Ursache des physiologischen Neugeborenenikterus besteht in einer enzymatischen Unreife der Leber, wodurch die Ausscheidungsfähigkeit des Serumbilirubins über die Nieren behindert ist. Zudem ist die Überlebenszeit der Erythrozyten in diesem Alter verkürzt.

Guthrietest: Am 4. Lebenstag (älter als 72 Stunden, jünger als 96 Stunden) wird nach einer Mahlzeit aus kapillärem Fersenblut eine Screening-Untersuchung vorgenommen. Sie gibt Aufschluß über angeborene Stoffwechselstörungen, wie z. B. Phenylketonurie, Galaktosämie, Biotidinasemangel, Hypothyreose, adrenogenitales Syndrom. Durch diätetische oder medikamentöse Maßnahmen kann dann frühzeitig, vor allem fatalen zerebralen Folgen vorgebeugt werden.

Ernährung: Die ideale und physiologische Ernährung ist die Milch der eigenen Mutter. Schon vor der Geburt müssen werdende Eltern in die Vorteile des Stillens eingeführt werden. Etwa 30 Minuten nach der Geburt wird das Neugeborene *erstmals* zum Stillen angelegt. Ab dem 2. Lebenstag wird es nach Bedarf gestillt. Eine Gewichtsabnahme von 6–8 Prozent im Laufe der ersten Lebenswochen ist zwar normal, zu achten ist aber auf Kinder mit erhöhtem Risiko für eine Hypoglykämie oder eine Dehydrataion. Dazu gehören z. B. Frühgeborene der 34. - 37. SSW, Kinder mit einem Geburtsgewicht unter 2500 g und über 4500 g, Neugeborene mit trockener Haut oder vermindertem Turgor (Dysmaturität) und mit Zustand nach Asphyxie. Nur wenige Säuglinge können von der Mutter nicht gestillt werden. Für sie stehen Formelnahrungen zur Verfügung, deren Zusammensetzung durch eine wissenschaftliche Kommission der EU streng geregelt ist.

4.2.2 Das Risikoneugeborene

Risikoneugeborene sind Kinder, deren Lebenssituation bereits im Mutterleib gestört ist. Dazu gehören Kinder mit Fehlbildungen oder Kinder, die wesentlich zu früh oder unter schwierigen Bedingungen geboren werden. Wesentliche Risiken sind ein gestörter Schwangerschaftsverlauf oder eine unbehandelte mütterliche Erkrankung. Hier sollen zwei

Risikogruppen besprochen werden: Sehr kleine Frühgeborene (< 1500 g) und Kinder, deren intrauterines Wachstum gestört ist.

•••• Sehr kleine Frühgeborene (Geburtsgewicht < 1500 g)

1996 sind z.B. in der Schweiz 349 Kinder mit einem Geburtsgewicht zwischen 1000 und 1500 g und 207 Kinder mit einem Geburtsgewicht unter 1000 g zur Welt gekommen. Die Pflege und Versorgung dieser sehr kleinen Frühgeborenen ist mit enormer psychischer Belastung von Eltern, Schwestern und Ärzten verbunden. Die Inzidenz perinatal erworbener Spätschäden ist hoch, der gesundheitspolitische Aufwand außerordentlich. Nur einige wenige Probleme sollen exemplarisch erörtert werden: die *Asphyxie*, das *Atemnotsyndrom* und *Infektionen*.

Asphyxie: Zur Asphyxie führt jeder Zustand, der die Sauerstoffversorgung des kleinen Organismus einschränkt. Eine vorzeitige Plazentalösung, ein mütterlicher Schockzustand, die Unterbrechung des umbilikalen Blutflusses während der Wehentätigkeit, eine Anämie des Feten oder eine gestörte Lungenfunktion des Neugeborenen führen zu Hypoxie, Hyperkapnie und Azidose. Jede Asphyxie kann innerhalb von 20 Minuten letal verlaufen. Vor der Geburt sind folgende Zeichen Ausdruck einer kindlichen Hypoxie: mekoniumhaltiges Fruchtwasser, rezidivierend pathologische Herzfrequenz (normal: 120 – 160/Min), eine pathologische Kardiotokographie, ein pH-Wert < 7,20 bei einer Mikroblutuntersuchung unter der Geburt und ein Nabelarterien-pH < 7,15. Nach der Geburt weisen der Apgar-Wert oder eine neonatale Azidose auf eine Asphyxie hin: Ein Apgar-Wert < 4 nach 1 Minute oder < 6 nach 5 Minuten sowie ein Fersenblut-pH von < 7,20 30 Minuten post partum und unter 7,25 60 Minuten post partum. Zu berücksichtigen ist, daß die Apgarbewertung für sehr kleine Frühgeborene eher von geringer Aussagekraft ist.

Atemnotsyndrom: Tachypnoe (Atemfrequenz > sgv 60/Min.), Zyanose unter Raumluft, Einziehungen des Thoraxskeletts, exspiratorisches Stöhnen und Nasenflügeln sind Zeichen einer behinderten Atmung. Wenn zwei der vorgenannten fünf Befunde innerhalb von 15 bis 30 Minuten vorhanden sind, definiert man dieses als Atemnotsyndrom (Definition der Schweizerischen Neonatologiegruppe). Die häufigste Ursache eines Atemnotsyndroms sind die hyalinen Membranen. Die Lunge jedes Menschen bleibt während der In- und Exspirationsphase nur dann in entfaltetem Zustand, wenn die Alveolen von einer oberflächenaktiven Substanz, *Surfactant*, beschichtet sind. Surfactant besteht im wesentlichen aus Phospholipiden. Die Alveolarzellen vom Typ II beginnen etwa ab der 24. SSW diese Substanz zu produzieren und in die Alveolarlumina zu sezernieren. Aber erst um die 35. SSW wird ausreichend Surfactant gebildet. Fehlt Surfactant, kollabiert das Alveolarsystem und ein suffizienter Gasaustausch ist nicht mehr gewährleistet. Andere Ursachen eines Atemnotsyndroms sind: Mekoniumaspiration, Pneumonie, Pneumothorax und eine sog. feuchte Lunge. Darunter versteht man ein Atemnotsysndrom bedingt durch einen erhöhten Flüssigkeitsgehalt in den Lungen. Diese Störung dauert in der Regel nicht länger als 24 bis 48 Stunden und ist bei Kaiserschnittneugeborenen häufig. Zur Behandlung des Atemnotsyndroms sind gegenwärtig sehr differenzierte Möglichkeiten mit Erfolg realisierbar.

Im Vordergrund der Komplikationen eines Atemnotsyndroms stehen Hirnblutungen, vor allem bei unreifen Frühgeborenen mit einem Gestationsalter < 28. SSW und einem Geburtsgewicht < 1000 g. Im Rahmen der neonatologischen Intensivmedizin überleben immer mehr dieser Kinder, so daß sich die Grenze für ein Überleben außerhalb des Mutterleibes bis zur 23. SSW nach unten verschoben hat. Leider werden die Ergebnisse maximaler neonatologischer Intensivtherapie mit einer hohen Zahl neurologisch geschädigter Kinder erkauft. Die neurologischen Defektheilungen werden in erster Linie durch zwei Erkrankungen verursacht, die intrakranielle Blutung sowie die perventrikuläre Leukomalazie. Beide Erkrankungen lassen sich nicht scharf voneinander abgrenzen und treten häufig gemeinsam auf.

Die Blutung entsteht in der germinalen Matrixzone, diese liegt ventrolateral der Seitenventrikel und dient zwischen der 10. und 20. Gestationswoche der Bildung von Neuroblasten. Zwischen der 23. und 32. Woche bildet sich dieses Keimlager zurück, zu einer vollständigen Involution kommt es bis zur 36. SSW. Blutungen der Frühgeborenen werden nach sonografischen Kriterien in vier Schweregrade eingeteilt. Sie treten in 90% bereits in den ersten 72 Lebensstunden auf. Die periventrikuläre Leukomalazie beschrieb erstmals Virchow 1867. Sie ist das Bild der hypoxisch-ischämischen Enzephalopathie beim Frühgeborenen und entspricht einer neuronalen Nekrose der weißen Substanz. Eine kleine Hirnblutung beinhaltet in vielen Fällen eine sehr gute Langzeitprognose. Das Schicksal der Kinder mit periventrikulärer und besonders subkortikaler Leukomalazie kann dagegen von schwerwiegenden neurologischen Ausfällen bestimmt sein.

Neugeboreneninfektionen: Im Mutterleib können Keime das Kind hämatogen oder aufsteigend durch die Scheide erreichen. Bakterielle Infektionen des Feten verlaufen tödlich oder führen zur Frühgeburt. Intrauterine Infektionen durch Viren oder Einzeller nehmen einen schleichenden Verlauf, sie beeinträchtigen das intrauterine Wachstum und können zu Mißbildungen führen. Häufigste Erreger der Neugeborenensepsis in den ersten Lebenstagen beim kleinen Frühgeborenen sind Streptokokken B. 20–30% aller Schwangeren sind vaginal oder rektal mit Streptokokken der Gruppe B kolonisiert; infiziert sind allerdings nur *ein* % der Neugeborenen. Frühgeborene sind davon besonders betroffen. Eine vertikale Transmission von Streptokokken B während den Wehen oder der Entbindung kann zu einer lebensbedrohlichen Sepsis, Pneumonie oder Meningitis führen.

Behandlung eines sehr kleinen Frühgeborenen: Grundsätzlich gestaltet sich die Behandlung außerordentlich vielschichtig. Therapeutische Maßnahmen beziehen immer die Mutter, die Familie und das Kind mit ein. Die ärztliche Führung der Schwangerschaft kann und muß eine Frühgeburt, das zentrale Problem der Neonatologie, graduell verhindern. Risikoschwangerschaften müssen von erfahrenen Gynäkologen betreut werden. Erkrankungen der Mutter, wie z.B. Diabetes mellitus, Mehrlingsschwangerschaften, soziale Probleme aller Art induzieren die zu frühe Geburt. Durch eine medikamentöse Wehenhemmung, Tokolyse, läßt sich die Schwangerschaft über einen gewissen Zeitraum verlängern. Zumindest bleibt so in Notfällen häufig Zeit, die Schwangere einem perinatologischen Zentrum zuzuführen. Die Verabreichung von Kortikoiden 24 Stunden vor der Entbindung wirkt sich außerordentlich günstig auf die fetale Lungenreifung aus. Die Entbindung sehr kleiner Frühgeborener durch einen erfahrenen Neonatologen im Operations- oder Gebärsaal ist dann gewährleistet. Hier können diesen Kindern speziell ausgebildete Ärzte und nicht zuletzt erfahrene Schwestern zur Seite stehen. Nur so war es in den letzten Jahren möglich, insbesondere die zerebrale Prognose dieser Kinder zu verbessern.

•••• Gestörtes intrauterines Wachstum

Symmetrische Wachstumsretardierung: Kopfumfang, Körpergewicht, Körperlänge des Neugeborenen liegen unter der 10. Perzentile. Der Beginn einer symmetrischen Wachstumsretardierung liegt meist in der 28. SSW, Fehlbildungen sind gehäuft, ein Aufholwachstum findet selten statt.

Asymmetrische Wachstumsretardierung: Hier ist der Kopfumfang normal, die Kinder sind untergewichtig, die Körperlänge ist zunächst nicht betroffen. Diagnose der Wachstumsverzögerung meist erst im 3. Trimenon, Fehlbildungen sind selten und ein Aufholwachstum ist postpartal häufig gegeben.

Ist das Kind lediglich zu leicht für sein Gestationsalter, sind Körperlänge und Kopfumfang aber normal, ist dafür die häufigste Ursache ein Nikotinabusus oder eine Präeklampsie der Mutter. Wachstumsretardierte Kinder neigen nach der Geburt zur Unterzuckerung und zu Temperaturregulationsstörungen. Entsprechende Vorsichtsmaßnahmen sind in den ersten Lebenstagen zu treffen. Zudem finden sich häufiger perinatale Komplikationen wie Asphyxie, Mekoniumaspiration oder Polyzytämie.

Die *Prognose* wachstumsretardierter Neugeborener: Asymmetrisch wachstumsretardierte Kinder haben bessere Chancen als solche mit symmetrischer. Bei symmetrischer Wachstumsretardierung (Kombination von Untergewicht, Kleinwuchs und Mikrozephalie für das Gestationsalter) liegen häufig chromosomale Störungen, Infektionen (Röteln, Zytomegalie, Herpes, HIV u.a.), nutritive (Alkohol, auch Nikotin) oder Drogen zugrunde. Untergewichtige Neugeborene mit normalem Kopfumfang erreichen während den ersten Lebensmonaten oft eine normale Körpergröße.

Übergewicht für das Gestationsalter: Nicht oder unzureichend behandelte Diabetikerinnen gebären übergewichtige Kinder mit einem Geburtsgewicht >90 Perzentile. Diabetische Gefäßveränderungen und Stoffwechselentgleisungen der Schwangeren, Harnwegsinfektionen und Eklampsien gefährden den Feten und Neugeborenen. Das Übergewicht dieser Kinder wird auf einen fetalen Hyperinsulinismus zurückgeführt. Durch die Übergröße kommt es immer wieder zu Verletzungen des Kindes beim Durchtritt durch den Geburtskanal (z.B.: Plexusparesen, Schlüsselbeinfrakturen). Zudem sind sie in den ersten Lebenstagen einem erhöhtem Hypoglykämie-Risiko ausgesetzt. Bekannt ist auch eine höhere Inzidenz von Atemnotsyndromen, meist vorübergehender Kardiomyopathien, sowie einer erhöhten Anzahl kongenitaler Fehlbildungen. Je schlechter eine Diabetikerin vor und während der Schwangerschaft betreut wird, um so mehr gerät das Kind in Bedrängnis. Gerade die Betreuung einer schwangeren Diabetikerin demonstriert ganz augenscheinlich die Bedeutung einer guten Zusammenarbeit zwischen Geburtshelfer und Neonatologen.

4.3 Physiotherapie in der Neonatologie

S. Hetzenegger, U. Röslmair

Einleitung

Die besondere Situation der Frühgeborenen und ihrer Eltern auf der neonatologischen Intensivstation (Abb. 4.**2**) erfordert eine einfühlsame Therapie mit besonderem Augenmerk auf die Elternarbeit. Die Eltern fühlen sich in einer für sie bedrohlich wirkenden technischen Umgebung oft hilflos und durch den versierten Umgang des Fachpersonals mit ihrem Kind schnell inkompetent. Darüber hinaus müssen sie gleichzeitig noch das plötzliche und frühzeitige Ende der Schwangerschaft verarbeiten, was häufig mit Schuldgefühlen und Ängsten verbunden ist. Das Frühgeborene optimal zu fördern, heißt auch, die Eltern in ihrer Kompetenz zu stärken. Die Gesamtsituation des Neugeborenen und der Eltern muß erfaßt und in die Therapie miteinbezogen werden.

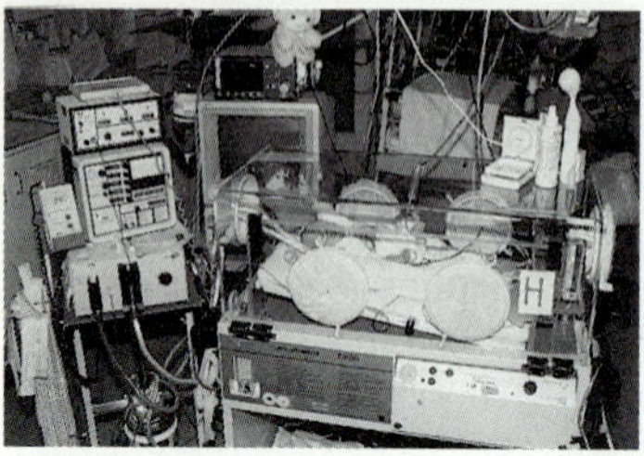

Abb. 4.2 Umgebung eines Frühgeborenen auf der neonatologischen Intensivstation

Auf der neonatologischen Intensivstation werden Frühgeborene (ca. ab der 24. Schwangerschaftswoche) bis zum reif geborenen Säugling sowie Kinder mit angeborenen Fehlbildungen oder Kontrakturen behandelt. Häufig treten somatische Komplikationen (z. B. Atemnotsyndrom, Bronchopulmonale Dysplasie (BPD), etc.) auf. Einige der Kinder müssen intubiert und beatmet werden.

•••• Therapeutisch relevante Symptomatik

- *Atmungsprobleme:* Aufgrund der bei vielen Frühgeborenen noch unreifen Lunge und der notwendigen langandauernden Beatmung kommt es zur Bronchopulmonalen Dysplasie, Atelektasen, etc.
- *Muskuläre Hypotonie*
- *Adaptationsprobleme:* Die Frühgeborenen haben Schwierigkeiten bei der Umstellung vom Uterus zum Inkubator. Ihnen fehlt beispielsweise die Begrenzung von außen, und sie sind plötzlich der Schwerkraft ausgesetzt.
- *Hyperexzitabilität:* Diese Reizempfindlichkeit ergibt sich aus dem noch sehr unreifen Nervensystem des Frühgeborenen.
- *Durch die Intensivmedizin ausgelöste negative Erfahrungen:* Dazu gehören Schmerzen, ein ständiger Geräuschpegel, helles Licht, unangepaßt taktile Reize etc.

Einen genauen Aufschluß über die therapeutisch relevante Symptomatik des einzelnen Kindes gibt der individuelle physiotherapeutische Befund.

•••• Therapieziel

Das Ziel der Therapie ist es, die Anpassung des Kindes an das extrauterine Leben zu unterstützen und zu erleichtern sowie die Chancen für eine optimale sensomotorische und psychoemotionale Entwicklung des Kindes zu verbessern.

Behandlungsprinzipien

Vor der Behandlung

- *Informationen über den aktuellen Krankheitszustand des Kindes einholen:* z.B. neue diagnostische Ergebnisse, Befinden des Kindes etc.
- *Mit anderen Therapeuten absprechen:* Die Physiotherapeuten arbeiten eng mit dem Team der Neonatologie zusammen. Die Therapie wird nach Möglichkeit mit anderen Maßnahmen der Schwestern und Ärzte koordiniert, um das Frühgeborene in seinen Ruhephasen nicht unnötig zu stören.
- *Ruhephasen beachten:* Manchmal ist Ruhe wichtiger als Physiotherapie, dies muß in der jeweiligen Situation individuell für das Kind entschieden werden.
- *Kind beobachten:* Um die Therapie jedesmal richtig auf das Kind einstellen zu können, ist es wichtig, den Zustand des Kindes direkt davor zu kennen. Beobachtet wird, ob es wach ist oder schläft, ob es ruhig, zufrieden oder angespannt ist, die Atmung, das Hautkolorit etc.
- *Auf die Therapie einstellen:* Der Therapeut muß sich innerlich auf die Therapie einstellen und gegebenenfalls zur Ruhe kommen bevor er beginnt.

Während der Behandlung

- *Ruhige Ausgangssituation schaffen:* Die Therapie muß aus einer ruhigen Ausgangssituation erfolgen, wenn nötig muß hierzu erst die motorische Ruhe beim Kind hergestellt werden.
- *Handkontakt planen:* Die theoretische Handlungsvorplanung der Therapie ist besonders wichtig. Der Handkontakt am Kind muß gleich „sitzen“, denn jeder Wechsel der Hände bedeutet für das Kind eine Irritation.
- *Reizdosierung überlegen:* Die Reize, denen das Kind ausgesetzt wird, müssen genau dosiert sein, um Irritationen zu vermeiden. Anfangs sollen nicht mehrere Reize gleichzeitig gesetzt werden.
- *Dem Kind Zeit geben:* Das Kind braucht Zeit, um sich auf die therapeutischen Maßnahmen einzustellen. Zwischen den Maßnahmen sollten individuelle Pausen eingelegt werden.
- *Reaktion des Kindes beobachten:* Um den nächsten Behandlungsschritt individuell an das Kind anpassen zu können, muß die Reaktion des Kindes immer genau beobachtet werden. Therapie ist Dialog!
- *Deutliches Anfassen:* Um Irritationen zu vermeiden, sollten alle Griffe dem Kind deutliche Informationen geben.

- *Tempo anpassen:* Das Tempo der Bewegungen und der verschiedenen Manipulationen sollte den Reaktionsmöglichkeiten des Kindes angepaßt werden. Generell sollte langsam gearbeitet werden.
- *Wohlbefinden erleben lassen:* Das Kind sollte Wohlbefinden erleben und erfahren können, damit seinen negativen Erfahrungen positive entgegengesetzt werden.

Elternanleitung

- Den Eltern werden die Prinzipien der Therapie erklärt, und sie dürfen bei der Behandlung zusehen.
- Die Eltern sollten nie kritisiert werden. Vielmehr sollte man sie in ihrem Umgang mit dem Kind positiv verstärken und ihren natürlichen Umgang mit dem Kind fördern.
- Den Eltern Kompetenz geben.
- Die Eltern sollten dazu motiviert werden, möglichst oft bei ihrem Kind zu sein.

•••• Behandlungsgesichtspunkte

- *Motorische Ruhe herstellen:* Die motorische Ruhe kann hergestellt werden, indem physiologische Körperhaltungen vermittelt werden, die eine Ausgangsbasis für innere Ruhe und Aufmerksamkeit schaffen.
- *Physiologische Muskelspannung aufbauen.*
- *Toleranz für Außenreize verbessern:* Hierzu eignen sich Maßnahmen zur Körperwahrnehmung, wie Berührungen durch den Therapeuten oder sich selbst und Bewegungen.
- *Pneumonieprophylaxe, Atemfunktion verbessern:*
  - Gleichmäßige Belüftung fördern,
  - Sekretmobilisation,
  - Sekrettransport,
  - Eigenatmung aktivieren, Atemvertiefung, Frequenzsenkung, evtl. von der maschinellen Beatmung entwöhnen,
  - Atemarbeit erleichtern.
- *Orofaziale Funktionen verbessern:* Hierbei geht es um den Abbau vorhandener Überempfindlichkeiten und die Stimulation des Saugens. In der Regel werden diese Maßnahmen in Kooperation mit einer Logopädin durchgeführt. Eine Zusatzausbildung nach Castillo Morales ist empfehlenswert.

- *Haltungsasymmetrien vorbeugen und behandeln:* Die Haltungsasymmetrien betreffen vorwiegend die Kopfhaltung und weiterlaufend die des Rumpfes. Sie entstehen häufig durch einseitiges Herangehen an das Kind.
- *Sensomotorische Entwicklung fördern.*
- *Eltern anleiten.*

•••• Therapeutische Vorgehensweise

Die Grundlage der Therapie bildet das Bobath-Konzept. Es prägt die Vorgehensweise in allen Bereichen der therapeutischen Maßnahmen in der Neonatologie. So beginnt die Therapie immer mit den folgenden Punkten:

Beobachten

- *Aktivitätszustand des Kindes:*
  - Ist das Kind wach, schläft es, sind die Augen geöffnet?
  - Ist es ruhig, zufrieden, zappelig oder erregt?
  - Wie reagiert es auf Außenreize (plötzlich einfallendes Licht, Geräusche)?
- *Apparate:*
  - Ist das Kind intubiert?
  - Ist es voll beatmet oder am CPAP?
  - Liegen Infusionen?
  - Welche Ausgangswerte zeigen die Monitore vor der Therapie?
  - Gibt es externe Ableitungen, die vor der Therapie abgeklemmt werden müssen (häufig bei Kindern mit Hydrozephalus)?

Kontaktaufnahme

- *Reize nacheinander setzen:*
  1. Eingriff des Inkubators öffnen (akustischer Reiz),
  2. ansprechen,
  3. anfassen.

•••• Maßnahmen

Motorische Ruhe herstellen

Positionen, in denen motorische Ruhe möglich wird, sind als Ausgangsstellungen für die Therapie und als Lagerungen für die Zeiten des Alleinseins sinnvoll. Besonders wichtig sind sie für kleine Frühgeborene, die noch wenig eigene Haltungskontrolle besitzen. Das Herstellen der motorischen Ruhe ist sowohl zu Beginn der Therapie als auch zwischen den einzelnen Therapieschritten sinnvoll.

Gute und stabile Körperhaltungen erreicht man durch „Begrenzen" des Kindes, z. B. durch Kontakt am Scheitelpunkt des Kopfes und an den Fußsohlen mit den Händen des Therapeuten oder mit Hilfe von Lagerungsmaterial. Bei etwas größeren Kindern unterstützt der Blickkontakt das Finden der motorischen Ruhe.

- *Beispiele:*
  Rückenlage („Nest") (Abb. 4.**3**): Der Rumpf liegt flach auf, die Extremitäten werden der Körpermitte angenähert, dabei den Kopf in relativer Mittellage stützen (ca. 30° Rotation beidseits zulassen). Die Lagerung kann mit Hilfe einer Stoffwindel, einer Handtuchrolle oder eines speziellen Lagerungskissens gehalten werden. Ideal ist es, das Fell, auf dem das Kind liegt, von außen her einzurollen.
  45° Seitenlage rechts oder links (Abb. 4.**4**): Die Seitlage bedeutet eine wichtige Zwischenposition. Am Rücken liegt eine dicke Rolle als Stütze, evtl. eine zweite vor dem Bauch. Bei größeren Säuglingen wird das oben liegende Bein eventuell unterlagert. Die Arme werden entweder beide nach ventral oder der obenliegende Arm wird nach dorsal (z. B. auf der Rückenrolle) abgelegt.
  Bauchlage (Abb. 4.**5**): Zu beachten ist, daß bei sehr hypotonen oder relaxierten Säuglingen die Gefahr einer Außenrotationsstellung der Hüftgelenke und einer Eversionsfehlstellung der Füße besteht.
  Beides läßt sich z. B. mit den folgenden Möglichkeiten vermeiden:
  a) Es können weiche Röllchen distal um die Unterschenkel gelegt und die Hüftgelenke durch Unterlegung des Beckens leicht flektiert werden. Der gesichtsseitige Arm wird nach kranial gelegt, der hinterhauptseitige Arm ebenfalls oder neben den Körper.

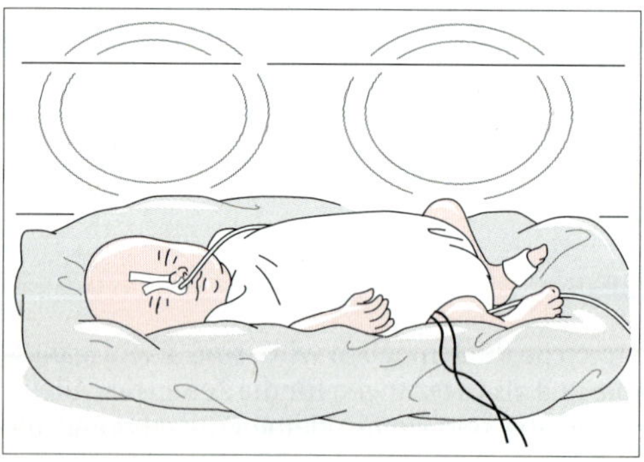

Abb. 4.**3** Das Frühgeborene in seinem „Nest"

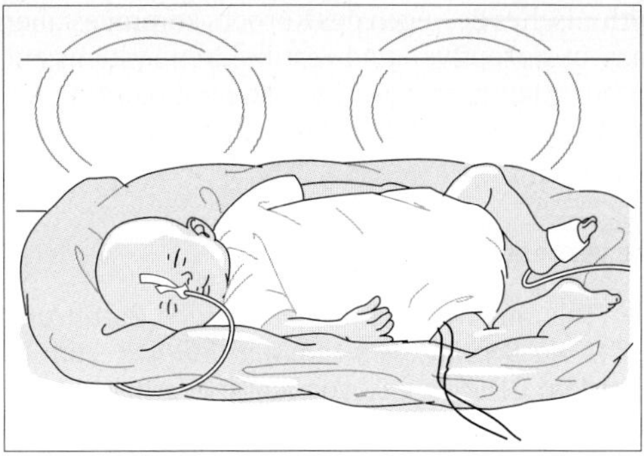

Abb. 4.**4** Ein Beispiel für die Seitenlage

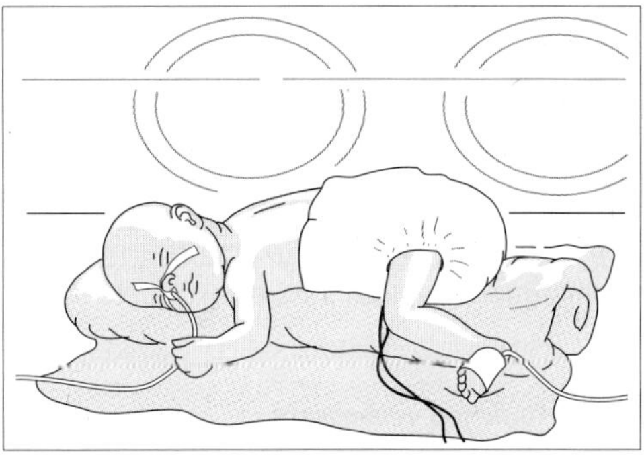

Abb. 4.**5** Bauchlage mit Erhöhung von Rumpf und Kopf

b) Kopf und Rumpf liegen erhöht, z. B. auf einem Polster aus gefalteten Windeln. Jedoch nur in Hüftbreite unterlagern, damit die Extremitäten mehr in physiologischer Beugestellung liegen.

Physiologische Muskelspannung aufbauen

Die Voraussetzungen für eine physiologische Muskelspannung werden durch physiologische Körperhaltungen geschaffen. Überdehnungen bestimmter Muskelgruppen (z. B. der Hüftgelenksadduktoren) sollten vermieden werden.

Impulse sollten von distal erfolgen. Leichter intermittierender Druck an der Fußsohle führt beispielsweise zur Extensionsaktivität in Knie- und Hüftgelenk. Intensivere Stimulation erreicht man durch zusätzliche Vibration. Um die Stütz- und Greiffunktion der Hände zu fördern, gibt man den Händen eine Möglichkeit zum Abdrücken (Einstemmen in die Unterlage) oder Festhalten (z. B. an einem Finger).

Durch langsames, unrhythmisches Bewegen des Körpers kommt es über Anregung des sensiblen, propriozeptiven und vestibulären Systems zur Aktivierung der Muskulatur. Man kann das Kind dazu auf den Händen halten oder mit Hilfe der Unterlage (Fell, Windel, Schutzkittel etc.) bewegen.

Toleranz für Außenreize verbessern

Für die Verbesserung der Toleranz der Außenreize werden Berührung und Bewegung eingesetzt. Die *Berührungen* müssen deutlich sein. Es sollte daher eher mit leichtem Druck als zu vorsichtig gearbeitet werden, da das Kind dadurch klare Informationen erhält und es nicht so leicht zu Irritationen führt. Der *Handkontakt* darf nicht zu schnell gewechselt werden, da das Kind Zeit braucht, sich auf Neues einzustellen. Auch dürfen nicht beide Hände gleichzeitig gewechselt werden, sonst fühlt sich das Kind schnell „verloren".

Während der *Bewegungen* muß dem Kind sicherer Halt gegeben werden. Insgesamt sollte in langsamem Tempo in verschiedene Richtungen bewegt werden, z. B. in Rückenlage mit dem Becken beginnen, dann den gesamten Körper in Richtung Seitlage bewegen. Dazwischen werden kleine Pausen eingelegt, um zu beobachten und zu beurteilen, ob das Kind die neue Körperhaltung akzeptiert und selbst übernehmen kann.

Pneumonieprophylaxe, Atemfunktion verbessern

- Für jede Atemtherapie ist die ruhige *Ausgangsstellung* Voraussetzung. Am besten beginnt man in der Ausgangsstellung, in der sich das Kind gerade befindet. Da die Früh- und Neugeborenen fast ausschließlich mit dem Zwerchfell atmen (die Rippen stehen noch zu horizontal), muß für die abdominale Atembewegungsrichtung Raum geschaffen werden. Beispielsweise kann man in der Bauchlage jeweils eine Windel quer unter Brustkorb und Hüftgelenke legen. Bei *erschwerter Atmung* muß beachtet werden, daß der Brustkorb in Inspirationsstellung gelagert werden sollte. Z. B. in der Rückenlage eine flache Windel quer unter den Brustkorb legen. Bei Atelektasen wird das Kind so seitlich gelagert, daß die betroffene Seite überwiegend oben liegt, der entsprechende Arm wird kranialwärts unterlagert.
- *Sekretmobilisation:* Vorhandenes Sekret kann durch Vibrationen, die von den Händen oder Fingerkuppen ausgelöst werden, und durch Dehnzüge des Armes oder des Beckens gelöst werden. Diese beiden Techniken lassen sich auch gut kombinieren. Auch die Aktivierung der Eigenatmung (s. u.) kann zur Sekretmobilisation beitragen. Bei

sehr zähem Sekret sollte vorher zur besseren Verflüssigung inhaliert werden.

- *Sekrettransport:* Mit Hilfe von wechselnden Lagerungen, die durch die Beeinflussung der Schwerkraft eine Atemvertiefung bewirken, kommt es zu Bronchialkaliberschwankungen und damit zum Sekrettransport.
- *Eigenatmung aktivieren:* Durch Atemvertiefung und Frequenzsenkung wird die Eigenatmung des Kindes aktiviert. Hierzu bietet sich das Handkontaktatmen (mit der Hand die Bewegungen des Thorax mitgehen) an. Bei größeren Patienten kann man dabei leichten Druck in die Exspiration geben. Auch Dehnzüge vom Becken nach kaudal oder einseitig von den Armen nach kranial (Abb. 4.**6**) sowie die Drehdehnlage vom Becken bewirken eine Extension der Wirbelsäule. Eine weitere Möglichkeit ist die gehaltene Überstreckung der Brustwirbelsäule in Rückenlage. Einige der Maßnahmen lassen sich auch gut kombinieren. Beim Ausstreichen der Interkostalräume sollte vorsichtig vorgegangen werden, da dies zu Irritationen führen kann.

Orofaziale Funktionen verbessern (Castillo Morales)

Der Mundbereich des Kindes wird durch Berührung mit dem Finger des Therapeuten oder mit der eigenen Hand desensibilisiert. Es darf dabei nur so weit gegangen werden wie es das Kind gut toleriert, es darf kein Würgen auftreten. Zwischendrin müssen immer wieder Pausen gemacht werden, um die Reaktion des Kindes abzuwarten.

Die Stimulation des Saugens sollte nur von erfahrenen Therapeuten durchgeführt werden. Dem Kind kann zum Saugen der eigene Finger, die eigene Hand oder ein Schnuller in entsprechender Größe angeboten

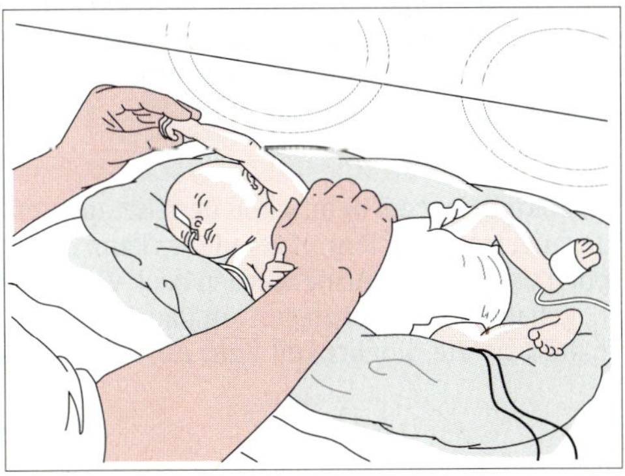

Abb. 4.**6** Atemtherapie: Handkontaktatmen in Seitenlage

werden. Die Stimulation des Saugens findet idealerweise direkt vor dem Trinken statt, auch während des Sondierens sollte das Frühgeborene gleichzeitig Saugerfahrung machen können.

Haltungsasymmetrien vorbeugen und behandeln

Durch gleichmäßiges und häufiges Umlagern des Kindes und Ansprechen von allen Seiten können Asymmetrien vermieden werden. Wenn es bereits zu Haltungsasymmetrien gekommen ist, kann die Vorzugshaltung durch vermehrtes Lagern auf der unbeliebten Seite beeinflußt werden (evtl. kleines Sandsäckchen zur Unterstützung verwenden). Die Rückenlage sollte weitgehend vermieden werden, muß sie doch eingenommen werden, kann man den Bewegungsspielraum des Kopfes eingrenzen. Lichteinfall, Stimmen und Manipulationen sollten von der weniger beliebten Seite her erfolgen. Alle mitbetreuenden Personen müssen darauf aufmerksam gemacht und zur Mitarbeit angehalten werden. Besonders die Eltern sollten miteinbezogen werden.

Sensomotorische Entwicklung fördern

Bei den etwas größeren Frühgeborenen tritt die Förderung der sensomotorischen Entwicklung in den Vordergrund. Meist liegen die Kinder dann schon im Wärmebett und dürfen für die Therapie herausgenommen werden. Das Kind wird jedoch für die Therapie noch nicht ausgezogen, da die Kleidung auch Stabilität vermittelt.

- *Haltungskontrolle verbessern:* Die Haltungskontrolle kann verbessert werden, indem man den Kindern hilft, sich in den verschiedenen Positionen (Rücken-, Bauch- und Seitlage) an die Unterlage anzupassen. Dem Alter und Entwicklungsstand des Kindes entsprechend werden stabile Ausgangsstellungen vorgegeben, z. B. im Lagerungskissen oder auf dem Schoß des Therapeuten. Beide Unterlagen bieten dem Kind eine große Unterstützungsfläche mit viel Sicherheit. Später wird dann langsam die Schwierigkeit der Ausgangsstellung erhöht, indem die Unterstützungsfläche verkleinert wird.

Beispiele:

- *Rückenlage* (Abb. 4.7): Das Kind liegt auf dem Schoß des Therapeuten, der Kopf ist in der Mitte eingestellt, der Rumpf gerade (es kann Druck auf dem Sternum gegeben werden), die Arme werden nach vorne genommen und dort evtl. gehalten. Die Füße liegen am Bauch des Therapeuten, dadurch erhalten sie die Möglichkeit zum Abstützen und Einstemmen.

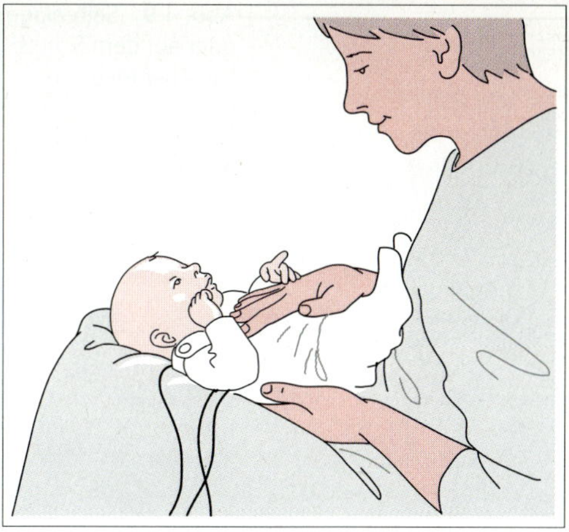

Abb. 4.**7** Rückenlage auf dem Schoß: Die rechte Therapeutenhand übt leichten Druck nach kaudal-medial aus, die linke Hand übt leichten extensorischen Zug nach kaudal aus.

- *Seitlage* (Abb. 4.**8** und 4.**9**): Das Kind liegt auf dem Schoß zwischen den Oberschenkeln, untenliegender Arm und Schulter werden nach vorne oder oben genommen. Der Therapeut gibt Halt durch leichten Druck der Hand am Sternum.
- *Bauchlage*: Das Kind liegt quer über die Beine des Therapeuten, so daß der Bauch für die Atmung frei bleibt. Möglich ist auch die vertikale Lage am Brustkorb des Therapeuten. In beiden Fällen werden die Hände des Kindes nach vorne gelegt.

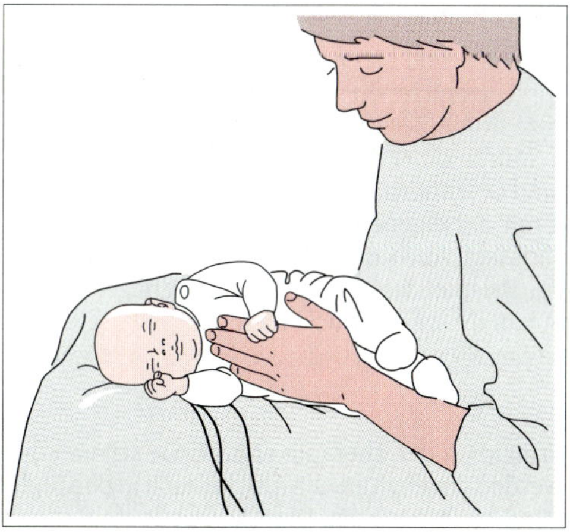

Abb. 4.**8** Seitenlage längs auf dem Schoß: Die Hände des Therapeuten liegen zur Unterstützung der Haltung am Rumpf.

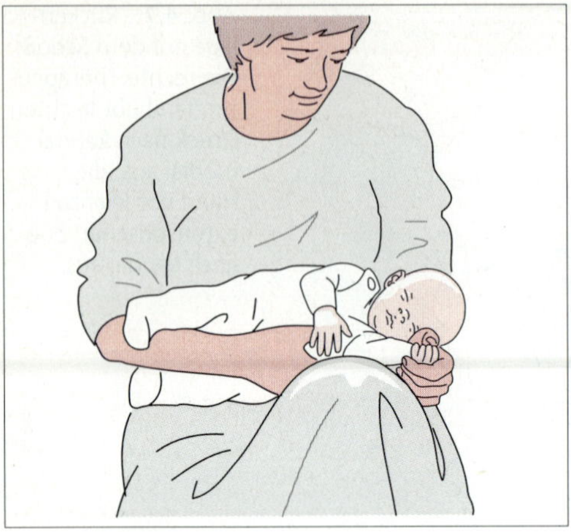

Abb. 4.**9** Seitenlage quer auf dem Schoß: Der Therapeut gibt mit seinem Körper soviel Unterstützung wie nötig.

- *Toleranz für Bewegtwerden verbessern:* In einer der oben beschriebenen Ausgangsstellungen wird das Kind in angepaßtem, langsamem Tempo in ungleichmäßigem Rhythmus bewegt. Dies ist auf dem Schoß, auf dem Arm, am Brustkorb und mit einem Tuch oder Kissen denkbar.
- *Gewichtsverlagerung:* Mit der Gewichtsverlagerung aus einer Position lernt das Kind die beginnende Differenzierung zwischen stabiler und dynamischer Körperseite kennen. Die Voraussetzung ist wieder eine sichere Ausgangsstellung, aus der heraus mit Bewegungen geringen Ausmaßes die Auflagefläche verändert wird.
- *Mit äußeren Reizen umgehen und sie verarbeiten:* Der Blickkontakt wird aufgenommen und versucht die Aufmerksamkeitsspanne zu verlängern. Taktile Reize durch Berührung, Streichen, Massage oder Druck (zum besseren Spüren einer Körperregion) kommen zur Anwendung. Erfahrung und Orientierung am eigenen Körper lernen die Kinder durch Kontakt mit der eigenen Hand (z.B.: Hand-Hand-Kontakt, Hand-Gesicht-Kontakt). Auch das Auseinandersetzen mit der Umgebung ist wichtig. Beispielsweise kann die Unterlage ertastet werden, um sich dann von ihr wegzudrücken etc.

Elternanleitung

Den Eltern werden die Prinzipien der Therapie erklärt. Sie schauen bei der Behandlung zu und werden angehalten, die Inhalte auch in den täglichen Umgang mit dem Kind zu integrieren. Der Therapeut steht ihnen jederzeit für Fragen zur Verfügung. Vielen Eltern kann geholfen werden, wenn man mit ihnen darüber spricht, wie die Berührung des Kindes gestaltet werden kann und wie man dem Kind Begrenzung geben kann. Die Eltern können lernen, die Desensibilisierung im Mundbereich durchzuführen und ihr Kind am Finger saugen lassen. Insgesamt sollten sie dazu angehalten werden, sich mit ihrem Kind viel Zeit zu lassen. Die Eltern müssen immer wieder in ihrem Umgang mit dem Kind positiv bestärkt werden.

5 Neuropädiatrie

5.1 Zentrale Paresen

5.1.1 Entzündliche Erkrankungen des Nervensystems

D. Wenzel, U. Heininger

•••• Allgemeines

Entzündliche Erkrankungen des Nervensystems treten in den einzelnen Lebensabschnitten mit unterschiedlichem Erregerspektrum, Symptomatik und Häufigkeit auf. Aufgrund dieser Besonderheiten ist eine Unterscheidung in „prä- und perinatale Infektionen“ und „Infektionen im Säuglings- und Kindesalter“ sinnvoll.

Ätiologie: Entzündliche Krankheitsprozesse des Nervensystems entstehen entweder durch eindringende Mirkoorganismen (Bakterien, Viren, Pilze u.a) oder durch immunologische Vorgänge im Zusammenhang mit Infektionen (para- oder postinfektios). Es können isoliert oder in Kombination Gehirnhäute, Gehirn, Rückenmark und periphere Nerven beteiligt sein.

Symptome: Allgemeinsymptome, die in unterschiedlicher Häufigkeit angetroffen werden, sind Fieber, Kopfschmerzen, Nackensteifigkeit (Meningismus) mit Opisthotonus, Brudzinski- und Kernig-Zeichen, Übelkeit und Erbrechen, Somnolenz bis hin zur Bewußtlosigkeit sowie fokale oder generalisierte Krampfanfälle. Neurologische Ausfälle zeigen bei bestimmten Erregern (z.B. Herpes-Enzephalitis) charakteristische Krankheitszeichen.

Diagnostik: Zur Abklärung und Differentialdiagnostik entzündlicher Prozesse des Nervensystems ist neben dem eingehenden körperlichen Untersuchungsbefund der Einsatz labortechnischer und bildgebender Verfahren notwendig. Tab. 5.**1** stellt die wichtigsten zur Verfügung stehenden Methoden zusammenfassend dar.

Tabelle 5.1 Untersuchungsverfahren zur Abklärung von Entzündungen des Nervensystems

Untersuchungsverfahren	Nachweis
Blutbild BSG C-reaktives Protein	Entzündungszeichen im Blut
Lumbalpunktion	Antikörper Erreger und/oder Antigene Status (Zellzahl, Eiweiß, Zucker)
Bakteriologie, Virologie	Erreger und/oder Antigene im Blut und Liquor
EEG (Elektroenzephalogramm)	Krampfaktivität Herdbefunde Allgemeinveränderungen
ZNS-Ultraschall (Säuglingsalter) Computertomographie Kernspintomographie	Lokalisation der Entzündung

•••• Prä- und perinatale Infektionen

Infektionen schwangerer Frauen stellen eine Gefahr für das ungeborene Kind dar. Bestimmte Erreger, meist Viren, können die sogenannte Plazentarschranke überwinden, in den ungeschützten kindlichen Kreislauf eindringen und dort zum Teil sehr schwere, oftmals charakteristische Mißbildungen hervorrufen.

Je nach Erreger sind ein oder mehrere Organsysteme des Kindes betroffen, meistens unter Einbeziehung des ZNS (Zentralnervensystems). Mitentscheidend für das Ausmaß der Schädigung ist der Infektionszeitpunkt, da für die einzelnen Organe unterschiedliche „sensible Phasen" (Zeiten der besonders intensiven Entwicklung des jeweiligen Organs) bestehen.

Toxoplasmose

Erreger und Symptome: Das Protozoon Toxoplasma gondii ist der Erreger der Toxoplasmose. Bei Erstinfektion der Schwangeren (Quellen: v.a. Katzenkot, rohes Fleisch), insbesondere in der zweiten Schwangerschaftshälfte, kann es zum Übertritt des Erregers auf den Fetus kommen. Auf ungefähr 10.000 Geburten kommt ein toxoplasmosegeschädigtes Kind. Die Mehrheit dieser Kinder ist subklinisch infiziert und fällt erst im

Laufe der frühkindlichen Entwicklung durch Retardierung und Anfallsleiden auf.

Besonders massive Infektionen führen dagegen zu Tot- oder Frühgeburten mit bereits bei Geburt erkennbarer ausgeprägter Schädigung des Kindes: Enzephalitis, intrazerebrale Verkalkungen, die mit Hydrozephalus-Entwicklung, Anfallsleiden und Paresen einhergehen können. Charakteristisch sind weiterhin Leberschädigung (Hepatitis), Herzschädigung (Myokarditis) und Augenbeteiligung (Chorioretinitis) sowie als Folge der Enzephalitis eine Verzögerung der geistigen und statomotorischen Entwicklung.

Diagnostik: Antikörperbestimmung im mütterlichen und kindlichen Blut (IgG und IgM); Direktnachweis der Toxoplasmen im kindlichen Organismus, v. a. im Liquor.

Therapie: Bei Nachweis der frischen Infektion während der Schwangerschaft kann durch medikamentöse Behandlung der Schwangeren die Infektion des Kindes verhindert oder abgeschwächt werden. Ist das Neugeborene infiziert, muß durch medikamentöse Behandlung versucht werden, den Schaden zu begrenzen. Auftretende Krampfanfälle werden symptomatisch therapiert. Bei schweren Infektionen resultieren dennoch früher Tod oder ausgeprägte Schädigung des Kindes.

Röteln

Erreger und Symptome: Das Rubella-Virus ist Erreger der Röteln. Erkrankt eine Schwangere an Röteln, so kann die Übertragung der Viren auf den kindlichen Organismus zu schwerwiegenden Schädigungen führen. Entscheidend ist der Zeitpunkt der mütterlichen Infektion in der Schwangerschaft. Das kindliche Risiko ist mit einer Schädigungsrate von 50% im 1. Schwangerschaftsmonat am höchsten, zu einem Zeitpunkt also, wo die Konzeption oftmals noch nicht bekannt ist. Das Schädigungsrisiko sinkt bei Erkrankung der Schwangeren im 2. Monat auf 25%, im 3. Monat auf 15% und ab dem 4. Monat auf 10% und weniger ab. Daher spricht man von der *Rötelnembryopathie.* Auch heute noch rechnet man mit jährlich etwa 150 rötelngeschädigten Neugeborenen allein in Deutschland. Als charakteristische Trias (Gregg-Syndrom) beobachtet man beim Kind Herzfehler, Linsentrübung (Katarakt) und Innenohrschwerhörigkeit. Darüber hinaus findet man häufig Minderwuchs, Mikrozephalie, und mehr oder weniger ausgeprägte Verzögerungen der psychomotorischen Entwicklung.

Diagnostik: Die Bestimmung von Antikörpern gegen das Rötelnvirus im mütterlichen und kindlichen Blut sichert die Diagnose.

Zytomegalie

Erreger und Symptome: Das Zytomegalievirus (CMV) ist ein Virus der Herpes-Gruppe. Diese Viren können nach Erstinfektion des Organismus zu wiederkehrenden Infektionen führen. Etwa 1% aller Frauen erleiden während einer Schwangerschaft eine CMV-Erstinfektion, bei 2–3% findet eine Reinfektion statt. Sie wird klinisch nicht erkannt. Jede dritte dieser CMV-Infektionen führt zu einer Virusübertragung auf das Kind, d. h. auf etwa 100 Lebendgeburten kommt ein CMV-infiziertes Kind. Die CMV-Infektion ist die häufigste pränatale Virusinfektion. Grundsätzlich kann die Virusübertragung zu jedem Zeitpunkt der Schwangerschaft erfolgen. Auch während der Geburt kann es durch erregerhaltiges genitales Sekret oder postnatal durch infizierte Muttermilch zur Infektion des Kindes kommen. Die meisten der schweren Schädigungen treten aufgrund von Infektionen in der ersten Schwangerschaftshälfte auf.

Etwa jedes zehnte CMV-infizierte Kind zeigt bereits unmittelbar nach Geburt Krankheitszeichen. Im Neugeborenenalter stehen dann infektionsbedingte verlängerte Gelbsucht und Blutungsneigung durch Verminderung der Thrombozyten im Vordergrund, während im Laufe der frühen Entwicklung (1. und 2. Lebensjahr) immer mehr die zerebrale Symptomatik in Erscheinung tritt: geistige Entwicklungsverzögerung, Gehörschädigung und Beeinträchtigung des Sehvermögens bis hin zur Blindheit durch Chorioretinitis.

Auch bei den im Neugeborenenalter zunächst unauffälligen, CMV-infizierten Kindern resultieren in der weiteren Entwicklung häufig Störungen. Gesichert sind Hörschädigungen mit verzögerter Sprachentwicklung, weiterhin Schulprobleme und gestörte soziale Entwicklung. Alle CMV-infizierten Neugeborenen sind durch die trotz Antikörperbildung oft jahrelang anhaltende Virusausscheidung im Urin potentielle Infektionsquellen für ihre Umgebung.

Diagnostik: CMV-Antikörper im mütterlichen und kindlichen Blut sowie der Virusnachweis im kindlichen Urin sichern die Diagnose einer CMV-Infektion.

Herpes-simplex-Viren

Erreger und Symptome: Herpes-simplex-Viren (HSV) Typ 1 und 2 gehören ebenfalls zur Herpes-Gruppe. Im gebärfähigen Alter haben 99% aller Frauen Kontakt mit Herpesviren gehabt. Am weitesten verbreitet ist das HSV Typ 1 (orale Manifestation). Weniger verbreitet, aber im Zunehmen begriffen, ist das HSV Typ 2 (genitale Manifestation). Beide Herpes-Typen können bei *Erstinfektion* der Schwangeren auf dem Blutweg das ungeborene Kind infizieren. Dies führt in den allermeisten Fällen zum Abort. Die Erstinfektion im Genitalbereich kann durch Aufsteigen des Virus in Fruchthöhle und Plazenta eine bedrohliche Infektion des Kindes auslösen. Mütterliche Reinfektionen dagegen verlaufen wegen bereits vorhandener Antikörper wesentlich milder und bedrohen daher nur in Ausnahmefällen das Kind.

Wesentlich häufiger ist die Situation des mütterlichen genitalen Herpes um den Geburtstermin. Während der Geburt kann es dann im Geburtskanal bei akuter mütterlicher Infektion zur Virusübertragung auf das Kind kommen, weshalb in solchen Fällen die Kaiserschnittentbindung angezeigt ist.

Die peri- oder pränatal erworbene Herpesinfektion ist ein septisches, lebensbedrohliches Krankheitsbild. Frühe Krankheitszeichen sind die typischen Herpes-Bläschen auf der kindlichen Haut, Konjunktivitis und unspezifische Erscheinungen wie Trinkschwäche, Apathie oder Krampfanfälle. Alle anderen Organe können ebenfalls betroffen sein. Die ZNS-Infektion verläuft als generalisierte Enzephalitis häufig tödlich bzw. hinterläßt ausgeprägte Spätschäden: schwere geistige und statomotorische Entwicklungsverzögerung, Anfallsleiden, zentrale Funktionsstörungen.

Diagnostik: Antikörperbestimmungen sind häufig unzuverlässig (hohe Durchseuchung, Kreuzreaktionen HSV Typ 1/2, fehlende IgM-Antikörper). Der direkte Virusnachweis bei Mutter (Genitaltrakt) und Kind (Hautbläschen) sichert die Diagnose.

Therapie: Entscheidend für die Prognose des Kindes ist die möglichst frühzeitige intravenöse Therapie mit Aciclovir (Zovirax). Sie kann, im Frühstadium eingesetzt, das betroffene Kind heilen oder das Schadensausmaß begrenzen. Bei zu spätem Therapiebeginn sind schwere Schädigung oder Tod des Kindes unvermeidbar.

Humanes Immundefizienz Virus (HIV)/AIDS-Virus

Erreger und Symptomatik: Zunehmende Bedeutung erlangt in jüngster Zeit mit allgemeiner Zunahme der erworbenen Immunschwächekrankheit AIDS auch die Virusübertragung auf das ungeborene Kind durch HIV-positive Schwangere. Das Übertragungsrisiko beträgt bei unbehandelten Schwangeren 25–50%, bei virostatischer Therapie weniger als 10%. Nach einer unterschiedlich langen Latenzphase des Virusträgertums kommt es zur Entwicklung des AIDS-Krankheitsbildes und in der Folge der ausgeprägten Schwächung des Immunsystems zu rezidivierenden, opportunistischen Infektionen. Die ZNS-Beteiligung kann sich in mannigfachen Entwicklungs- und funktionellen Störungen äußern.

Diagnostik: Antikörperbestimmungen im kindlichen und mütterlichen Blut können in den ersten Lebensmonaten nicht sicher zwischen kindlicher Infektion und mütterlichen „Leihantikörpern" unterscheiden. Wiederholte Blutuntersuchungen („Leihantikörper" werden abgebaut, persistierende Antikörper sprechen für kindliche Produktion und damit Infektion) einschließlich Virus-Antigennachweis und klinischer Verlauf geben Aufschluß über die Situation des Kindes.

Therapie: Eine Heilung von AIDS ist bis heute nicht möglich, ebensowenig existiert eine wirksame Schutzimpfung. Verschiedene Virostatika als Kombinationstherapie können den Ausbruch der Erkrankung verzögern und dadurch lebensverlängernd wirken. Die Erfahrungen im Kindesalter sind bisher noch beschränkt. Unterstützend kann im Stadium der ausgebrochenen Immunschwäche mit häufig rezidivierenden Infektionen durch regelmäßige Gabe von Gammaglobulinen eine Besserung erzielt werden.

B-Streptokokken-Meningitis

Erreger und Symptomatik: Streptokokken der Gruppe B findet man in unterschiedlicher Häufigkeit in den genitalen Sekreten schwangerer Frauen. Bei Schwangeren kann vor Geburt im Vaginalabstrich als Suchtest ein Keimnachweis geführt werden und gegebenenfalls antibiotisch behandelt werden. Anderenfalls kann es während der Geburt zur Infektion des Neugeborenen kommen. Diese äußert sich in den ersten Lebenstagen als generalisierte Sepsis (Frühform) und in den ersten Lebenswochen vor allem als eitrige Meningitis (Spätform). Voraus gehen meist komplizierte Geburtsverläufe (Frühgeburt, vorzeitiger Blasensprung). Die Neugeborenen-Meningitis führt häufig zu Spätschäden (Hydrozephalus, verzögerte psychomotorische Entwicklung u.a.).

Diagnostik: Erregernachweis in Blut- und/oder Liquorkultur.

Therapie: Sie erfolgt durch intravenöse Antibiotika. Je rascher die Behandlung einsetzt, desto besser ist die Prognose.

Übrige Erreger

Zahlreiche weitere Bakterien können peri- und postnatal Entzündungen des kindlichen Nervensystems hervorrufen. Aufsteigende Infizierung des ungeborenen Kindes durch mütterliche Darmbakterien (E. coli) und postnatales Eindringen in den kindlichen Organismus (Staphylokokken, Serratien u.a. Darmbakterien) sind die wichtigsten Entstehungsmechanismen. Besonders häufig sind intensivpflegebedürftige Frühgeborene betroffen. Vorbeugung durch strikte Hygienemaßnahmen sowie rasche Entzündungsdiagnostik und großzügiger Einsatz von Antibiotika bereits im Krankheitsverdacht sind von entscheidender Bedeutung.

•••• Meningitis im Säuglings- und Kindesalter

Die noch eingeschränkte Immunabwehr Früh- und Reifgeborener ist verantwortlich für die auffällige Häufung entzündlicher Erkrankungen des Nervensystems im ersten Lebensabschnitt. Bis ins Kleinkindalter hinein reift die Immunabwehr allmählich nach. Danach unterscheidet sich die Häufigkeit nicht mehr wesentlich von der Erwachsener.

Die Charakteristika der unterschiedlichen Meningitisformen sind in Tab. 5.**2** dargestellt.

Eitrige Meningitis

Erreger und Symptome: Bakterien, wie in Tabelle 2 aufgeführt, sind Erreger der eitrigen Meningitis. Bis zur Einführung der HiB-Schutzimpfung war im Säuglings- und frühen Kleinkindesalter Hämophilus influenzae Typ B der häufigste Erreger. Heute sind altersunabhängige Meningokokken und Pneumokokken für mehr als 90% aller eitrigen Gehirnhautentzündungen verantwortlich. Die Ansteckung erfolgt über Rachensekrete von Personen der nächsten Umgebung die selbst nicht erkrankt sind. Bei Kindern mit Vorerkrankungen des ZNS, insbesondere nach Shuntimplantationen bei Hydrozephalus, sind Staphylokokken die häufigsten Erreger.

Der meist akute, hochfieberhafte Beginn mit rascher Beeinträchtigung des Allgemeinbefindens bis hin zu ausgeprägter Schocksymptomatik kennzeichnet dieses lebensbedrohliche Krankheitsbild. Insbesondere bei Meningokokken-Meningitiden findet man als Ausdruck des septischen Schockgeschehens häufig ausgedehnte, flächige Hautblutungen (Waterhouse-Friderichsen-Syndrom), die als Zeichen einer schlechten Prognose zu werten sind.

Neben der sichtbaren Hautveränderungen sind bei dieser schweren Verlaufsform auch Nieren, Darm und andere innere Organe geschädigt. Aufgrund des sehr schnellen Verlaufes ist im Liquor oft noch keine Zellzahlerhöhung feststellbar, wohl aber reichlich Meningokokken.

Diagnostik: Entscheidendes Untersuchungsverfahren ist die sofortige Lumbalpunktion. Neben dem Liquorstatus (Zellzahl, Eiweiß, Zucker) kann ein mikroskopisches Färbepräparat sowie ein Antigen-Schnellnachweis zur Sofortdiagnose beitragen. In jedem Falle wird der Liquor zur sicheren Diagnose kulturell bebrütet.

Therapie: Die eitrige Meningitis wird stationär mit intravenösen Antibiotika behandelt. Die frühzeitige Therapie ist wichtig für einen günstigen Erkrankungsverlauf. Unterstützend sind im akuten Stadium übermäßige Umweltreize wie grelles Licht, Lärm, Fernsehen etc. vom Patienten fernzuhalten. Strenge Bettruhe ist obligatorisch.

Tabelle 5.2 Erkennungsmerkmale der unterschiedlichen Meningitisformen

Form/Merkmal	Eitrige Meningitis	Seröse Meningitis	Tuberkulöse Meningitis	Borrelienmeningitis
Erreger	Bakterien – Hämophilus influenzae – Meningokokken – Pneumokokken	neurotrope Viren	TBC-Bakterien	Borrelia burgdorferi-Bakterium
Liquor				
Aussehen	eitrig-trüb	klar	meist klar	klar
Zellzahl	meist mehrere 1000/ul (überwiegend granulozytär)	meist mehrere 100/ul (überwiegend lymphozytär)	meist mehrere 100/ul (überwiegend lymphozytär)	meist mehrere 100/ul (überwiegend lymphozytär)
Eiweiß	meist stark erhöht	meist gering erhöht	deutlich erhöht	gering erhöht
Zucker	meist stark erniedrigt	meist gering erniedrigt	stark erniedrigt	selten erniedrigt
Gram-Färbung	zeigt evtl. charakterist. Bakterien	negativ	nur durch Spezialfärbung darstellbar	negativ

Klinik				
Beginn	akut	meist akut	allmählich	allmählich
Meningismus	ausgeprägt	mäßig	mäßig	fehlt häufig
Fieber	hoch	oft fehlend	meist nur gering	fehlt meistens
Entzündungszeichen im Blut	sehr ausgeprägt	variierend	sehr ausgeprägt	fehlen häufig
Ansteckungsfähigkeit	bei engem Kontakt	sehr gering	bei offener Lungentuberkulose	fehlt
Prognose	gut bei rechtzeitiger und richtiger Antibiotika-Therapie	meistens sehr gut	eher schlecht, weil häufig verkannt	meistens sehr gut

Seröse Meningitis

Erreger und Symptome: Abgesehen von wenigen Ausnahmen (TBC, Borreliose s. u.) werden seröse Hirnhautentzündungen von Viren hervorgerufen. Wie in Tabelle 2 dargestellt, unterscheidet sich dieses Krankheitsbild in vielen Punkten wesentlich von dem der akuten, eitrigen Meningitis. Der klinische Verlauf ist milder und die Entzündungszeichen im Serum und Liquor sind geringer ausgeprägt. Allerdings sind Übergänge in meningoenzephalitische und enzephalitische Verläufe möglich.

Häufigste nichtbakterielle Erreger der serösen Meningitis sind neurotrope Viren wie das ECHO-Virus, weitere Enteroviren und das Mumpsvirus. Die Erreger der para- und postinfektiösen sowie primär enzephalitischen Verlaufsformen sind im Abschnitt „Enzephalitiden", S. 180 dargestellt.

Vorausgehend oder begleitend findet man bei serösen Meningitiden meistens Zeichen eines Infektes der oberen Luftwege: Rhinitis, Pharyngitis, evtl. auch Temperaturerhöhung. Allmählich lenken zunehmende Kopfschmerzen, leichte Nackensteifigkeit und Stimmungsänderungen den klinischen Verdacht auf eine Meningitis.

Bei Erregern aus der Gruppe der Enteroviren sind häufig anamnestische Durchfälle in engem zeitlichen Zusammenhang zu finden.

Diagnostik: Beweisend für das Vorliegen einer serösen Meningitis ist der typische lymphozytäre Zellbefund im Liquor. Entzündungszeichen im Serum sind gering oder nicht pathologisch verändert. Die herkömmliche Liquorkultur bleibt wegen fehlendem Bakterienwachstum steril (daher auch gelegentlich synonym „aseptische" Meningitis genannt). Die Anzüchtung von Viren im Liquor ist sehr aufwendig. Sie wird deshalb nur bei besonders schwerem Verlauf oder epidemiologischem Interesse bei regionaler Häufung von Fällen durchgeführt. Darüber hinaus können Antikörperbestimmungen gegen die in Frage kommenden Viren in Liquor und Serum zur Diagnose führen.

Therapie: Eine spezielle Therapie existiert nicht. Neben Bettruhe sind die Abschirmung vor intensiven Umweltreizen und allgemeine Schonung empfehlenswert.

Borreliose

Das Bakterium Borrelia burgdorferi ist der Erreger der Lyme-Borreliose. Die Übertragung erfolgt durch Zeckenstich. Flächige Hautrötung kurz nach dem Zeckenstich (Erythema migrans), Wochen bis Monate später ZNS-Beteiligung und oft Jahre später Arthritiden kennzeichnen neben anderen Organbeteiligungen dieses bunte Krankheitsbild.

Manifestationen der ZNS-Erkrankung sind im Kindes- und Jugendalter meistens seröse Meningitiden. Begleitend oder auch isoliert findet man Hirnnervenparesen, meistens des N. facialis. Die Patienten sind wenig beeinträchtigt, uncharakteristische Kopfschmerzen sind oft der einzige Hinweis auf eine Hirnhautbeteiligung. Im Vordergrund der diagnostischen Abklärung steht der Antikörpernachweis in Serum und Liquor, der direkte Nachweis von Borrelien gelingt nur selten. Therapeutisch stehen verschiedene wirksame Antibiotika zur Verfügung. Trotz adäquater Therapie werden vereinzelt chronische Enzephalomyelitiden mit sehr unterschiedlichen Verläufen beobachtet.

Komplikationen

In Abhängigkeit vom Erreger kennt man unterschiedliche Komplikationen. Generell gilt, daß bakterielle Meningitiden einschließlich der tuberkulösen häufiger und gravierendere Komplikationen nach sich ziehen als seröse und borrelienbedingte, welche in der Regel folgenlos ausheilen.

Durch entzündliche Verklebungen im Liquorsystem können sich Abflußstörungen mit nachfolgender Erweiterung der Liquorventrikel ausbilden (Hydrozephalus). Therapeutisch werden liquorableitende Shuntsysteme implantiert.

Bakterielle Absiedelungen führen zum Hirnabszeß. Klinisch imponieren Kopfschmerzen, Übelkeit, Krampfanfälligkeit, hohes Fieber und persistierende pathologische Entzündungszeichen in Liquor und Serum. Das EEG zeigt schwere Allgemeinveränderungen. Zur Sicherung der Diagnose dienen Sonographie und Computertomographie. Führt die hochdosierte Antibiotikagabe nicht zum Erfolg, muß die operative Abszeßausräumung durchgeführt werden. Insbesondere nach Hämophilus-Meningitiden muß in bis zu einem Drittel der Patienten mit Hörstörungen bis hin zur beiderseitigen Taubheit gerechnet werden. Die Schädigung des Hörnerven tritt bereits zu einem sehr frühen Zeitpunkt des Infektionsgeschehens auf, weshalb sie auch bei frühestem Therapiebeginn im Einzelfall nicht zu verhindern ist.

In starker Abhängigkeit von auslösendem Erreger, Ausmaß der Entzündung, Therapiebeginn und -verlauf findet man bei einem Teil der Patienten Residualzustände. Diese reichen von chronisch-rezidivierenden Kopfschmerzen, Konzentrations- und Lernstörungen bis hin zu schweren epileptischen Erkrankungen und schwersten zerebralen und motorischen Behinderungen.

•••• Enzephalitiden

Verschiedene, meist virale Erreger sind als Auslöser akuter Enzephalitiden bekannt. Daneben sind auch immunologische Vorgänge während oder nach viralen Erkrankungen für eine zerebrale Beteiligung verantwortlich (para- oder postinfektiöse Enzephalitiden).

Klinik: Die Symptomatik beginnt meist akut mit hohem Fieber, Erbrechen, Kopfschmerzen und als Zeichen der allgemeinen Hirnschwellung auch zerebralen Anfällen. Ferner bestehen Bewußtseinsstörungen wie Apathie bis hin zum Koma oder auch motorische Unruhe und psychotische Symptome wie Halluzinationen, Wahnideen und illusionäre Verkennungen. Solch vieldeutige Verhaltensstörungen und Persönlichkeitsveränderungen mit Wechsel zwischen Agitiertheit und Apathie finden sich gehäuft bei Enzephalitiden im Temporallappengebiet (s. „Frühsommermeningoenzephalitis", S. 181). Je nach Sitz, Ausprägung und Geschwindigkeit der Entzündungsveränderung können Störungen der langen Bahnen sowie der Basalganglien und des Kleinhirns hinzutreten. Manche Enzephalitiden spielen sich vorwiegend oder ausschließlich im Bereich des Kleinhirns ab (sog. Zerebellitis).

Diagnose und Therapie: Die Diagnose einer Enzephalitis wird neben dem klinischen Bild über entzündliche Veränderungen im Liquor oder EEG (Verlangsamung der Grundaktivität) gestellt. Die Therapie ist symptomatisch.

Herpes-Enzephalitis

Erreger und Symptome: Auslöser sind Herpes-simplex-Viren (HSV) Typ 1 (oraler Typ) und 2 (genitaler Typ). Im Neugeborenenalter prädominiert Typ 2, später Typ 1. Es handelt sich um ein schweres Krankheitsbild, welches häufig letal verläuft und im Überlebensfall meistens schwere Defektzustände hinterläßt. Nach kurzer Prodromalphase mit unspezifischen Zeichen wie Kopfschmerzen, Erbrechen, Lethargie und Trinkunlust kommt es zum Vollbild der Erkrankung mit fokalen oder generalisierten Anfällen und meist somnolenter bis komatöser Bewußtseinslage sowie häufigen Halbseitenparesen. Pathologisch handelt es sich um eine hämorrhagische Nekrotisierung im Temporallappengebiet mit ausgeprägter Ödembildung.

Diagnostik: Antikörperbestimmungen in Serum und Liquor sichern die Diagnose. Der direkte Virusnachweis gelingt im Liquor selten, betroffene Hirnareale sind schlecht zugänglich. Bereits ab dem 2. Krankheitstag zeigen sich im EEG Allgemeinveränderungen mit typischen periodischen Komplexen abnormer fokaler Entladungen. Im Computertomogramm findet man nach etwa 3 – 5 Tagen meist temporal gelegene hypodense Areale.

Therapie: Schon bei Verdacht auf eine Herpesenzephalitis sollte eine intravenöse Behandlung mit Aciclovir durchgeführt werden. Nur der frühestmögliche Therapiebeginn ist mit Aussicht auf Behandlungserfolg. Die Behandlungsdauer beträgt mindestens eine Woche.

Frühsommermeningoenzephalitis

Erreger und Symptome: Erreger der Frühsommermeningoenzephalitis ist ein Flavivirus. Es wird durch Zeckenstich in Endemiegebieten in Süddeutschland, Österreich und Osteuropa übertragen. Erkrankungen treten in den Monaten Mai bis Oktober auf. Ein bis zwei Wochen nach Infektion bestehen bei 10 – 20 % der Betroffenen unspezifische, grippeähnliche Symptome. Nach einem freien Intervall von 1 – 2 Wochen zeigt ein Teil (ca. 10 – 30 %) der Betroffenen Zeichen des ZNS-Befalls in Form einer Meningitis, Meningoenzephalitis oder Meningomyelitis mit peripheren, meist schlaffen Lähmungen. Bis zu 10 % behalten Restschäden wie Lähmungen, Konzentrationsstörungen und Wesensveränderungen zurück. Die Letalität beträgt etwa 1 – 2 %. Grundsätzlich gilt, je älter der Patient, desto schwerer der Verlauf.

Diagnostik: Die Lumbalpunktion ergibt das typische Bild einer viralen Meningitis. Spezifische Virusantikörper in Liquor und Serum sichern die Diagnose.

Prophylaxe und Therapie: Die Erkrankung kann durch aktive Schutzimpfung sicher verhütet werden. Die Gabe von Immunglobulin nach einem Zeckenstich ist dagegen weniger zuverlässig und bis zum Alter von 14 Jahren nicht zugelassen. Die Therapie nach Ausbruch der Erkrankung ist rein symptomatisch.

5.1.2 Infantile Zerebralparese

Definition: Bei der infantilen Zerebralparese (CP) handelt es sich um eine permanente, nicht progrediente Haltungs- und Bewegungsstörung. Sie entsteht aufgrund eines angeborenen Defekts oder einer prä-, peri- bzw. postnatalen Schädigung des unreifen Gehirns. Im Vordergrund steht die motorische Störung, die in ihrer Ausprägung sehr variabel sein kann.

Zu diesem frühen Zeitpunkt befindet sich das Gehirn noch in einem intensiven strukturellen und funktionellen Reifungsstadium. Es ist deshalb besonders verwundbar (vulnerabel). Obwohl die Schädigung des Gehirns die Folge einer einmaligen, nicht progredienten Substratschädigung ist, zeigt sich das Vollbild der CP erst im Laufe der Entwicklung während der Ontogenese. Wie und in welchem Ausmaß einzelne Hirnzentren von der Schädigung betroffen sind, wird erst erkennbar, wenn deren Funktionen im komplexen zentralnervösen System reifen.

•••• Häufigkeit und Prävalenz

Die Zerebralparese ist die zweithäufigste zerebrale Störung im Kindesalter nach der geistigen Behinderung. Die Prävalenz liegt konstant bei ca. 2,5% pro Tausend der lebendgeborenen Kinder. Frühgeborene sind besonders gefährdet (etwa 30%). Vor der 32. Schwangerschaftswoche geborene, haben gegenüber Reifgeborenen ein mindestens vierzigfach erhöhtes Risiko (s. dazu Kap. 4.2).

•••• Ursachen, Ätiologie, Pathogenese und Prognose

Ursächlich für eine CP sind alle Schädigungen, die das unreife Gehirn betreffen. Man unterscheidet zwischen prä-, peri- und postnatalen Ursachen.

Pränatale Ursachen können vaskulär oder perfusionsbedingt sein, Folgen von intrauterinen Infektionen und Hirnfehlbildungen. Oft bildet eine pränatale Schädigung die Voraussetzung für eine perinatale Komplikation und weitere Schädigung. Schädigende Faktoren addieren oder potenzieren sich (Noxenkette). So muß z.B. bei Blutungen in der frühen Schwangerschaft in erhöhtem Maß mit einer Frühgeburt gerechnet werden. Das Risiko für intrazerebrale Blutungen und Hypoxien nimmt zu.

Perinatale Schädigungen bei reifen Neugeborenen sind durch die verbesserte Schwangerschaftsvorsorge und die bessere Geburtsüberwachung erheblich zurückgegangen. Die Hauptursachen liegen heute bei Hirnblutungen und hypoxisch-ischämischen Parenchymläsionen.

Postnatale Ursachen können Infektionen und Traumen sein sowie ein unzureichendes neonatales Management.

Frühgeborene sind besonders gefährdet. Die Lokalisation einer Hirnschädigung ist hauptsächlich abhängig vom Zeitpunkt der Schädigung, da die sensiblen Reifungsperioden des Gehirns gleichzeitig vulnerable Perioden für diese Strukturen sind.

Die Prognose ist primär abhängig vom Zeitpunkt und Ausmaß der Schädigung. Grundsätzlich gibt es keine Heilung. Bei rechtzeitiger Diagnosestellung und optimaler Therapie kann jedoch auf den Schweregrad der CP positiv eingewirkt werden.

•••• Klinische Symptomatik und Formen

Wegen der häufig unklaren Ätiologie ist die Klassifikation der CP nicht ursächlich (kausal) sondern beschreibend (klinisch-deskriptiv):

Spastische Paresen: Etwa 80% aller Zerebralparesen sind spastische Paresen. Der spastische Hypertonus, der durch jede Aktivität und Emotionen ausgelöst werden kann, charakterisiert die Haltungs- und Bewegungsmuster. Massive Kokontraktionen der Agonisten und Antagonisten schränken das Bewegungsausmaß ein und verhindern isolierte Bewegungen, wie sie für Grob- und Feinmotorik und die begleitende Haltungskontrolle des Körpers gegen die Schwerkraft erforderlich sind. Der Muskeltonus in Ruhe ist fast immer erniedrigt. Durch das bestehende Ungleichgewicht der Muskelaktivität kann es zu Sekundärschäden der Gelenkbeweglichkeit kommen (Kontrakturen, Luxationen, Deformitäten). Neben der reinen Bewegungsstörung können auch Störungen der Nahrungsaufnahme und der Lautbildung auftreten. Atmung und Darmfunktion können beeinträchtigt werden. Mischformen mit dyskinetischen und/oder ataktischen Komponenten sind häufig.

Spastische Tetraparesen: Die *spastische Diparese* (beinbetonte Tetraparese) ist die häufigste Form der CP bei Frühgeborenen. Die Schädigung befindet sich im periventrikulären Marklager. Dort liegen die motorischen Neurone, die für die Innervation der Beinmuskulatur zuständig sind, sehr nah am Ventrikel. Daher sind die Beine besonders betroffen. Bei Frühgeburten kommt es sehr häufig perinatal zur Schädigung des Gehirns. Auch pränatale Faktoren können eine Rolle spielen. Die spastische Diparese wird bei reifgeborenen Kindern beobachtet. Das klinische Bild und die Kernspintomografie zeigen, daß auch bei den reifgeborenen Kindern der Zeitpunkt der Hirnläsion am Anfang des 3. Trimenons liegt. Ist die Schädigung auf das periventrikuläre Marklager begrenzt, können die Kinder zwar motorisch schwer beeinträchtigt sein, sich aber bei entsprechenden Hilfen kognitiv normal entwickeln.

Spastische Tetraparesen (Arme und Beine gleich stark betroffen) sind die Folge einer schweren kortikalen/subkortikalen Schädigung. Die Kinder sind fast immer schwer- und mehrfach behindert, über 80% sind kognitiv schwer beeinträchtigt, ebenso häufig sind zerebral bedingte Krampfanfälle. Schwere Sehstörungen erscheinen bei 20–30%, schwere Hörstörungen seltener.

Spastische Hemiparese: Sie treffen vorwiegend reifgeborene Kinder. Die Schädigung, meist ein Verschluß der A. cerebri media, findet bereits im letzten Trimenon statt. Die Perinatalperiode dieser Kinder verläuft unauffällig. In seltenen Fällen kann eine vaskulär-hypoxische Läsion auch perinatal stattfinden. Die klinische Symptomatik wird, trotz der frühen Schädigung, meistens erst zwischen dem 3. und 5. Lebensmonat deutlich. Auffällig ist, daß die Kinder Arm und Bein der betroffenen Seite weniger einsetzen und die Hand zur Faust geballt wird. Aufgrund der zerebralen Schädigung treten Anfallsleiden, Intelligenzminderungen, Sprachstörungen und somatosensorische Störungen auf. Liegt eine Schädigung der Sehbahn vor, kommt es zur Hemianopsie.

Dyskinesien: Darunter versteht man unwillkürliche, abnorme Bewegungen durch eine Schädigung der Basalganglien. Dyskinesien treten unabhängig von willkürlichen Bewegungen auf und verzerren beabsichtigte, zielgerichtete Bewegungsabläufe. Die *dystone Athetose* ist durch verwundende Bewegungen der stammnahen Muskulatur und Extremitäten gekennzeichnet. Typisch sind massive Kokontraktionen am Bewegungsende. Plötzliche Tonusschwankungen machen es den Kindern unmöglich, eine stabile Haltung zu bewahren. Die dystone Athetose ist heute die häufigste der Dyskinesien, schwere funktionelle Beeinträchtigungen sind die Folge, Mischformen mit Spastik überwiegen. Die *Choreaathetose* mit typischen, langsamen, schraubenförmigen distalen Extremitätenbewegungen ist heute seltener.

Ataxie: Sie ist extrem selten auf eine perinatale Schädigung zurückzuführen. Die Abgrenzung zu Anlagestörungen und neurodegenerativen Erkrankungen ist schwierig. Bei Neugeborenen sind aufgrund der sich entwickelnden Ataxie die Bewegungen langsam und sehr hypoton. Die Kinder bewegen sich wenig. Häufig wird irrtümlich von einer neuromuskulären Erkrankung ausgegangen. Mit zunehmender Aufrichtung wird die Rumpfataxie deutlich.

•••• Einteilung der Zerebralparese in Schweregrade

Die Einteilung in Schweregrade erfolgt unabhängig von der Form. Die Symptome sind nicht ausschlaggebend. Entscheidend ist die Qualität der motorischen Funktion, sie dient als Grundlage für die Einteilung:

Grad 1: Kaum funktionelle Beeinträchtigung
Grad 2: Freies Gehen, aber grob- und feinmotorische beeinträchtigt
Grad 3: Kein freies Gehen bis zum Alter von 5 Jahren, Fortbewegung durch Krabbeln, Robben, Rollen u.ä.
Grad 4: Keine selbständige Fortbewegung, geringe Handfunktion.

•••• Therapie und Prophylaxe

Therapie: Die CP ist nicht heilbar. Um eine optimale Therapieeffizienz zu erreichen ist eine intensive und interprofessionelle Zusammenarbeit der Therapeuten und Ärzte erforderlich. Seh- und Hörstörungen müssen rechtzeitig erkannt und behandelt werden. Zerebrale Krampfanfälle erfordern eine optimale medikamentöse Therapie. Orthopädische Interventionen sind sowohl prophylaktisch als auch therapeutisch häufig notwendig (Lagerungsschienen, Orthesen, operative Eingriffe). Die Physiotherapie versucht, die funktionelle Entwicklung zu verbessern *und* Sekundärschäden zu vermindern. Die bekanntesten Konzepte werden in den folgenden Kapiteln beschrieben.

Neben der Ergotherapie und Logopädie, die wichtige Begleittherapien sind, ist oftmals auch die heilpädagogische und die spezielle schulische Förderung der Kinder nötig.

Prophylaxe: Schädigende Situationen für das Neugeborene müssen möglichst verhindert werden. Dies beginnt mit einer gewissenhaften Schwangerschaftsvorsorge, um Risikoschwangerschaften zu erfassen und zu begleiten.

5.1.3 Physiotherapie nach frühkindlicher Hirnschädigung: Bobath-Konzept

K. Bernard

•••• Therapeutisch relevante Symptomatik

Allgemein

Die ersten drei Lebensmonate eines Kindes sind die Monate der Anpassung an das neue Umfeld. Zwischen dem 3. und 5. Lebensmonat entwikkelt es zusehends willkürlich gesteuerte Aktivitäten. Bewußtes soziales Lächeln, das intensive Explorieren des eigenen Körpers und des Umfeldes sowie das gezielte Greifen nach Personen und Gegenständen gehören dazu. In dieser Zeit erwerben die Kinder Sicherheit in horizontalen Positionen und bereiten sich auf Positionswechsel vor.

Mit zunehmender Willkürmotorik werden neurologische Auffälligkeiten deutlicher. Oft sind es die Eltern, die spüren und sehen, daß mit ihrem Kind etwas nicht „in Ordnung" ist. Im täglichen Miteinander zeigen sich Schwierigkeiten, und sie berichten beispielsweise von folgenden Rhythmusstörungen bzw. Auffälligkeiten ihres Kindes: Unregelmäßigkeiten in Schlaf- und Wachphasen, auffälliges Trinkverhalten (hastig, kraftlos), häufiges Schreien, wenig Aufmerksamkeit für das Umfeld oder Auffälligkeiten im motorischen Verhalten (unruhig, extrem ruhig, asymmetrisch).

Aufgrund der zentralen Schädigung entwickeln die Kinder sogenannte Funktionsstörungen. Das bedeutet, daß sie zwar wie andere Kinder Fähigkeiten zur Bewegungsplanung entwickeln, aber Schwierigkeiten vor allem in der Steuerung von Haltung und Bewegung haben. Dadurch verändert sich die Qualität der Bewegungsausführung und folgende Aktivitäten sind dann erschwert:

- Bewegungen um die Körperlängsachse,
- Überkreuzen der Körpermitte,
- „Koordination" kranialer Körperteile (z. B. Hand - Kopf/Thorax/Hand),
- kranialer und kaudaler Körperteile (z. B. Fuß - Unterschenkel/Fuß/ Hände/Mund),
- endgradige Bewegung in bestimmten Gelenken.

Durch die gestörte Muskelaktivität kommt es im Laufe der sensomotorischen Entwicklung in spezifischen Muskelgruppen zu einem Ungleichgewicht und in zunehmendem Maße zur Inaktivität. Übermäßige Kokontraktionen von Agonisten und Antagonisten können bei Kindern mit spastischen Paresen auch zu strukturellen Veränderungen führen.

Zerebralparesen zeigen sich häufig als sogenannte Mischformen. Diese beziehen sich auf Kombinationen von Bewegungsstörungen, beispielsweise einer spastischen Diparese mit einer dystonen Athetose sowie auf Kombinationen von einer Bewegungsstörung verbunden mit kognitiven und/oder emotionalen Auffälligkeiten.

Kinder mit spastischer Parese

Je nach Ausmaß der zentralen Schädigung sind bei Kindern mit spastischer Parese deren Bewegungsplan und Strategieentwicklung durch übermäßige hypertone Muskelaktivität verdeckt und oft schwer erkennbar. Neben der bei Intentionen auftretenden hypertonen Muskelaktivität entwickelt sich im Rumpf aufgrund einer Inaktivität sekundär eine muskuläre Hypotonie.

Die spastischen Bewegungen sind langsam, zäh und ruckartig, verbunden mit zuviel Krafteinsatz. Die Kinder verfügen über weniger variable, isolierte und endgradige Bewegungen. Die auffällige Entwicklung zur Vertikalisierung verläuft bevorzugt über die Bauchlage zum Krabbelstand, von dort zum Zwischenfersensitz und dann aus dem Kniestand zum Stand.

Die Kinder sind meistens in ihrer Vorzugshaltung fixiert. Sie verfügen über unzureichende „Mobilität" für Positionen und zur Fortbewegung. Die für die Haltungskontrolle notwendigen isolierten, endgradigen Bewegungen werden durch die hypertone Muskelaktivität verhindert, und es zeigen sich „typische" Haltungs- und Bewegungsauffälligkeiten (Tab. 5.**3**).

Deformitäten und Kontrakturen entwickeln sich relativ schnell. Fast alle Gelenke sind gefährdet, im besonderen die Wirbelsäule, die Hüftgelenke (Dysplasien) und die Füße (Spitzfuß, Knick-Senk-Fuß). Eine Beinlän-

Tabelle 5.3 Vorzugshaltungen bei Kindern mit spastischer Parese

Körperabschnitt		Komponenten der Haltung
Rumpf	Wirbelsäule	HWS, LWS in Extension; BWS in Flexion; Lateralflexion
	Schulterblatt	Abduktion, Protraktion
	Becken	„Fixierung" in dorsaler Kippung; Asymmetrie
kraniale Extremitäten	Schulter	Innenrotation, Abduktion/Adduktion, Extension
	Ellenbogen	Pronation, Flexion
	Hand	Palmarflexion, Ulnarabduktion; Daumen in Adduktion; Finger vorrangig in Flexion
kaudale Extremitäten	Hüfte	Flexion, Innenrotation; Adduktion/Flexion, Außenrotation, Abduktion
	Knie	Flexion/Extension (dem Ruhetonus entsprechend)
	Fuß	Dorsalextension; Pronation/Plantarflexion, Pronation; Großzehe in Flexion, Adduktion

gendifferenz kann durch Beckenschiefstand und durch seitendifferenzierte Beinbelastung entstehen. Muskelumfangdifferenzen korrelieren mit muskulärer Aktivität.

Kinder mit spastischer Tetraparese

Bei den Kindern mit spastischer Tetraparese sind alle Extremitäten gleich stark betroffen oder die Arme stärker als die Beine. Es handelt sich also um – meist schwer – mehrfachbehinderte Kinder, da die Bewegungsstörung mit weiteren zentralen Störungen, beispielsweise kognitiven Beeinträchtigungen, einhergeht. Die emotionale Entwicklung dieser Kinder muß aber nicht beeinträchtigt sein.

Symptomatik im sensomotorischen Bereich: Die Bewegungsplanung zum Positionswechsel und zur Fortbewegung ist erschwert oder gar nicht vorhanden. Die Vertikalisierung wird nur vereinzelt erreicht (Ausnahmen bestätigen die Regel!). Die starke Spastizität bestimmt das Haltungs- und Bewegungsverhalten. Aufgrund der Schwerkrafteinwirkung in horizontalen Positionen entwickeln die Kinder schnell Haltungsasymmetrien, Kontrakturen und Deformitäten (Tab. 5.**3**).

Symptomatik in anderen Bereichen: Auf innere und äußere Reize (emotional, visuell, auditiv) reagieren die Kinder oft verunsichert. Die Zuordnung fällt schwer. Schreckhaftigkeit und Weinen können die Folge sein. Die Signale emotionaler Befindlichkeit und die Zeichen der Kommunikation sind für andere Personen schwer sichtbar. Sie werden dementsprechend häufig fehlinterpretiert. Die Atmung kann durch eine Skoliose oder einen Stridor bedingt oberflächlich sein (Pneumoniegefahr). Die Nahrungsaufnahme ist erschwert, der orofaziale Bereich auffällig (Zungenstoß, Speichelfluß). Fast alle Kinder haben Verdauungsschwierigkeiten. Visuelle, gegebenenfalls auch auditive Störungen, evtl. auftretende zerebrale Anfälle und eine Beeinträchtigung kognitiver Leistungen behindern zusätzlich. Einige Kinder haben einen Hydrozephalus, der mit einem Ventil versorgt werden muß. Die Kinder benötigen für alle alltagsbezogenen Aktivitäten aufwendige Hilfestellungen. Ein großer Pflegeeinsatz ist notwendig.

Kinder mit spastischer Tetraparese beinbetont (spastische Diparese)

Symptomatik im sensomotorischen Bereich: Die Kinder mit spastischer Diparese entwickeln sich – mit vereinzelten Ausnahmen – verzögert. Einige wenige fallen erst im Laufalter auf.

Die Bewegungsplanung ist meistens vorhanden. Die Ausführung der Bewegungen ist aufgrund hypertoner Muskelaktivität erschwert und monoform. Auffallend sind die wenig variablen Fuß- und Handbewegungen. Die Koordination bzw. die Feinabstimmung der Bewegungen kann oft nur mit intensiver Aufmerksamkeit, verbunden mit „längeren Zeiteinheiten" geleistet werden. Dies betrifft insbesondere die handmotorischen Aktivitäten und die „hohen" Leistungen wie das Hüpfen, Klettern oder Laufen.

Symptomatik in anderen Bereichen: Teilbereiche der Wahrnehmungsverarbeitung können gestört sein und die sensomotorische Entwicklung negativ beeinflussen. Beispielsweise kann eine visuelle Störung (Schielstellung der Augen) Unsicherheiten bei der Raumorientierung hervorrufen.

Kognitive Leistungen sollten – zur richtigen Wahl von Kindergarten und Schule – frühzeitig abgeklärt werden.

Die Kinder können bei allen alltagsbezogenen Aktivitäten den größten Anteil selbständig übernehmen (wenn es ihnen zum frühen Zeitpunkt vermittelt wird).

Kinder mit spastischer Hemiparese

Die Kinder mit einer spastischen Hemiparese fallen – meistens durch die Eltern zuerst erkannt – zwischen dem 3. und 5. Lebensmonat auf. Eine vorrangig gefaustet gehaltene Hand ist symptomatisch, wenn das willkürliche Greifen einsetzt.

Die sensomotorische Entwicklung kann altersentsprechend sein, ist aber oft verlangsamt, und die Kinder zeigen einige Besonderheiten. Vorzugspositionen sind die Rückenlage, gegebenenfalls eine Seitlage (Hemiseite), das Sitzen, der Kniestand und der Stand. „Rückenrutschen", „Sitzrutschen" und das Gehen sind bevorzugte Fortbewegungsaktivitäten. Die Kinder vermeiden die Bauchlage, die Zwischenpositionen, das Krabbeln und den Bärengang.

Zum Spielen wird fast ausschließlich eine Hand benutzt (der Mund dient als „Ersatz"). Kleine Gegenstände, die gut zu greifen sind, werden bevorzugt. Hand und Fuß der betroffenen Seite sind kontrakturgefährdet. Der Rumpf ist gefährdet, eine Deformität (Skoliose) auszubilden. Die Extremitäten weisen einen Unterschied in Länge und Umfang auf.

Symptomatik in anderen Bereichen: Die Kinder spüren eine deutliche Diskrepanz zwischen den beiden unterschiedlichen Körperseiten (somatosensorische Wahrnehmungsstörung).

Einige dieser Kinder sind emotional unausgeglichen. (Um dies weitest gehend zu vermeiden, wird in der Therapie im Säuglingsalter auf deutliche seitengleiche somatosensorische Informationen geachtet.)

Die Kinder neigen zu zerebralen Anfällen, die evtl. erst im Kindergarten und in der Schulzeit auftreten können. Verunsicherungen im emotionalen Bereich, gegebenenfalls auch kognitiver Leistungsabfall, können die Folge sein. Eine Hemianopsie verursacht Sehstörungen auf der betroffenen Seite und führt zum Gesichtsfeldausfall. Evtl. auftretende Sprachstörungen bedeuten Kommunikationsschwierigkeiten, was sich auf die Auswahl von Kindergarten und Schule auswirken wird.

Je nach Ausmaß der Schädigung vermeiden Kinder beidhändige Aktivitäten, so daß Nahrungsaufnahme, Körperpflege und das Aus- und Anziehen stark beeinträchtigt sein können.

Kinder mit dyskinetischer Parese

Dyskinetische Anteile an der Bewegung manifestieren sich im ersten, teilweise im zweiten Lebensjahr. Muskuläre Hypotonie, verzögerte Entwicklung und übermäßiges, langanhaltendes Mundöffnen können bei einem Kind unter einem Jahr die ersten Anzeichen sein. Unwillkürliche Bewegungen und ausgeprägtes Verharren in der Bewegung distaler Körperabschnitte zeigen sich bei intendierten Aktivitäten dieser Kinder.

Durch den wechselnden Muskeltonus sind Haltungen und Bewegungen oft extrem auffällig (Tab. 5.**4**).

Tabelle 5.**4** Vorzugshaltungen bei Kindern mit dyskinetischer Parese

Körperabschnitt		Komponenten der Haltung
Rumpf	Wirbelsäule	HWS/LWS in Extension, BWS in Extension/Flexion Lateralflexion
	Schulterblatt	Abduktion, Pro-/Retraktion
	Becken	Fixierung in dorsaler Kippung Asymmetrie
kraniale Extremitäten	Schulter	Innenrotation/Abduktion, Adduktion, Flexion, Extension
	Ellenbogen	Extension/Flexion, Pronation
	Hand	Palmarflexion, Ulnarabduktion
	Daumen	Adduktion
	Fingergrundgelenke	Extension/Flexion
kaudale Extremitäten	Hüftgelenk	Flexion, Abduktion, Außenrotation/Flexion Adduktion, Innenrotation
	Knie	Flexion/Extension
	Fuß	Dorsalextension/Pronation, Plantarflexion/Pronation
	Zehen	Extension/Flexion, Adduktion

Luxationen, Kontrakturen und Deformitäten entstehen durch zum Teil extreme Haltungen. Besonders gefährdet sind die Kiefergelenke, die Wirbelsäule, die Hüftgelenke, die Füße (Großzehe) und die Daumen.

Kinder mit dystoner Athetose

Symptomatik im sensomotorischen Bereich: Die Entwicklung dieser Kinder ist meistens stark verzögert. Das Gehen ohne oder mit Hilfsmitteln kann teilweise erst zwischen dem 8. und 13. Lebensjahr erreicht werden.

Ausdruck von Bewegungsintentionen sind überschießende Bewegungen. Dadurch ist die Strategieentwicklung der Kinder nicht eindeutig erkennbar, was immer wieder zu Fehlinterpretationen von seiten anderer Personen führt.

Der plötzliche Verlust der Haltungskontrolle ist kennzeichnend, und durch die hypotone Muskelaktivität reicht das Kraftpotential nicht aus. Den Kindern fällt es schwer, in Bewegungen innezuhalten, oder sie verharren in Endstellungen.

Das Hantieren ist ausgeprägt asymmetrisch, eine Hand exploriert, die andere wird fixiert gehalten.

Die Überbeweglichkeit in bestimmten Gelenken kann zu Luxationen führen (s. o. „Dyskinetische Paresen").

Symptomatik in anderen Bereichen: Oft treten Mißverständnisse im Erkennen der emotionalen Befindlichkeit der Kinder auf, diese betreffen auch die Kommunikation. Verantwortlich dafür sind die unwillkürlichen Bewegungen in Mimik und Gestik aber auch das verwaschene, undeutliche und abgehackte Sprechen. Da diese Kinder sich oft unverstanden fühlen, können emotionale Störungen auftreten.

Die Atmung ist schnell, kurz und durch die Rumpfasymmetrie eingeschränkt. Die Kinder sind infektionsanfällig. Durch die unwillkürlichen Bewegungen im orofazialen Bereich (Zungenstoß und Speichelfluß) ist die Nahrungsaufnahme erschwert.

Kognitive Leistungen müssen frühzeitig abgeklärt werden, damit die Kinder schulisch nicht über- bzw. unterfordert werden.

Lang ist der Weg zur Selbständigkeit. Mit größter Aufmerksamkeit helfen die Kinder bei der Nahrungsaufnahme, bei der Körperpflege und beim Aus- und Anziehen mit. Sie übernehmen dann das, was sie willkürlich zu steuern lernen.

Kinder mit Ataxie

Die Kinder mit einer Ataxie fallen durch eine verzögerte, nicht altersentsprechende sensomotorische Entwicklung auf. Sie laufen oft erst zwischen dem 4. und 5. Lebensjahr.

Da die hypotonen Kinder nicht sehr bewegungsfreudig sind, werden die ataktischen Bewegungen, die sowohl proximal als auch distal auftreten können, meistens erst in vertikalen Positionen erkannt. Die Vorzugshaltungen dieser Kinder sind in Tab. 5.**5** dargestellt.

Symptomatik im sensomotorischen Bereich: Die Bewegungsintention ist vorhanden, doch die Haltungskontrolle unzuverlässig. Bedingt durch die hypotone Muskelaktivität und durch die ataktischen Bewegungen wählen die Kinder in ihrer Entwicklung große Unterstützungsflächen, beispielsweise den Zwischenfersensitz zum Spielen oder lange Perioden des Sich-Festhaltens mit beiden Händen beim Gehenlernen. Sie gehen meistens breitbeinig.

Symptomatik in anderen Bereichen: Einige Kinder sind emotional instabil, trauen sich wenig zu. Ihre Aufmerksamkeitsspannen sind meist kurz, einige zeigen Teilleistungsschwächen. Kommunikationsschwierigkeiten treten durch eine verwaschene Sprache auf. Für Eltern ist der häufig ausgeprägte Speichelfluß ihres Kindes ein großer Störfaktor. Die Atmung ist flach. Nystagmus und zerebrale Anfälle beeinflussen die sensomotorische Entwicklung negativ. Die alltagsbezogenen Aktivitäten können – je nach Schwere der Schädigung – zum größten Teil selbständig ausgeführt werden.

Tabelle 5.**5** Vorzugshaltungen bei Kindern mit Ataxie

Körperabschnitt		Komponenten der Haltung
Rumpf	Wirbelsäule	Flexion
kaudale Extremitäten	Hüfte	Flexion, Außenrotation Abduktion
	Knie	Flexion, Extension (im Stand)
	Füße	Dorsalextension, Pronation
kraniale Extremitäten	Schulter	Außenrotation, Abduktion
	Ellenbogen	Flexion, Extension Pronation
	Hand	Volarflexion

•••• Gesichtspunkte der Physiotherapie

Einleitung

Physiotherapeutische Förderung innerhalb des Bobath-Konzeptes heißt: Einfluß nehmen auf die Haltungskontrolle, Einfluß nehmen auf Veränderungen in Positionen, beim Positionswechsel und bei der Fortbewegung. Diese werden im Kontext alltagsbezogener Handlungen gesehen. Die Förderung wird individuell auf das Kind und auf sein spezifisches Umfeld abgestimmt.

Hintergrund bildet das Wissen um die sensomotorische Entwicklung des Kindes mit seiner Persönlichkeit in der Auseinandersetzung mit dem Umfeld. Zum Konzept gehört die Einbindung der Familie. Deren Interaktion und Handhabung (handling) bilden die Basis der Therapie. Das interdisziplinäre Denken und Handeln erweitert den physiotherapeutischen Ansatz.

Da Schädigungen des Zentralnervensystems vielfältigste Ausdrucksformen haben, müssen Diagnostik und der therapeutische Befund in der Gesamtentwicklung des Kindes angesiedelt sein. Nur so können die Ziele und die Maßnahmen individuell auf das Kind und seine Eltern zur Vermeidung von Über- bzw. Unterforderung abgestimmt werden.

Zielsetzung bei Kindern mit Zerebralparesen

- Größtmögliche Selbständigkeit des Kindes im eigenen Handeln.

Selbständigkeit heißt „Selbsttätigkeit", ohne Hilfe von außen. Selbständigkeit heißt aber auch das Erreichen bestimmter Ziele unter Zuhilfenahme von Personen oder von Gegenständen, wenn erforderlich.

Die Art der Selbständigkeit bezieht sich auf alltagsbezogene Aktivitäten, umfaßt schwerpunktmäßig den sensomotorischen, beinhaltet aber auch den sozial-emotionalen und kognitiven Bereich.

- Vermeiden von Sekundärschäden im sensomotorischen und sozial-emotionalen Bereich.
- Die Anleitung der Eltern bezüglich therapeutischer Maßnahmen in deren Handhabung mit ihrem Kind und die Beratung bei der gegebenenfalls notwendigen Hilfsmittelversorgung.

Einige Beispiele sollen die „spezifischen Zielsetzungen" verdeutlichen.

Kinder mit spastischer Tetraparese – die mehrfachbehinderten Kinder

- Erhalten der Vitalfunktionen: Atmung und Verdauung (die Atmung bildet die Basis für die Kommunikation, für die Nahrungsaufnahme und für den Ausdruck emotionaler Befindlichkeit).
- Finden variabler Positionen zur Erleichterung der Nahrungsaufnahme, der Kommunikation, der Beschäftigung mit sich und dem Umfeld und für das Schlafen.
- Erreichen „maximaler Mithilfe" beim Positionswechsel und in der Fortbewegung, beispielsweise die Gewichtsübernahme auf die Füße für einen Transfer vom Rollstuhl auf die Toilette.
- Verringerung der Sekundärschäden, d.h. Vermeiden monoformer Vorzugshaltungen durch ein Angebot variabler, adaptierter Sitz-, Steh- und gegebenenfalls Fortbewegungshilfen.

Kinder mit spastischer Tetraparese beinbetont = spastische Diparese

- Verbessern der Haltungskontrolle im Sinne differenzierter sensomotorischer Leistungen. Es geht um die Verbesserung von Bewegungsausmaß, Dosierung, Tempo, Kraft und Ausdauer mit dem Augenmerk auf lateralflektorisch-rotatorischen Bewegungen.
- Selbständigkeit (Selbsttätigkeit) bei der Nahrungsaufnahme, bei der Körperpflege und beim Aus- und Anziehen.
- Vermeiden sensomotorischer Sekundärschäden.

Kinder mit spastischer Hemiparese

- Verbessern der Haltungskontrolle im Sinne einer Verbesserung der Belastungsphase der betroffenen Seite, d.h. „Lateralisation" und das Erreichen des Überkreuzens der Körpermitte (Arme und Beine).
- Anstreben von Positionen, die die Kinder in ihrer Entwicklung vermeiden werden oder vermieden haben, beispielsweise die Bauchlage, die 45°-Seitlage oder den Krabbelstand.
- Erreichen folgender Fortbewegungsmöglichkeiten: Robben, Krabbeln und Klettern.
- Anstreben beidhändigen Handelns zur Erleichterung der Nahrungsaufnahme, der Körperpflege und beim Aus- und Anziehen.
- Vermeiden sensomotorischer und emotionaler Sekundärschäden.

Kinder mit dystoner Athetose

- Verändern der Haltungskontrolle im Sinne einer „Selbstregulation", d. h. die willkürliche Steuerung unwillkürlicher Bewegungen und das Finden eigener Strategien.
- Verbessern der Atmung zur Unterstützung der Kommunikation und zur Erleichterung der Nahrungsaufnahme.
- Unterstützung der Selbständigkeit bei der Fortbewegung (gegebenenfalls mobile Hilfsmittel für sitzende und stehende Positionen).
- Vermeiden sensomotorischer und sozial-emotionaler Sekundärschäden.

Kinder mit Ataxie

- Verbessern der Haltungskontrolle im Sinne der Dosierung, der Kraftzunahme und der Ausdauer. (Es ist das Erleben aller „Facetten" der kindlichen Entwicklung; die Verbesserung der Haltungskontrolle bei diesen Kindern erkennt man an der sich verringernden Unterstützungsfläche).
- Verbessern der Atmung zur Unterstützung der Kommunikation und zur Einflußnahme auf den Speichelfluß.
- „Selbsttätigkeit" bei der Nahrungsaufnahme, der Körperpflege und dem Aus- und Anziehen.
- Vermeiden sensomotorischer Sekundärschäden.

Vorgehensweise

Die therapeutische Vorgehensweise innerhalb des Bobath-Konzeptes ist der Dialog. Der Kreis setzt sich aus all den Personen zusammen, die in diesem „Prozeß des Miteinander" zu tun haben. Jede Person bringt eigene Anteile in die Therapie ein. Dazu einige Überlegungen zu den „Hauptpersonen".

Kind

Entscheidend für sensomotorische Lernprozesse sind die Aufmerksamkeit und das Interesse des Kindes. Die jeweilige Interessenslage, die momentanen Bedürfnisse und die Vorstellungen des Kindes gehen aus der genauen Untersuchung hervor (s. S. 27 ff). Sie werden in der Therapie aufgegriffen, da die Motivation, mitzumachen, steigt.

Grundsätzlich gilt es, die Kinder im „Jetzt" zu sehen und sich nach der von ihnen vorgegebenen Aktivität zu richten. So fühlen sich die Kinder ernst genommen.

Es wird davon ausgegangen, daß die Kinder mit einer Zerebralparese, die mit guten kognitiven Fähigkeiten ausgestattet sind, Bewegungsplanung und eine Vorstellung vom eigenen Handeln haben. Man richtet sich nach dem Alter der Kinder, und es wird nicht nur der sensomotorische Entwicklungsstand berücksichtigt (mit diesem Vorgehen wird man den Kindern auf der sozial-emotionalen und der kognitiven Ebene gerecht).

Bei geistig retardierten Kindern muß mit langsameren Lernschritten gerechnet werden. Je näher aber die Therapie an alltagsbezogenen Handlungen angesiedelt ist, desto eher „trifft" man die Kinder mit ihren Interessen.

Es hat sich bewährt, den Rhythmus der Kinder zu beachten, d.h. den Rhythmus von Aktivitäts- und Ruhephasen (die Aufmerksamkeitsspannen sind davon abhängig).

Zur Unterstützung sozial-emotionaler und kognitiver Leistungen können adaptierte Hilfsmittel eingesetzt werden.

Eltern

Das Sehen, Aufgreifen und Zulassen der intuitiven und individuellen Handhabung (handling) der Eltern steht im Vordergrund.

Diese Handhabung wird nur dann verändert, wenn sich aus therapeutischer Sicht Gefahren beim Kind, beispielsweise Gelenkfehlstellungen, abzeichnen. Die Interaktion sollte so wenig wie möglich gestört werden.

Wenn die elterlichen Ideen bezüglich „Hilfen für zu Hause" aufgegriffen werden, sind die Eltern einfallsreich und motiviert.

Um die Autonomie des Kindes zu fördern, sollte es eigenständig Aufgaben unternehmen. Die Eltern sollten in diesem Sinne ermutigt werden.

In der Anleitung sind exakte Informationen für die Eltern wichtig. Sie müssen erfahren, was, wofür, wo, wie und wie lange sie mit ihrem Kind etwa „tun" können bzw. sollen.

Die Eltern kennen ihr Kind am besten, sie erziehen es.

Therapeuten

Die Bereitschaft zum Dialog mit den Kindern und deren Eltern, zur Auseinandersetzung mit anderen Therapeuten und Ärzten, die die Kinder betreuen, und die Bereitschaft zur Zusammenarbeit mit Personen aus Kindergruppen, Kindergärten und aus Schulen muß vorhanden sein. Die Basis therapeutischer Vorgehensweise ist es, auf Fähigkeiten der Kinder und deren Eltern zu bauen.

Zur Unterstützung der Selbständigkeit der Kinder (Autonomie) ist es wichtig und notwendig, die Eigeninitiative zu fördern und auch zu fordern. Den Kindern sollte man schon vom frühen Säuglingsalter an einen Freiraum geben, Handlungen mitzugestalten und mitzubestimmen. Auf diese Weise lernen sie über die Gestaltung einer Situation, über das Treffen eigener Entscheidungen und über eine Mitbestimmung, ihre Persönlichkeit kennen sowie die daraus resultierenden Auswirkungen auf das soziale Umfeld.

•••• Maßnahmen

Allgemein

Physiotherapeutische Maßnahmen innerhalb des Bobath-Konzeptes nehmen Einfluß auf die Haltungskontrolle und werden über die dem Kind zur Verfügung stehenden Sinnesorgane vermittelt. Sensomotorische Lernprozesse können durch die Vermittlung einzelner sowie kombinierter Maßnahmen angeregt werden. Es kann das Verdeutlichen eines sensorischen Angebotes, beispielsweise das leise Sprechen zur Erlangung erneuter Aufmerksamkeit, sein. Es kann ein somatosensorisches Angebot, beispielsweise die Veränderung der Unterstützungsfläche zur Aktivierung der Haltungskontrolle, sein. Ein Rhythmuswechsel, verbunden mit einem verbalen Auftrag, ist ein Beispiel für die Kombination. Die Angebote sind immer unter Beachtung der Schwerkrafteinwirkung auf den Körper im Raum zu sehen.

Zu Beginn jeglicher physiotherapeutischer Maßnahmen wird die Eigeninitiative des Kindes aufgegriffen und verstärkt, besonders dann, wenn sie auch der therapeutischen Zielsetzung entspricht. Die Ideen des Kindes werden therapeutisch verändert, beispielsweise wenn das Kind seine Handlung nicht beenden kann oder wenn die Zielsetzung des Kindes und der Therapeutin nicht übereinstimmt. In diesem Fall werden Kompromisse und Regeln gefunden. Zeigt das Kind keine Eigeninitiative, beginnt die Therapeutin und das Kind steigt ein. Korrigierende Maßnahmen können durch Bewegungsführungen, durch verbale Erklärungen oder durch Vormachen verdeutlicht werden.

Der „rote Faden", die Vermeidung von Deformitäten und Kontrakturen, begleitet die Therapie und sollte nicht durch die Vielfalt der Anwendungsmöglichkeiten verschiedenster Maßnahmen verloren gehen.

Im folgenden werden Beispiele verschiedener Wirkungsweisen und Angebote, die sensomotorische Lernprozesse anregen, aufgezeigt.

Soziale, emotionale, kognitive Aspekte

Eine vertrauenerweckende Atmosphäre gibt dem Kind (und auch den Eltern) die Möglichkeit zur Akklimatisierung. Es sollte eine Zeit des „Sich-kennen-Lernens" und des „Sich-aufeinander-Einstellens" zur Verfügung stehen.

Das Kind erfährt Bestätigung und Aufmunterung durch Blick, Mimik, Gestik und durch adäquaten Sprachgebrauch (das gleiche gilt im Umgang mit den Eltern). Zu Beginn der Therapie ist es sinnvoll, sich an der Interaktion der Eltern mit ihrem Kind zu orientieren. Sie ist dem Kind vertraut und eröffnet den Dialog zur bevorstehenden therapeutischen Intervention. Die Kommunikationsebene ist dem Alter und nicht dem Entwicklungsstand angepaßt.

Auch die sogenannten Spielgeräte werden an die geistigen Interessen und das Alter des Kindes angepaßt angeboten. Hat das Kind eine Auswahlmöglichkeit, so steigt seine Motivation zum Mitmachen. Die Therapeutin muß aber flexibel genug sein, ihre Zielsetzung immer wieder in die verschiedenen Handlungen des Kindes zu integrieren. Therapeutische Ziele sollten sich verändern können. Die Bedingungen für die Kinder in der Therapiestunde und zu Hause sollten so beschaffen sein, daß sie zum Explorieren und zum Finden eigener Strategien anregen.

Motivation, Freude und Interesse sind Grundlagen des Lernens. Das trifft auch auf das sensomotorische Lernen zu.

Sensorische, somatosensorische Aspekte

Das gezielte Auswählen sensorischer und somatosensorischer Angebote richtet sich nach dem Befund (s. S. 27 ff). Die Dosierung, beispielsweise die Kombination verschiedener Angebote oder das Intensivieren eines Angebotes, hängt von der Motivation des Kindes, der Aufmerksamkeitsspanne aber auch vom muskulären Zustand (Hypo-, Hypertonie) ab.

Visuelle Angebote können die Neugier des Kindes wecken, und es beispielsweise anregen, sich vom Platz zu bewegen. Welche Person oder welcher Gegenstand sind das momentane Interesse? Die Wahl des Abstands und des Orts entscheidet über die Aktivitäten des Kindes.

Gezielt eingesetzte akustische Angebote können das Kind zur Orientierung im Raum und zur Aktivierung der Haltungskontrolle anregen. Wird beispielsweise ein sitzendes Kind von lateral oder dorsal angesprochen, erfolgt, durch die Kopfdrehung eingeleitet, eine Körperschwerpunktverlagerung. So können akustische Angebote durch gezielte Auswahl und durch Intensität die Haltungskontrolle positiv beeinflussen und somit die physiotherapeutischen Ziele unterstützen (Tab. 5.**6**).

Tabelle 5.**6** Beispiele zu sensorischen Angeboten

Sensorischer Einfluß	Stimulus
visuell	soziales Umfeld (Blick, Mimik, Gestik) Licht/Schatten Beschaffenheit von Gegenständen (Farbe, Form, Konsistenz)
akustisch	Stimmen im sozialen Umfeld (Rhythmus, Intensität, Bedeutung) Geräusche zu Hause (Staubsauger, Küchengeräte), außer Haus (Autohupen, Traktor, Straßenbahn), im „Therapieumfeld“ (Telefon, Tür usw.)

Gusto-olfaktorische Angebote haben vor allem eine Bedeutung bei der Nahrungsaufnahme.

Somatosensorische Angebote sollen dem Kind Orientierungshilfen sein, eigene Bewegungen spüren und steuern zu lernen. Beispiele für somatosensorische Angebote sind:

- Nutzung der Schwerkrafteinwirkung,
- Temperatur (Wärme/Kälte),
- Unterstützungsfläche vergrößern/verkleinern,
- Körperschwerpunkt-, Stützpunktanordnung,
- Einsatz physiotherapeutischer Techniken:
  - Führen,
  - Führungswiderstand,
  - Vibrieren,
  - Zug,
  - Druck,
  - Halt bieten (Widerlagerungshilfe),
  - Halt bieten - loslassen.

Die Vermittlung geschieht durch manuelle Techniken und durch gezielt eingesetzte Gegenstände aus dem Umfeld des Kindes. Bei somatosensorischen Informationen wird die axiale Gelenkstellung zueinander (alignment) im Kontext zur jeweiligen Handlung beachtet.

Bedingt durch unterschiedlich auftretende Muskelaktivitäten sollte die Dosierung so einfühlsam wie möglich sein, nicht aber an Deutlichkeit verlieren. Das Kind sollte die von außen an es herangetragenen neuen somatosensorischen Informationen mit „innerer Aufmerksamkeit“ wahrnehmen.

Die Vermittlung versteht sich immer als ein Auftrag an das Kind, die Bewegungen selbst zu initiieren und wiederholend zu regulieren.

Exemplarisch: Kind mit spastischer Tetraparese beinbetont (spastische Diparese)

Haltungskontrolle verbessern

Im folgenden werden Anregungen zur Verbesserung der Haltungskontrolle im Sinne differenzierterer sensomotorischer Leistungen gegeben. Zur Vereinfachung der Darstellung physiotherapeutischer Maßnahmen werden einige Positionen beispielhaft herausgegriffen.

■ *Merke:* Die Maßnahmen beginnen unabhängig vom Entwicklungsalter immer in der Position, in der das Kind sich am wohlsten und am sichersten fühlt.

Rückenlage: Bei einem Kind mit hypertoner Muskelaktivität in den Beinen in Rückenlage (Abb. 5.**1**) können u. a. folgende Dinge vermittelt werden:

- variable Beinhaltungen:
  - Halten der Beine gegen die Schwerkraft:
    Bewegungsintention des „Strampelns“ aufgreifen und die Bewegungen ggf. endgradig weiterführen, bis das Kind mit eigenen Beinbewegungen exploriert oder Interesse zeigt, mit seinen Händen die Beine zu erforschen. Tiefgehende somatosensorische Informationen am Fuß (Dorsalextension; Supination, Zehenextension) sind hilfreich (Abb. 5.**2**).
  - Abdruckaktivität der Füße (Abb. 5.**2**):
    Entscheidend ist die Verdeutlichung des Fersenkontaktes mit der Unterlage. Durch einen einseitigen Fersenabdruck wird u.a. die Extension im Knie- und Hüftgelenk und in der Wirbelsäule aktiviert, des weiteren beinhaltet er lateralflektorische/rotatorische Bewegungen im Rumpf.

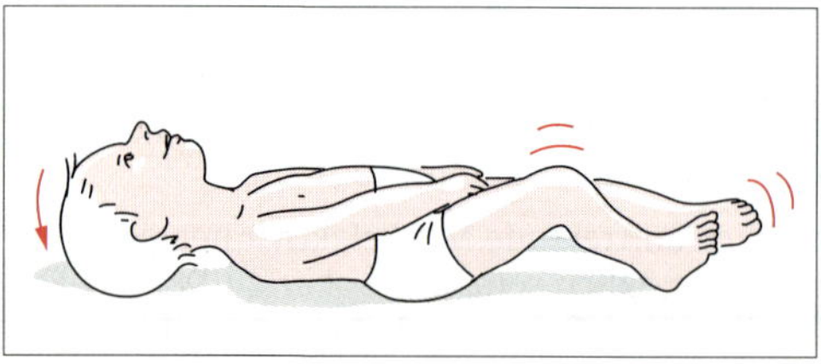

Abb. 5.**1** Kind in Rückenlage mit hypertoner Beinaktivität

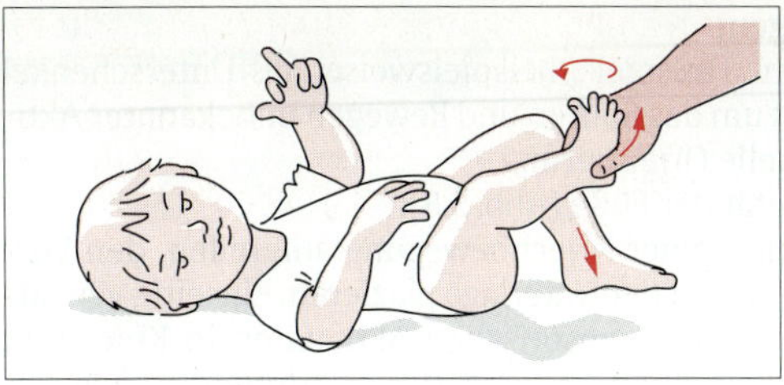

Abb. 5.**2** Abdruckaktivität der Füße in Rückenlage

- größeres Bewegungsausmaß der Arme:
  - Die Spielangebote zum Explorieren werden so plaziert, daß das Kind seine Arme ausstrecken muß. Dies bezieht sich auf das Explorieren der Hände am eigenen Körper, beispielsweise Hände-Windel/Oberschenkel und das Erreichen von körperfernen Gegenständen.

Die therapeutischen Ziele sind erreicht, wenn das Kind die Informationen nutzt und die gezeigten Haltungen und Bewegungen selbst initiiert. Entscheidend für die Dosierung der Maßnahmen ist die genaue Beobachtung der Bewegungsintention und der Bewegungsintensität. Erstrebenswert sind variable Beinbewegungen, stabile Rumpfaktivitäten, ein größeres Bewegungsausmaß der Arme mit dazugewonnener differenzierter handmotorischer Geschicklichkeit, das Erreichen der 45° Seitlage und das Erlangen stabiler Seitlagen verbunden mit dem Explorieren kaudaler Körperteile (Hände - Knie/Füße). Eine mobile/stabile Seitlage macht den Weg zur Bauchlage frei.

Bauchlage: Bei einem Kind mit hypertoner Muskelaktivität in den Beinen (Abb. 5.**3**) in Bauchlage können u. a. folgende Dinge vermittelt werden:

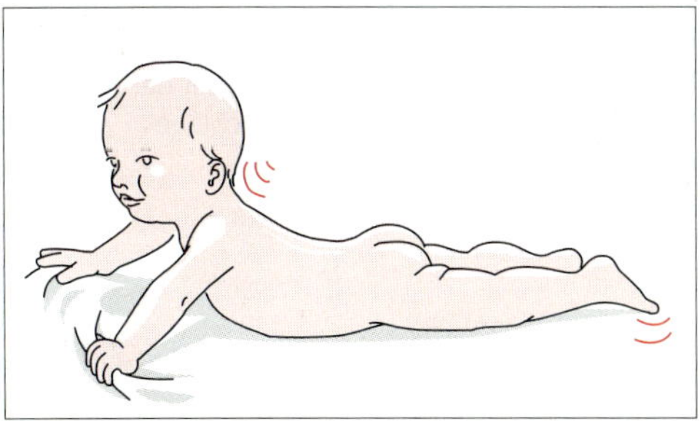

Abb. 5.**3** Kind in Bauchlage mit hypertoner Beinaktivität

- variable Beinhaltungen:
  - Das Anregen zum „Fußspiel", beispielsweise Fuß-Unterschenkel (Abb. 5.**4**); es geht um das Spüren und Bewegen unbekannter Aktivitäten ohne visuelle Orientierung.
  - Die Abdruckaktivität der Füße (Abb. 5.**5**): Bewegungsintention einer Kriechbewegung aufgreifen, den Vorfuß am Grundgelenk auf der Unterlage plazieren. Einseitig vermittelt, kommt es u.a. zu extensorischen Aktivitäten in Knie- und Hüftgelenk, des weiteren zu lateralflektorisch/rotatorischen Bewegungen im Rumpf.
- größere Bewegungsausmaße der Arme:
  - Die Spielangebote zum Explorieren werden so plaziert, daß das Kind wechselseitig einen Arm ausstrecken muß, um die Gegenstände zu erreichen. Diese liegen am Boden oder höher. Liegen beispielsweise die für das Kind z. Zt. wichtigen Spielsachen in einer Schublade mit einem 10 cm hohen Rand, so muß das Kind seinen Arm gegen die Schwerkraft heben (Schulter in Flexion, Abduktion, Außenrotation; Ellenbogen in Extension).

Die therapeutischen Ziele sind erreicht, wenn das Kind variablere Beinbewegungen zeigt und mit seinem Vorfuß eine Abdruckaktivität initiie-

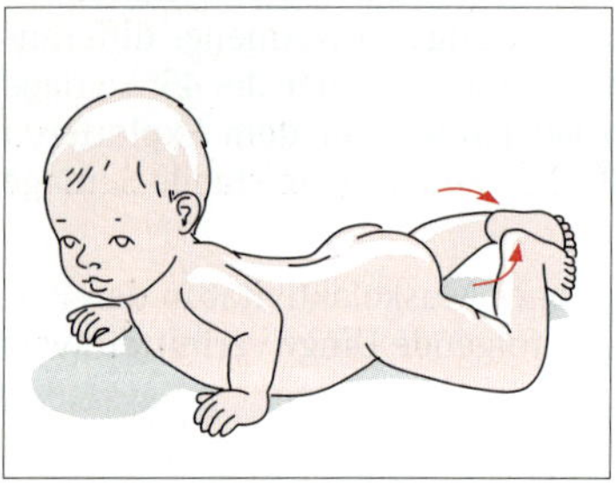

Abb. 5.**4** „Fußspiel"

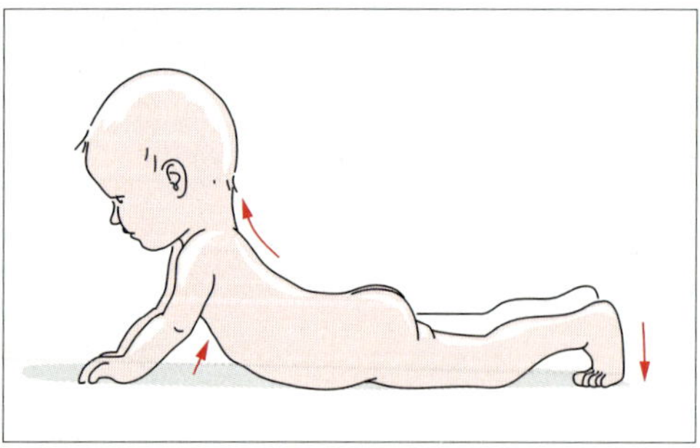

Abb. 5.**5** Abdruckaktivität der Füße in Bauchlage

ren kann. Dadurch wächst die Chance für Fortbewegungsmöglichkeiten, beispielsweise das Kriechen oder Robben. Durch den Erwerb der Abdruckaktivität eines Fußes wird über laterale Körpergewichtsverlagerung das Drehen von der Bauch- in die Seitlage leichter.

Sitz: Fast alle Kinder mit Zerebralparese zeigen eine ungenügende Beckenbeweglichkeit, was zu folgendem führt: Die Körperaufrichtung gegen die Schwerkraft ist erschwert und die Mobilität der Beine geringer. Bei einem Kind in sitzender Position, mit dem Körperschwerpunkt hinter dem Hüftgelenk (Abb. 5.**6**), mit deutlichem Gewicht auf einer Seite (Abb. 5.**7**), mit Vorzugshaltungen in der Hüfte (Außenrotation, Abduktion, Flexion oder Innenrotation, Adduktion, Flexion mit Kniegelenk in Extension) können u. a. folgende Inhalte vermittelt werden:

- mobile Beckenaktivität:
  - Die Körperschwerpunktverlagerung nach ventral bzw. ventral/lateral (rotatorisch) und damit über und vor das Hüftgelenk ist wichtig. Sie ist durch deutliche proximale somatosensorische Informationen am Rumpf (Abb. 5.**8**), durch Veränderungen der Beinhaltungen und durch das optimale Plazieren von Spielgeräten zu erreichen.
  - Die laterale Körperschwerpunktverlagerung (Abb. 5.**9**) aktiviert die Bewegungen um die Körperlängsachse.

Die Haltungskontrolle des Kindes in sitzender Position kann sich nur durch eine veränderte Handhabung von seiten der Therapeuten oder der Eltern verbessern.

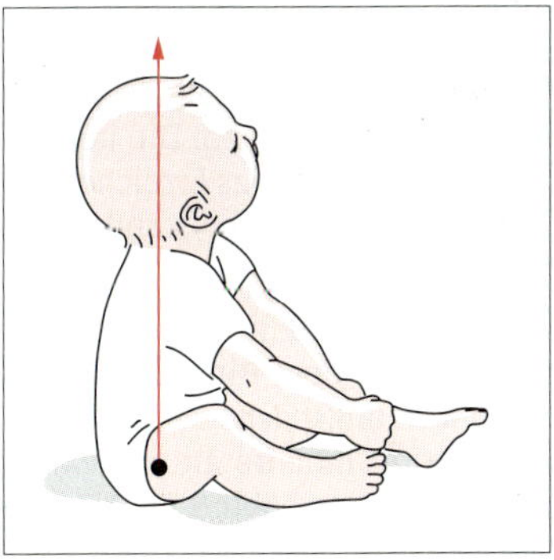

Abb. 5.**6** Kind in sitzender Position, Körperschwerpunkt hinter den Hüftgelenken

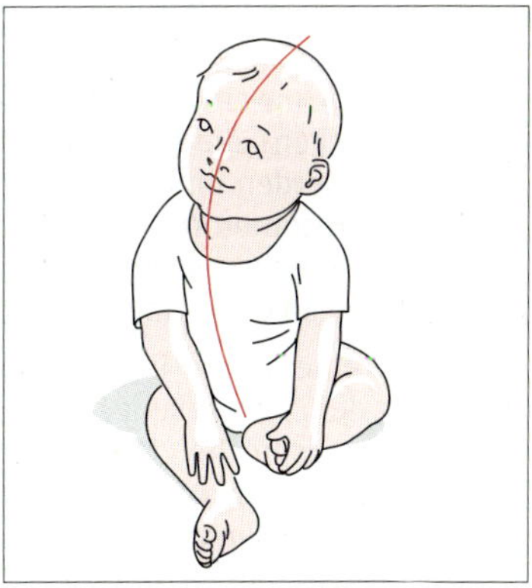

Abb. 5.**7** Kind in sitzender Position, mit Gewicht auf einer Seite

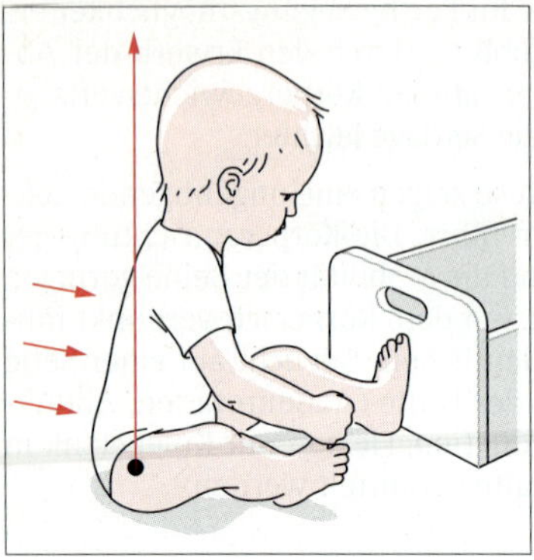

Abb. 5.**8** Somatosensorische Informationen am Rumpf

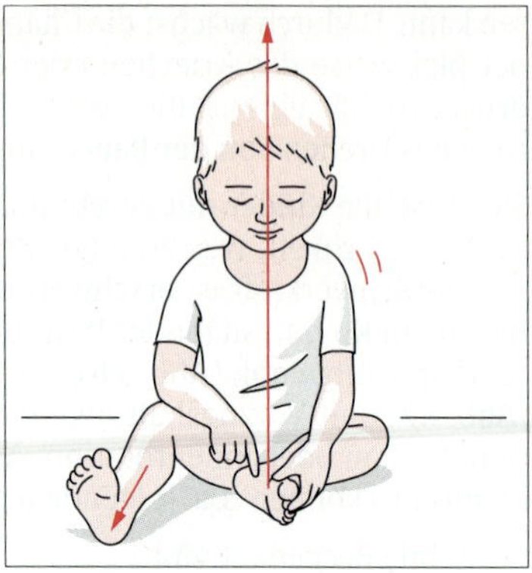

Abb. 5.**9** Laterale Körperschwerpunktverlagerung

Merkmale zur verbesserten Haltungskontrolle in sitzender Position:

- Hält sich das Kind mit seinen Händen fest, ist die Haltungskontrolle im HWS-Bereich.
- Wird das Kind am Becken gehalten, ist die Haltungskontrolle in kranialen Körperabschnitten.
- Wird das Kind an seinen Oberschenkeln gehalten, ist die Haltungskontrolle im gesamten Rumpfbereich.

Die therapeutischen Ziele sind erreicht, wenn Bewegungsintentionen vom Becken aus möglich sind und dadurch die Haltungskontrolle sicherer wird, die Arme ein größeres Bewegungsausmaß zeigen (z. B. Arme in die Luft strecken), die Stützfunktionen dieser nach ventral und lateral zuverlässig werden und die Beine sich variabler bewegen. Die neu erworbenen sensomotorischen Leistungen ermöglichen das Erreichen sogenannter Zwischenpositionen als Vorstufe zum Krabbelstand, Sich-Hinaufziehen an Gegenständen oder zum Sich-Hinlegen.

Stand: Bei einem Kind in stehender Position mit dem Körperschwerpunkt vor dem Hüftgelenk (Abb. 5.**10**), bei einer dem Alter des Kindes nicht mehr entsprechenden großen Unterstützungsfläche der Füße, mit den Vorzugshaltungen Hüftgelenk in Adduktion, Innenrotation, Flexion; Kniegelenk in Flexion/Extension; Fuß in Pronation (Abb. 5.**11**) können u. a. folgende Inhalte vermittelt werden:

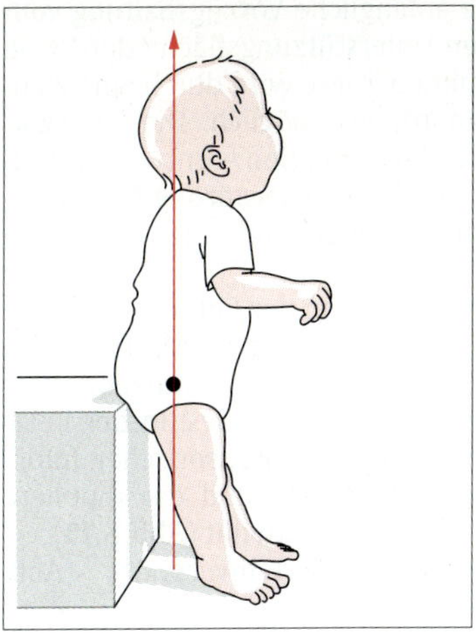

Abb. 5.**10** Kind in stehender Position mit Körperschwerpunkt vor den Hüftgelenken

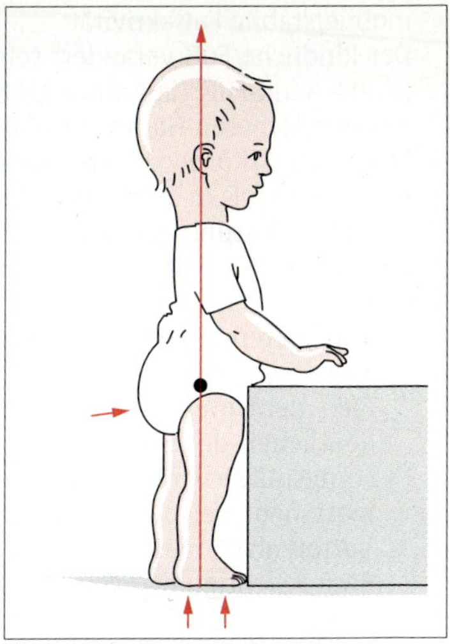

Abb. 5.**12** Alignment

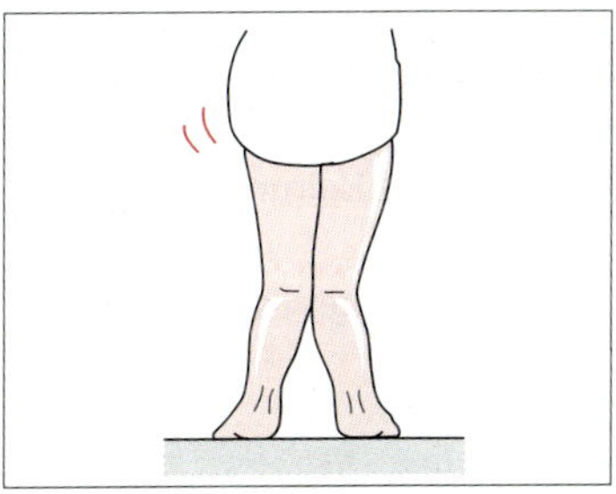

Abb. 5.**11** Pronationsstellung der Füße im Stand

- mobile/stabile Beckenaktivität:
  - Die Körperschwerpunktverlagerung wird durch deutliche proximale somatosensorische Informationen erreicht. Die „Schlüsselregion" ist der dorsale/laterale Beckenbereich um die Ossa ischii. Von dieser Region aus findet die Aktivität statt. Wie in kaum einer anderen Position findet die Anordnung der Gelenkstellung zueinander, das sogenannte „alignment", größte Beachtung (Abb. 5.**12**).
  - Minimale laterale Körperschwerpunktverlagerung aktiviert die Körpergewichtsübernahme auf ein Bein.

- mobile/stabile Fußaktivität:
  Der kindliche Fuß verändert seine anfängliche Vorzugshaltung vom „Knick-Senk-Fuß“ auf einer großen Unterstützungsfläche der Beine zu einer sicheren Haltekontrollfunktion. Diese wird durch eine klare Stützpunkt-/Körperschwerpunktanordnung möglich. Die Dissoziation – Rückfuß in Supination, Vorfuß in Pronation – entwickelt sich aus der Belastung heraus. Kinder mit Bewegungsstörung haben ungenügende Dissoziierung. Diese muß in der Therapie angestrebt werden.
  - Korrigierende Veränderungen des Fußes in der Entlastungsphase (Spielbein). Die Korrektur liegt in der Dehnung des M. triceps surae – der Unterschenkelachse entsprechend – und durch das Verdeutlichen der Supinationsrichtung des Rückfußes. In der Belastungsphase verändern sich somit die somatosensorischen Informationen, beispielsweise der Fersenkontakt und der mobilere Vorfuß als Voraussetzung veränderter Fußaktivität (Abb. 5.**13**).
  - Berücksichtigung von Stützpunkt/Körperschwerpunkt (Abb. 5.**14**).

Die Haltungskontrolle des Kindes in stehender Position kann sich nur durch eine veränderte Handhabung von seiten der Therapeutin oder der Eltern verbessern.

Merkmale einer Verbesserung der Haltungskontrolle in stehender Position:

- Wird das Kind an seinen Händen gehalten, bedeutet es Haltungskontrolle im HWS-Bereich.
- Wird das Kind am Becken gehalten, bedeutet es Haltungskontrolle in kranialen Körperabschnitten.
- Wird das Kind an seinen Füßen gehalten, bedeutet es Haltungskontrolle vom Knie kranialwärts.

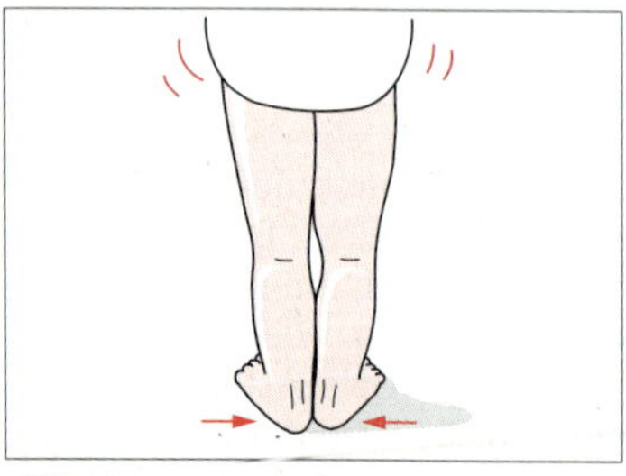

Abb. 5.**13** Veränderte Fußaktivität im Stand (vgl. Abb. 5.**11**)

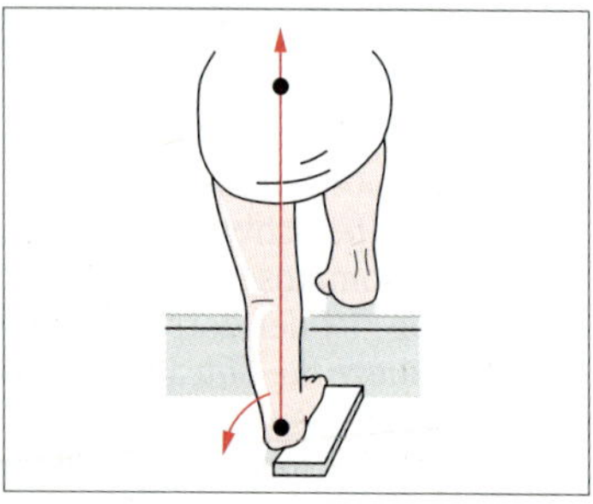

Abb. 5.**14** Stützpunkt und Körperschwerpunkt im Stand

Die therapeutischen Ziele sind erreicht, wenn die stehende Position für das Kind mit spastischer Diparese zuverlässig wird. Das zeigt sich im Stehenbleiben-Können beispielsweise aus dem Laufen heraus, beim Angestoßen-Werden, beim Dinge-vom-Boden-Aufheben, beim Ballwerfen oder beim Hose-Aus- und Anziehen.

Umfeld des Kindes/alltagsbezogene Situation

Das Interesse des Kindes liegt im Erobern seines sozialen und gegenständlichen Umfeldes. Zur Erleichterung der sensomotorischen Lernprozesse in diesen Bereichen werden physiotherapeutische Maßnahmen gezielt eingesetzt, die Bewegungsplanung, die individuelle Strategie und den Rhythmus des Kindes berücksichtigt.

Die oben exemplarisch aufgezeigten Maßnahmen bilden die Basis jeglichen therapeutischen Handelns im veränderten Umfeld des Kindes. Zu allen Zeiten lauten wiederholt die Fragen: „Wo" (Ort) und für „was" (Tätigkeit) benötigt das Kind „welche" Hilfestellung (Umfeldgestaltung, manuell) und „wie" (Dosierung)?

Personen: Handhabung/„Handling" Das Handling betrifft folgende Bereiche:

- Hochnehmen/Hinlegen,
- Tragen,
- Transfer,
- Aus- und Anziehen,
- Körperpflege,
- Nahrungsaufnahme.

Therapeutische Maßnahmen richten sich, wie schon erwähnt, nach der individuellen Handhabung der Eltern, um den interaktiven Prozeß nicht zu stören, und nach dem Alter des Kindes. Korrigierende Maßnahmen werden nur bei zu erwartenden Gefahren für Gelenkfehlstellungen beim Kind, bei Unsicherheiten der Eltern, wenn beispielsweise das Kind unterfordert wird oder wenn die Therapeutin für das Kind neue sensomotorische Leistungen anstrebt, vorgenommen. Durch einen möglichst natürlichen bzw. lebendigen Umgang mit dem Kind entsteht Variabilität in der Handhabung wie von selbst.

Die Handhabung ist nie starr, sondern sie richtet sich nach den vom Kind neu erworbenen Fähigkeiten. Die Aufforderung mitzumachen gilt dem Kind. Es übernimmt die Bewegungsanteile, die es ausführen kann und bemüht sich um Erweiterung seines Repertoires.

Aus dem Gesagten geht hervor, daß es in der Handhabung nicht eine bestimmte Methode gibt. Einige Richtlinien sollten in der Therapie jedoch berücksichtigt werden:

- Kinder mit Bewegungsstörungen mögen es – wie andere Kinder auch –, an den Händen angefaßt zu werden. Dieses trifft auch auf Kinder mit Spastizität zu (keine Scheu vor hypertoner Muskelaktivität in den Handinnenflächen). Zur Optimierung der Anpassungsmöglichkeit für bestimmte Funktionen, muß auf die Gelenkstellung zueinander geachtet werden. Beim Hochnehmen eines Kindes ist es beispielsweise günstig, wenn der Oberarm in Außenrotation, Flexion, der Ellenbogen in Flexion, Supination, die Hand in Dorsalextension und der Daumen in Abduktion gehalten wird (Daumen zeigt zur Decke) (Abb. 5.**15**). Ein Aufforderungssignal an das Kind, sich hinaufzuziehen, kann ein Zug am Handgelenk sein. Die Bewegungsrichtung geht optimalerweise über eine laterale Gewichtsverlagerung. Entscheidend ist die Aktivität des Kindes. Variable Veränderungen in Rhythmus, Umfeldgestaltung (z. B. Sich-Festhalten am Gitterbett) und Bewegungsausmaß fordern neue sensomotorische Leistungen.
  Beim Hinlegen wird nach den gleichen Prinzipien vorgegangen, wobei auf laterale Gewichtsverlagerung geachtet wird.
- Der Gefahrenpunkt eines jeden Kindes mit Spastizität liegt in einer evtl. auftretenden veränderten Hüftentwicklung (Dysplasie/Subluxation). Dieser Sorge Rechnung tragend wird von Therapiebeginn an in der Handhabung eines Kindes auf variable Beinhaltungen geachtet. Die hypertonen Vorzugshaltungen (Adduktion, Innenrotation) in den Hüftgelenken sollen vermieden werden. Gleichermaßen wichtig für die Hüftentwicklung ist eine Beckenaktivität. Beim Tragen eines Kindes gibt es unzählige Möglichkeiten, auf gezielte somatosensorische Informationen zu achten, beispielsweise im Bereich der Ossa ischii (Abb. 5.**15**). Ventrale Beckenkippung aktiviert die Aufrichtung der Wirbelsäule gegen die Schwerkraft. Abduktion/Adduktion und Rotation tragen zur Mobilität bei.
- Es ist bekannt, daß die Fußaktivitäten eines Kindes großen Einfluß auf die Haltungskontrolle haben.
  Um die Mobilität der Füße von Kindern mit spastischer Diparese zu erhalten, bedarf es besonderer Sorgfalt und Intensität in der Handhabung. Auch hier gilt: Achsengerechte endgradige somatosensorische Informationen. Schon im Säuglingsalter soll während der Körperpflege (Wickeln, Waschen, Eincremen usw.) daran gedacht werden. Es ist aber nie zu spät, damit anzufangen. Durch früh vermittelte somatosensorische Informationen an den Füßen lernen die Kinder, sich auf Berührung und Bewegung, auf Druck, Zug und Vibrationen einzustellen und zu adaptieren. Die Gefahr von Gelenkfehlbildungen in ste-

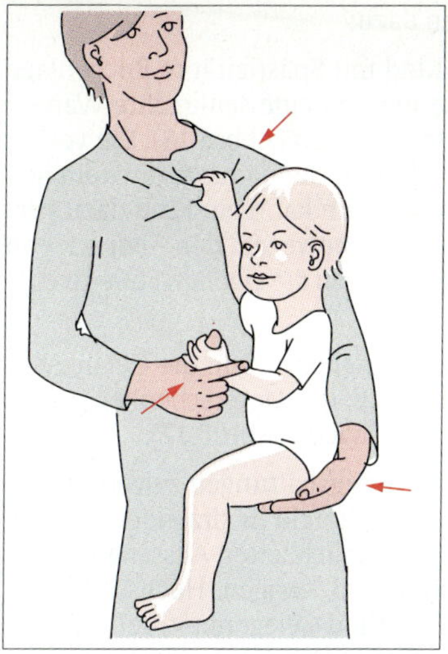

Abb. 5.**15** Tragen des Kindes

hender Position wird dadurch verringert. Ist das Kind in der Lage, seine Füße der Unterlage anzupassen, darf es sich beim Aus- und Anziehen oder beim Transfer hinstellen, noch bevor es frei stehen kann. (Durch die Handhabung kann dosiert werden, wieviel Körpergewicht auf den Füßen ruht.)
Während der Nahrungsaufnahme, beim Aus- und Anziehen, bei der Beschäftigung bzw. beim Spiel und allen weiteren alltagsbezogenen Aktivitäten wird darauf geachtet, daß der Rumpf keine auffälligen Vorzugshaltungen entwickelt. Zu achten ist auf optimale Becken- und auf variable Beinhaltungen. Wie vorher besprochen, sollten die Füße evtl. einen in Dorsalextension korrigierenden Kontakt zum Umfeld haben.

Zusammenfassend ist zu sagen, daß bei der Handhabung die Vermeidung von Deformitäten und Kontrakturen im Vordergrund physiotherapeutischer Maßnahmen steht.

Gegenstände / Hilfsmittel: Neben den Personen aus seinem sozialen Umfeld nutzt das Kind auch das gegenständliche Umfeld intensiv, um seine Welt zu entdecken. Gegenstände dienen als Orientierungshilfen und als Hilfsmittel, beispielsweise das Stuhlschieben beim Erlernen des Laufens. Das Explorieren mit Gegenständen hat Einfluß auf die Haltungskontrolle. Es entsteht eine Art Eigenregulation des Kindes. So wird der Umfeldgestaltung für bestimmte Therapieziele ein hoher Stellenwert eingeräumt.

Einige Überlegungen und Anregungen dazu:

- Ist ein Ziel beispielsweise, einem Kind mit Spastizität in Rückenlage die Füße „näher" zu bringen, so kann es an eine senkrechte Wand – z. B. Matratzen, Sofa, Schrank – gelegt werden (Abb. 5.**16**). Die veränderte Gelenkstellung im Schwerefeld und die dadurch entstehende veränderte somatosensorische Information kann ein Kind dazu veranlassen, seine Beine im Schwerefeld zu bewegen, den Abdruck von der „Wand" zu üben oder mit seinen Händen die eigenen Füße zu entdecken.
- In Bauchlage kann Beckenaktivität entstehen, wenn die Gelenkstellung dahingehend verändert wird, daß die Unterschenkel (Füße) Kontakt mit einer „senkrechten Wand" haben (Abb. 5.**17**).
- In sitzender Position sind auffällige Vorzugshaltungen zu vermeiden. Hat das Kind intensives Interesse, sein Umfeld in sitzender Position zu erfahren, wird nach variablen Sitzmöglichkeiten Ausschau gehalten. Kleine Badewanne, Topf, Kinderstuhl, -wagen, Hochstuhl, Fensterbank oder Tischkante bieten dem Kind Gelegenheit, sein Gleichgewicht zu schulen. Die unterschiedlichen Unterstützungsflächen er-

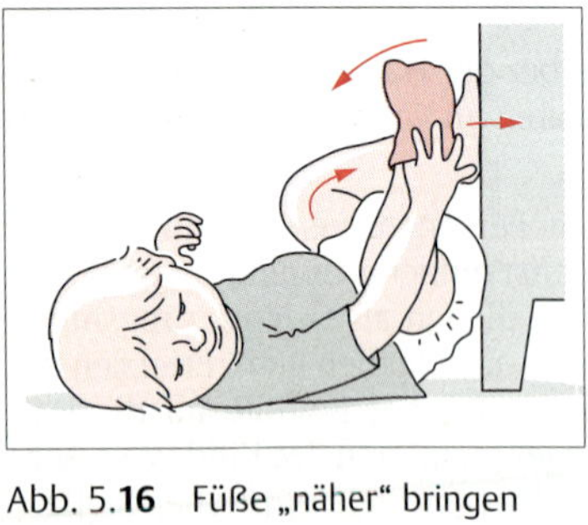

Abb. 5.**16** Füße „näher" bringen

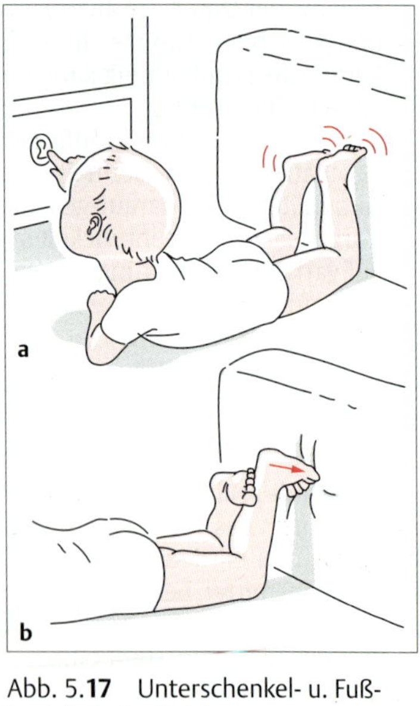

Abb. 5.**17** Unterschenkel- u. Fußkontakt beim Spielen

fordern jeweils eine veränderte Haltungskontrolle. Unter dem Aspekt der Optimierung der Haltungskontrolle des Kindes wird das Mobiliar zu Hause begutachtet und individuell für spezifische Alltagssituationen adaptiert. Gesichtspunkt ist dabei die axiale Gelenkstellung und die daraus resultierenden neuen sensomotorischen Möglichkeiten in dieser Position.

- Das „Aufstehen-Üben" kann beispielsweise neben dem „Üben an Personen" auch an Stuhlbeinen, am Sofa, am Couchtisch, an einer offenstehenden Küchentür oder an Gardinen (sofern das von den Eltern toleriert wird) erfolgen. Die verschiedenen „Objekte" fordern das Kind heraus, neue Strategien zu finden. In diesen sensomotorischen Lernprozessen haben die Hände die große Aufgabe, sich so zu „plazieren", daß das Kind seinen Körper gegen die Schwerkraft bewegen kann, und die Füße müssen einen geeigneten Stützpunkt finden, um das Aufstehen von kaudal zu unterstützen.

- Im Krabbeln und Klettern sollten Kinder mit Spastizität viel Erfahrung sammeln dürfen. Das trifft für Kinder zu, die anfangen zu krabbeln, aber auch für diejenigen, die schon gehen können. Durch das Bewältigen verschiedener Distanzen (hoch, tief, breit, eng) und durch die Verschiedenartigkeit der Unterstützungsflächen (hart, weich, eben, schräg) verbessern sich Knie-, Hüft- und Wirbelsäulenmobilität sowie Armaktivitäten. Therapeutisch immer wieder durch Steigerungsmerkmale verändert und „provoziert" krabbeln und klettern die Kinder über Türschwellen, die Treppen hinauf und hinunter (Abb. 5.**18**) und über Beine und Körper sitzender, liegender oder stehender Personen. Schiefe Ebenen und ein Matratzenlager sind die Freude jedes Kindes. Je älter die Kinder werden, desto interessanter wird das Klettern über Stühle und Tische (mit Einverständnis der Eltern). Über einen Zaun zu steigen, kann genauso erlebnisreich sein wie das Bewältigen einer sich bewegenden Schaukel. Eine Haushaltsleiter hinaufzusteigen, sich herumzudrehen und mit dem Rücken zur Leiter gewandt abzusteigen, erfordert nicht nur Mut und eine gute Planung, sondern auch zuverlässige Fuß- und Handaktivitäten sowie Beckenmobilität. Steht man auf einer kleinen Unterstützungsfläche und löst dann die Hände, so wird für diesen Prozeß die optimale Haltungskontrolle aktiviert.
  Wären die letztgenannten Aktivitäten therapeutische Ziele, würde das Kind diese nicht als „Übung" ansehen. Die Freude am Explorieren und das Bewältigen der Handlung stehen dabei im Vordergrund.

- Fortbewegungshilfen sind für die Kinder erforderlich, die keine langen Strecken gehen können. Ein Schiebewagen (Abb. 5.**19**) bzw. ein Dreirad ohne Pedale wird von einem Dreirad und schließlich von einem Fahrrad mit Stützrädern abgelöst. Die Räder werden nach thera-

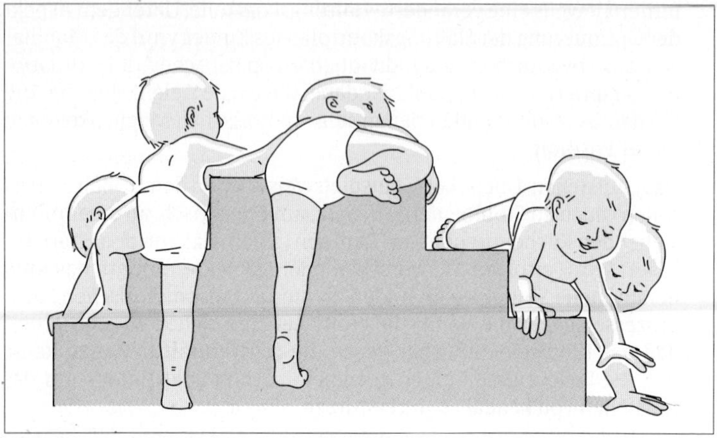

Abb. 5.18 Krabbeln über Hindernisse

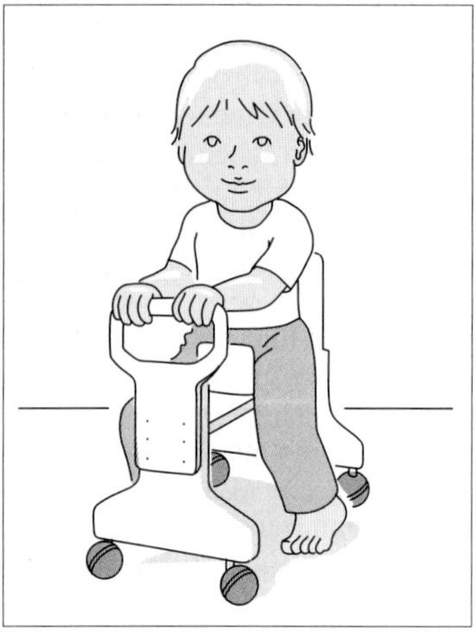

Abb. 5.19 Schiebewagen

peutischen Gesichtspunkten dann verändert, wenn beispielsweise der Sattel zu tief ist (offener Hüftwinkel ist günstig) oder wenn das Kind Fußhalterungen braucht. Auch hier gilt der Grundsatz minimaler Versorgung.

Die „Sportlichen" unter den Kindern mit Spastizität verlangen nach Roller-, Ski- oder Rollerskatefahren, bis sie ihre Sportart gefunden haben. Gegebenenfalls ist eine therapeutische Beratung angezeigt.

- Einige Kinder benötigen Gehhilfen.
  Die Wahl sollte so getroffen werden, daß die Fortbewegungshilfe eine wirkliche Hilfe für das Kind auf dem Weg zur Selbständigkeit ist. Die Qual der Wahl liegt in der Entscheidung zwischen Rollatoren, Vierkantstöcken und Unterarmstützen. Es gibt keine „Rangfolge". Die individuelle Anpassung ist notwendig. Angestrebt werden sollte die Minimalversorgung. Für eine Schuhversorgung gilt das gleiche Prinzip: Eine individuelle Versorgung ist notwendig. Zu bedenken ist eine stabile Position des Rückfußes in Supination. Über ein gut gearbeitetes Fersenteil eines über den Knöchel reichenden Schnürschuhes mit einer beweglichen Sohle erfährt das Kind lateral und medial somatosensorische Informationen. Die Füße verlangen nach Schuhwechsel und Barfußgehen sowie sich wiederholendem Massiertwerden. In Anbetracht der in Wachstumsphasen möglicherweise auftretenden Verschlechterungen muß die Schuhversorgung mit besonderer Sorgfalt bedacht werden.
  Ein Kinderorthopäde ist zu Rate zu ziehen, wenn sich Verschlechterungen einstellen u. a. bei Fußfehlstellungen, bei Wirbelsäulenveränderungen oder wenn die Hüftabduktion $< 30°$ beträgt.

Kontrakturprophylaxe

In der Physiotherapie sollten sämtliche alltagsbezogenen Situationen auch unter kontrakturprophylaktischen und deformitätenverhindernden Gesichtspunkten betrachtet werden. Die bisher beschriebenen Beispiele unter „somatosensorische Maßnahmen", S. 198 f, exemplarisch bei einem Kind mit Spastizität oder „Umfeldgestaltung", S. 210, verdeutlichen dies.

Weitere Anregungen während täglicher Handhabungen der Eltern mit ihrem Kind:

- Beim Aus- und Anziehen von Pullover, Hemd oder Jacke kann beispielsweise im Schultergelenk Flexion und Außenrotation bedacht werden.
- Während der Körperpflege erfährt das Kind endgradige Haltungen in den großen Gelenken und sorgfältig durchgeführte achsengerechte Bewegungen in den kleinen Gelenken.
- Im Kinderwagen bieten sich Gelegenheiten, auf endgradige Gelenkstellungen und auf Möglichkeiten zur Muskeldehnung zu achten. Durch verschiedene Sitzpositionen kann hypertone Muskelaktivität beeinflußt werden. Wird beispielsweise ein Fuß gegen den Handlauf gestellt, dehnt sich der M. triceps surae, wird ein Bein über den Handlauf gelegt, dehnen sich die Mm. ischiocrurales, sofern auf die ent-

sprechende Beckenstellung geachtet wird. Im Kniestand kann der M. rectus gedehnt werden usw.

•••• Interdisziplinärer Ansatz

Die Betreuung von Kindern mit neurologischen Auffälligkeiten bedeutet ein interdisziplinäres Denken und Handeln. Die Rückkopplung zum Kinderarzt ist notwendig. Die Zusammenarbeit mit Entwicklungsneurologen bzw. Neuropädiatern ist unerläßlich, wenn es um Differentialdiagnosen und um die Versorgung von Anfallskindern usw. geht. Augen-, Hals-Nasen-Ohren-Arzt und Orthopäde sollten Erfahrungen mit Kindern haben.

In der Ergotherapie können Fragen zur kognitiven Entwicklung von Kleinkindern, zur Bedeutung von Wahrnehmungsprozessen und zur Differenzierung handmotorischer Entwicklungsmöglichkeiten bzw. zur Graphomotorik beantwortet werden. Gegebenenfalls ist eine Beratung oder ein Therapiewechsel angezeigt. Eine Zusammenarbeit mit einer Logopädin ist sinnvoll, wenn diese Erfahrungen mit Kleinkindern hat. Das komplexe, oft sehr schwierige Thema der Nahrungsaufnahme sowie die Beurteilung und Förderung im vorsprachlichen Bereich eines Kindes sollten in ihren Händen liegen.

Psychologische und/oder sozialpädagogische Ratschläge können dem Kind und seinen Eltern den Alltag im sozialen Umfeld erleichtern helfen. Die Einschätzung kognitiver und sozial-emotionaler Leistungen liegen im Fachbereich der Psychologen und Sozialpädagogen.

•••• Familie

Die Familie sucht Unterstützung bei den Therapeuten. Werden Wünsche, Bedürfnisse und Ideen von seiten der Physiotherapeuten beachtet und geachtet, entwickelt sich die wünschenswerte Eigeninitiative jedes einzelnen Mitgliedes. Therapeutische Ziele werden zu Hause umgesetzt, wenn die Anleitung verständlich ist, wenn Fragen beantwortet und Informationen weitergegeben werden. Für die Fragen und die Ideen muß die Therapeutin offen sein, sollte aber ihr eigenes Ziel nicht aus den Augen verlieren. Sie muß bedenken, daß die Eltern die Verantwortung für ihr Kind tragen und dazu auch einen Freiraum zur Gestaltung des Tagesablaufs innerhalb ihrer Familie benötigen.

Diese Aspekte beachtend, kann es zu einer fruchtbaren Zusammenarbeit mit der Familie, in der das Kind mit einer Bewegungsstörung aufwächst, kommen.

5.1.4 Physiotherapie nach frühkindlicher Hirnschädigung: Vojta-Konzept

D. v. Aufschnaiter

Definition: Bei der Zerebralparese handelt es sich um eine zentral bedingte Funktionsstörung der Bewegungsharmonie (Koordination), -schnelligkeit und -differenzierung.

Viele Spezialisten, wie auch Vojta, tendieren dazu, neben den klinischen Erscheinungsbildern der spastischen Störungen wie der Di- und der Hemiparese sowie der Mono- und der Tetraparese auch alle anderen, prae-, peri- oder bis zu 4 Wochen postnatal begonnenen infantilen Formen (Zerebralparese-Typen) wie der atonischen Diplegie, der Athetose und der Ataxie unter dem Begriff der Zerebralparese zu subsumieren.

Grundsätzlich stellt der Arzt die Diagnose. Dennoch sollte jede pädiatrisch arbeitende Physiotherapeutin die klinisch relevanten Einzelsymptome und deren Bedeutung im Gesamtbild des jeweiligen Zerebralparese-Typus kennen.

•••• Physiotherapeutisch relevante Symptome der Zerebralparese

Kein Kind wird als Spastiker geboren – vielmehr entwickelt sich die Zerebralparese erst im Laufe des ersten Lebensjahres. Aus diesem Grund kann die Diagnose nicht direkt nach der Geburt gestellt werden, und es ergibt sich die Frage, welche klinisch relevanten Einzelsymptome eine drohende Zerebralparese anzeigen.

Während der Entwicklung der Zerebralparese im ersten Lebensjahr sind die deutlichen Abweichungen von der biologischen Norm leicht zu erkennen; Jeder Spezialist kann nach kurzer Beobachtungszeit ein Kind anhand seiner gezeigten Fähigkeiten altersmäßig einordnen. Das gelingt, weil sich die heranwachsenden Kinder weder im Entwicklungstempo noch in der Reihenfolge der erreichten Entwicklungsstufen (Meilensteine) gravierend voneinander unterscheiden; besonders im 1. Lebenshalbjahr ist die Parallelität der Entwicklungsverläufe groß.

Schwierig ist das Erkennen einer drohenden Zerebralparese bei weniger deutlichen Symptomen. Dennoch ist auch bei diesen Kindern vom 1. Tag nach der Geburt der Verlauf der motorischen Ontogenese anders, eben nicht ideal. Die pathologische Motorik dieser späteren leichten Zerebralparesen - besonders bei den Di- und den Hemiparesen - beginnt mit sehr diskreten Anzeichen, so daß die Diagnose häufig nicht vor dem 3. Trimenon (7.–9. Lebensmonat) gestellt wird.

Vojta vertritt die Meinung, daß innerhalb der ersten 6 Monate nicht von einer Zerebralparese gesprochen werden kann, sondern daß das herausragende Defizit, die Störung der Körperhaltungskontrolle (die Unfähigkeit zu koordinierten globalen Haltungsmustern) der gemeinsame Nenner aller zukünftigen Störungen ist, unabhängig davon, ob sich ein Stützmangel, eine Skoliose oder eben eine Diparese entwickelt (Abb. 5.**20**). Die Anfangsproblematik, der Mangel an Körperhaltungsanpassung, muß also nicht zwangsläufig zu einer Zerebralparese führen. Vojta spricht deshalb zunächst stets von einer zentralen Koordinationsstörung, die jedoch im 2. Trimenon (4.–6. Lebensmonat) durch klare, bedrohliche Anzeichen auf eine bestimmte Zerebralparese-Form hinweisen können (Zerebralparese-Bedrohung).

Kriterien zum Erkennen von Abweichungen von der biologischen Norm haben wir in der Spontanmotorik, die ja von den Kinderärzten als erste beobachtet und beurteilt wird. Klarheit über einen berechtigten Verdacht hinsichtlich einer Zerebralparese-Entwicklung bringen zusätzlich die Reflex- und die Lagereaktionsantworten.

Unabhängig von Körpergröße, -gewicht, von Vorgeschichte oder Risikofaktoren müssen wir die beobachtbare Entwicklung eines jeden Individuums vor dem Hintergrund dieser idealmotorischen Entwicklung sehen, immer wieder kritisch betrachten und hinterfragen: Paßt das Gesehene zusammen, ergeben die Einzelsymptome ein Ganzes?

■ *Merke:* Der Idealverlauf der Spontanmotorik muß die Beurteilungsgrundlage für das Feststellen von Abweichungen sein.

Damit das Erkennen von Abweichungen auch in früher Säuglingszeit zuverlässiger gelingt, sind in der folgenden Tabelle 5.**7** der idealmotorischen Entwicklung die Hinweise bzw. mögliche Frühzeichen einer (prae-)pathologischen Entwicklung vom spastischen Typ gegenübergestellt. Eine detaillierte Beschreibung der idealmotorischen Entwicklung mit dem Schwerpunkt auf der kinesiologischen und muskulären Analyse finden sich unter 1.2.3 Idealmotorische Entwicklung, S. 11).

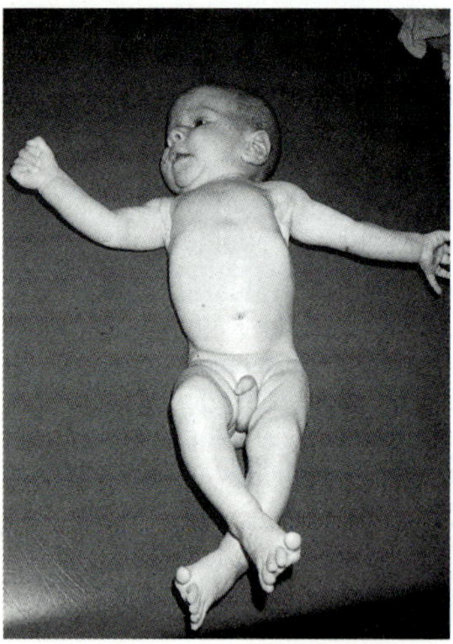

Abb. 5.**20** Deutliche Störung der Haltungssteuerung = zentrale Koordinationsstörung (ZKS). Sie bedeutet hier keine Zerebralparese-Bedrohung

Tab. 5.**7** Die idealmotorische Entwicklung (IME) wird der therapeutisch relevanten (prae-)pathologischen Symptomatik gegenübergestellt

Zeitraum	Idealmotorische Entwicklung aus der Rückenlage	Praepathologische Entwicklung
1. Trimenon 1. Beugestadium 0. – 4. Woche	Auf die Afferenzschwemme aus der Peripherie bzw. dem eigenen Inneren reagiert das Neugeborenen undifferenziert mit Massenbewegungen (Holokinese). Die Körpermitte schwankt hin und her, Mororeaktionen mit Abstreck- und Beugephase sind Ausdruck der Lageunsicherheit. Immer ist die Körperlage in allen 3 Bewegungsebenen asymmetrisch (bezüglich der WS). Das Kind strampelt im primitiven Muster.	In den ersten 4 Lebenswochen sind nur extrem pathologische Befunde als solche zu erkennen.
4. – 6. Woche	Der Säugling beginnt, mehrere Sekunden lang zu fixieren und zu lächeln. Dies geschieht bei ruhiger(er) Körperhaltung. Da Wahrnehmung und Handlung zirkulär organisiert sind, bedingen sie einander. Die Beteiligung des unteren Sprunggelenks beim Strampeln ist verschwunden.	Das Stadium der Holokinese bzw. der Körperlagesteuerungsunfähigkeit dauert an.
Übergang: 1. Streckstadium 6. – 8. Woche	Beim Fixieren zeigt sich das typische Muster der *Fechterstellung*. Das optische Erfaßthaben des Agens ist an den sich beugenden, „zufassenden" Zehen zu erkennen. Die Fechterstellung hat nichts mit dem abnormalen, pathologischen ATNR zu tun.	Die *Fechterstellung* präsentiert sich 1. viel später als abnormale ATNR-Schablone und ist 2. in der (Prae-)Pathologie viel länger als nur 2 Wochen zu beobachten.

Fortsetzung S. 218

Tab. 5.**7** (Fortsetzung)

Zeitraum	Idealmotorische Entwicklung aus der Rückenlage	Praepathologische Entwicklung
8–9. Woche	Die *Hand-Hand-Koordination* beginnt. Dazu muß das Kind zur (automatischen) Steuerung des Axisorgans fähig sein. Das globale Greifmuster: Oberkörperstreckung und Unterkörperbeugung bei in wenigstens 2 Bewegungsebenen symmetrisch gesteuerter HWS sind beim Händespiel zu beobachten.	Die *Hand-Hand-Koordination* tritt viel später auf, stets mit eher pronierten Unterarmen und in der Regel nicht mit gebeugtem Unterkörper. Die HWS wird immer noch in 3 Bewegungsebenen asymmetrisch sein. Ein differenziertes intermuskuläres Zusammenspiel ist keinem zukünftigen Zerebralparese-Kind möglich, ebensowenig kann es den M. longus colli in die Funktion einschalten.
9.–12./13. Woche	Im 3. Lebensmonat wendet sich das Kind beim Wunsch, ein Agens zu erreichen, ganz dem Reiz zu, die Hand, die dem Reiz näher ist, wird in die Richtung bewegt, jedoch nicht immer spontan erfolgreich *(Dystones Greifen)*. Irradiationen in Akren und Mundbereich begleiten die „Hin-Wollen-Gier". Manchmal zerfällt das globale Haltungsmuster in das Moro-Abstreckmuster. Immer noch befindet sich das Kind in der *Split-Brain-Phase*.	Der Galant- und der Fußgreif-Reflex sind in der Regel blockiert, d. h. das Zerebralparese-Kind zeigt eine Störung der Körperlagesteuerung. Deshalb wird *dystones Greifen* viel später auftreten; manche Kinder mit Zerebralparese erreichen die nächste Stufe des Greifens nie. Viele Kinder mit Zerebralparese bleiben in der *Split-Brain-Phase* hängen.

3 Monate	In der Rückenlage wird das Axisorgan in 3 Ebenen komplett in Null-Stellung gebracht (Abb. 5.**21**). Hinterkopf und dorsaler Schultergürtel mit extendierter BWS bilden eine Stützfläche, während die Beine in Hüft-, Knie- und oberen Sprunggelenken 90°-90°-90° gebeugt gehalten werden (Abb. 5.**22**). Das zufriedene Kind spielt mit seinen Händen, zeigt *Hand-Auge-Mund-Koordination* und juchzt in hohen modulierten Tonbögen vor sich hin.	Kein Kind mit Zerebralparese-Bedrohung erreicht mit 3 Monaten das Haltungsmuster aus der idealmotorischen Entwicklung. Bei geistiger Regheit ist das Kind bemüht, Spielzeug zu erreichen, tut dies aber folgendermaßen: – asymmetrische Hinwendung, – protrahierter Schultergürtel, – Innenrotationstendenz in den Schultergelenken, – Extensions-/Flexionsmuster im Ellenbogen mit geringgradiger Supination, – im Handgelenk Flexions- und ulnare Deviationstendenz, – stets asymmetrisch liegender Rumpf, – Zunahme der Strecktendenz in den Beinen. Die Verlagerung der Stützfläche gelingt sehr begrenzt (am ehesten in der Sagittalebene) (Abb. 5.**22**).

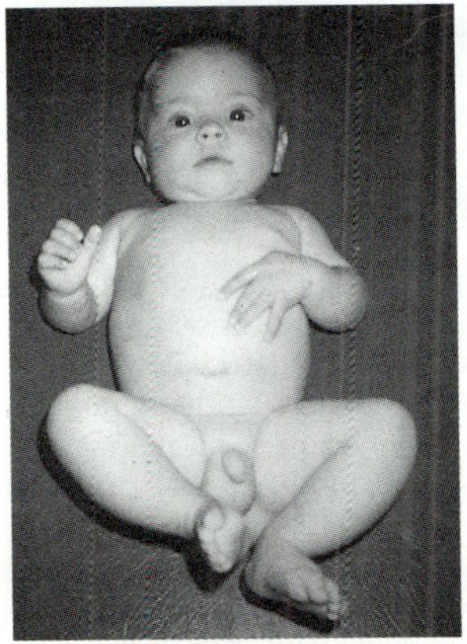

Abb. 5.**21** 3 Monate altes Kind, bewegungsgesund

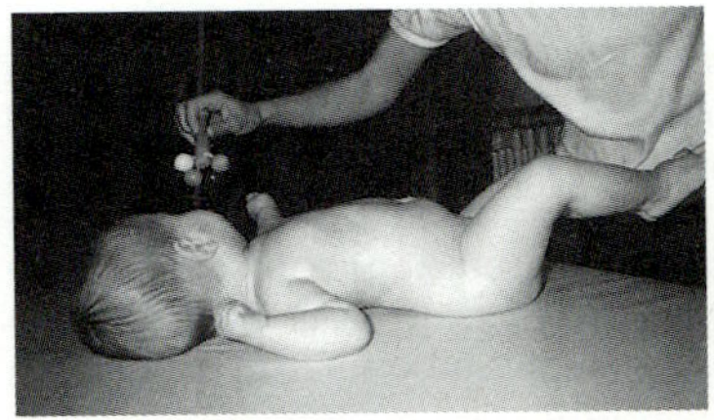

Abb. 5.**22** Bedrohtes Kind, dessen Haltungsmuster bereits deutlich abnormal ist

Fortsetzung S. 220

Tab. 5.**7** (Fortsetzung)

Zeitraum	Idealmotorische Entwicklung aus der Rückenlage	Praepathologische Entwicklung
2. Trimenon 2. Beugestadium 4. – 6. Monat	Das Kind kann zunehmend bis zur Körpermittellinie greifen. Das Kind liegt souverän in Rückenlage, es kann das Gesicht 85° nach re/li, beobachtend und verfolgend, unabhängig vom Axisorgan, drehen. Die sich zunehmend beugenden Beine verändern die Stützbasis, verschieben sie nach kranial, während die Fußinnenseiten zu koordinieren beginnen: • mediale Großzehseiten (4. Mo.) • Fußinnenseiten (5. Mo.) • Fußsohlen (6. Mo.)	Das Greifen bis zur Körpermittellinie gelingt viel später und nie im globalen Muster. Das *ulnare* und das *ganzhändige* Greifen sind oft die höchste Greifstufe. *Palmares* Greifen ist ein *ganzhändiges* Greifen. Die Handentfaltung verläuft von ulnar nach radial. Die fehlende Daumenoppositionsfähigkeit kompensieren Zerebralparese-Kinder manchmal mit dem Scherengriff (Zeige- u. Mittelfinger zusammen). Jeder Greifversuch wird von Streckung in den Beinen begleitet. Niemals zeigen die Bauchmuskeln simultane Aktivitäten von kaudal nach kranial gerichtet (Abb. 5.**23**). Fußsohlenkoordination kann ein Kind mit Zerebralparese nie. Jetzt sind häufig der Rossolimo-Reflex, die Streck-Reflexe und der Klonus positiv (ab Mitte bis Ende des 2. Trimenon).

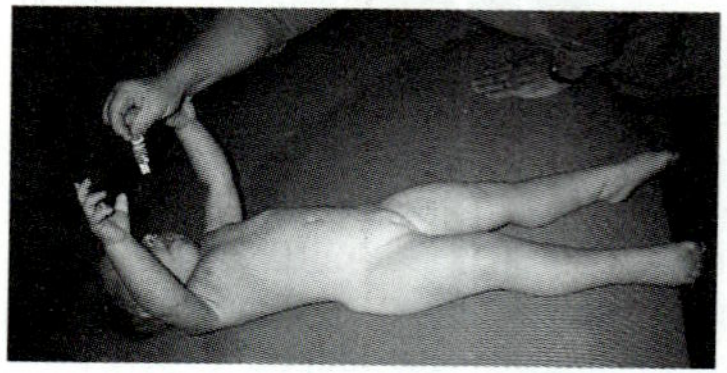

Abb. 5.**23** Abnormal gestaltetes Greifmuster in Rückenlage

5. Monat	Jetzt ist das Maximum an aktiver Abduktion in den Hüftgelenken erreicht (Abb. 5.**24a** u. **b**). Die Hände sind inzwischen am Körper auf Entdeckungsreise unterwegs in der Reihenfolge: – Gesicht, – Thorax, ventral kranial, – Oberbauch, – Knie, – Genitalien. Die Entwicklung der eigenen Körperwahrnehmung ist immer an die motorische Handlungsfähigkeit gekoppelt.	Die aktive und passive Beweglichkeit ist in den Hüftgelenken bereits eingeschränkt, die Propriozeption gestört. Zentral bewegungsgestörte Säuglinge kennen ihren Unterkörper nicht.

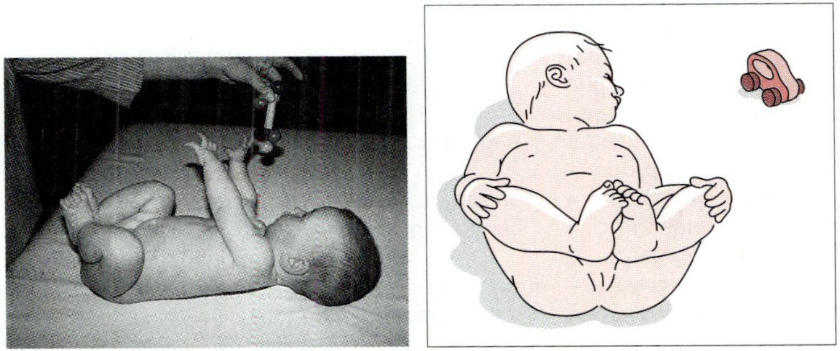

a b

Abb. 5.**24a** u. **b** Gesundes Kind in sicher gesteuerter Rückenlage im 2. Trimenon (Fußsohlenkoordination)

Fortsetzung S. 222

Tab. 5.7 (Fortsetzung)

Zeitraum	Idealmotorische Entwicklung aus der Rückenlage	Praepathologische Entwicklung
5./6. Monat	Die Stützflächenverschiebung nach kranial gelingt, weil die Voraussetzungen durch die intakten Muskelspiele gegeben sind: 1. Symmetrische HWS-Haltung und -Bewegung, 2. muskulär am Thorax gesicherter Schultergürtel, 3. simultan, koordiniert und differenziert arbeitende Bauchmuskulatur. Sprachlich äußert sich das Kind in Lippen-, Blas- und Reiblauten, saugen auf der Unterlippe, „Spinat-Prusten“.	Da die Voraussetzungen, – HWS-Symmetrie, – sichere Rückenlage mit – Stütz dorsal auf den Schultergürtel, – adduzierte Schulterblätter sowie – koordinierte Bauchmuskeltätigkeit fehlen, zeigen Kinder mit Zerebralparese nie das globale Haltungsmuster mit Inversionsgreifen der Füße. Das hin und wieder beobachtete Eversionsgreifen mit überkreuzten, hängenden Unterschenkeln kann mehrere Gründe haben – schlechter kranialer Stütz, – Bauchmuskelproblem, – Kombination von beidem Sprachentwicklung der Kinder mit Zerebralparese s. Text.

5. – 6. Monat

Es beginnt der koordinierte Drehvorgang von der Rückenlage über die Seitlage in die Bauchlage (Abb. 5.**25**). Das Kind muß dazu folgende Voraussetzungen erfüllen:

1. intakte mentale Entwicklung,
2. Motivation,
3. sicherer Stütz im dorsalen Bereich des Schultergürtels,
4. Greifen über die Körpermittellinie,

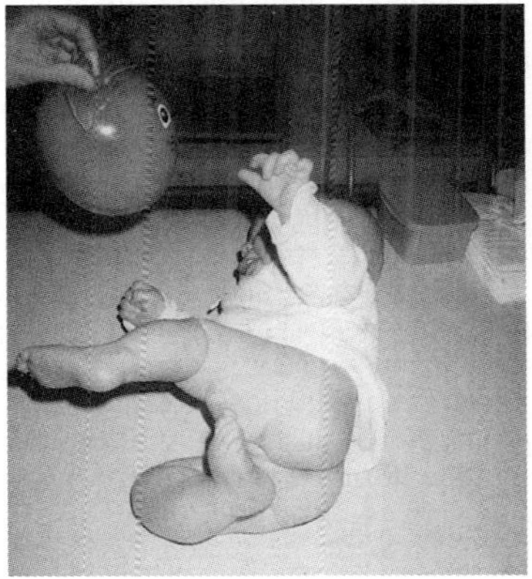

Abb. 5.**25** Physiologisches Drehen

Der pathologische Drehvorgang wird mit einer Mischung aus Körperstreckreflex nach Magnus/de Kleijn und ATNR-Schablone begonnen. Keine der motorischen Voraussetzungen

- sicherer Stütz im dorsalen Bereich des Schultergürtels,
- Greifen über die Körpermittellinie sowie
- differenzierte Bein- und Beckenbewegungen, erfüllt das zukünftige Zerebralparese-Kind (Abb. 5.**26**). Kein Kind mit Zerebralparese zeigt eine sichere, nach kranial „wandernde" Stützfläche Oder im globalen Haltungsmuster gebeugte Beine. 95% aller Kinder mit Zerebralparese zeigen aus Mangel an Koordination und kaudal-kranial-gerichteter Wirkrichtung der Bauchwandmuskel-Kontraktion eine
- Harrison Furche (Vojta),

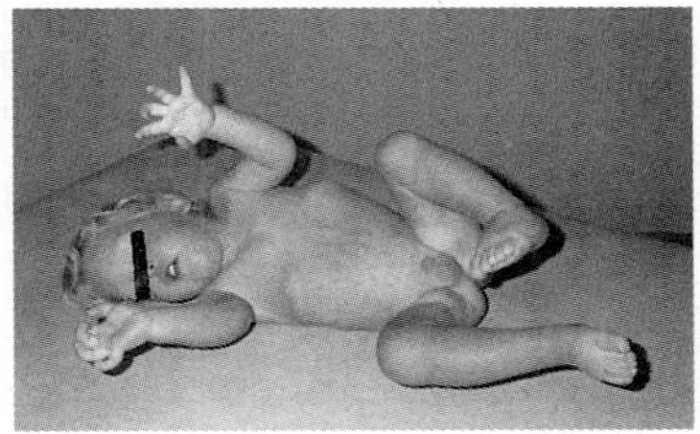

Abb. 5.**26** Pathologisches Drehen

Fortsetzung S. 224

Tab. 5.**7** (Fortsetzung)

Zeitraum	Idealmotorische Entwicklung aus der Rückenlage	Praepathologische Entwicklung
5. – 6. Monat (Fortsetzung)	5. die Fähigkeit, beide Beine zu beugen, das Becken zu extendieren, mittels differenzierter Bauchmuskeltätigkeit schräg zu stellen und den Rotationsvorgang zu beginnen. Gegenstände werden untersucht, gedreht, transferiert, aneinandergeschlagen und nicht mehr so viel in den Mund gesteckt. Stets kann das gesunde Kind eine bestimmte Fähigkeit erst auf einer Seite. Nach ca. 2 1/2 Wochen sollte die 2. Hemisphäre nachgereift und die beobachtete Fähigkeit auf der anderen Körperseite ebenso möglich sein. Beim Drehvorgang beginnt die Differenzierung der Beinbewegung etwa in Seitenlage. Der Stütz auf der in Seitlage unten liegenden Schulter ermöglicht ein seitliches Kopfanheben ohne Opisthotonus.	– einen niedrigen Thoraxdurchmesser (Abb. 5.**27**), – eine verzögerte und veränderte Sprachentwicklung (s. Text). Jede aktive Beinbeugung erfolgt homolog, „blitzartig“, oft mit Hyperabduktion, ohne Beckenextension, mit abnormalen Assoziationen. Es zeigt sich die massive Störung der globalen Haltungsmuster. Das bedrohte Kind dreht abnormal und viel später. Da die Voraussetzungen fehlen, sind alle Folgehandlungen in der Qualität verändert. 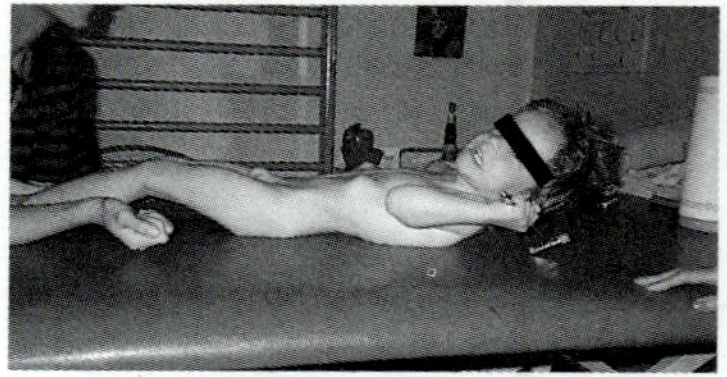 Abb. 5.**27** Pathologisches Muster: Durch den Mangel an muskulärer Funktionsdifferenzierung erklärt sich diese Thoraxform

ab 7. Monat	In Rückenlage zieht das Kind seine Füße in den Mund - das Maximum an Außenrotation im globalen Haltungsmuster ist erschienen (Abb. 5.**28**).	Ein Kind mit Zerebralparese, das dies Kunststück versucht, zeigt immer die Störung im globalen Haltungsmuster (Abb. 5.**29**). Das pathologische Kind schöpft durch gestörtes Muskelspiel die Bewegungsmöglichkeiten nicht aus. Die Einschränkungen im Hüftgelenk nehmen zu – die Hüftgekenkswinkel verbleiben in den postnatalen Werten. Nicht selten verändern sich die Winkel bis in abnorme Grade: z. B. CCD-Winkel: 170°, Antetorsionswinkel: 40°

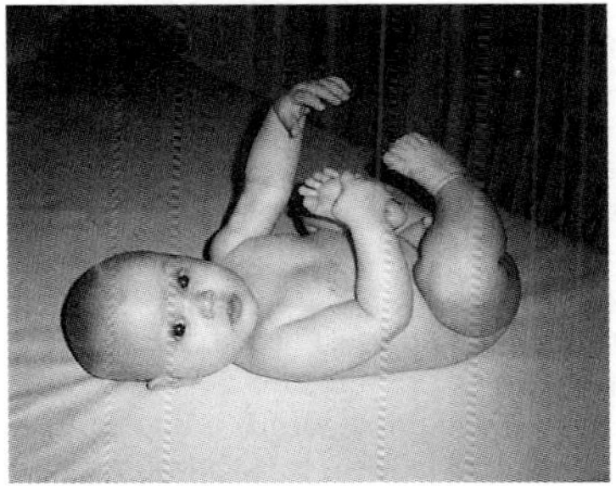

Abb. 5.**28** Gesundes Kind im 3. Trimenon Hand-Fuß-Mund-Koordination

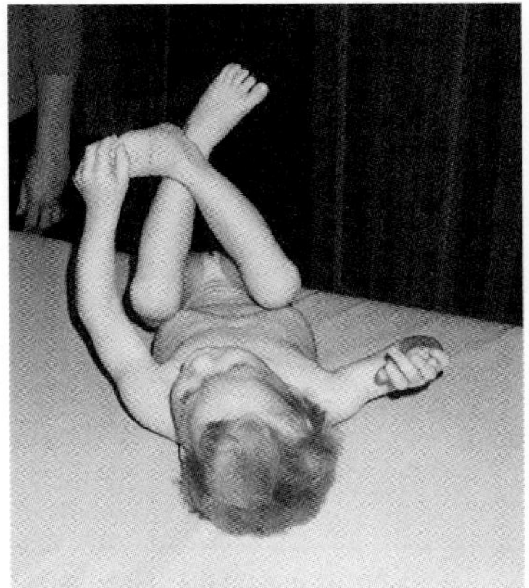

Abb. 5.**29** Die globale Körperlagesteuerung stimmt nicht, obwohl die Teilleistung: Hände an den Füßen begrenzt möglich ist

Tab. 5.**8**

Zeitraum	Idealmotorische Entwicklung aus der Bauchlage	Praespastische Entwicklung
1. Trimenon 1. Beugestadium 0. – 6. Woche	Das Neugeborene liegt mit großer Auflagefläche asymmetrisch passiv in Bauchlage. Der Kopf ist mit leicht überstreckter HWS zur Seite gedreht. Der Suchreflex ist im ganzen Trigeminusgebiet positiv. Beide Arme liegen in Henkelstellung, die Schultern sind protrahiert, beide Ellenbogen sind stark gebeugt, die Handgelenke leicht ulnarwärts flektiert. Die Hände zu Fäusten geballt, die allerdings reaktiv geöffnet werden können. Das Becken ist massiv nach ventral gekippt. Es zeigt sich eine Hyperlordose im thorakolumbalen Übergang. Die Hüftgelenke sind ca. 90° flektiert.	
bis 4. Woche	Die beginnende Orientierung mit Heben und Drehen des Gesichtes wird über taktile, olfaktorische, akustische und optische Reize ausgelöst. Die Stützfläche verschiebt sich nach kaudal, die Becken- und die Hüftbeugehaltung lassen nach. Nach ca. 6. Wochen hat das Kind die Fähigkeit, ein Objekt langfristig zu fixieren. Beide Ellenbogen „wandern“ über eine Außenrotations-Abduktions- und Flexionsbewegung nach kranial. Die neuronalen Verknüpfungen von Wahrnehmung und Handlung werden im Tun vom Kind selbst erzeugt.	

1. Streckstadium 7. – 12. Woche	Zunehmend werden die Unterarme zum Stütz eingesetzt, die praevertebralen und dorsalen Halsmuskeln arbeiten synergistisch.	Das bedrohte, aber geistig rege Kind muß den Umweltkontakt mit asymmetrischer Kopfhaltung, zunehmend opisthoton, herstellen. Die oberen HWS-Segmente werden vollkommen abnormal in asymmetrischer Überstrekkung belastet, die ventrale Hals- u. die periorale Muskulatur dauerhaft überdehnt. Die praevertebrale Halsmuskulatur befindet sich also bereits in einem ausgeschalteten Überdehnungszustand (s.oben). Die automatische Körpersteuerung ist von Anfang an gestört. Die funktionelle Umkehr in den gesamten Muskelketten ist nicht zu beobachten, die physiologischen Synergien gibt es nicht.
9. – 13. Woche	Die Bauchlage ist jetzt sicher. Das Kind kann den Kopf frei bewegen. Es beherrscht in steigendem Maße die gleichgewichtsregulierenden Fähigkeiten, deren Notwendigkeit sich aus der Orientierung über Sehen, Hören und „Hin-Wollen", den damit verbundenen Kopfbewegungen und den daraus resultierenden Körperverlagerungen innerhalb der Stützbasis, die aus beiden Ellenbogen und dem kaudalen Bauchgebiet gebildet wird, ergibt (Abb. 5.**30**). Während des *symmetrischen*	Die Bauchlage bleibt länger instabil, die Körperhaltung länger asymmetrisch und nicht adäquat gesteuert. Die Stützbasis ist kleiner, die gleichgewichtsregulierenden Mechanismen sind wie bei einem Kind im Alter von ca. 6 – 8 Wochen oder niedriger. Die segmentale Pro-/Supinationsbewegung der Unterarme mit extendiertem Handgelenk bleibt aus. Bei geistiger Regheit wird das bedrohte Kind schneller seinen primitiven Bewegungsschablonen verfallen, als das Kind mit wenig „innerem drive".

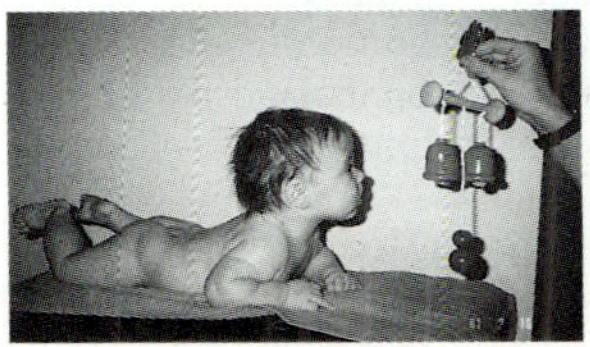

Abb. 5.**30** Bewegungsgesundes Kind mit Alter von 3 Monaten im klassischen globalen Haltungsmuster (Bauchlage)

Fortsetzung S. 228

Tab. 5.**8** (Fortsetzung)

Zeitraum	Idealmotorische Entwicklung aus der Bauchlage	Praespastische Entwicklung
9. – 13. Woche (Fortsetzung)	*Ellenbogenstützes* wird jetzt die segmentale Pro- und Supinationsbewegung der Unterarme sichtbar. Durch die verlockenden Umweltreize, größere Vigilanz und bessere Apperzeption wird der Wunsch des Kindes, den Reiz erreichen zu wollen, spürbar.	
II. Trimenon 2. Beugestadium 4. Monat	Das Gesichtsfeld erweitert sich und der Einzelellenbogenstütz beginnt.	
$4^1/_2$ – 5 Monate	Das Kind hat den sicheren *Einzelellenbogenstütz* bei proniertem Unterarm und extendiertem Handgelenk erfunden, um mit der freien, unbelasteten Hand zu tasten, zu greifen, zum Mund zu führen. Die „Eckpfeiler" des Stützdreiecks sind der gesichtabgewandte Ellbogen, die Ventralseite des gleichseitigen Hüftgelenks und der mediale Condylus femoris des gesichtseitigen gebeugten Knies. In diesem Alter beginnt die Wahrnehmungsfähigkeit des Handrückens.	In der pathologischen Entwicklung erscheint der *Einzelellenbogenstütz* viel später und unvollkommen: Der Stützarm steht ohne Abduktion und ausreichende Flexion im Schultergelenk eher unter dem Körper, der freie Arm kann, da die automatische Steuerung der Körpermitte gestört ist, nicht ohne Absinken des Schultergürtels auf der Gesichtsseite (Bewegung nach ventral) eingesetzt werden. Das gesichtsseitige Bein bewegt sich nicht in die Außenrotation und Abduktion, sondern in die Flexion, wobei das Becken in ventral gekippter Stellung auf der Gesichtsseite nach dorsal aufgedreht wird, während das Hinterhauptsbein ein massiv in die Innenrotation und Streckung ausweicht. Bei freier Armbewegung imponiert das herausragende Schulterblatt (Abb. 5.**31**)

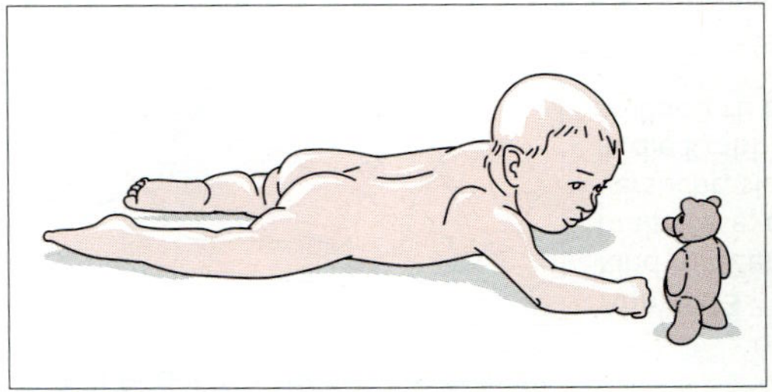

Abb. 5.**31** Kind mit zentraler Koordinationsstörung bei praespastischer Bedrohung mit abnormalem Haltungsmuster

Die Supinationsbewegung des Unterarmes ist nur mit Handgelenksflexion und ulnarer Deviation der einzelnen Finger möglich.

Fortsetzung S. 230

Tab. 5.**8** (Fortsetzung)

Zeitraum	Idealmotorische Entwicklung aus der Bauchlage	Praespastische Entwicklung
6. Monat	Mit erweitertem Gesichtsfeld nimmt die Aufrichtung des Schultergürtels zu: der *Handstütz* erscheint. Der 3. Stützpunkt am Körper wird weiter nach kaudal über die Symphyse hinaus bis auf die Oberschenkel und Knie verlagert - *Vierfüßlerstellung*. Bei positiver und negativer Erregung wechseln sich Handstütz, Schwimmbewegung und Schaukelbewegung in der Vierfüßlerstellung (Rockingposition) ab (Abb. 5.**32**). Ein seitlich neben dem Kind liegendes Agens veranlaßt das Kind, sich um die eigene Sagittalachse zu drehen. 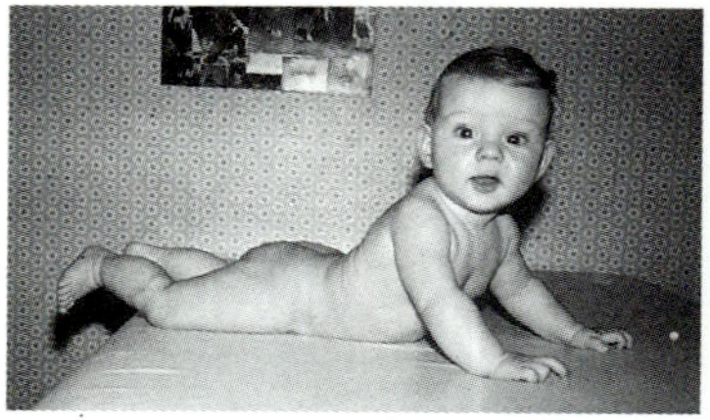 Abb. 5.**32** Handstütz-Position	Der *Handstütz* eines praespastischen Kindes zeichnet sich durch steife Streckhaltung in den Ellbogengelenken und durch massive Handwurzelbelastung aus (die Finger sind gebeugt und unentfaltet). Die Schwerpunktverschiebung gelingt nicht, da die automatischen Gleichgewichtsregulationen und demzufolge die sichere Ausgangslage, fehlen. Die Vierfüßlerstellung erreicht das pathologische Kind nicht in der kranio-kaudalen Bewegungsfolge, sondern es senkt Kopf und Schultergürtel zum Boden, versucht, das massiv nach ventral gekippte Becken nach dorsal-kaudal zu verziehen und hebelt sich mit Hilfe grotesker Opisthotonie mit seiner Rumpfmitte einigermaßen erfolgreich über die Knie und Hände (Abb. 5.**33**). Der Greifreflex der Hände bei einem spastischen Kind besteht über den 6. Lebensmonat hinaus. 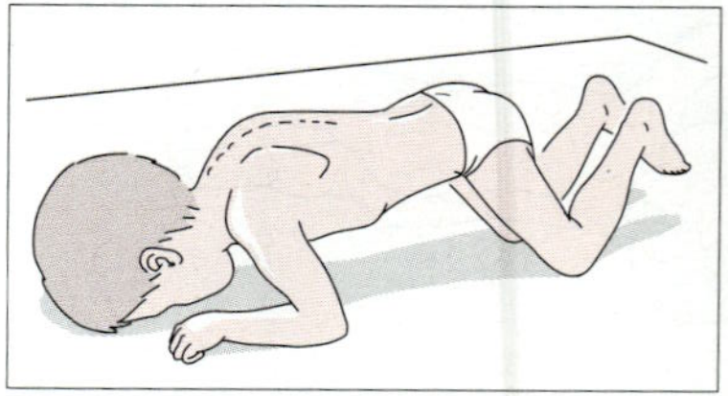 Abb. 5.**33** Kind mit Zerebralparese, das versucht, sich in die Krabbelstellung zu begeben.

3. Trimenon 7.–8. Monat	Das Kind erfindet das *Robben* Die Phase des Robbens dauert in der gesunden Entwicklung max. 3 Wochen. Am Ende dieser Entwicklungsphase wird der Bauch bereits mit abgehoben (nach dorsal). Die Voraussetzung für die Fähigkeit ist der gute Stütz und die Kontraktionsmöglichkeit der gesamten Bauchwand. Nur dann kann das Kind das Becken extendieren und später aufrichten. Das Kind kann sich jetzt auf den Rücken drehen. Bauch- und Rückenmuskeln sind in der Lage, in differenzierter Weise sowohl konzentrisch als auch exzentrisch zu arbeiten. Wenn das Kind sich zu beiden Seiten drehen kann und eine lineare Fortbewegungsart beherrscht, sind die grobmotorischen Voraussetzungen gegeben, auf deren Hintergrund eine solche feinmotorische Höchstleistung, wie das Kauen möglich wird. In diesen Zeitraum gehören ebenso die sprachlich differenzierten Silbenketten, wie z. B. „da-da-da-da" (Syllabenecholalie).	Das pathologische Kind erfindet das *Robben* später. Außerdem robbt es in der Regel im homogen Muster, mit kleineren Armschritten, da es nicht über die Steuerungsmöglichkeiten verfügt, den Körper nach lateral-vertikal zu bewegen. Die Aufrichtung ist geringer, die Beine versteifen sich bei jedem Vorwärtszug. Das spastische Kind robbt viel länger. Der Stütz ist unvollkommener. Das posturale Alter des Kindes mit Zerebralparese ist in der Regel viel niedriger als das Kalenderalter. In den Teilmustern der einzelnen motorischen Haltungsmuster entspricht es dem gestörten Neugeborenen. Die funktionelle Umkehr der Muskelkontraktionen ist nur in Teilabschnitten der Muskelkette zu beobachten. In der Regel laufen die Bewegungen eines Spastikers mit der Bewegungsrichtung von distal nach proximal ab, d. h. der Körper ist das Punktum fixum. (Deshalb kann man viele Muskelbäuche eines Kindes mit Zerebralparese - dystrophisch und unelastisch - sehr weit proximal von seiner Ursprungslage tasten.) Folge z. B.: Patellahochstand oder der proximale „Boxerbiceps" (Abb. 5.**34**).

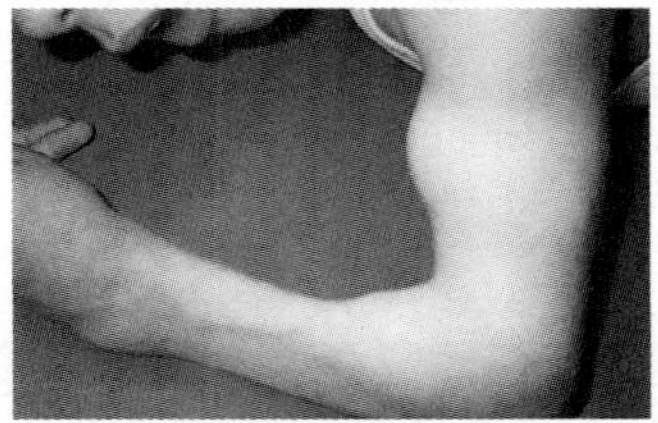

Abb. 5.**34** Proximaler „Boxerbiceps"

Fortsetzung S. 232

Tab. 5.8 (Fortsetzung)

Zeitraum	Idealmotorische Entwicklung aus der Bauchlage	Praespastische Entwicklung
		Bei jeder Fortbewegung wird der neue Stützpunkt zu nah am Rumpf gewählt und die dynamischen Schrittbewegungen müssen auf dem Hintergrund der instabilen Lage „entarten“. Das ZNS eines Kindes mit Zerebralparese weiß nichts von der simultanen isometrischen Kontraktion der Bauchwandmuskulatur. 95 % derZerebralparese Kinder haben eine Harrison Furche und ein massiv nach ventral flektiertes Becken (Vojta). Das Kind mit Zerebralparese kann sich niemals koordiniert drehen. Es benutzt dazu eine Mischung ATNR-und Körperstellreflex-Schablone mit Opisthotonie. Da die Voraussetzungen für die mahlenden Unterkieferbewegungen fehlen (u. a. die funktionstüchtige praevertebrale Halsmuskulatur und antigravitatorische Mechanismen bezüglich der Stellung des Unterkiefers im Raum), kann das Kind mit Zerebralparese nicht oder sehr viel später und unvollkommener kauen. Seine Kaubewegungen finden primär in der Sagittalebene statt.

8. Monat	Das Kind erfindet, vom Drang nach Kontaktaufnahme zur Umwelt geprägt und „angetrieben“, die Rumpfverlagerungsmöglichkeiten nach kaudal-lateral und kranial-lateral. Der schräge Sitz erscheint, nachdem das Kind zuvor die *Gartenzwerglage* (v. Aufschnaiter 77) demonstriert hat (Abb. 5.**35**).	Die Bewegungen des Kindes mit Zerebralparese erscheinen variationsarm, ohne adäquaten Stütz bei sich versteifenden Beinen. Da die posturale Reaktibilität (automatische Reaktionsfähigkeit) erheblich gestört ist, gelingen keinerlei Körpergewichtsverlagerungen ohne Haltungsänderung im Sinne der Primitivität bzw. Pathologie (Abb. 5.**36**). Das zukünftige deutliche Wahrnehmungsdefizit ist gut erkennbar.

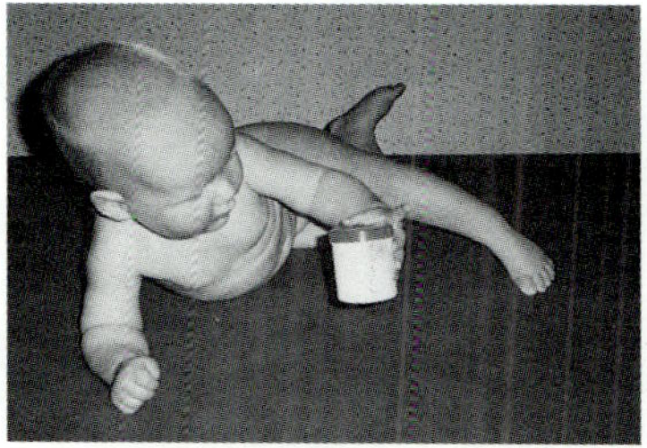

Abb. 5.**35** Die Gartenzwerglage beweist wunderbare Rumpfrotationsfähigkeiten.

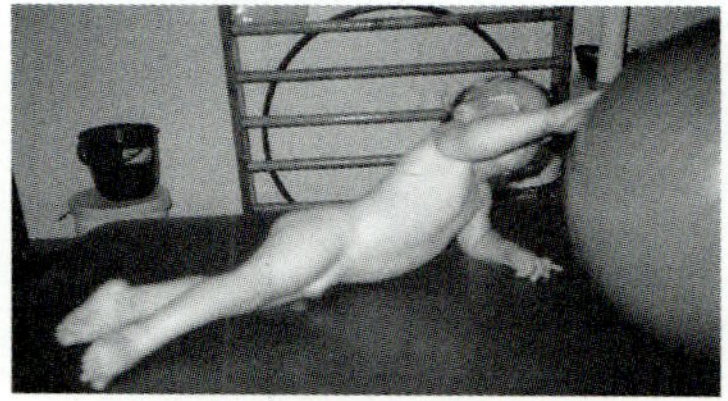

Abb. 5.**36** Wenn ein Kind mit Zerebralparese in die Seitenlage gelangt, wird das veränderte Ganzkörpermuster sehr deutlich.

Fortsetzung S. 234

Tab. 5.**8** (Fortsetzung)

Zeitraum	Idealmotorische Entwicklung aus der Bauchlage	Praespastische Entwicklung
2. Streckstadium 8. – 9. Monat	Das *Krabbeln*, das *Sich-Hinsetzen* und *Aufstehen* erscheinen in einem Zeitraum von ca. 2 – 3 Wochen (Abb. 5.**37**). Die Reihenfolge ist individuell; krabbeln tun die Kinder nur, wenn ihnen Raum dafür gegeben wird.	Diese 3 Entwicklungsschritte erscheinen bei einem Kind mit Zerebralparese niemals in dieser engen Zeitspanne. Das Kind mit Zerebralparese muß en bloc aufstehen, d. h. über beide Fußrücken hochkippend. Es kann nämlich im Unterkörper nicht differenziert aufstehen, wenn es kranial das differenzierte Armheben nicht beherrscht (Abb. 5.**38**)

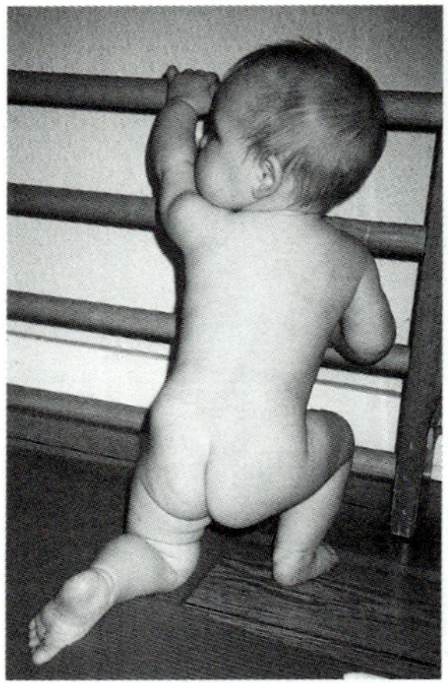

Abb. 5.**37** Ideales Aufstehen

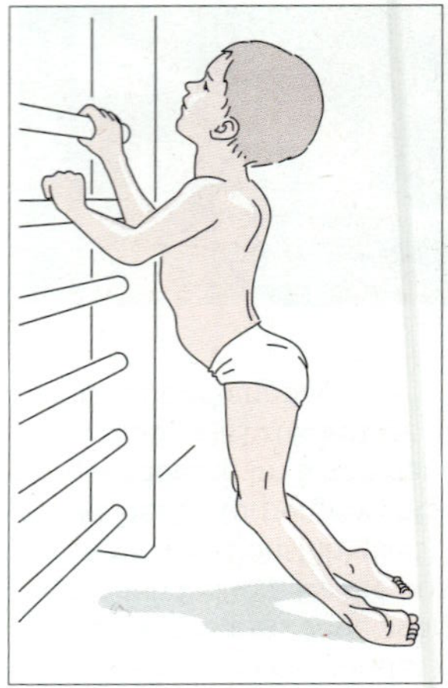

Abb. 5.**38** Das Kind mit Zerebralparese kann weder die Arme noch die Beine differenziert bewegen. Homologes Hochziehen bzw. Hochkippen ist die einzige Möglichkeit die Vertikale zu erreichen.

		Die Verlagerung des Körpers nach lateral gelingt schon in den niedrigeren Stufen nicht. Wenn der Trieb, die Umwelt kennenzulernen und zu verändern, deutlich vorhanden ist, werden die motorischen Äußerungen eines geistig regen Kindes noch schneller zur Steifheit erstarren, da es auf die primitiven, ihm bekannten Muster angewiesen bleibt, es verfällt in die starren stereotypen Schablonen der Pathologie (s. Diparesen, S. 244).
4. Trimenon 10. Monat	Das handlungsorientierte Kind wird auch die ersten Krabbelschritte eher zufällig entdecken. Aus dem schrägen Sitz heraus erfindet das Kind den Langsitz, um beide Hände zum Untersuchen von Gegenständen und zum Spielen frei zu haben	Kein pathologisches Kind kann koordiniert Krabbeln. Es erfindet meist die Fortbewegungsform des *Hüpfens*, da der differenzierte Einsatz von Stützpunkten nicht ausreichend gelingt. Außerdem ist das Becken nie in idealer Weise in Extension stabilisiert. Während des Hüpfens sind die metamerischen Kontraktionen der Rückenmuskulatur zu beobachten als Zeichen der Muskelkettenfunktions- und differenzierungsstörung (Fischrücken). Spontan sitzt das Kind mit Zerebralparese nicht im Langsitz, da es weder – auf der Gesäßmuskulatur stützen, noch – das Becken differenziert bewegen kann. – Außerdem sind die ischiokruralen Muskeln nicht ausreichend dehnfähig.

Fortsetzung S. 236

Tab. 5.**8** (Fortsetzung)

Zeitraum	Idealmotorische Entwicklung aus der Bauchlage	Praespastische Entwicklung
10. – 12. Monat	Seitliches Entlanggehen an Möbeln ist jetzt möglich. Erst wenn diese Lokomotionsform sicher ist, kann eine Hand losgelöst werden, und das Kind macht den ersten Schritt seitlich voraus.	Wenn ein Kind mit Zerebralparese zum Gehen kommt, ist es von den Koordinationsmängeln seiner ersten Lebensmonate geprägt. Kennzeichnend sind: – hyperextendierte, asymmetrische HWS; – infantile Kyphose; – deutliche Beckenflexion; – Duchenne oder/und Trendelenburg Hinken; – pathologische Beinachsen mit pathologischer Fußfunktion; – assoziierte Mitbewegung der Arme.

Die Beschreibung des weiteren Entwicklungsverlaufs entspricht der Dynamik der Bauchlage-Entwicklung. Da sich das Kind hin und her drehen kann, ist der Weg nach oben über den schrägen Sitz, den Kniestand usw. aus beiden Lagen kommend möglich. Die detaillierte Beschreibung der Weiterentwicklung bis zum freien Laufen ist der Tabelle 5.**8**, S. 231: „Entwicklung aus der Bauchlage" ab 7./8. Monat zu entnehmen.

Da die normale motorische Entwicklung ein dynamischer Prozeß ist, lassen sich die verschiedenen Entwicklungsstadien und -phasen nicht immer eindeutig voneinander trennen. Dennoch ist eine Analyse der globalen Haltungsmuster hinsichtlich der Bewegungsquantitäten und -qualitäten notwendig, um Abweichungen aufzuspüren. Zusammen mit der Auswertung der Reflex- und Lagereaktionsprüfungen sollte es gelingen, im 3. Trimenon die Behelfsdiagnose „zentrale Koordinationsstörung" durch eine klare Diagnose zu ersetzen. Jeder pädiatrische Spezialist muß sich nach einer Untersuchung stets die folgenden Fragen stellen und beantworten können:

1. Paßt das Gesehene zusammen, d. h. ist die Entwicklung im Rahmen eines globalen Musters oben zu unten, rechte zu linker Körperseite, Bauchlage zu Rückenlage stimmig (Abb. 5.**39**)?
2. Passen die sprachlichen Äußerungen dazu?
3. Ist das Handlungsspektrum erwartet groß?

Wenn sich ein Kind erst zum Zerebralparese-Kind entwickelt (d. h. daß wir das Auffällige an der Entwicklung erst während des Verlaufes entdecken), ist es sinnvoll, die Behandlung möglichst zu einem Zeitpunkt zu beginnen, an dem die falsch zusammengesetzten Bewegungsmuster noch nicht von pathologischen Fixierungen abgelöst worden sind. Darin sieht Vojta die größte Chance. Seiner Meinung nach ist eine Zerebralparese anfänglich nur ein Blockadezustand des ZNS, der durch eine Frühtherapie, die die Provokation globaler Muster aus der idealmotorischen Entwicklung enthält, ganz beseitigt, gelöst oder wenigstens minimiert werden kann.

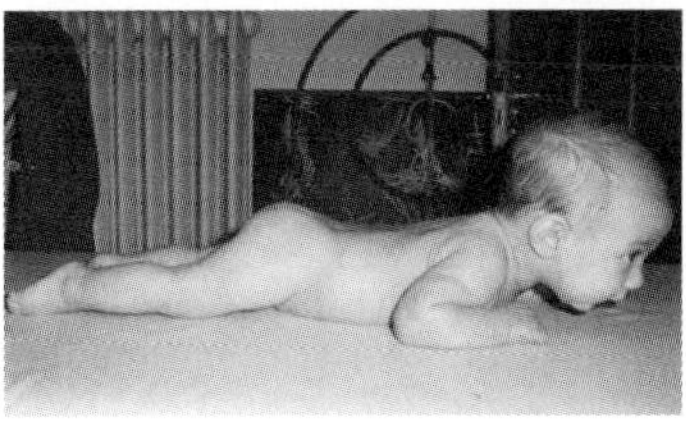

Abb. 5.**39** Die Unstimmigkeit des Körperhaltungsmusters „oben/unten" ist deutlich.

Dies muß natürlich stets in Abhängigkeit vom funktionellen bzw. strukturellen Ausmaß/Art der Schädigung und vom mentalen Zustand des Kindes gesehen werden. Das Kind soll ja die physiologischen Muskelspiele aus der bahnenden Vojta-Therapie spontan in sein Handlungsrepertoire integrieren. Ein mental deutlich reduziertes Kind setzt dieser Hoffnung Grenzen. Wenn aber ein von Zerebralparese bedrohtes Kind in der Therapie zum Handeln wie hochstützen, drehen, krabbeln etc. motiviert wird, muß/kann es dazu nur die „falschen" Bewegungsmuster verwenden - andere hat das ZNS noch nicht kennengelernt. Das oft langsamere, spärliche Reagieren auf derartige Motivationen läßt vermuten, daß sich dahinter eine Wahrnehmungsstörung verbirgt.

■ *Merke:* Das infantile Zerebralparese-Kind ist nicht primär ein wahrnehmungsgestörtes Kind - es ist ein handlungsgestörtes Kind mit zunehmender Wahrnehmungsretardierung.

Wahrnehmung

Beobachten wir beispielsweise einen diparetischen jungen Säugling von ca. 9 Monaten, (s. Tab. 5.**8**) könnten uns seine steifen, nicht-inversionsgreifenden und berührenden Beine/Füße an eine Wahrnehmungsstörung denken lassen. Da aber die Körpereigenwahrnehmung an die motorische Handlungsfähigkeit gebunden ist, wird klar: Das diparetische Kind kann nicht handeln.

- Sein Axisorgan wird anders gesteuert als in der idealmotorischen Entwicklung,
- seine Stützfläche wird im pathologischen Sinne gestaltet,
- die simultane Bauchmuskelkontraktion mit der Wirkrichtung von kaudal nach kranial und später diagonal ist seinem ZNS unbekannt,
- die dosierbare, koordinierte Beinbeugung ist ihm nicht möglich.

Die mit diesen Winkelveränderungen einhergehenden Gefühle konnte das diparetische Kind in den physiologischen Zusammenhängen (noch) nicht erleben. Deshalb sei nochmals betont:

■ *Merke:* Die körperliche Eigen-Wahrnehmung folgt der bzw. begleitet die Handlung, und die dafür notwendige Handlung muß aktiv, also vom Individuum selbst vollzogen werden.

Es nützt dem Kind nichts, wenn ein Fremder die gewünschten Bewegungen passiv durchgeführt. Das ZNS muß aktiviert werden, um Bewegungszusammenhänge, veränderte Gelenkstellungen, Stützflächen und Körperlagesteuerungsmechanismen - und die damit verbundenen Gefühle - zu erzeugen. Jede mit dem Kind passiv durchgeführte Bewegung erzeugt sicher auch Gefühle, aber keineswegs die, die die Physiotherapeutin sich vorstellt, da ja keine Direktverbindung zwischen dem ZNS der Physiotherapeutin und dem des Kindes existiert. Das diparetische Kind kann seine Füße nicht kennen und anfassen wollen, bevor es nicht die Bewegungszusammenhänge der Stützflächenverschiebung nach kranial, der aktiven, von kaudal nach kranial gerichteten Beckenextension, der harmonischen, beugenden Beinbewegungen selbständig getan, erlebt und erfahren hat. Mindestens einmal muß es erfolgreich gewesen sein.

Die Verknüpfung von Wahrnehmung und motorischer Handlung ist zirkulär organisiert; bei gesunden wie bei bewegungsgestörten Kindern. Das zerebralparetisch bedrohte Kind versucht in Bauchlage, wenn es geistig wach ist, ebenso wie bewegungsgesunde, wache Kinder, den Reiz vor ihm zu erreichen. Auf seine Art versucht es zu handeln.

Da der Körper nur mit asymmetrischer HWS und innenrotierten Schlüsselgelenken kontrolliert werden kann, und das Stützdreieck, gebildet aus Unterarm/Ellbogen, gleichseitige ventrale Hüft-Oberschenkelpartie und dem medialen Femurkondylus auf der Greifseite nicht zur Verfügung steht, werden Ersatzmuster erfunden - die pathologische Entwicklung nimmt ihren fatalen Lauf. Das spastisch bedrohte Kind reguliert, modifiziert, variiert in sehr reduziertem Maße und muß, um erfolgreich den Vorgang des Ergreifens abschließen zu können, die Ersatzbewegungen erfinden und kortikalisieren. So wird es zunehmend Wahrnehmungen mit falschen motorischen Handlungen verknüpfen. Der Opisthotonus muß sich bei erwachender Neugier verdeutlichen, die automatische Haltungsanpassung des Körpers wird zunehmend pathologisch, die Schlüsselgelenke tendieren mehr und mehr zur innenrotatorischen Adduktion. Die nicht oder nur unvollkommen stattfindende Muskelfunktionsdifferenzierung prägt das Bild.

Auch das sich entwickelnde Zerebralparese-Kind verknüpft Wahrnehmung und Handlung miteinander, aber es weiß genauso wenig wie ein bewegungsgesundes Kind, ob die Handlungsmuster falsch oder richtig sind. Es empfindet sich als normal - es kennt sich nicht anders. Es benutzt - wie alle Kinder auf der Welt, - immer die Muster, mit denen es am erfolgreichsten handeln kann, nämlich die, die ihm sein ZNS ermöglicht.

Gemeinsamkeiten der Zerebralparese-Kinder

Es gibt Gemeinsamkeiten im motorischen Verhalten, die bei allen Formen von beginnender Zerebralparese zu beobachten sind:

1. Alle bedrohten Kinder zeigen eine Störung der posturalen Steuerung, d.h. eine Störung in der aktiven bzw. reaktiven automatischen Haltunganpassung auf Veränderungen der Körperlage/-haltung. Das ist

in der Spontanmotorik und in den Lagereaktionsprüfungen zu beobachten.

2. Aus diesem Grund gibt es bei allen Probleme mit der koordinierten Zusammensetzung der Haltungsmuster: Sie sind in den Stützaktivitäten und damit in der Höhe ihrer Aufrichtung aus Bauchlage reduziert, sie bleiben im Vergleich zur idealmotorischen Entwicklung „unter" der Erwartung zurück. Das Entwicklungstempo ist verlangsamt.
3. Die phasische, so augenfällig zielgerichtete Motorik erscheint verspätet, unsicherer, ungeordneter, weniger variantenreich (weil der Haltungshintergrund fehlt).

Gleichgewicht

Keines dieser Kinder kann die Körperhaltung sicher gestalten und das Gleichgewicht adäquat in dem Maße regulieren, daß sein Körper stabil gesteuert wird. Es stellt sich die Frage, aus welchem Grund das Gleichgewicht gestört ist.

In der Regel sind die Körpersteuerungsprobleme, vor allem in vertikalen Positionen, bei den Zerebralparese-Kindern nicht mit einer Funktionsstörung im Vestibularapparat, sondern durch die mangelhafte Muskelfunktionsdifferenzierung (und damit der unangepaßten Propriozeption) zu erklären (s. Gleichgewichtsregulation, Muskelfunktiondifferenzierung, S. 49, 303 ff).

- *Beispiel:* Ein Zerebralparese-Kind mit einer leichten Diparese läuft frei, allerdings mit deutlichem Duchènne und Trendelenburg. Wenn es verbal aufgefordert wird, das „Wackeln" beim Gehen zu unterlassen, kann es überhaupt keinen Schritt mehr vorwärts machen, weil es zur Funktionsdifferenzierung der am Stütz beteiligten Muskeln nicht fähig ist. Also muß es in abnormalem Muster sein Körpergewicht in der Senkrechten ausbalancieren, indem es mit den Teilmengen lateral vom Stützpunkt dreidimensional „tariert": Es hängt den Oberkörper mitsamt dem gleichseitigen, mehr oder weniger abspreizenden Oberarm nach außen so weit über das Standbein, bis diese Teilmengen dem Gewicht der Teilmengen der anderen Seite in etwa entsprechen. Die Teilmenge der anderen Seite wird von dem freien Bein, der Beckenhälfte (und geringgradig der adäquat gehaltenen oberen Extremität) gebildet. Nur dann ist es ihm möglich, das Spielbein schrittmachend nach vorn zu nehmen (Abb. 5.**40**).

Undifferenziertes Muskelspiel

Das gravierende Problem der undifferenzierten Muskelspiele, die Unfähigkeit, die in der idealmotorischen Entwicklung beobachteten Muster

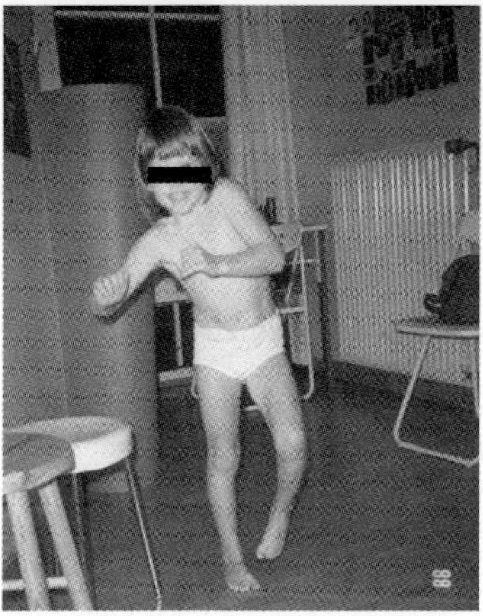

Abb. 5.**40** Diparetikerin, die beim Gehen das Duchènne- bzw. das Trendelenburg-Hinken zeigt.

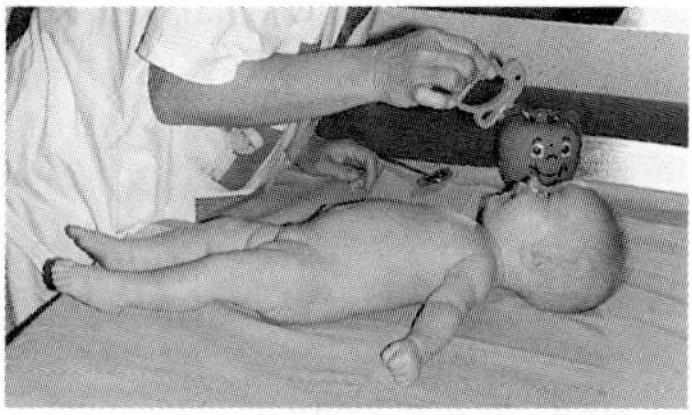

Abb. 5.**41** 1. Mechanismus, der die Fixierung der Beine in die adduzierte, innenrotierte Extensionshaltung beschleunigt.

zu erfinden und automatisch zusammenzusetzen, prägt das zukünftige Zerebralparese-Kind. Das intelligente, wache, neugierige diparetische Kind wird auf seinem Entwicklungsweg immer wieder drei verschiedenen Mechanismen begegnen (Vojta), die nachhaltig negative Wirkungen auf sein sensomotorisches Verhalten haben.

1. Der 1. Mechanismus (Abb. 5.**41**), der das diparetisch(e) bedrohte Kind zu wiederholt gestreckter einwärtsgedrehter Beinhaltung zwingt, entsteht bei dem Bemühen, in Rückenlage z. B. ein Spielzeug o. ä. zu ergreifen. Während das bewegungsgesunde Kind in Rückenlage seine Greifbewegungen mit sich beugenden Beinen und inversorischem „Mitgreifen" der Füße bei gesteckter Wirbelsäule verknüpft, assoziiert das entwicklungsgestörte Kind seine Greifversuche mit Streckhaltung beider Beine, plantarflektierten Füßen und lediglich der Vorfußinversion bei Zehenkrallen. Das geistig rege, aktive Kind erfährt diesen falschen fixierenden Bewegungszusammenhang viele Male am Tage. Es verknüpft somit die falschen Zusammenhänge von Handlungen und Körpereigenwahrnehmung.
2. Wenn das neugierige, interessierte aber bedrohte Kind mit gestörter posturaler Entwicklung aus der Rückenlage versucht, durch Kopfanheben sich optisch besser zu orientieren, schießen die Beine in die adduzierte Streckhaltung davon, wie in der Bewegungs-/Haltungsschablone des STNR (Abb. 5.**42**). Das ZNS diese Kindes kennt nur die-

sen Zusammenhang, so daß jedes Bemühen des Kopfanhebens oder Sich-hochziehen-Wollens in dieser irradierten Streckhaltung mit BWS-Kyphose endet. (Wiederum die fatale Verknüpfung von Handlung und Wahrnehmung.)

3. Der 3. Mechanismus (Abb. 5.**43**) wird dann zum Tragen kommen, wenn sich das neugierige, nach oben tendierende diparetische Kind immer wieder bemüht, sich hinzustellen oder von helfenden Personen auf die plantarflektierten, „zusammenschießenden" extendierten Beine gestellt wird. Keine der notwendigen Voraussetzungen für das Stehen hat das ZNS bereitgestellt - jetzt plötzlich soll das Kind mit allen Randbedingungen und Forderungen stehen oder gar gehen. Bei einem Kind mit gestörter Körperlagesteuerung hat das wiederholte Stehen oder Hinstellen leider nicht die physiologische Muskelmusterung zur Folge. Im Gegenteil, da die Hüftgelenkwinkel durch die mangelhafte muskuläre Funktionsdifferenzierung auf dem Neugeborenen-Niveau (und schlechter) verharren, muß mit Dysplasien, Coxa valga und/oder Hüftgelenkluxation gerechnet werden (s. 7.5.1 Hüftdysplasie, S. 566).

Die Mutter erkennt oft sehr früh, daß ihr Kind bestimmte Bewegungen weniger gut kann als andere Kinder im vergleichbaren Alter, z. B.: den Kopf halten, greifen, drehen, mit den Füßen spielen.

Instinktiv erfaßt sie, was zu tun ist, damit das Kind in diesen Handlungen erfolgreicher wird: Sie übernimmt das Wichtigste und Schwierigste der Entwicklungsdynamik, der Fortbewegungsontogenese: die Steuerung

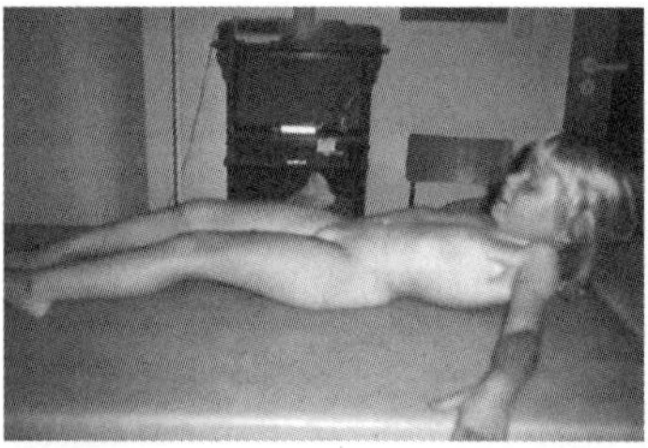

Abb. 5.**42** 2. Mechanismus der Haltungs-Fixierung

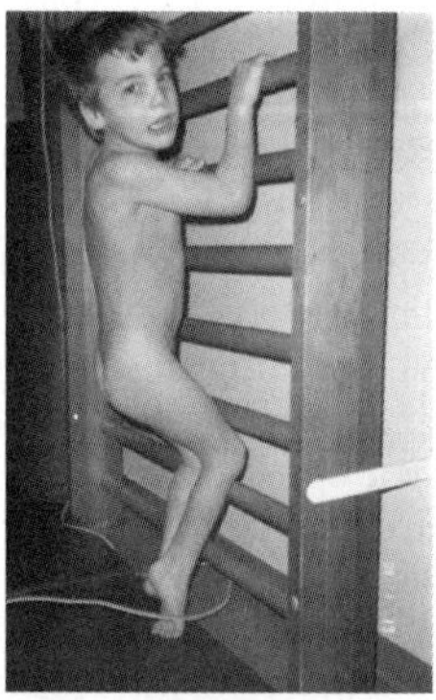

Abb. 5.**43** Stehen/Stellen bedeutet für das postural gestörte Kind die Forcierung der Fixierung der steifen Beine

des Axisorgans. In Rückenlage drückt sie dazu das Sternum fest auf die Unterlage oder nimmt ihr Kind sicher in den Arm, in Bauchlage fixiert sie das Becken, den Po ihres Kindes und freut sich mit ihm, wenn die vordergründig beobachtete Greifleistung geschafft wird. Dadurch erfährt das bedrohte Kind bzw. sein ZNS jedoch wieder, daß Wahrnehmung und Handlung falsch verknüpft werden, erfährt, wie es die neuronalen Strukturen falsch verknüpfen *muß*. Der fachmännische Beobachter erkennt sehr schnell, daß die entstandenen phasischen Äußerungen den Inhalten der gesunden Bewegungsentwicklung leider überhaupt nicht entsprechen.

Stimm- und Sprachentwicklung des spastischen Kindes

Wenn nun dieses zukünftige Zerebralparese-Kind vollkommen andere Muskelspiele zur Befriedigung seiner Neugier benutzt, müssen nicht nur die Bewegungsmuster und die Gleichgewichtsregulation anders aussehen, sondern es müssen auch die sprachlichen Äußerungen hörbar anders, die Kaufähigkeit geringer und die Infektanfälligkeit (der Atemwege) höher sein. Begleiten wir noch einmal ein spastisches Kind in seiner pathologischen Motorik von der Geburt an ein Stück auf seinem andersartigen Weg.

Zu Beginn der motorischen Ontogenese unterscheiden sich die Startmittel eines gesunden von denen eines späteren Zerebralparese-Kindes nicht:

- Beide haben die gleiche Anatomie (u. a. die gleichen Gelenke, die gleichen Muskeln),
- beide haben die gleichen Wahrnehmungsorgane und
- die gleiche innere Organausstattung und -anordnung.

Der sensomotorische Weg, den beide nehmen, ist dennoch von Anfang an verschieden; aber erst nach einigen Wochen gelingt es dem Beobachter, die Haltungs-, Aufrichtungs- und Greifunterschiede zu erkennnen. Hinsichtlich der sprachlichen Äußerungen wird anfänglich von den Müttern bemerkt, ihr Kind - das spätere Zerebralparese-Kind - sei besonders ruhig. Die hörbaren Laute bleiben lange tiefe Kehllaute, auch zu einem Zeitpunkt, an dem das gesunde Kind diese ersten physiologischen Kehllaute durch juchzende Tonbögen abgelöst hat (3./4. Lebensmonat).

In der pathologischen Motorik zeigt sich die unvollkommene Stützaktivität der Unterarme, die asymmetrisch mit dem Oberbauch ein Stützdreieck bilden, so daß der Kopf und der Schultergürtel oft asymmetrisch und mangelhaft aufgerichtet werden. Die notwendige muskuläre Funktionsdifferenzierung ist nicht gegeben: Der M. pectoralis major kann sein Punctum fixum (Rippen) nicht ausreichend gut mit dem Punctum mobile (Oberarm) vertauschen, so daß weder die Rippen koordiniert entfaltet noch das Brustbein nach kranial-ventral gehoben und der Oberkörper aufgerichtet werden können. Durch die undifferenziert arbeitenden Bauchmuskeln (sehr unvollkommene Beteiligung der beiden schrägen Bauchmuskelketten), wird der Brustkorb flach (Sagittalebene) und breit (Frontalebene).

In der Rückenlage entwickeln sich zunehmend deutliche Abweichungen von der idealmotorischen Entwicklung. Die Interkostalmuskulatur ist, ebenso wie das Diaphragma, weniger elastisch. So kann wegen des zunehmend starren Thorax die Einatmungsluftmenge nur gering sein. Da die Funktionsdifferenzierung in den Thoraxmuskeln mangelhaft ist, können sie den Thorax nicht ausreichend in der exzentrischen Kontraktion gegen die Schwere haltend langsam absenken. So fällt bei jeder Ausatmung der Thorax mit der Schwere (die Kinder befinden sich primär in Rückenlage) zusammen. Das bedeutet, daß die geringe Luftmenge bei der Ausatmung die Stimmlippen nur schwach zum Vibrieren bringt - die mit der Ausatmung entstehenden Töne sind demzufolge leise. Im Wunsch nach hörbarer Sprache wird deshalb der Luftausstrom durch die unkoordiniert arbeitende Bauchpresse und eine Flexionsbewegung der Wirbelsäule verstärkt: Immer noch leise, ausgestoßene dysarthrische Töne oder 2–3 Wortsätze sind die Folge. Hinzu kommt die schlechte Ausstattung der Resonanzböden: Der Mund- und Thoraxraum sowie eine primär auf der Sagittalebene bewegliche Zunge. Die Folge von letzterem ist ein „gotischer“ Gaumen und eine häufig beobachtete Kieferfehlstellung. Die Unfähigkeit zu lauter, klar verständlicher Sprache, mahlenden Kaubewegungen, tiefer Ein- und Ausatmung mit Rippenentfaltung und deutlicher Thoraxtiefe wird so erklärbar.

•••• Häufigste Zerebralpareseformen

Hier folgt eine kurze Darstellung der häufigsten Zerebralpareseformen und ihrer herausragenden, therapeutisch relevanten Symptome im Verlauf der pathologischen motorischen Entwicklung.

Spastische infantile Diparese

Die Beschreibung der pathologischen Motorik ist der Tabelle 5.**8** (rechte Spalte S. 226 ff) vergleichend mit der idealmotorischen Entwicklung zu entnehmen.

Mehr als die Hälfte dieser Kinder gilt als geistig normal (IQ > 100). Alle sind aus dem Tetrasyndrom entstanden. Der kraniokaudalen Entwicklungsdynamik folgend, zeigen sie eine beinbetonte, häufig asymmetrische Spastik, während die kraniale Rumpf-Extremitätensituation sich bis zur weitgehenden Unauffälligkeit bessern kann. (Ein Oberkörperaufrichtungsmangel, die nicht optimal gesicherte Skapulaadduktion in der Krabbel-(Stand-)Phase und Schwanenhalsfinger erinnern an die Tetrasymptomatik.) Die Streckreflexe, gesteigerte Dehnungsreflexe, positiver Klonus und Rossolimo kennzeichnen den Reflexstatus.

Auf die beiden unterschiedlichen Diparese-Formen (Mitchell I und II) wird hier nicht näher eingegangen. Der imponierendste Mangel ist die fehlende Muskelfunktionsdifferenzierung.

Spastisch infantile Hemiparese

Im 3. Lebensmonat zeigt das bewegungsgesunde, neugierige Kind in Rückenlage ein Interesse an seitlich angebotenem Spielzeug - dystones Greifen der entsprechenden Hand mit vielen Assoziationen ist die Folge. Das zukünftige hemiparetische Kind äußert sein Interesse in diesem Alter bereits asymmetrisch, da der nach vorn gerichtete Greifbewegungsansatz der zukünftigen Hemiseite nicht möglich ist. Die sogenannte homonyme Hemianopsie (Gesichtsfeldeinschränkung) läßt das Kind viel häufiger zur gesunden Seite schauen, so daß der unterschwellige ATNR-Einfluß in der abnormalen Haltungsschablone des Hemiarmes den Negativ-Grundstein für das spätere Bild: Retroextension und Innenrotation im Schulter-, Flexion und Pronation im Ellbogen- und Flexion mit Ulnardeviation im Handgelenk, legt.

Die passiv geprüfte Supination des betroffenen Unterarmes kann im Vergleich zur gesunden Seite im 2. Trimenon bereits eingeschränkt erscheinen. Ebenso bemerken die Mütter, daß das Anziehen von Pulloverärmeln unterschiedlich leicht geht (Beginn der Beugespastik). Der Stütz in Bauchlage ist auf der Hemiseite unvollkommen. So bedingen die niedrigere Schultergürtelaufrichtung, die asymmetrische Körperlagesicherung und die Wegwendung des Gesichts von dieser Seite eine funktionelle Skoliosehaltung der Wirbelsäule (zur Hemiseite konvex).

Das Drehen von der Rückenlage in die Bauchlage wird üblicherweise über die betroffene Seite zuerst erfunden: Die weiträumig greifenwollende gesunde Hand überquert die Körpermittellinie, die Sehfeldeinschränkung zwingt das Kind zur vollkommenen Gesichtsdrehung (was immer das passive Folgen des Schultergürtels nach sich zieht). Das aktive Beinbeugen dieser gesunden Seite ermöglicht ein Umdrehen in die Bauchlage über die Hemiseite; in der Regel im 3. Trimenon. Der Seitsitz wird auf der gesunden Seite entwickelt und fast immer bis zum Seit-Po-Rutscher als Fortbewegungsform perfektioniert. Spätestens jetzt sieht man die zunehmende pathologische flektierte Arm-/Handhaltung des Hemiarmes. Die Kinder mit einer *infantilen* (angeborenen) Hemiparese kommen alle zum Laufen, in der Regel aber verspätet (oft nach 18 Monaten).

Im freien Gehen ist die Hemiseite aus der Frontalebene heraus nach dorsal gedreht: Das Kind geht mit der gesunden Seite, durch die Kopfdrehung führend, voran. Das Becken der Hemiseite steht kranialer, stärker flektiert, es liegt keine Innenrotations-oder Adduktionstendenz im betroffenen Hüftgelenk vor. Das Kind belastet zunächst den Innenrand bei auswärts gedrehtem Hemifuß (es geht auf der Fußquerachse). Die funktionelle Hypogenesie (Längendifferenz) wird automatisch durch sich verdeutlichenden Spitzfuß und Genu recurvatum ausgeglichen.

Ein nicht geringer Prozentsatz dieser Kinder entwickelt ein Krampfleiden. Eine emotionale Labilität und Konzentrationsprobleme sind nicht selten anzutreffen.

Es sollte gelingen, therapeutisch die (am meisten behindernde) Hemihand wenigstens zu einer guten Hilfshand zu machen, ohne große Längen- oder Umfangsdifferenzen.

☐ *Anmerkung:* In der Vorpubertät/Pubertät kommt in der Regel ein starker funktioneller Einbruch. Therapie-Intensivierung ist angesagt.

Athetose (eine dyskinetische Zerebralparese-Form)

Im 1. Trimenon fallen den Müttern späterer Athetose-Kinder oft die Eßprobleme zuerst auf: Der hypersensible periorale Bereich mit einem starken Würgereflex läßt das Füttern des in der Holokinese mit häufigen Moroabstreckungen „hängenbleibenden" Kindes zur Qual werden. Immer zeigt das athetotische Kind einen Mangel an isometrischer Kontraktionsfähigkeit, d. h. daß weder die Lagesicherung des Axisorgans gelingt noch ist eine direkte ökonomische Greifleistung möglich. Das in der Regel geistig sehr wache, intelligente und häufig besonders hübsche Kind probiert unermüdlich, ein Agens zu erreichen, um vielleicht einmal erfolgreich zu sein. Die Stoffwechselbilanz ist demzufolge negativ. Dyskinetische Kinder sind erwartet mager. Vojta empfiehlt Füttern von kalter, gehaltvoller Milch. Zentrale Fieberschübe veranlassen Kinderärzte nicht selten (fälschlicherweise) zu Gaben von Antibiotika. Kochsalzlösung aus dem Irrigator per Einlauf dem Körper zugeführt, wenig warme Zudecken und Wadenwickel sind die bewährten Maßnahmen gegen diese zentralbedingte Regulationsstörung der Körpertemperatur.

Die Kinder mit Athetose können durchaus zum Laufen kommen, haben aber als fatales Unglück ihrer Zerebralparese-Form unter ihrer „Händelosigkeit" und der fast unverständlichen, gestoßenen, dysarthrischen Sprache zu leiden, die die soziale Integration so ungeheuer schwierig gestaltet: Sie können sich z. B. nicht an der Nase kratzen und keiner versteht, daß es gerade da juckt. Etwa 25 % der Athetose-Kinder hat Hörprobleme. Der Behandlungsschwerpunkt dieser Kinder mit der Reflexlokomotion liegt in der Provokation der Isometrie und der gebremsten Phasik - oft bis wiederum zur Isometrie.

Zerebelläre Ataxie

Die ersten Lebenswochen/-monate fällt ein solches Kind mit späterer Ataxie durch Hypotonie, Pflegeleichtigkeit aufgrund von Genügsamkeit und reduziertes Interesse an der Umwelt auf.

Es kommt bei Zunahme des optischen Kontaktwunsches häufig ein Strabismus divergens hinzu. Erst im 3. bzw. 4. Trimenon erhärtet beobachtbares Rumpfzittern bei bestimmten Lagereaktionen (dem Traktions- und dem Vojta-Seit-Kipp-Versuch) die Verdachtsdiagnose. Bei aktiver Aufrichtung gegen die Schwere - stark verspätet im Vergleich zu gleichaltrigen gesunden Kindern - sind ein Rumpftremor ebenso wie eine Zunahme der Hypermetrie zu erkennen. Unter Hypermetrie verstehen wir die über das geplante Ziel hinausschießende Bewegungsweite. Diese Kinder sehen, wenn sie - sehr verspätet - zum Gehen kommen, immer ein bißchen betrunken aus. Zielgerichtete Phasik gelingt mit vielen kleinen Zusatzbewegungsschwankungen, letztere besonders deutlich kurz vor dem Ziel.

Nur ca. 3% der Ataxie-Kinder sind intellektuell normal. Der Therapieschwerpunkt liegt in der Haltungskontrolle des Rumpfes. Modifizierte Techniken in der physiologischen Bewegungszusammenhänge provozierenden Reflexlokomotion wie z. B. der rhythmischen Stabilisation haben sich bewährt, d. h. es müssen Stützpunkte während der therapeutischen Fortbewegungssequenz rhythmisch und arhythmisch dynamisch-stabilisierend aktiviert werden.

Jede Zerebralpareseform hat ihre Eigenheit, ihre speziellen Probleme. Je besser die physiotherapeutische Fachkraft die Inhalte der idealmotorischen Entwicklung - auch über das 1. Lebensjahr hinaus - kennt, desto eher wird es ihr gelingen, die Andersartigkeit der Störung zu erkennen und vor dem Hintergrund dieser idealmotorischen Entwicklung zu postulieren sowie das Behandlungsziel und die einzelnen Behandlungsschritte nachvollziehbar zu erklären, ihre verursachten Erfolge richtig einzuschätzen und durch regelmäßige Wiederbefunde kritisch zu hinterfragen. Stets ist die idealmotorische Entwicklung der Maßstab ihres Tuns, gleichgültig welcher Art die Abweichung ist, welches Alter der Patient hat und welche Lokomotionsstufe er erreicht hat.

Je früher die Diagnose Zerebralparese gestellt wird, desto größer ist die Chance auf Eleminierung bzw. Minimierung der Folgesymptome. Das übergeordnete (Fern-)Ziel muß sein, daß das Kind von Fremdhilfe unabhängig wird und selbstbestimmt leben kann.

5.1.5 Schädelhirntrauma

S. Freivogel

•••• Klinik

Entstehungsmechanismen eines Schädelhirntraumas

Zu einem Schädelhirntrauma kommt es durch eine äußere Gewalteinwirkung auf den Kopf. Wirkt die Gewalt punktuell auf den Kopf ein, z. B. bei einer Stich- oder Schußverletzung, entsteht normalerweise eine lokale Impressionsfraktur des Schädels und eine lokalisierbare umschriebene Hirnsubstanzverletzung.

Bei großflächiger Gewalteinwirkung, z. B. bei Stürzen oder Verkehrsunfällen, werden am Gehirn nicht nur punktuelle Kräfte, sondern auch Druck-, Zug- oder Scherkräfte wirksam. Deshalb kommt es nicht nur im Bereich der direkten Gewalteinwirkung zu einer Schädigung, sondern auch in entgegengesetzt liegenden Hirnarealen (= Coup- und Contrecoup-Verletzungen).

Ein Schädelhirntrauma muß nicht zwangsläufig mit einer Schädelfraktur verbunden sein. Man spricht von einem geschlossenen (gedeckten) Schädelhirntrauma, wenn der Schädel frakturiert, die harte Hirnhaut (Dura) jedoch unverletzt geblieben ist oder wenn keine Fraktur vorliegt. Ein offenes Schädelhirntrauma ist eine durch Gewalteinwirkung hervorgerufene Fraktur mit einer Zerreißung der Dura. Dabei kommt es zu einer direkten Verbindung zwischen Gehirn und Außenwelt.

Hämatome und Hirndruckentwicklung

Durch die Gewalteinwirkung können nicht nur Verletzungen des Hirngewebes, sondern auch der Blutgefäße entstehen. Durch diese Gefäßverletzungen können Blutungen innerhalb der Schädelhöhle verursacht werden. Die Hauptgefahr ist dabei die Druckwirkung auf das Hirngewebe. Dieser Druck kann sowohl zu einer lokalen Schädigung von Hirngewebe als auch zu einer generalisierten Hirndrucksteigerung führen. Die Hirndrucksteigerung wird sehr gefürchtet, weil es durch den Druck zu einer Verlagerung der Großhirnhemisphären in Richtung Hirnstamm und damit zu einer lebensbedrohlichen Situation kommen kann.

Nach Entstehung und Lokalisation unterscheidet man verschiedene Formen von Blutungen. Das **Epiduralhämatom** entsteht durch Zerreißung einer Hirnhautarterie. Dabei tritt Blut in den Spalt zwischen Schädelknochen und harter Hirnhaut ein. Epiduralhämatome zeigen eine rasche Größenzunahme und eine entsprechend starke Druckwirkung auf das Gehirn. Sie müssen deshalb operativ entleert und die blutenden Gefäße verschlossen werden.

Ein **Subduralhämatom** entsteht durch Zerreißen von Venen. Es kommt dabei zu einer Blutung in den Raum zwischen Dura mater und der das Gehirn bedeckenden Spinngewebshaut (Arachnoidea). Subduralhämatome entwickeln sich langsam (venöse Blutung), d.h. innerhalb von Stunden und zum Teil auch von Tagen nach einem Schädelhirntrauma. Dadurch tritt gelegentlich ein sogenanntes „freies Intervall" auf, d.h. nach einem Schädelhirntrauma bleibt ein Patient zunächst bei Bewußtsein, so daß das Trauma harmlos erscheint. Zu einer Bewußtseinstrübung kommt es erst nach Stunden, da die zunächst unerkannte Blutung immer mehr Raum einnimmt und zu einer Hirndruckerhöhung führt. Findet diese Entwicklung statt, müssen auch Subduralhämatome operativ ausgeräumt werden.

Zu **Subarachnoidealblutungen** kommt es durch Verletzungen der zahlreichen Blutgefäße innerhalb der weichen Hirnhaut (Pia mater). Die Blutung erfolgt dabei in den Liquor cerebrospinalis hinein und verteilt sich deshalb über weite Bereiche der Hirnoberfläche oder aber auch in das Ventrikelsystem (= intraventrikuläre Blutung). Diese Blutungen sind nicht primär raumfordernd und müssen in der Regel nicht operativ beseitigt werden.

Intrazerebrale Hämatome entstehen durch Gefäßzerreißungen im Hirngewebe selbst und werden auch als Kontusionsblutungen bezeichnet. Aufgrund ihrer Lage im Hirngewebe sind sie für operative Eingriffe wesentlich schlechter zugänglich.

Ursache einer Hirndrucksteigerung kann auch ein Hirnödem sein, das sich in der Folge eines Schädelhirntraumas häufig entwickelt. Ein Hirnödem ist eine Vermehrung des Flüssigkeitsgehaltes des Hirngewebes. Der Anstieg des Hirndruckes (Normalwerte: 7 – 13 mm Hg) führt zuerst zu einem Auspressen der mit Liquor gefüllten Ventrikel und Zisternen und schließlich zu einer Verlagerung der Großhirnhemisphären, die durch das Tentorium in Richtung Hirnstamm und Kleinhirn gedrückt werden. Kann die durch das Hirnödem bedingte Steigerung des Hirndrucks medikamentös (Barbiturate, Kortison) und durch konservative Maßnahmen (Oberkörperhochlagerung, Hyperventilation) nicht beherrscht werden, wird ein Teil des Schädelknochens operativ entfernt, um so dem Gehirn Raum zur Ausdehnung zu geben (= Entlastungstrepanation).

Hypoxische Hirnschädigung

Das Gehirn ist hinsichtlich der Sauerstoffversorgung das empfindlichste Organ des Körpers. Ein Absinken der Sauerstoffversorgung des Gehirns führt deshalb rasch zu irreversiblen Funktionsverlusten von Hirnzellen. Bereits nach etwa 8 Minuten ist bei einem vollständigen Stopp der Sauerstoffversorgung eine Zellschädigung unumkehrbar, so daß der Zelltod eintritt. Betrifft die Unterbrechung der Sauerstoffversorgung das ganze Gehirn, führt dies unweigerlich zum Hirntod. Längere Überlebenszeiten sind dann möglich, wenn der Organismus gleichzeitig unterkühlt ist, z.B. bei Ertrinkungsunfällen. Wird eine hypoxische Hirnschädigung überlebt, kommt es als Folge des Sauerstoffmangels häufig zu **diffuser Schädigung** verschiedener Gehirnareale.

Schweregradeinteilung und Koma-Skalen

Eine alte klinische Einteilung der Schweregrade eines Schädelhirntraumas ist die Unterscheidung von Commotio cerebri (Gehirnerschütterung) und Contusio cerebri (Gehirnkontusion).

Die **Commotio cerebri** ist als kurzdauernde Bewußtlosigkeit ohne substantielle Hirnschädigung definiert. Von **Contusio cerebri** spricht man, wenn die Bewußtlosigkeit länger andauert und es zu zerebralen Herdsymtomen (z.B. Lähmungen) kommt, die Ausdruck einer Hirnsubstanzschädigung sind. Diese Einteilung wird jedoch zunehmend verlassen, da in jüngerer Zeit mit Hilfe der bildgebenden Verfahren gezeigt werden konnte, daß es nicht selten substantielle Hirnschädigungen ohne oder mit nur kurzem Bewußtseinsverlust gibt. In neuerer Zeit wird deshalb versucht, eine Schweregradeinteilung nicht nur auf klinisch beobachtbaren Kriterien abzustützen, sondern auch bildgebende (Computer- und Kernspintomographie) sowie elektrophysiologische (Elektroencephalographie, evozierte Potentiale) Verfahren mit einzubeziehen.

Eine weitere häufig verwendete Einteilung nach klinischen Kriterien ist die Klassifikation in:

- Grad I = leichtes Schädelhirntrauma: kurzzeitiger Bewußtseinsverlust (weniger als eine Stunde), fehlende oder nur flüchtige zerebrale Herdsymptome, Kopfschmerz, Schwindel, Erbrechen.
- Grad II = mittelschweres Schädelhirntrauma: Koma bis 6 Stunden oder Bewußtseinstrübung über mehrere Stunden bis wenige Tage, anhaltende, zerebrale Herdsymptome, flüchtige Hirnstammfunktionsstörungen.
- Grad III = schweres Schädelhirntrauma: Koma länger als 6 Stunden bis eine Woche anhaltend, zerebrale Herdsymptome, erhebliche Hirnstammfunktionsstörungen.
- Grad IV = schwerstes Schädelhirntrauma: Koma über Wochen bis Monate, schwere zerebrale Herdsymptome, schwere, anhaltende Hirnstammfunktionsstörungen, bei Überleben meist Übergang in ein apallisches Syndrom.

Versucht wird auch, den Schweregrad eines Schädelhirntraumas mit Hilfe von Skalen zu erfassen. Am weitesten verbreitet ist die Glasgow-

Koma-Skala (Tab. 5.**9**), bei der mittels der Kriterien Augen öffnen, sprachliche Antwort und motorische Reaktionen die Reaktionsfähigkeit des Patienten getestet und der Schweregrad des Schädelhirntraumas anhand der erreichten Punktzahl beurteilt wird.

Ein Koma liegt vor, wenn die Augen geschlossen sind und keine Reaktion auf äußere Reize vorliegt.

Ein leichtes Schädelhirntrauma liegt bei mehr als 12 Punkten vor, ein mittelschweres bei 9 – 11 Punkten, ein schweres bei weniger als 8 Punkten.

Die Innsbrucker Koma-Skala beurteilt zusätzlich Augenbewegungen und Pupillenweite und setzt daher eine exakte neurologische Untersuchung des Patienten voraus, erlaubt jedoch damit eine differenziertere Beurteilung der Tiefe der Bewußtseinsstörung.

Tabelle 5.**9** Glasgow-Koma-Skala

Zu bewertende Reaktion	**Beobachtete Reaktion**	**Punktzahl**
Augen öffnen	spontan,	4
	auf Aufforderung,	3
	auf Schmerzreiz,	2
	gar nicht	1
Sprachliche Antwort	voll orientiert,	5
	unvollständig orientiert, verwirrt,	4
	inadäquate sprachliche Äußerungen, (Worte)	3
	nur unverständliche Laute,	2
	keine Laute oder Wörter	1
Beste motorische Reaktion	gezielte Bewegungen auf Aufforderung,	6
	gezielte Abwehrbewegungen (auf Schmerzreize),	5
	ungezielte grobmotorische Abwehr- und Fluchtbewegungen,	4
	Beugesynergien,	3
	Strecksynergien,	2
	keine Bewegungsreaktionen	1
		Maximale Punktzahl: 15 Minimale Punktzahl: 3

Hirnstammsymptomatik und Verlauf nach Mittelhirnsyndrom

Im Hirnstamm werden basale Lebensvorgänge wie Atmung, Blutkreislauf, Körpertemperatur, Schlafen und Wachen kontrolliert und reguliert. Im Hirnstamm befinden sich auch die ersten Schaltstellen für Sinnesfunktionen (z.B. Hören, Gleichgewicht) und Hirnnervenkerne, die z.B. Augenbewegungen, mimische Bewegungen und Bewegungen des Schluckens kontrollieren. Durch den Hirnstamm verlaufen auch alle aus der Körperperipherie aufsteigenden sensiblen Bahnen sowie alle aus Großhirnarealen stammenden motorischen Bahnen.

Entsprechend der Lokalisation dieser verschiedenen Strukturen kommt es bei einer Druckwirkung auf den Hirnstamm zu typischen Störungen und Ausfallserscheinungen.

Der obere Teil des Hirnstammes (Mittelhirn) wird von einer Hirndruckzunahme zuerst erfaßt. Es entwickelt sich deshalb zuerst ein **Mittelhirnsyndrom.**

Mittelhirnsyndrom

- Im **Stadium 1** des Mittelhirnsyndroms ist der Patient benommen, schläft bei fehlenden äußeren Reizen ein, ist jedoch jederzeit wieder erweckbar. Schmerzreize werden gezielt abgewehrt, Körperhaltung und Muskeltonus sind normal, ebenfalls Pupillenweite und -reaktionen sowie vegetative Funktionen.
- Im **Stadium 2** der Mittelhirnstörung ist der Patient nur noch auf deutliche Schmerzreize erweckbar. Schmerzreize werden nur noch ungezielt abgewehrt, die Spontanmotorik ist gekennzeichnet durch Massenbewegungen und eine zunehmende Muskeltonuserhöhung der Beine in Streckstellung. Pupillenreaktionen auf Licht sind verzögert, Atmung und Puls meist beschleunigt.
- In **Stadium 3** des Mittelhirnsyndroms ist der Patient im Koma, d.h. die Augen sind geschlossen und auf äußere Reize erfolgt keine Reaktion mehr. Der Muskeltonus ist generalisiert erhöht, die Arme werden in Beuge-, die Beine in Streckhaltung fixiert (= Dekortikationsstarre). Die Pupillen sind eng, Lichtreaktionen finden nur noch träge statt. Puls, Blutdruck und Körpertemperatur sind erhöht (Abb. 5.**44**).
- Im **Stadium 4** kommt es zu einer Tonuserhöhung der gesamten Streckmuskulatur, d.h. der ganze Körper, auch die Arme, sind jetzt in Streckstellung (= Dezerebrationsstarre). Die Tonuserhöhung der Streckmuskulatur kann so ausgeprägt sein, daß es zu einer Opisthotonusstellung kommt (Abb. 5.**45**). Die Pupillen sind weit und reagieren nur noch schwach auf Licht. Puls, Blutdruck und Körpertemperatur sind deutlich erhöht.

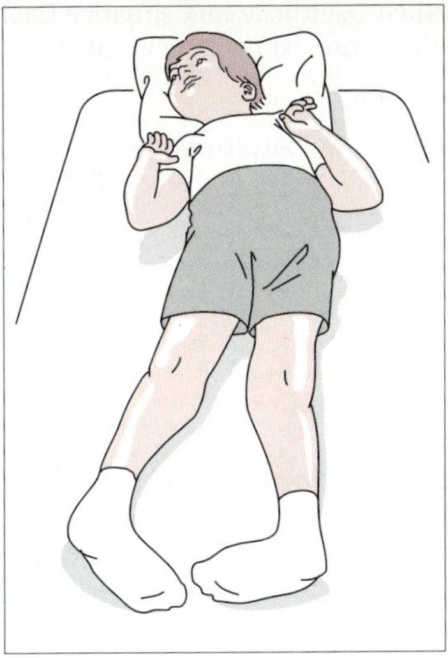

Abb. 5.**44** Extensionsstellung der Beine und Flektionsstellung der Arme zeigen sich als typisches Haltungsmuster bei einer Mittelhirnschädigung.

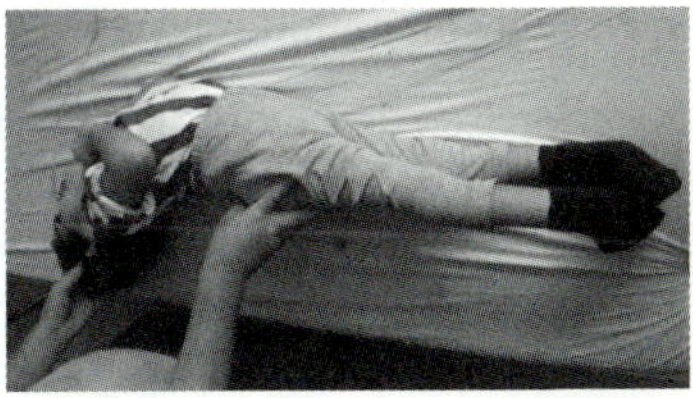

Abb. 5.**45** Bei tiefer greifender Schädigung kann die Tonuserhöhung so ausgeprägt sein, daß es zu einer Opisthotonushaltung kommt.

Bulbärhirnsyndrom

Zum **Bulbärhirnsyndrom** kommt es, wenn die Funktionsstörung auf noch tiefere Abschnitte des Hirnstammes (Medulla oblongata) übergreift. Im Bulbärhirnsyndrom läßt die Tonuserhöhung nach, die Dezerebrationshaltung verschwindet, der Patient wird schlaff. Die Pupillen bleiben weit und reagieren nicht mehr auf Licht. Puls, Blutdruck und Atmung werden schwächer. Kann keine Stabilisierung des Zustandes erreicht werden, kommt es zu einem zentralen Atem- und Herz-Kreislauf-Stillstand.

Die Rückbildung der Symptome einer Mittelhirnschädigung zeigt ebenfalls typische Merkmale. Gerstenbrand (2) hat diesen Remissionsverlauf erstmals ausführlicher beschrieben und in unterschiedliche Phasen eingeteilt. Unterschieden werden frühe und späte Remissionsphasen.

Frühe Remissionsphase

Während der frühen Remissionsphasen liegen verschiedene Grade der Bewußtseinstrübung bis hin zur Bewußtlosigkeit vor, eine ausgeprägte motorische Unruhe und/oder eine örtliche, zeitliche und situative Desorientierung. Eine sprachliche Kommunikation ist noch nicht möglich.

Zu den **frühen Remissionsphasen** gehören:

- die Akutphase (Mittelhirnsymptomatik / Bulbärhirnsyndrom)
- das apallische Syndrom,
- die Phase der primitiven Psychomotorik,
- die Phase des Nachgreifens und
- die Klüver-Bucy-Phase.

Späte Remissionsphase

In den **späten Remissionsphasen** haben sich kognitive und motorische Funktionen soweit verbessert, daß zunächst einfache, später auch differenzierte Anforderungen bewältigt werden können und eine verbale Kommunikation möglich ist. Die Orientierung zur Person, örtlich und zeitlich, wird wiedererworben.

Späte Remissionsphasen sind:

- die Korsakow-Phase (Reorientierungsphase) und
- das Integrationsstadium.

Die Dauer der Remissionsphasen ist abhängig vom Ausmaß der Hirnschädigung. Ein weiteres Kriterium ist die Dauer der initialen Bewußtlosigkeit und des apallischen Syndroms. Als Faustregel gilt, daß die einzelnen Phasen doppelt so lange dauern wie die Bewußtlosigkeit und das apallische Syndrom zusammen.

Als Beispiel:
- Bewußtlosigkeit und apallisches Syndrom 1 Monat, Integrationsstadium nach ca. 9 Monaten.
- Bewußtlosigkeit und apallisches Syndrom 3 Monate, Integrationsstadium nach ca. 27 Monaten.
- Bewußtlosigkeit und apallisches Syndrom 6 Monate, Integrationsstadium nach ca. 54 Monaten.

Dies bedeutet einerseits, daß die Behandlung von Patienten mit einem apallischen Syndrom viel Geduld erfordert, andererseits, daß noch nach langer Zeit Fortschritte erreicht werden können.

Bei zusätzlichen Komplikationen (z. B. schwerwiegende Anfallsformen) oder bei ausgedehnten substantiellen Läsionen kann der Patient in einer der Phasen „steckenbleiben". Eine wesentlich schlechtere Prognose haben Patienten mit einem länger als 6 Monate dauernden apallischen Syndrom sowie nach diffuser hypoxischer Hirnschädigung.

Wird das apallische Syndrom nicht verlassen, spricht man im angelsächsischen Sprachraum von einem Persistant-vegetativ-State (PVS).

Defektstadium

Von **Defektstadium** spricht man, wenn keine weitere Remission mehr zu beobachten ist. Typisch für das Defektstadium ist das Auftreten von Sekundärveränderungen, wie muskuläre Kontrakturen und Skelettveränderungen (z. B. Hüftluxationen).

Apallisches Syndrom

Im apallischen Syndrom haben die Patienten die Augen geöffnet, schauen jedoch ins Leere. Deshalb hat sich für diese Phase auch die Bezeichnung Koma vigile (= Wachkoma) eingebürgert. Schlaf-Wach-Phasen sind erkennbar, aber noch nicht tag-/nachzeitlich gebunden.

Apallisch heißt „ohne Pallium" (= Hirnmantel) und meint den Zustand der Trennung kortikal/subkortikaler Strukturen vom Hirnstamm. Da bei einem Schädelhirntrauma meistens keine strukturelle, sondern nur eine funktionelle Trennung besteht, wäre es richtiger in diesen Fällen von einem funktionell apallischen Syndrom zu sprechen.

In der Regel wird eine *Dekortikationshaltung* (Extensionsmuster untere Extremität, Flexion obere Extremität) oder auch eine *Dezerebrationsstarre* (Streckstellung aller Extremitäten) und gelegentlich auch eine generalisierte Hypotonie gezeigt. Bei taktilen und zum Teil auch bei akustischen Reizen sind Verstärkungen der Streck- und Beugemechanismen und vegetative Reaktionen (Zunahme von Pulsfrequenz und Blutdruck) beobachtbar.

Phase der primitiven Psychomotorik

Diese Phase ist gekennzeichnet durch motorische Unruhe, Schreien, vegetative Entgleisungen mit Tachykardien, Blutdruckschwankungen, Schwitzen und unspezifischen Angstreaktionen. Der Schlaf-Wach-Rhythmus beginnt sich auf Tages- und Nachzeit umzustellen. Insgesamt zeigt sich ein Rückgang der Tonuserhöhung, d. h. die starren Haltungsmuster werden aufgebrochen, jetzt wird auch vermehrt eine Beugehaltung der unteren Extremität und Massen- und Wälzbewegungen gezeigt. Visuelle Reize werden fixiert, bei akustischen Reizen ist ein Innehalten, teilweise eine Kopfdrehung zum Reiz hin zu beobachten. Hemmende taktile Reize (z. B. Streicheln oder großflächiger Druck) und harmonische, sich wiederholende akustische Reize führen zu einer Beruhigung, erregende Reize zu einer Verstärkung der Angstreaktionen und einer Tonuserhöhung.

Phase des Nachgreifens

In dieser Phase beginnen die Patienten nach Gegenständen zu greifen, sie in den Mund zu stecken und wegzuwerfen. Visuelle Reize werden verfolgt, zuerst horizontal, später vertikal. Auf akustische Reize ist eine Hinwendung zum Reiz beobachtbar. Die Tonuserhöhung ist weiterhin rückläufig, eine Entspannung ist insbesondere bei angenehmen Reizen (akustisch, vestibulär, taktil) beobachtbar. Beim Versuch von Willkürbewegungen kommt es häufig noch zu Massenbewegungen und zu generalisierten Tonuserhöhungen.

Ein beginnendes Situationsverständnis ist beobachtbar, aber noch kein Sprachverständnis und noch keine Erinnerungsfähigkeit.

Klüver-Bucy-Phase

In der Klüver-Bucy-Phase sind situationsgebundene, grobmotorische Bewegungsabläufe möglich, wie z.B. der Transfer vom Bett zum Rollstuhl oder die Mithilfe beim Anziehen. Beginnendes Sprachverständnis, sinnbezogene Handhabung von Gegenständen, Erinnern von vor den Augen der Patienten versteckter Dinge sind phasentypisch. Bei Patienten, die ein länger dauerndes apallisches Syndrom durchgemacht haben, können zusätzliche Symptome, insbesondere Aggressivität, Schmeicheln und motorische Schablonen, wie z.B. Handkuß-Schablonen oder Beschnüffeln von Gegenstände, auftreten.

Korsakow-Phase

Die Korsakow-Phase (Reorientierungsphase) ist gekennzeichnet durch Symptome der Desorientierung und der Affektlabilität. Es besteht zu Beginn noch keine Orientierung zur Person sowie örtlich und zeitlich. Bei entsprechenden Fragen wird häufig durch verbale Schablonen (z.B. „Locker vom Hocker" oder „Wie geht's wie steht's?") abgelenkt. Anfänglich werden nur einzelne Wörter gesprochen, später kurze und dann auch längere Sätze.

Erst wenn die Orientierung zur Person zurückgekehrt ist, werden Gedanken zum Unfall oder Heimweh geäußert.

So lange noch eine Desorientierung besteht, brauchen die Patienten eine klar strukturierte Umgebung und Therapiesituation.

In der Korsakow-Phase sind auch feinmotorische Bewegungen, z.B. Knöpfe schließen oder Essen mit Messer und Gabel möglich. Eine Tonuserhöhung zeigt sich bei Willkürbewegungen häufig noch in streß- oder angstbesetzten Situationen.

Integrationsstadium

Im Integrationsstadium ist die Orientierung zur Person sowie örtlich und zeitlich wieder vorhanden. Sinnvolles und planendes Handeln ist möglich. Aus diesem Grund verbessert sich auch die Mitarbeit in der Therapiesituation.

Kognitive und motorische Defizite sind erst im Integrationsstadium differenziert diagnostizierbar. Wenn keine strukturellen Läsionen motorischer Areale oder Bahnen vorliegen, können fein- und grobmotorische Bewegungsabläufe unauffällig sein. Als Restsymptom der Mittelhirnschädigung ist in diesen Fällen lediglich eine Reflexsteigerung nachweisbar.

Liegen hingegen Läsionen motorischer Areale oder motorischer Bahnen vor, kommt es zu entsprechenden Ausfällen. Kortikal/subkortikale Läsionen führen zu **kontralateralen Hemiparesen.**

Läsionen der motorischen Bahnen im Hirnstammbereich zu **beinbetonten Tetraparesen.**

Ataktische Bewegungsstörungen treten dann auf, wenn es zu einer Läsion der Verbindungen von und zum Kleinhirn gekommen ist. Ataxien zeigen sich erst, wenn sich die durch das Mittelhirnsyndrom verursachte Tonuserhöhung zurückgebildet hat.

Dyston-athetoide Bewegungsauffälligkeiten sind Folgen von Läsionen im Bereich der extrapyramidalen Kerngebiete und zeigen sich insbesondere nach **hypoxischer Hirnschädigung** (z.B. nach Ertrinkungsunfällen).

5.1.6 Physiotherapie nach Schädelhirntrauma

Behandlungsziel

Ziel der physiotherapeutischen Behandlung während der frühen Remissionsphasen ist es, den Wachheitsgrad und die Tonuserhöhung günstig zu beeinflussen sowie die Gelenkbeweglichkeit zu erhalten und motorische Funktionen anzubahnen.

Maßnahmen

- Lagerungen,
- sensorische Stimulationen,
- passives Bewegen und
- situationsbezogene motorische Aktivitäten.

Daneben gehören auch Maßnahmen zur Atemtherapie und Thromboseprophylaxe (auf die hier nicht näher eingegangen wird) zu den physiotherapeutischen Aufgaben.

In den späten Remissionsphasen steht das Wiedererlangen der vollen Beweglichkeit und darauf aufbauend der Wiedererwerb motorischer Funktionen im Vordergrund.

Grundlagen

Während der frühen Remissionsphasen überschneiden sich die Maßnahmen der einzelnen therapeutischen Fachbereiche und der Pflege. Eine spezifische, am Defizit orientierte Therapie ist nur begrenzt möglich. Viel eher geht es darum, einen Patienten im Remissionsverlauf zu begleiten. Der Remissionsverlauf selber und auch die Tonusnormalisierung kann nicht durch eine Intensivierung der therapeutischen Maßnahmen erzwungen oder beschleunigt werden.

Die therapeutischen Maßnahmen müssen abgestimmt sein auf den jeweiligen Zustand des Patienten. Dafür steht der Begriff des „phasenspezifischen Vorgehens". Damit ist nicht nur gemeint, daß Patienten in den frühen Remissionsphasen grundsätzlich ein anderes Therapieangebot erhalten sollen als in den späten Remissionsphasen, in denen sie von ihren kognitiven Möglichkeiten her zu einer aktiveren Form der Mitarbeit in der Lage sind, sondern auch, daß in den einzelnen frühen Remissionsphasen, abhängig vom jeweils gezeigten Bild, unterschiedliche Maßnahmen angezeigt sind.

Phasenspezifisch meint, daß das richtige Therapieangebot zur jeweils richtigen Zeit eingesetzt wird. Dies setzt voraus, daß der Therapeut seinen Patienten in der Gesamtheit seiner Reaktionen beobachtet, Veränderungen in einem Verhalten erkennt und durch entsprechende Stimulationen und Maßnahmen darauf reagiert. So stehen während der Phase der primitiven Psychomotorik, in der die Patienten sehr ängstlich und unruhig sind, beruhigende Maßnahmen im Vordergrund, während beim apallischen Syndrom eher erregende Stimulationen angeboten werden. In der Phase des Nachgreifens, wenn die Patienten beginnen, Situationsverständnis zu zeigen, werden alltagsbezogene Bewegungsabläufe geübt. Überforderungen führen zu abwehrenden, ängstlichen oder auch aggressiven Reaktionen. Eine differenzierte, defizitorientierte Therapie ist erst dann möglich, wenn die kognitiven Voraussetzungen vorhanden sind, um Bewegungsaufträge zu verstehen und umzusetzen, d. h. in der Regel erst in den späten Remissionsphasen.

Vorgehen

Auch bei bewußtseinsgetrübten Patienten werden therapeutische Handlungen verbal begleitet. Der Patient wird klar und kurz informiert, was in der jeweiligen Therapie stattfindet und welche Funktionen die anwesenden Personen haben. Passives Bewegen muß langsam und behutsam unter Vermeidung von Schmerzreizen erfolgen. Bei Stimulationen ist es wichtig, dem Patienten genügend Zeit für die Reaktion zu lassen. Funktionen, die aufgrund des Remissionsverlaufs noch nicht möglich sind, dürfen nicht verlangt werden. Die Therapiesituation und das therapeutische Vorgehen müssen klar strukturiert und Anweisungen einfach und präzise gegeben werden.

•••• Lagerungen

Für schädelhirnverletzte Patienten gibt es keine einheitliche Lagerung. Die Lagerung variiert in Abhängigkeit von den jeweiligen Gesichtspunkten. Gesichtspunkte können sein:

- Hirndrucksenkung,
- Vermeidung von Dekubitalulzera,
- Erleichterung der Atmung,
- Kontrakturprophylaxe,
- Tonusregulierung,
- Förderung von Wachheit,
- Osteoporose-Prophylaxe,
- Kreislauftraining sowie
- stabile Lagerung von Frakturen.

Diese unterschiedlichen Gesichtspunkte verlangen zum Teil widersprüchliche Lagerungsmaßnahmen. Als Grundsatz gilt, daß Prioritäten beachtet werden müssen.

Priorität vor anderen Zielen haben:
- die Vermeidung einer Hirndruckerhöhung,
- die Vermeidung von Dekubitalulzera,
- die Atemerleichterung und
- die stabile Lagerung von Frakturen.

Lagerung bei erhöhtem Hirndruck: Rückenlage mit gerade liegendem Kopf und leicht erhöhtem Oberkörper (30° Anstellwinkel). Wegen der Behinderung des venösen Abflusses unbedingt zu vermeiden sind: Abkippen des Kopfes zur Seite, Kopftieflage sowie Seitenlage des Patienten.

Ist der Hirndruck stabilisiert, wird der Patient zur Dekubitus- und Kontrakturprophylaxe regelmäßig umgelagert und zwar zur 30°-Seitenlage rechts und 30°-Seitenlage links, zunehmend steigernd bis zur vollen Seitlagerung.

Die Seitenlage wird durch Kissen im Rücken stabilisiert. Das obere Bein in Knie- und Hüftgelenk 90° flektiert, das untere Bein in Knie- und Hüftgelenk extendiert. Die Wirbelsäule ist in bezug auf Flexion/Extension in Mittelstellung. Das oben liegende Bein muß mit Kissen unterstützt werden, damit keine Adduktion im Hüftgelenk erfolgt. Dies gilt insbesondere für jüngere Kinder, die eine deutliche Tonuserhöhung in Extension/Adduktion zeigen, weil wegen der noch nicht zurückgebildeten Antetorsion und Valgisation des Schenkelhalses eine verstärkte Luxationsgefahr besteht (Abb. 5.**46**).

Zur **Kontrakturprophylaxe** muß die angestrebte Lagerung grundsätzlich entgegengesetzt zu den durch die tonischen Muster verursachten Gelenkstellungen sein. So wird man versuchen, die untere Extremität in vermehrter Beugestellung zu lagern und umgekehrt bei einer Flexionsstellung im Ellbogengelenk in Extension. Der Wechsel in die korrigierenden Positionen muß langsam erfolgen und darf dem Patienten nicht gegen eine muskuläre Abwehrspannung aufgezwungen werden. Die Lagerung kann in den korrigierenden Gelenkstellungen mit weichen Kissen, Schaumstoffschienen oder mit Hilfe von Stofftieren gesichert werden. Lagerungen mit harten Materialien (z. B. Gipsschalen) lösen in der Regel eine verstärkte und anhaltende Gegenspannung aus und können dadurch eine Verstärkung der Kontrakturgefahr bewirken. Das Anziehen von Basketball-Schuhen zur Spitzfußprophylaxe hat sich nicht bewährt, da auch sie häufig eine Gegenspannung auslösen und das Tragen von Schuhen im Bett nicht situationsadäquat ist.

Wie oben ausgeführt, kommt es nach einer Hirnstammsymptomatik zu typischen Mustern der Tonuserhöhung. Ausgelöst wird diese Aktivierung in erster Linie durch tonische Labyrinthreflexe, d. h. durch die Einwirkung der Schwerkraft auf die Statolithen des Vestibulärapparates.

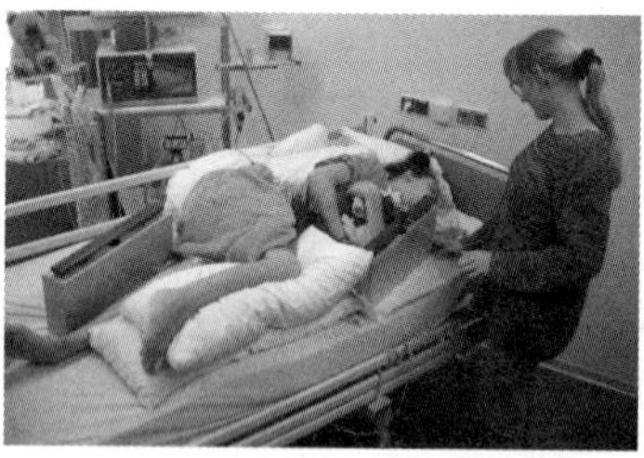

Abb. 5.**46** In Seitenlage muß das oben liegende Bein zur Verminderung der Luxationsgefahr mit Kissen unterlagert werden.

Bekannt ist, daß die Tonisierung der Streckmuskulatur in Rückenlage am stärksten ausgeprägt ist, in Seitlage abnimmt und in Bauchlage und bei vertikaler Stellung des Kopfes im Raum am geringsten ist. Zur Verminderung der tonischen Aktivierung sollten diese Patienten deshalb nicht in flacher Rückenlage, sondern in Seitlage und sobald aus medizinischen Gründen vertretbar, auch in Bauchlage gelagert und vertikalisiert werden. Eine Verminderung der Aktivierung der Streckmuskulatur ist auch bei beruhigender vestibulärer Stimulation beobachtbar. Deshalb empfiehlt sich eine Lagerung in Hängematten. Ist die Rückenlage aus medizinischen Gründen (z.B. Beatmung) unumgänglich, muß der Kopf so unterlagert werden, daß es zu einer Flexionsstellung der Kopfgelenke und der übrigen Halswirbelsäule kommt (Abb. 5.**47**).

Eine **Lagerung in korrigierenden Gelenkstellungen** ist in der Regel nur während der Akutphase und des apallischen Syndroms möglich. In der Phase der primitiven Psychomotorik sind die Patienten zu unruhig und drücken sich häufig gegen das Fußende oder gegen die Seitenteile des Bettes. Um Verletzungen zu vermeiden, können diese abgepolstert oder die Patienten auf einer Matte am Boden gelagert werden.

Die **Lagerung im Rollstuhl** hängt ebenfalls von den individuellen Gegebenheiten ab. Angestrebt wird eine symmetrische Flexions- und Abduktionsstellung beider Hüftgelenke als Voraussetzung für eine symmetrische Belastung im Becken- und Rumpfbereich. Wünschenswert ist eine Knie- und Hüftflexionsstellung von 90° sowie ein plantigrades Aufsetzen der Füße. Ist die Flexionsstellung des Hüftgelenks aufgrund des ausgeprägten Extensorentonus nicht möglich, muß der Flexionswinkel entsprechend reduziert werden. Aus diesem Grunde und weil eine aktive Rumpfstabilisation meistens noch nicht möglich ist, müssen die Sitzflä-

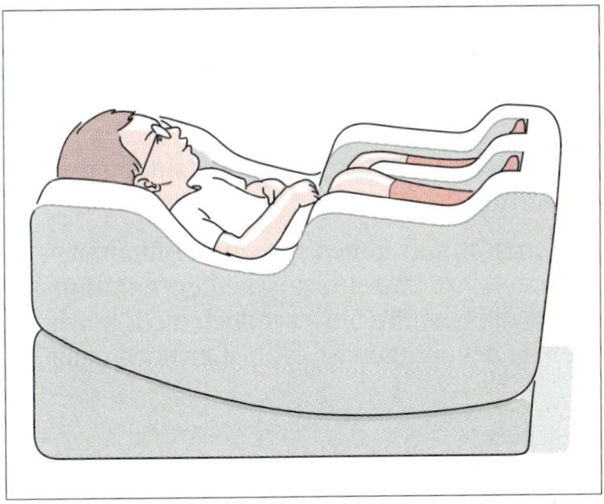

Abb. 5.**47** Bei Lagerung in Rückenlage muß der Oberkörper hochgelagert und der Kopf zusätzlich unterlagert werden.

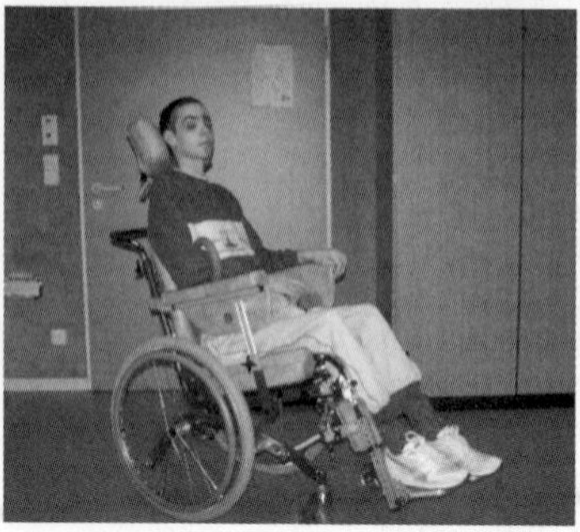

Abb. 5.**48** Bei ungenügender Rumpfstabilisation sowie ausgeprägter Strecktendenz muß die Sitzfläche der Rollstühle nach hinten unten und die Rückenlehne entsprechend nach hinten gekippt werden.

che und Rückenlehne nach hinten und die Sitzfläche vorne hoch gekippt werden (Abb. 5.**48**).

•••• Stimulationen

Sensible / sensorische Stimulationen werden entweder in strukturierter oder in unstrukturierter Form zur Förderung der Wachheit eingesetzt. Daneben beeinflussen Stimulationen auch den Muskeltonus. Bei strukturierten Stimulationsprogrammen erfolgen die Sinnesreize nach einem vorgegebenen starren Plan, während bei unstrukturierten Stimulationen Sinnesreize situationsbezogen, z.B. beim Waschen (taktile Reize), bei physiotherapeutischen Maßnahmen (vestibuläre und propriozeptive Reize) oder bei der Nahrungsaufnahme (gustatorische und olfaktorische Reize) eingesetzt werden. Eine unspezifische Anregung aller Sinne ist auch bei Wechsel der Umgebung, z.B. durch Spazierfahrten im Freien, gegeben. Ziel unstrukturierter Stimulationen ist es, den jeweiligen Zustand des Patienten günstig zu beeinflussen. So werden z.B. bei großer Unruhe beruhigende Reize aller Sinnesmodalitäten eingesetzt, während bei einer Verminderung des Wachheitsgrades vorwiegend erregende Reize angeboten werden.

Grundsätzlich kann jeder Patient in jeder Sinnesmodalität erregend oder hemmend stimuliert werden.

Strukturierte Stimulationsprogramme gehen von der Annahme aus, durch das wiederholte Anbieten von Einzelreizen die Regenerationsleistung des ZNS zu verbessern, dies konnte bisher jedoch nicht bewiesen werden. Welches Vorgehen zu bevorzugen ist, ist bisher noch nicht geklärt.

Taktile Stimulation

Berührungsreize sind großflächig, langsam, gleichmäßig und mit mäßigem Druck zu setzen, wenn sie zur Beruhigung eingesetzt werden und kleinflächig, schnell und wechselnd, wenn die Weckreaktion im Vordergrund steht. Es können weiche Tücher, Bürsten, Felle, Kissen oder Stofftiere mit verschiedenen Füllungen und Oberflächen benutzt werden. Es kann auch mit den bloßen Händen und zwar sowohl mit den Therapeutenhänden als auch mit den vom Therapeuten geführten Händen des Patienten stimuliert werden.

Propriozeptive Stimulationen

Propriozeptive Stimulation erfolgt durch passives Bewegen in unterschiedlichen Geschwindigkeiten aller Extremitäten und des Rumpfes sowie Verweilen in unterschiedlichen Gelenkpositionen mit zusätzlichem Druck (Approximation). Eine Stimulation der Propriozeptoren erfolgt auch durch vibratorische Reize, entweder durch manuell applizierte Vibrationen oder mit Hilfe von Vibratoren. Die Reize können auf der Muskulatur wie auch (sorgfältig dosiert) über oberflächlich liegende Knochen erfolgen.

Vestibuläre Stimulationen

Jede Bewegung des Kopfes im Raum erregt Rezeptoren des Vestibularapparates und stellt damit eine vestibuläre Stimulation dar. Lineare Bewegungen wirken in der Regel beruhigend, Rotationsbeschleunigungen hingegen erregend. Eine lineare Bewegung ist das Hin- und Herfahren im Rollstuhl, das Schaukeln in Längsrichtung in einer Hängematte, auf einer Rollenschaukel oder einem Ball, das Hin- und Herwiegen von Kindern im Arm. Drehbewegungen führen zu Rotationsreizen. Ausgeführt werden können sie in Hängematten, auf einem Gymnastikball oder durch Hochnehmen auf die Arme und Ausführen von Drehbewegungen. Nach erregenden vestibulären Stimulationen muß der Patient genau beobachtet werden, weil es zur Beeinflussung vegetativer Funktionen mit Erbrechen und Blutdruckabfall kommen kann.

Akustische Stimulationen

Zur Beruhigung können einfache, sich langsam wiederholende harmonische Klangbilder, insbesondere niederfrequente Baßinstrumente, eingesetzt werden. Höhere, laute, unharmonische akustische Reize stellen hingegen einen Weckreiz dar. Als Reizquellen können Geräuschdosen, Triangeln, Rasseln, etc. eingesetzt werden.

Visuelle Stimulationen

Bei der visuellen Stimulation steht nicht die Weckreaktion oder die Beruhigung im Vordergrund, sondern die reizspezifische Reaktion, d. h. das Fixieren und später das Verfolgen eines optischen Reizes. Zu Beginn werden Hell/Dunkel-Kontraste, farbige Objekte und einfache farbige Bilder eingesetzt, die auch mit einer Lichtquelle angestrahlt werden können. Dabei muß darauf geachtet werden, daß die Augen des Patienten nicht direkt angestrahlt werden. Als visuelle Reize eignen sich langsam bewegende, angestrahlte Spielsachen wie z. B. Murmelbahnen u. ä.

Es können auch **olfaktorische (Geruchs-) und gustatorische (Geschmacks-) Stimulationen** angeboten werden.

Um Aufschluß darüber zu erhalten, ob und wie der Patient auf die Angebote reagiert, ist es notwendig, dem Patienten genügend Zeit für die Reaktion zu lassen, die Reaktion zu beobachten und den Remissionsverlauf anhand von Skalen zu dokumentieren. Dafür ist die Koma-Remissions-Skala (KRS) der Arbeitsgemeinschaft Neurologische-Neurochirurgische Frührehabilitation (Tab. 5.**10** und Tab. 5.**11**) geeignet.

•••• Tonuserhöhung

■ *Merke:* Bei rigiden Tonuserhöhungen sind zirkuläre Gipse oder starre Lagerungsschienen kontraindiziert. Sinnvoll sind Maßnahmen, die eine Verminderung der Tonusentwicklung durch eine Änderung der Kopfstellung im Raum anstreben.

Tonusgenerierende neuronale Mechanismen sind auf unterschiedlichen Ebenen – vom Rückenmark bis zur Hirnrinde – lokalisiert. Bei intaktem Zentralnervensystem werden diese reflektorischen, motorischen Einzelantworten in das Gesamtmuster motorischer Aktivität eingefügt. Bei einer Läsion im ZNS werden die unterhalb der Läsionsstelle liegenden Reflexantworten von der „Kontrolle der höheren Zentren" losgelöst und erscheinen in ihrer Aktivität deshalb als gesteigert oder enthemmt. Die Tonuserhöhung hängt deshalb davon ab, welche neuronalen Strukturen unterhalb der Läsionsstelle in der Lage sind, Muskeltonus zu generieren. Bei Rückenmarkläsionen sind dies nur Rückenmarkstrukturen, bei Hirnstammläsionen kommen je nach Höhe der Schädigung die Labyrinth- und auch die Nackenreflexe hinzu. Die auf **Hirnstammebene** integrierten Reflexe führen zu einer Tonuserhöhung in **rigider Form** – deshalb auch der Begriff Dekortikations-**„Starre"** –, während **spinale Reflexmechanismen** eine **spastische Tonuserhöhung** bewirken. Bei einer rigiden Tonuserhöhung liegt eine konstante muskuläre Aktivierung vor, während bei einer Spastik die Muskeln so gelagert werden können, daß keine Muskelaktivität nachweisbar ist.

Tabelle 5.**10** Koma-Remissions-Skala (KRS)

Neurologische-Neurochirurgische Frührehabilitation
Bundesarbeitsgemeinschaft
medizinisch-beruflicher Rehabilitations-Zentren Phase II

Patientenname:

Datum:									
Untersucher (Kürzel):									

1. Erweckbarkeit/Aufmerksamkeit (auf beliebigen Reiz)

Aufmerksamkeit für 1 Minute oder länger	5									
Verweilen am Reiz (länger als 5 Sek.)	4									
Hinwendung zum Reiz	3									
Augenöffnen spontan	2									
Augenöffnen auf Schmerzreize	1									
Keine	0									

2. Motorische Antwort (6 Punkte von der Gesamtsumme abziehen, falls tetraplegisch)

Spontanes Greifen (auch im Liegen)	6									
Gezielte Abwehr auf Schmerzreize	5									
Körper-Haltereaktion erkennbar	4									
Ungezielte Abwehr auf Schmerzreize (vegetatives oder spastisches Muster)	3									
Beugesynergismen	2									
Strecksynergismen	1									
Keine	0									

Fortsetzung S. 266

Tabelle 5.10 (Fortsetzung)

3. Reaktion auf akustischen Reiz (z. B.: Knackfrosch) (3 Punkte von der Gesamtsumme abziehen, falls taub)

Erkennt vertraute Stimme, Musik etc.	3									
Augenöffnen, Kopfwenden, evtl. Lächeln	2									
Vegetative (Schreck-) Reaktion	1									
Keine	0									

4. Reaktion auf visuellen Reiz (4 Punkte von der Gesamtsumme abziehen, falls blind)

Erkennt Bilder, Personen, Gegenstände	4									
Verfolgt gezielt Bilder, Personen o. Gegenst.	3									
Fixiert Bilder, Personen oder Gegenstände	2									
Gelegentliches, zufälliges Anschauen	1									
Keine	0									

5. Reaktion auf taktile Reize

Erkennt durch Betasten/Fühlen	3									
Tastet spontan, greift gezielt (wenn „blind"); jedoch ohne Sinnverständnis	2									
Auf passive Berührung nur vegetativ	1									
Keine	0									

Tabelle 5.10 (Fortsetzung)

6. Sprechmotorische Antwort (Trachealkanülenträger = 3, wenn über Lippenmotorik Sprachlaute/„Buchstaben“ erkennbar)

Mindestens ein verständlich artikuliertes Einzelwort	3									
Unverständlich (unartikulierte) Äußerungen (Laute)	2									
Stöhnen, Schreien, Husten (emotional, vegetativ getönt)	1									
Keine Phonation oder Artikulation hör-/erkennbar	0									
Erreichte Punkte										
Für diesen Patienten maximal erreichbare Punktzahl (von 24)										

Tabelle 5.11 Beurteilungsmaßstab für Koma-Remissions-Skala

Punkte	Kriterium
	1. Erweckbarkeit/Aufmerksamkeit
5	Patient kann seine Aufmerksamkeit über mindestens 1 Min. auf einen interessanten Reiz richten (wahrnehmbar über Sehen, Hören oder Berühren; Reiz: Personen, Gegenstände, Geräusche, Musik, Stimmen etc.), ohne durch Störreize abgelenkt zu werden.
4	Verharren an einem Reiz für einen erkennbaren Moment (Fixieren mit den Augen, Ergreifen und Ertasten oder „Ohrenspitzen“), wird aber leicht abgelenkt oder „schaltet ab“.
3	Hinwendung zur Reizquelle durch Augen-, Kopf- oder Körperdrehung/bewegung, der Patient verfolgt bewegte Objekte. Auch vegetative Reaktionen sollten beachtet werden (Patient kann nur vegetativ reagieren).
2	Spontanes Öffnen der Augen ohne äußeren Reiz, z. B. im Rahmen eines Schlaf-Wach-Rhythmus.

Fortsetzung S. 268

Tabelle 5.11 (Fortsetzung)

Punkte	Kriterium
	2. Motorische Antwort
6	Spontanes Greifen vorgehaltener Alltagsgegenstände (bei vorhandener Sehfunktion, sonst auf den Handrücken legen) oder kann solche Gesten mit Aufforderungscharakter wegen vorhandener Lähmung bzw. Kontraktur nur verspätet oder inkonstant, aber adäquat befolgen.
	Anmerkung zu den folgenden Punkten (Anwendung von Schmerzreizen): Die Schmerzreize müssen an den verschiedenen Extremitäten und am Körperstamm gesetzt werden, da regionale Wahrnehmungsstörungen bestehen können; Schmerzreize z. B. durch kräftiges Drehen einer Hautfalte, Drücken eines Nagelfalzes oder Kitzeln an der Nase.
5	Wehrt Schmerzreize auf vorherige Lokalisation hin ab, und zwar gezielt und adäquat mit Wegdrängen, Wegwischen etc.
4	Der Patient sollte aufgesetzt werden; durch leichte Schwerpunktverlagerung Prüfung der Gleichgewichts- und/oder Haltereaktion (Ausgleichsbewegungen von Rumpf oder Extremitäten).
3	Ungezieltes Wegziehen auf Schmerzreiz oder nur vegetative Reaktionen (Tachykardie, Tachypnoe, Unruhe) oder Zunahme des spastischen Musters.
2	Starke, kaum auslösbare Beugung besonders an den Armen/Ellbogengelenken. Beine können strecken.
1	Typische „Dezerebrationsstarre“ mit spastischer Streckung in allen Extremitäten, oft Opisthotonus (Überstreckung im Rücken/Hohlkreuz).
	3. Antwort auf Akustik (Prüfung grundsätzlich außerhalb des Gesichtsfelds des Patienten!)
3	Kann Stimmen oder Musik erkennen, d. h. entweder benennen oder *differenziert* darauf reagieren (bei bestimmten Musikstücken oder Personen z. B. freudige oder abwehrende Reaktion).
2	Nur Augenöffnen, Fixieren oder Hinwendungsreaktion mit dem Kopf, z. T. begleitet von emotionalen Äußerungen wie Lächeln; Weinen etc.
1	Puls- oder Blutdruckanstieg, Schwitzen oder Unruhe, übermäßiges Zusammenzucken am Körper, leichtes Auslösen von Augenblinzeln.
	Anmerkung: Ähnlich wie bei der Überprüfung motorischer Reaktionen mittels Setzen von Schmerzreizen bietet sich ein Knackfroschgeräusch direkt vor dem jeweiligen Ohr (bei beidseitiger Prüfung) als relativ stärkster nicht verletzender Reiz zu Punkt 1 und 2 an; bei erfolgter Reaktion kann orientierend von Hörvermögen ausgegangen und die Reize vielfältiger gestaltet werden.

Tabelle 5.11 (Fortsetzung)

Punkte	Kriterium
	4. Antwort auf optischen Reiz (muß ohne sprachlichen oder sonstigen Kommentar dargeboten werden)
4	Erkennen von Abbildungen, Gegenständen, Portraits bekannter Personen
3	Verfolgt Bilder etc. ohne Hinweis auf Erkennen bzw. fragliches, inkonstantes Erkennen (emotionale oder vegetative Reaktionen, wie z. B. Lächeln, Atmungs/Herzfrequenzzunahme möglich).
2	Fixiert, ohne mit dem Blick bewegten Objekten oder Personen nachzufolgen bzw. bei Verlassen des Gesichtsfeldes sich um eine Hinwendung zu bemühen.
	5. Antwort auf Berührungsreize
3	Kann Gegenstände, Hände anderer Personen, etc. betasten und erkennen, auch wenn die Sehfunktion ausgefallen sein sollte und man die Dinge auf die Haut oder in die Hände legen muß; adäquate Reaktion auf Reize im Mund/Gesichtsbereich (eßbar/nicht eßbar; z. B. auf Kuß).
2	Tastet, fühlt und greift gezielt, aber ohne adäquate Reaktion.
1	Unspezifische Reaktion auf Streicheln und Berührung (vegetative Zeichen wie Unruhe, Pulserhöhung).
	6. Sprechmotorische Antwort
3	Patient ist in der Lage, ein verständliches Wort auszudrücken, wenn auch nicht sinn- oder situationsbezogen. Auch Namen zählen.
2	Patient äußert sich unverständlich, z. B. verwaschen, auch Silbenwiederholungen, o. ä. („ma-ma", „au" etc.).

Zur Gesamtsumme: Liegen bei den einzelnen Sinneskanälen bzw. bei der Motorik komplette Ausfälle vor („blind", „taub", „plegisch"), so sind von der Maximalpunktzahl (24) die Punkte der jeweiligen Kategorie abzuziehen; dann ergeben sich z. B. 12/21 an Stelle von 12/24 Punkten.

Stand: 18.02.93

Bei einer Spastik bewirkt eine Muskeldehnung, in Abhängigkeit von der Geschwindigkeit dieser Dehnung, zwar eine initiale Muskelkontraktion, die jedoch von einer nachfolgenden Dekontraktion und damit einer Verminderung der Muskelspannung (= Taschenmesserphänomen) gefolgt ist, während es bei einer Rigidität zu einer konstanten Erhöhung der Muskelaktivierung (Zahnradphänomen) kommt.

EMG-Ableitungen bei Patienten in den frühen Remissionsphasen zeigen, daß häufig Mischbilder aus rigiden und spastischen Phänomenen vorliegen. Die rigide Komponente bildet sich im Remissionsverlauf zurück und ist für den erwähnten Tonusrückgang im Remissionsverlauf verantwortlich.

Wird bei einer Rigidität gegen muskulären Widerstand bewegt oder eine Gelenkstellung durch Schienen oder Gipse passiv fixiert, löst dies eine verstärkte muskuläre Spannung aus. Dadurch wird die Kontrakturtendenz verstärkt. Sinnvoller sind Maßnahmen, mit denen versucht wird, die tonische Aktivierung durch eine Änderung der Kopfstellung im Raum zu vermindern, d. h. therapeutisch auszunutzen, daß die durch die Labyrinthreflexe ausgelöste muskuläre Aktivierung bei Vertikalisierung in Bauchlage und in Seitlage weniger stark ausgeprägt ist. Eine Tonusbeeinflussung ist auch durch vestibuläre Stimulationen möglich (Abb. 5.**49**). Lineare Bewegungen wirken tonussenkend, Rotationsbewegungen tonuserhöhend.

Passives Bewegen ist dann sinnvoll, wenn dabei keine anhaltende Gegenspannung ausgelöst wird. Passiv bewegt werden muß langsam und behutsam in alle Bewegungsrichtungen (Extremitäten und Rumpf) unter Vermeidung von Schmerzreizen und nach Möglichkeit nicht bei flacher Rückenlage des Patienten, sondern z. B. in sitzender Position oder während der Vertikalisierung auf dem Kipptisch.

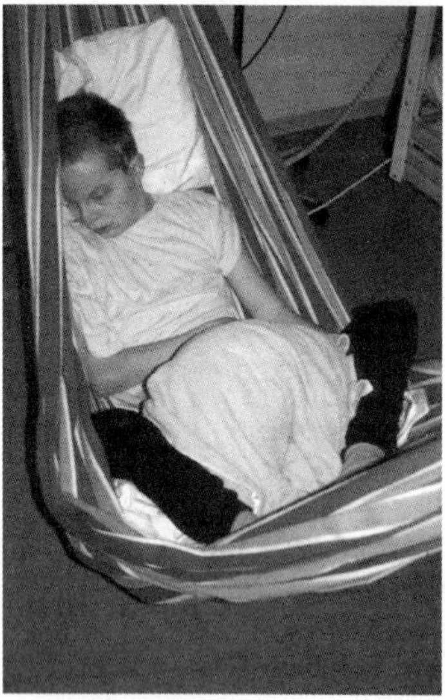

Abb. 5.**49** Durch vestibuläre Stimulation in einer Hängematte ist eine Tonusbeeinflussung möglich.

•••• Wiedererwerb motorischer Funktionen

Merke: Man lernt nur das, was man macht, und kann eine Funktion nur verbessern, wenn man sie übt. Stehen kann nur im Stehen und Gehen nur im Gehen erlernt werden. Haltereaktionen können nur verbessert werden, wenn der Patient nicht von außen passiv stabilisiert wird, sondern die dafür notwendige muskuläre Aktivität durch den Patienten selber erfolgt.

Jeder willkürmotorische Akt ist von unbewußter motorischer Aktivität begleitet. Diese dient dazu, die Position des Körperschwerpunktes über der Unterstützungsfläche zu sichern. Der Wiedererwerb motorischer Funktionen setzt deshalb sowohl die Fähigkeit voraus, den Körperschwerpunkt über der Unterstützungsfläche zu stabilisieren, als auch die Fähigkeit, Bewegungen zu initiieren. Muskuläre Haltereaktionen zur Schwerpunktstabilisation sind Grundlage für das Erarbeiten von Rumpf- und Kopfkontrolle, Sitzbalance und Stehfähigkeit. Diese motorischen Funktionen sind ihrerseits Voraussetzungen für die komplexeren Anforderungen im Selbsthilfebereich sowie für das Gehen und für Hand-Arm-Funktionen.

Der Begriff der **Kopfkontrolle** drückt aus, daß der Kopf in allen Ausgangsstellungen gehalten werden kann. Dies ist nur dann möglich, wenn die Stabilisation auch der „darunterliegenden" Basis gelingt. Welches diese Basis ist, hängt von der jeweiligen Ausgangsstellung ab. Im Stehen sind es Rumpf, Becken und Beine, im Sitzen nur Rumpf und Becken. Dennoch ist die Kopfkontrolle in der Regel im Sitzen schwieriger, weil den meisten Patienten die für eine Wirbelsäulenextension notwendige Flexionsstellung der Hüftgelenke nicht möglich ist, im Stehen jedoch die Extensionsstellung der Hüftgelenke und auch der Wirbelsäule gegeben ist (Abb. 5.**50** und 5.**51**).

Das Anbahnen motorischer Funktionen fällt in funktionellen und alltagsbezogenen Zusammenhängen leichter. Rumpf- und Kopfkontrolle werden deshalb sinnvollerweise vorwiegend als Drehen und anschließendes Hochkommen zum Sitzen im Bett geübt, oder auch dadurch, daß die zur passiven Stabilisation im Rollstuhl oder auf dem Stehbrett notwendigen Hilfen kurzzeitig abgebaut werden.

Mit **Sitzbalance** ist die aktive Stabilisierung des Rumpfes und des Beckens in unterschiedlichen Sitzpositionen gemeint, wobei die Stabilisierung nicht mit Hilfe der Hände erfolgen darf. Von Bedeutung ist hierbei die Tatsache, daß die zur Schwerpunktstabilisation notwendige muskuläre Aktvierung nur dann erfolgt, wenn der Patient selbst halten muß. Wird der Patient nur passiv in Flexion, Extension oder Rumpfrotation mobilisiert und in dieser Stellung vom Therapeuten gehalten, wird keine Halteaktivität ausgelöst und damit auch keine Verbesserung von Sitzba-

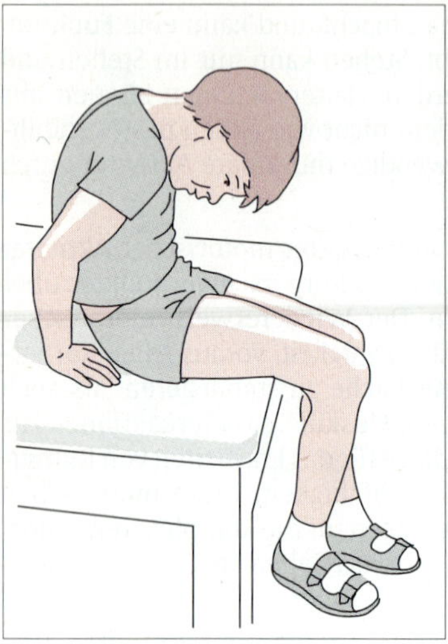

Abb. 5.**50** Die Extension der Hüften vom proximalen Hebel (Becken) im Sitzen führt zu einer Kyphosierung der Wirbelsäule und erschwert die Kopfkontrolle.

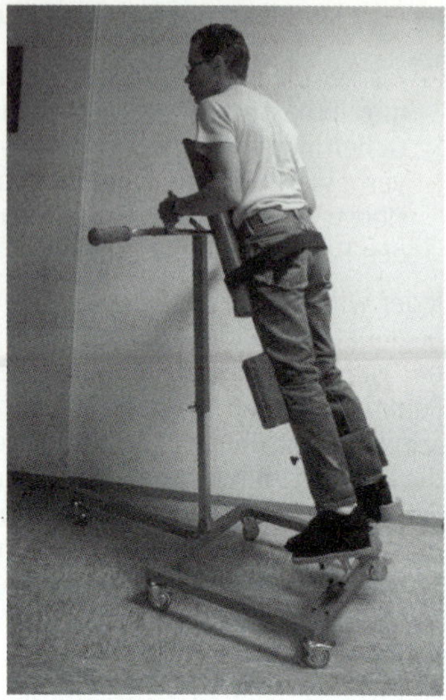

Abb. 5.**51** Aus einer Extensionsstellung der Wirbelsäule, wie z. B. auf dem Bauchschrägliegebrett, fällt die Kopfkontrolle leichter.

lance und Rumpfkontrolle erreicht. Zur Verbesserung der Rumpfkontrolle eignen sich mobile Unterstützungsflächen (Wippen, Kreisel); eine höhere Anforderung ist bei gleichzeitigen Armbewegungen gegeben.

Stehen bewirkt bei axialer Belastung eine Tonusreduktion und in der Regel auch eine Verbesserung des Wachheitsgrades eines Patienten. Daneben dient die Vertikalisierung auch der Osteoporoseprophylaxe und der Kreislaufregulation. Nach der Phase der passiven Vertikalisierung auf dem Kipptisch erfolgt ein zunehmend aktiveres Stehen im Freistehbarren; bei kleineren Kindern oder wenn Stehen wegen der großen Unruhe nur kurzzeitig möglich ist, durch Hilfspersonen gehalten. Wegen der Gefahr der Hüftluxation ist beim Stehen unbedingt auf eine gute und symmetrische Abduktionsstellung in den Hüftgelenken zu achten. Fehlstellungen der Füße können durch Holzkeile ausgeglichen werden (Abb. 5.**52**).

Mit dem **Gehen** kann begonnen werden, wenn die Haltereaktionen im Stehen einigermaßen zuverlässig sind. Zu Beginn ist das Gehen häufig noch leicht ataktisch. Unsicherheiten werden beim Gehen über Hinder-

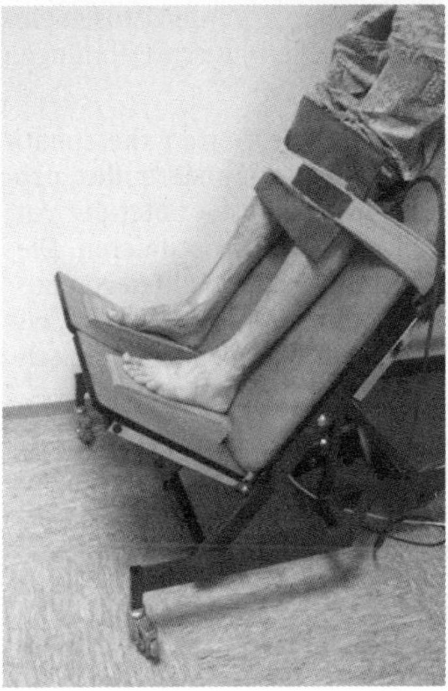

Abb. 5.**52** Spitzfußfehlstellungen können beim Stehen auf dem Kipptisch durch entsprechende Holzkeile unterlagert werden.

nisse in unebenem Gelände und beim Bergauf -und Bergabgehen gezeigt. Für das Gehen wie auch für die Schulung der Gleichgewichtsreaktionen gilt, daß sich diese nur verbessern, wenn der Patient die dafür notwendige muskuläre Aktvierung selber übernimmt. Ist ihm dies aufgrund von Paresen nur beschränkt möglich, müssen entsprechende Hilfsmittel (Rollatoren, Armstützen, Innenschuhe) eingesetzt werden. Ausgesprochen bewährt hat sich der Einsatz von Innenschuhen, insbesondere bei Varusfehlstellungen der Füße. Zur Verbesserung von Stehen und Gehen können labile Unterstützungsflächen (Wippe, Kreisel, Schaumstoff) eingesetzt werden. Das Gehen muß auch in unebenem Gelände und unter Alltagsbedingungen geübt werden.

Das Üben von **Hand-Arm-Funktionen** sollte in den frühen Remissionsphasen alltagsbezogen geschehen. Geübt werden kann z. B. das Greifen eines Trinkbechers, eines Kammes oder eines Waschlappens. Um gleichzeitig auch Armbewegungen zu verbessern, ist es sinnvoll, diese Gegenstände nicht nur greifen zu lassen, sondern sie sinnbezogen einzusetzen. Ausgelöst werden können Hand- und Armbewegungen auch über Gegenstände, die einen hohen Aufforderungscharakter haben, z. B. Musikinstrumente, Bälle und Luftballons. Auch für Hand-Arm-Funktionen gilt, daß sie sich nur verbessern, wenn die entsprechenden Anforderungen gestellt werden. Therapeutische Aufgabe ist es, den Patienten differenzierte Übungsmöglichkeiten aufzuzeigen, z. B. Nägel einschlagen, Vorlagen ausschneiden und aussägen etc.

Zeigt sich während des Übens eine Tonuserhöhung, werden Pausen eingelegt und gegebenenfalls die tonisierten Muskeln durch Dehnungen dekontrahiert.

Die Grundannahme bei diesem, funktionell orientierten therapeutischen Vorgehen ist, daß das **ZNS ein sich selbstorganisierendes, problemlösendes und lernendes System** ist, das fähig ist – unter der Voraussetzung, daß geübt wird – Bewegungsabläufe zu optimieren. Dies steht im Gegensatz zu älteren Behandlungskonzepten, die davon ausgingen, daß funktionelle Aktivität solange vermieden werden muß, wie sich dabei eine überschießende Tonusentwicklung und pathologische Bewegungsmuster zeigen.

Werden beim funktionellen, zielorientierten Üben Muskeln einseitig aktiviert, können daraus muskuläre Verkürzungen resultieren. Aufgabe der physiotherapeutischen Behandlung ist es, diese muskulären Verkürzungen zu erkennen und durch gezielte Maßnahmen zu vermindern.

Als Maßnahmen können eingesetzt werden:

- Muskeldehnungen,
- zirkuläre Gipse oder
- Lagerungsschienen.

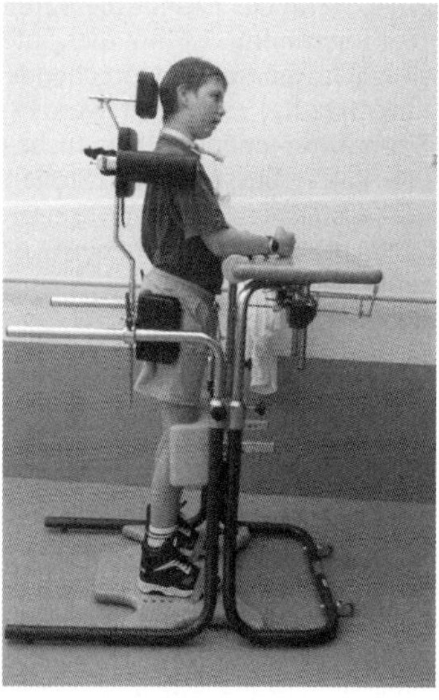

Abb. 5.**53** Stehen im Stehständer bedeutet eine Dehnung unter Gewichtsbelastung des N. gastrocnemius.

Die Muskeldehnungen müssen sich an den anatomischen Bedingungen der zu dehnenden Muskulatur und an dem aus der Orthopädie bekannten Vorgehen orientieren. Bewährt haben sich bei spastischen Muskelverkürzungen insbesondere Dehnungen unter Gewichtsbelastung, z. B. des M. gastrocnemius (Abb. 5.**53**) durch Stehen oder der Handgelenkbeuger durch Stützen.

- *Merke:* Muskeldehnungen setzen die Kooperationsfähigkeit des Patienten voraus und sind deshalb erst in den späten Remissionsphasen möglich. Sie sind jedoch im Langzeitverlauf und für ein normales Muskellängenwachstum unverzichtbar.

Das Muskellängenwachstum wird über Längen- und Spannungsverhältnisse im Muskel reguliert. Bei Muskeldehnungen nimmt die Zahl der Sarkomere zu. Sie sind deshalb bei Kindern vor dem Hintergrund des normalen Längenwachstums unverzichtbar. Neben Dehnungsübungen, Lagerungsschienen oder zirkulären Gipsen kann auch während funktioneller Aktivitäten (Stehen im Freistehbarren, Stützen) gedehnt werden. Weitere Einzelheiten der Behandlung sind der weiterführenden Literatur zu entnehmen (S. 589).

5.2 Periphere Paresen

5.2.1 Plexus-brachialis-Parese

D. Wenzel

Die häufigste Ursache einer Plexus-brachialis-Parese bei Kindern ist die mechanische Belastung des Plexus unter der Geburt, wenn beispielsweise bei Steckenbleiben des Kindes oder Armvorfall kräftig am Arm oder an der Schulter gezogen werden muß. Dadurch kommt es meist zu einer Neurapraxie (ischämische Läsion mit Schädigung des Perineuriums und der Vasa vasorum). Seltener tritt eine Axonotmesis (Schädigung des Axons) ein, bei der der fortführende periphere Nerv degeneriert, und nur in Ausnahmefällen kommt es zu einem kompletten Wurzelabriß vom Rückenmark. Zur Innervation des Armplexus siehe Abb. 5.**58**.

Obere Plexusparese (Erb-Lähmung)

Von einer oberen Plexusparese spricht man, wenn die Segmente C5 und C6 betroffen sind. Die Mm. deltoideus, biceps, brachioradialis, supraspinatus und infraspinatus sind paretisch. Daraus folgend hängt der Arm schlaff in Adduktion und Innenrotation herunter. Der Unterarm ist proniert und gelegentlich ist eine Flexion im Handgelenk zu beobachten. Die Finger können bewegt werden und der Handgreifreflex ist positiv.

Beim Neugeborenen wird sie durch das Fehlen oder den zumindest abgeschwächten Moro-Reflex auf einer Seite gesichert. Die gesamte Armmuskulatur ist hypoton und der Bizepssehnenreflex ist negativ.

Ist auch das Segment C4 betroffen, so kommt eine Phrenikusparese hinzu. Sie zeigt sich durch eine dyspnoische Atmung. In einigen Fällen fällt dies erst bei einer Thoraxdurchleuchtung auf.

Die Prognose ist in der Regel recht gut. Die obere Plexusparese bildet sich meist deutlich zurück, wenngleich leichte Restschäden mit Hypotrophie des Schultergürtels und Parese des M. deltoideus zurückbleiben. Eine völlige Ausheilung gelingt in etwa 50% der Fälle. Bei Ausbleiben einer Besserungstendenz nach 3 – 6 Monaten, kann in einzelnen Fällen eine operative Nervenplastik durchgeführt werden. Im Vordergrund steht aber eine konsequente und frühzeitige physiotherapeutische Behandlung.

•••• Untere Plexusparese (Klumpke-Lähmung)

Eine untere Plexuslähmung liegt vor, wenn die Segmente C7, C8 und Th1 und damit die Muskulatur des Unterarms und der Hand betroffen sind. Die Hand kann nicht geschlossen werden, der Handgreifreflex ist negativ. Häufig sind auch die vegetativen Fasern des Segments Th1 geschädigt, wodurch es ipsilateral zu einer Horner-Trias (Miosis, Ptosis, Enophthalmus) kommt. Sensibilitätsverlust und trophische Störungen der Hand können sich entwickeln. Im Durchschnitt ist die untere Plexusparese eher selten (10 – 15%).

•••• Komplette obere und untere Plexusparese

Die komplette Plexusparese ist sehr selten und tritt nur in 1 – 5% der Fälle auf. Sie kommt meist durch einen Ausriß des gesamten Plexus bei erheblicher traumatischer Einwirkung auf das Spinalmark zustande. Klinisch ist der ganze Arm vollständig paretisch und hypoton, alle Muskeleigenreflexe sind negativ. Die Muskulatur atrophiert und das Längenwachstum bleibt zurück. Die Diagnose wird mit Hilfe der Myelographie und der spinalen Kernspintomographie gesichert.

5.2.2 Physiotherapie bei geburtstraumatischer Plexusparese

D. v. Aufschnaiter, J. Tolks

- *Definition:* Bei der Plexusparese handelt es sich um eine Schädigung des Plexus brachialis durch Überdehnung, Zerrung, selten (Aus-) Riß während des Geburtsvorganges mit funktionellen Ausfällen auf motorischem, sensiblem und vegetativem Gebiet.

Faktoren, die ursächlich eine Rolle spielen:

- Verzögerte Geburt,
- instrumentelle Geburt,
- Lateralzug bei Beckenendlage,
- notwendig gewordene Schulterlösung,
- Mißverhältnis zwischen den Proportionen des Säuglings (Kopfgröße, Geburtsgewicht) und den Beckenmaßen der Mutter,
- mütterlicher Diabetes.

Formen

- Obere Plexusparese (Erb-Lähmung): Schädigung der Nervenwurzeln C3/4 bzw. C5–6 (Abb. 5.**54**)
- Untere Plexusparese (Klumpke-Lähmung): Schädigung der Nervenwurzeln C8-Th1 (Abb. 5.**55**)

Eine klare Trennung der beiden Formen ist klinisch selten zu beobachten. Die Fasern aus den Nervenwurzeln von C3-Th1 können unterschiedlich stark geschädigt sein, so daß die inkomplette von der kompletten

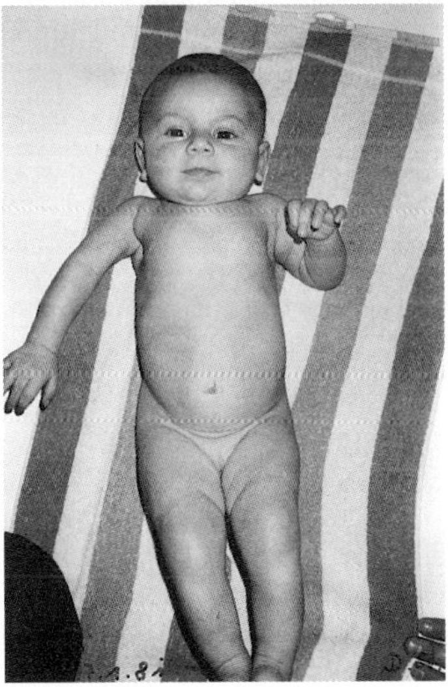

Abb. 5.**54** Obere Plexusparese

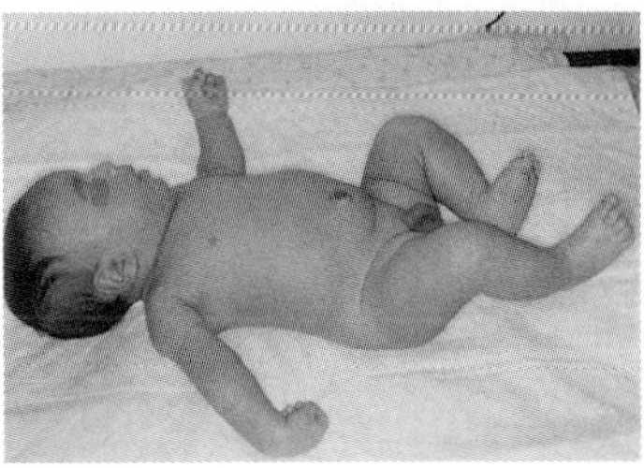

Abb. 5.**55** Untere Plexusparese

bzw. der kombinierten Plexusparese unterschieden wird. Funktionsdefizite können im Bereich der Schultergürtel-, der Schultergelenks-, der Arm- und der Handmuskeln beobachtet werden.

Schweregrade

Es werden 3 Schweregrade bezüglich der betroffenen Nervenfaserstrukturen unterschieden:

- Neurapraxie,
- Axonotmesis,
- Neurotmesis.

Die sichere Unterscheidung dieser 3 Lähmungstypen gelingt nur im EMG, das frühestens nach sechs Lebenswochen möglich, aussagekräftig aber erst nach 6 Lebensmonaten ist. Für das therapeutische Vorgehen hat die Aussage zunächst kaum Relevanz

•••• Untersuchung eines Säuglings mit Plexusparese

Das Prozedere bei einem Säugling mit Plexusparese unterscheidet sich grundsätzlich nicht von der Vorgehensweise wie auf Seite 66 beschrieben.

Säuglinge mit einer deutlich einseitigen Schädigung, mit klarer Asymmetrie, zeigen im klinischen Bild in der Entwicklungsdynamik große Ähnlichkeiten. Wir finden diese Situation bei folgenden Bildern:

- Zentrale Koordinationsstörung (ZKS),
- Torticollis myogenes,
- hochzervikale Blockierung,
- Klavikulafraktur,
- Plexusparese,
- Hüftluxation,
- beginnende Hemispastik etc.

•••• Klinischer Befund

Bei einem Säugling mit einer rechtsseitigen kombinierten Plexusparese mit deutlicher Asymmetrie wird das klinische Bild beispielhaft dargestellt.

Rückenlage (Abb. 5.**56**)

- Die Orientierung des Kindes wird in der Regel zur gesunden Seite sein, das Gesichtsfeld wird, ebenso wie die zunehmenden phasischen Greifäußerungen - bei unserem Beispielkind also nach links - gerichtet sein. Der Hinterkopf liegt deutlich länger (zeitlich gesehen) auf der linken parietalen Seite, dort wird eine asymmetrische „Liegeglatze" entstehen.
- Die Körpermitte ist undifferenziert gesteuert und parallel zur Gesichtsdrehung nach links „geschwappt", auf der Frontalebene kann es zur Konvexität nach links kommen, auf der Transversalebene (s. oben) zur Verschiebung des Rumpfes in die Links-minus-Rotation.
- Die Entwicklung der Hand-Hand-Koordination, der wichtigsten Initialphase für die Greif- und die Körperschemaentwicklung, kann nicht stattfinden.
- Die quere Beckenachse wird zunehmend auf der Frontal- und auf der Transversalebene asymmetrisch werden; auf der Plexusseite verschiebt sich diese Beckenachse nach kranial und ventral bei deutlicher Flexionshaltung (Sagittalebene).
- Das bedingt nicht selten eine asymmetrische Hüftgelenkentwicklung. Die sekundäre Dysplasie auf der Plexusseite ist ein häufig anzutreffendes Begleitsymptom (s. Abb. 5.**54**).
- Die Strampelmotorik kann different sein.

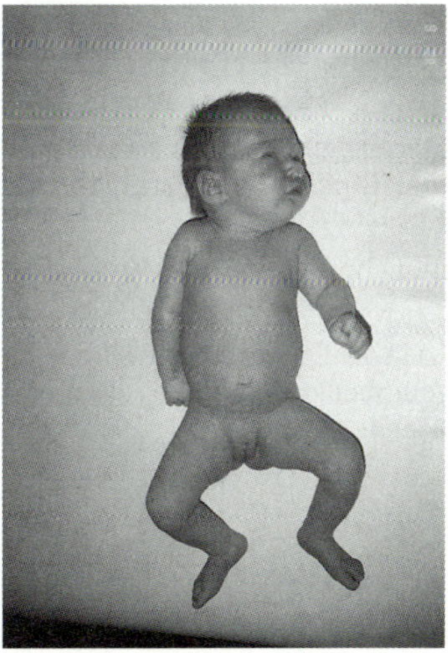

Abb. 5.**56** Typische Haltung eines Kindes mit oberer Plexusparese in Rückenlage

Der betroffene Arm zeigt:

- Schultergürtel: Hochstand der Plexusseite (der M. trapezius, mit der Pars descendens wird ungewöhnlich früh kompensatorisch eingesetzt.),
- Schultergelenk:
  - Frontalebene: Nullstellung bis leichte Abduktion,
  - Sagittalebene: Nullstellung,
  - Transversalebene: leichte Innenrotation,
- Ellbogengelenk:
  - Sagittalebene: kann von endgradiger Extension bis deutliche Flexionshaltung variieren bei muskulärer Betroffenheit,
  - Transversalebene: häufig Pronation (außer bei Ausfall der Pronatoren: endgradige Supination)
- Handgelenk:
  - Sagittalebene: nicht selten Null- bis hin zur totalen Flexionshaltung
  - Frontalebene: häufig Null- bzw. ulnare Abduktionsstellung
- Fingergelenke: je nach Ausfall.

Bauchlage (Abb. 5.**57**)

- Das Gesicht liegt nach links gedreht, belastet wird die rechte Frontalpartie des Köpfchens, die optische Orientierung wird asymmetrisch beginnen,
- der betroffene Arm liegt mehr oder weniger passiv neben dem Körper, der Schultergürtel steht auf der betroffenen Seite kranial und protrahiert,
- der Rumpf rotiert parallel zur Gesichtsdrehung nach links dorsal (Transversalebene) und tendiert häufig mit dieser Bauchlage zur Rechtskonvexität,
- die linke Beckenhälfte wird in Haltung und Bewegung nach kranial-dorsal gezogen,
- das linke Hüftgelenk ist ungehindert in der Entwicklung, während im rechten Hüftgelenk deutlich geringere abduktorische und außenrotatorische Aktivitäten zu beobachten sind,
- Kniegelenke und Füße passen sich entwicklungsdynamisch der Becken-Rumpf-Situation an.

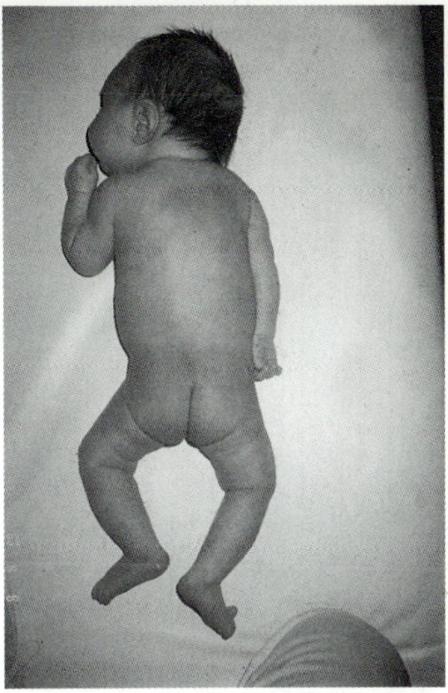

Abb. 5.**57** Typische Haltung eines Kindes mit oberer Plexusparese in Bauchlage

Therapeutisch relevante Symptome und Befundinterpretationen

Besonderes Augenmerk ist bei der Diagnose Plexusparese auf die im Folgenden aufgeführten Punkte zu richten:

Motorischer Bereich (Abb. 5.**58**)

- Asymmetrien in Haltung und Bewegungen,
- muskuläre Sicherung des Schultergelenks (an eine Luxation denken),
- Weinen bei passiv bewegendem Griff am Oberarm (an eine Epiphysenfugenschädigung denken),
- gequälte, angestrengte Atmung mit asymmetrischer abdomineller Beteiligung (an eine Schädigung des N. phrenicus C4, also Zwerchfelllähmung, denken),
- zeigt das Kind eine Ptosis (hängendes Oberlid des Auges) auf der betroffenen Seite (an ein Horner Syndrom denken) (Abb. 5.**59**): Ist der Ramus comunicans des Sympatikus aus Th1 mitbetroffen, so finden wir eine Ptosis (Hängen des Oberlides), eine Miosis (Pupillenverengung) und einen scheinbaren Enophthalmus (Tiefersinken des Auges. Hier : Kleiner-Erscheinen des Auges durch die Ptosis).

Übersicht zum Armplexus:

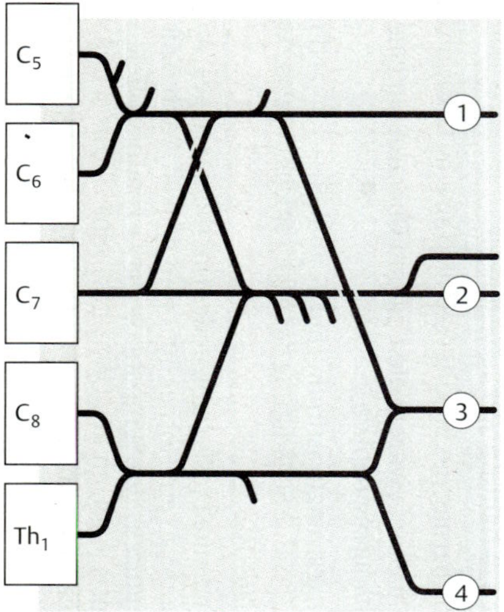

Muskel:	Segment: C4	C5	C6	C7	C8	Th1
M. rhomboidei	●	●				
M. serratus ant.		●	●	●		
M. supraspinatus	●	●	●			
M. infraspinatus	●	●	●			
M. pectoralis major		●	●			
M. subscapularis		●	●	●		
M. latissimus dorsi			●	●		
M. teres major		●	●	●		
M. deltoideus		●	●			
M. biceps/M. brachialis		●	●			
M. triceps			●	●	●	
M. brachioradialis		●	●			
M. extensor carpi radialis longus/brevis			●	●	●	
M. extensor digitorum communis			●	●	●	
M. supinator		●	●	●		
M. extensor pollicis longus/brevis/indicis/digitorum V				●	●	
M. pronator teres/M. flexor carpi radialis			●	●		
M. flexor digitorum superficialis/pollicis longus/M. opponens				●	●	
M. pronator quadratus/M. abduktor pollicis brevis				●	●	
M. flexor carpi ulnaris				●	●	●
M. flexor digitorum profundus (IV+V)				●	●	●

1 N. musculocutaneus
2 N. radialis
3 N. medianus
4 N. ulnaris

Abb. 5.**58** Übersicht zum Armplexus

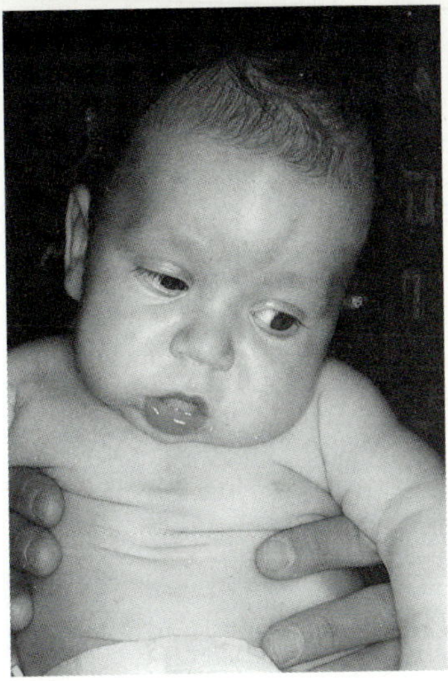

Abb. 5.**59** Kind mit Horner-Syndrom

Sensibler Bereich

Die Prüfung der Oberflächensensibilität erweist sich bei jungen Säuglingen häufig als schwierig, da die Reaktionen des Kindes nicht zuverlässig zu differenzieren sind. Die Prüfung beginnt aber stets im Gebiet des erwarteten Ausfalles, also vom wenig-/nichtinnervierten zum innervierten Bereich hin. Aufmerksam Hand/Unterarm der Plexusseite auf durch Beißen, Lutschen etc. selbstverursachte Wunden untersuchen. Wenn keinerlei Funktion im Tractus spinothalamicus vorhanden ist, wird die eigene Hand wie ein fremdes Spielzeug „traktiert“ (s. unten).

Vegetativer Bereich

Achten auf:

- Gefäßsituation:
  - Hautfarbe (Durchblutung)
  - Hauttemperatur
- Heilungstendenz bei Verletzungen kann verlangsamt sein. Aufmerksam die betroffene Hand untersuchen: bei Verletzungen (z. B. durch das Kind selbst) die Hand schützen, eventuell durch Ellenbogenmanschette.
- Schweißsekretion

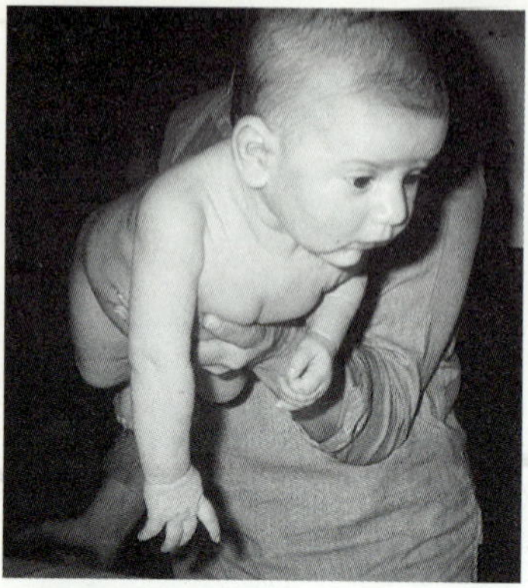

Abb. 5.**60** In der Landaulage fällt der Plexusarm schlaff herunter.

- Gänsehautmuster (bei älteren Kindern zu erkennen)
- Hypogenesie (Längendifferenz durch Vergleichsmessung dokumentieren)
- Dermatome; keineswegs immer klar zu einem Nerv zuzuordnen.

Zusätzlich wird den folgenden Reflexen und Lagereaktionen besondere Aufmerksamkeit geschenkt:

- Handgreifreflex rechts/links (Kopf exakt in Mittelstellung),
- Muskeleigenreflexe,
- Landau (Abb. 5.**60**),
- Traktionsversuch,
- Horizontalabhang nach Collis.

☐ *Anmerkung:* Den Plexusarm nicht ziehen, evtl. proximal fassen.

Alle weiteren Reflexe und Lagereaktionen werden zur Ermittlung des Entwicklungsalters durchgeführt und beurteilt (s. idealmotorische Entwicklung, S. 11).

•••• Weitere Untersuchungen

Sensibilität

- laterale Oberarm-Schultergürtelpartie und
- radiale Unterarmseite.

Gelenkbeweglichkeiten

- HWS (Vorsicht bei Lateralflexion zur gesunden Seite! Es kann zu einer Dehnung des Plexus brachialis kommen),
- Schultergelenk mit entsprechender Vorsicht,
- Ellenbogengelenk,
- Hand-und Fingergelenke.

Bewegungseinschränkungen werden in der Regel erst nach gut 6 Wochen deutlich. Dokumentation durch anfänglich geschätzte, bei älteren Kindern gemessene Winkelangaben, Endgefühlbeschreibung und/oder Fotos in den „Endstellungen“ (symmetrisch, also rechte und linke Seite parallel) darstellen.

Muskelumfänge

Athrophien werden meist erst nach 4–6 Lebenswochen sicht- und damit meßbar.

Mit einem Stoffband läßt sich anfänglich ein Unterschied - wegen der Geringgradigkeit der Atrophie - genauer erfassen. Bei älteren Kindern wird im Rechts-links-Vergleich mit dem Zentimetermaß in unterschiedlichen Höhen gemessen und dokumentiert.

Längenwachstum

Die Hypogenesie wird erst durch langandauernde Funktionsdefizite spürbar, d. h. ab dem 3. Trimenon werden Armlänge und die Margo medialis der Skapula im Seitenvergleich ausgemessen und dokumentiert.

Innervationslevels

Der Inervationslevel wird durch Provokation kindlicher Aktivität geprüft.

Dies kann anhand der in der Spontanmotorik eingesetzten Kennmuskeln oder mit Hilfe der Reflexlokomotion nach Vojta (Schwerkraftverhältnisse und Funktionsrichtung der Muskelaktivität) geschehen.

Atmung

- Frequenz,
- Richtung,
- Mitbewegung,
- Zyanose oder andere unphysiologische Veränderungen.

Bei Ausfall einer Zwerchfellseite ist die untere Thoraxapertur und die gleichseitige Bauchmitbewegung ausgefallen/reduziert.

Augengröße und -stellung (Horner-Syndrom)

Hautoberfläche

- Hautdurchblutung/-farbe,
- Verletzungen.

EMG

•••• Ziel

Bestmögliche Wiederherstellung der sensomotorischen und vegetativen Arm-Hand-Funktionen im Hinblick auf das Handlungsspektrum, das Körperschema, die Sensibilität und die symmetrische Körperhaltung.

•••• Gesichtspunkte

1. Integration des Armes in das Handlungs- und das Körperschema,
2. Förderung der Reinnervation durch Aktivität,
3. Förderung der Koordination (s. 1. und 2.),
4. Erreichen der altersgemäßen Stufen der motorischen Ontogenese hinsichtlich der Quantität im erwarteten Zeitraum, in Qualität weitgehendst koordiniert, unauffällig,
5. Vermeiden von Sekundärschäden wie:
   - Atrophien,
   - Kontrakturen,
   - skoliotischen Fehlhaltungen,
   - Hüftgelenks-Entwicklungsasymmetrien (Dysplasie auf der Plexusseite),
   - Hypogenesie des betroffenen Armes.

•••• Therapie

Da das klinische Bild stets vom Schädigungsausmaß abhängig ist, wird darauf verzichtet, auf die therapeutisch relevanten Punkte (S. 281) chronologisch einzugehen.

Lagerung

Das Ziel der Lagerung ist die Plexusentlastung. In der Phase der ödematösen Infiltration des Plexus brachialis wird etwa 8 – 10/12 Tage lang der Arm ruhiggestellt und nicht physiotherapeutisch aktiviert.

Danach sind verschiedene plexus-/muskelentlastende Lagerungen möglich.

Lagerung in Rückenlage

Angewinkelter Arm (Abb. 5.**61**):

- Schultergürtel: leichte Protraktion
- Schultergelenk:
  - Frontalebene: Nullstellung,
  - Sagittalebene: leichte Flexion,
  - Transversalebene: Innenrotation, bis der Unterarm auf dem Körper ruht.
- Ellenbogengelenk:
  - Sagittalebene: leichte Flexion,
  - Transversalebene: Nullstellung,
  - Handgelenk und Finger: nach Befund, stets in Funktions-(Mittel)-Stellung.

Die Lagerung des Armes wird gesichert durch:

- Stülpaverband,
- spezielle Baby-Sicherheitsnadeln,

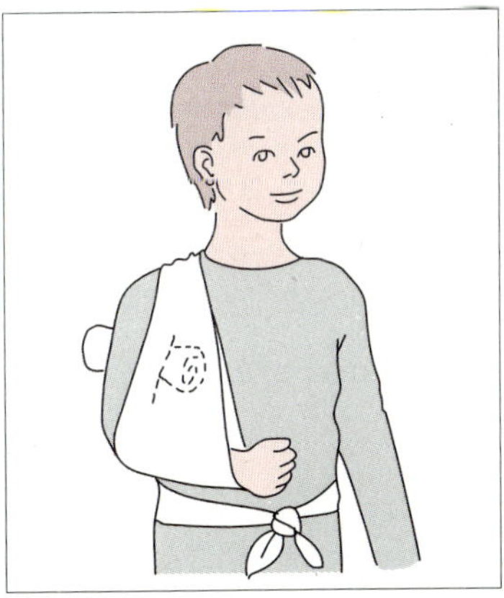

Abb. 5.**61** Entlastung des Plexus

- Stoffwindel, diagonal gewickelt,
- Klettverschluß, am Jäckchen angenäht.

Für die Ödemresorption reichen erfahrungsgemäß ca. 2 Wochen.

Bei extremer Handgelenkfehlstellung ist in späteren Wochen manchmal eine Schienenversorgung nötig, um die Gelenke vor Kontrakturen und die Muskeln vor Überdehnung zu schützen.

- Die einfachste Art ist die Verwendung eines Spatels und hautfreundlichen Taps oder
- Schiene aus Light-cast oder (Abb. 5.**62**),
- Schiene/Longuette aus leichtem Gips, mit elastischer Binde angewikkelt.

☐ *Anmerkung:* Grundsätzlich wird heute auf die Ruhigstellung in der sog. „Hurra"-Position verzichtet, weil der Plexus brachialis extrem gedehnt und die Ödemresorption nicht günstiger beeinflußt werden.

Funktionelle Schlaufenaufhängung: Wenn nach gut 6–8 Wochen die Schultergürtel- und Armmuskulatur keinerlei Aktivitäten zeigt, ist manchmal am Tage bei dem wacher werdenden Kind die funktionelle Schlaufen-Aufhängung von Vorteil, da der kleinste Innervationsbeginn aktiv umgesetzt werden kann.

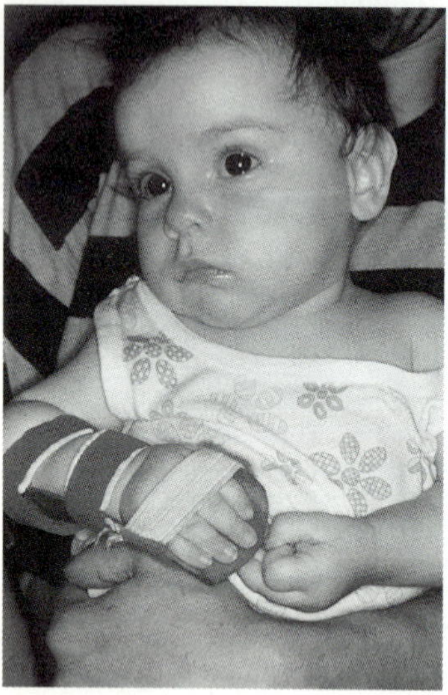

Abb. 5.**62** Light-cast-Schiene, um vor muskulärer, kapsulärer und arthrogener Extremstellung zu schützen.

Funktionelle bewegungserleichternde Armaufhängung (nach v. Aufschnaiter): Der Arm wird, ähnlich wie bei der Schlaufenaufhängung, unter vollständiger Abnahme des Eigengewichts aufgehängt (nie am Handgelenk allein fixieren), und diese Aufhängung wird über Rollenzüge gelenkt: Jeder Aktivitätsbeginn kann durch adäquate Rollenführung erleichtert vom Kind ausgeführt werden. Die Bewegungsebene bestimmt das „Roll-Band", das die Mutter in Abstimmung mit der Physiotherapeutin am Bett wechselnd fixiert (Abb. 5.**63**).

Bei allen Vertikalaufhängungen gut auf die Durchblutung, besonders im distalen Armbereich, achten. Lage(rungs)wechsel nach ca. einer Stunde.

Lagerung in Seitenlage

Maßnahmen in dieser Lage werden durch das klinische Bild bestimmt.

Auf der betroffenen Seite: Wenn die Schultergürtel- und die Schultergelenksmuskulatur erst geringgradige Aktivitäten zeigen, ist es ratsam, die in der Achselhöhle befindlichen Gefäße zu entlasten: Kopf und Oberkörper werden unterlagert, um die Kompression auf die den Arm versorgenden Muskeln und Gefäße zu reduzieren.

Es eignet sich eine durchgehende Matratze von ca. 3 cm Höhe, in die ein Sackgassenkanal von Oberarmdicke geschnitten wird. Die Durchblutung, d.h. die Hautfarbe der Plexushand, sollte der der gesunden Seite entsprechen.

Lagerung auf der gesunden Seite: Der betroffene Arm wird:

- angewinkelt am Bauch fixiert (nur notwendig bei geringster Aktivität des Plexusarmes im Schultergürtel-/Schultergelenkbereich),
- auf dem Körper fixiert (auf der Frontalebene), kleine Stoffwindelrolle in die Achselhöhle, um den nach kaudal rutschenden Humeruskopf etwas abzustützen oder

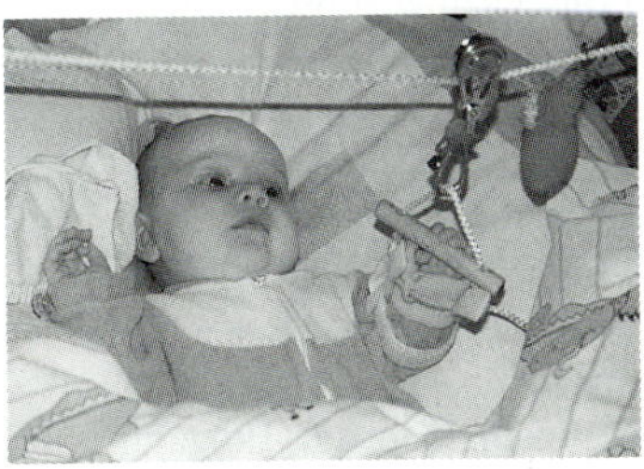

Abb. 5.**63** Bewegungserleichternde Armaufhängung nach v. Aufschnaiter

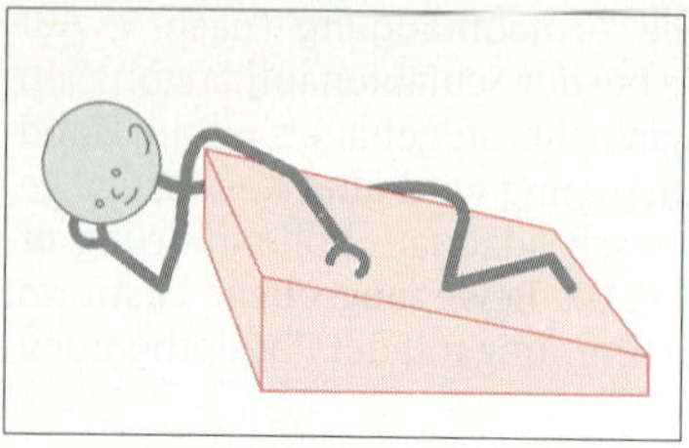

Abb. 5.**64** Lagerung auf der gesunden Seite

- auf Block, Kissen oder Handtuchrolle in Augenhöhe des Kindes so arrangiert, daß der Plexusarm nicht nach ventral herunterfällt. Diese Lagerung erleichtert auch beginnende Aktivitäten (Abb. 5.**64**).

Lagerung in Bauchlage

Zum **kurzen Schlaf** am Tage könnte ein Kind mit Plexusparese in Bauchlage liegen, wenn absolut keinerlei Bedenken hinsichtlich des frühen Kindstods bestehen. Dazu wird der betroffene Arm neben dem Körper in Nullstellung gelegt.

Im **Wachzustand** kann das Kind in die Bauchlage gelegt werden, wenn die Schultergürtel- und die Schultergelenksmuskelaktivitäten die Übernahme wenigstens beginnender Stützfunktion gewährleisten. Grundsätzlich wird dies erst nach 4–6 Lebenswochen möglich sein, da erst dann die massive Beckenbeugehaltung durch Verlagerung der Stützfläche nach kaudal nachgelassen hat.

Handling

Zum Handling gehört auch das Erlernen der korrekten Lagerung (s. oben).

Im Umgang mit einem Kind mit deutlicher Plexusparese sind grundsätzlich zu *vermeiden* (zumindest in den ersten Lebenswochen):

- Weite Lateralflexion der Halswirbelsäule zur gesunden Seite,
- die „Hurra“-Position beim Anziehen,
- eine reine Abduktion (auf der Frontalebene), die deutlich größer ist als ca. 30° ist, ebenso wie
- die Rückwärtsbewegung des Armes auf der Sagittalebene (Retroextension).

Alle genannten Bewegungen bedeuten eine deutliche Dehnung des Plexus brachialis. Die Mütter lernen im allgemeinen den Umgang unter fachkundiger Anleitung schnell und bekommen zusätzlich den Tip:

„Beim *An*ziehen betroffenen Arm zu*erst* rein, beim *Aus*ziehen zu*letzt* raus." Es ist wichtig, den Angehörigen den Umgang mit ihrem Kind gut zu erklären und zu zeigen, damit sie nicht durch unsachgemäße Handhabung den Plexus noch zusätzlich schädigen.

Passives Bewegen

Beim passiven Bewegen muß beachtet werden, daß einerseits der Plexus brachialis nicht überdehnt werden darf - in der frühen Behandlungsphase von Bedeutung -, daß aber andererseits die drohenden fibrotischen Gelenkverklebungen verhindert bzw. minimiert werden sollen.

Modifizierte Gelenktechniken aus der Manuellen Therapie und Weichteiltechniken u. a. nach Cyriax eignen sich dazu. Ob die drohenden Kontrakturen bei den deutlichen Befunden wirklich verhindert werden können, ist sehr fraglich. Schließlich entstehen sie durch eine muskuläre Dysbalance, für deren Entstehung die innervierte Muskulatur verantwortlich ist, und die wird von dem agierenden Kind immerzu eingesetzt.

Aktivierende Physiotherapie

Grundsätzlich gilt bei Schädigung des zweiten motorischen Neurons folgendes:

- Entwicklungorientiertes Arbeiten,
- Plexusdehnungszustand aufmerksam berücksichtigen,
- immer in „Mustern" aktivieren (das ZNS kennt keine einzelnen Muskeln),
- die Muskelfunktionsdifferenzierung in der Entwicklungsdynamik berücksichtigen:
  - an die Schwerkrafteinwirkungen denken,
  - an die Hebelarmlänge denken,
  - an die Dehnungszustände/Ausgangsstellungen der betroffenen Muskeln denken: ist die angenäherte, die Null oder die gedehnte Ausgangsstellung zur Aktivierung günstig(er),
- unbedingt die langdauernde maximale Kontraktion der geschädigten Muskeln vermeiden. Wenn die Ermüdungsgrenze überschritten wird, benötigt der Muskel eine verlängerte Erholungsphase, die nachfolgende Kontraktionszeit ist deutlich verzögert. Günstig ist, in physiologischen Mustern bei mittlerer Aktionsstärke zu „locken".

Behandlung

Die in Deutschland bekanntesten neurophysiologischen Therapiekonzepte sind die der beiden Ärzte Dr. Bobath und Prof. Dr. Vojta (s. Therapiekonzepte, S. 77 ff). Hier sollen beispielhaft aus beiden Konzepten mit unterschiedlich gesetzten Schwerpunkten Behandlungsmöglichkeiten vorgestellt werden. In beiden Behandlungsmethoden ist die Grifftechnik so einzusetzen, daß weder ein Kommando noch verbale Instruktionen für das kleine Kind benötigt werden.

Im **Bobath-Konzept** werden optische, akustische und taktile Stimuli eingesetzt, um das Kind zu Bewegungen mit dem betroffenen Arm anzuregen. Es werden die Verlagerungen seiner Körpermitte so initiiert, daß die Folgehandlungen des Kindes diejenigen sind - oder sein sollten - die dem Ausgangsbefund nach sinnvoll und entwicklungsorientiert erscheinen. Dabei spielen die gegenläufigen Rotationen von Schulter- und Beckengürtel, weiterlaufende Diagonalbewegungen und die erleichternden Vordehnungszustände eine wichtige Rolle.

- *Beispiele:* Bei einem jungen Säugling mit primär oberer Plexuslähmung könnte aus Rückenlage bei Fassung des Rumpf-, Becken-Beinbereiches das Kind bis auf die Seite gerollt und hier durch geringen diagonal kaudal-ventral bzw. kaudal-dorsal Zug zur Übernahme des Schulterstützes veranlaßt werden. An der Reaktion des Kopfes (angehoben und geringgradig zur Tischfläche drehend) ist die Schultergürtel-/Schultergelenks- und Oberarmaktivation zu erkennen. Schnellere Minimalverschiebungen des Körpers in der Seitlage nach kaudal und kranial zwingen das Kind, die ihm möglichen Muskelaktivitäten zur Haltungsbewahrung einzusetzen.
  In Rückenlage könnte der betroffene Arm spontan als Greifarm benutzt werden, wenn die an der Flexion und Außenrotation beteiligte Schultergelenkmuskulatur mindestens Testnote 3 erhält. Mit taktilen Stimuli, mit optischen Reizen und u. U. mit diskreter „Blockierung" der gesunden Greifhand wird das Kind motiviert, den betroffenen Arm zu benutzen. Die therapeutisch sinnvollen Richtungen der Greifbemühungen wählt die Physiotherapeutin aus.

Auch wenn die Kinder in betroffenen Muskeln Testnote 3 zeigen - und damit ja greifen könnten - werden sie ihr Leben lang die gesunde Hand bevorzugen: hier ist jede Handlung automatisch schnell, zielsicher und mühelos auszuführen.

In dem Moment, in dem das Kind unaufgefordert, spontan die betroffene Hand zum Betatschen, Untersuchen von Spielzeug und Ergreifen einsetzt, kann die Physiotherapeutin sicher sein, daß der Arm ins Körperschema integriert ist, d. h., daß Wahrnehmung und Greiffunktion weitgehend normalisiert sind. Diese Aussage gilt nicht automatisch für die

Stützfunktion. Wegen der Wachstumsanregung muß aber gerade diese im Physiotherapie-Programm enthalten sein.

- *Beispiel:* Das in Bauchlage befindliche Kind wird auf der Ventralseite durch eine Hand der Physiotherapeutin gehalten, der betroffene Arm wird zum Unterarm-/Ellbogen- oder Handstütz postiert und mit der 2. Hand der Physiotherapeutin im Schultergelenkbereich gesichert. Durch Verlagerung, Verschiebung der Körperstellung wird die aktive Übernahme des Stützes im möglichen Maße provoziert.

Im **Vojta-Konzept** werden in der Regel keine optischen oder akustischen Stimuli eingesetzt. Die vorangegangene Untersuchung hat im Vergleich zur idealmotorischen Entwicklung das Defizit im sensomotorischen, vegetativen sowie sensiblen Bereich gezeigt. Bei genauer muskulärer Analyse läßt sich die Beteiligung der einzelnen Muskeln sowie ihre Funktionsdifferenzierung sowohl in der Therapie als auch in der idealmotorischen Entwicklung genauestens definieren. Die Physiotherapeutin kennt den Inhalt des natürlichen Bewegungsweges z. B. von der Seitlage in die Krabbelstellung, und sie muß nun durch Zonen-Reize-Kombinationen versuchen, diesen physiologischen Muskelspielen (im globalen Muster) so nahe wie möglich zu kommen.

- Am *Beispiel* des spontan funktionslosen M. biceps brachii soll das Denk- und Handlungsprozedere erklärt werden.
  Die Physiotherapeutin stellt sich folgende Fragen:
  1. Bei welchen natürlichen Bewegungen/Handlungen des Säuglings ist der M. biceps wann (im Ablauf) beteiligt?
  2. Wie sehen dabei Hebelarmlänge und Antigravitationseinwirkung aus?
  3. In welchem Dehnungszustand des M. biceps scheint die größtmögliche Aktivität zu entstehen?

Wir wählen das Reflex-Umdrehen (s. Therapiekonzept Vojta, S. 86): Aus der Seitlage wird der untere Plexusparesearm in 90° Flexion gelegt.

Es wird versucht, die normale 2. Phase auszulösen. Das Ziel ist, den oberen Schultergürtelbereich an der Skapulazone gut daran zu hindern, nach dorsal mit Bewegungsgewinn zurückgedrückt zu werden, um die stützende (betroffene) Schulterpartie zur Arbeit zu zwingen. Was macht der Bizeps dabei: synergistische Mitspannung? Befindet sich der Schulterstützbereich direkt auf dem Humeruskopf, erwarten wir eine langsam zunehmende Ellbogenextension, gekoppelt an das dynamische Distalverlagern des Stützpunktes als Ausdruck des Weges aus der Seitlage in die Krabbelstellung.

Um die Ellbogenbeugung zu aktivieren, muß bei der Umdrehdynamik der Stütz etwas dorsal vom Humeruskopf liegen. Also wählt die Physiotherapeutin die Phasenumkehr. Jetzt versucht das Kind, den in Seitenlage leicht nach dorsal gekippten Schultergürtel (das Kind kommt ja aus der Rückenlage) nach ventral, lateral und kranial zu ziehen. Wenn eine neuronale Verbindung zum ZNS besteht, muß es dabei den M. biceps auf der untenliegenden Seite aktivieren und zwar in der Wirkrichtung von proximal nach distal im schultergelenknahen Muskelbereich, von distal nach proximal im Ellbogenbereich.

Eine weitere Verbesserung der Aktivierung können Verstärkertechniken ermöglichen. Häufiger Ausgangsstellungs- und Zonenwechsel bedeuten Afferenzsummationen einerseits und Vorbeugung gegen die Ermüdbarkeit andererseits. Wenn bisher die Aktivierung des M. biceps noch wenig gelungen ist, kann eine unterschiedlich starke Annäherung vom distalen Hebelarm versucht werden. Wenn dies auch nicht erfolgreich war, wird eine andere Sequenz aus dem Umdrehmuster versucht werden müssen. Reflexumdrehen 2. Phase, betroffener Arm in Seitenlage oben liegend (in Nullstellung). Das bedeutet hubfreie Aktivierung; das Armeigengewicht könnte hier reduziert oder ganz abgenommen werden. Um den M. biceps zur Anspannung zu locken, können u. a. verschiedene Sequenzen aus dem Bewegungsweg von der Seitenlage in die Krabbelstellung versucht werden. Die Beteiligung des M. biceps in diesen provozierten Mustern ist unterschiedlich. Es wird also innerhalb der Reflexlokomotionsmöglichkeiten so lange „gebastelt", bis im globalen Antwortmuster - hier z. B. eine Bizepsbeteiligung - die größtmögliche Aktivierung gelungen ist. Wenn bisher in der Seitlage dies auch bei der Wahl der weiteren Bewegungswegausschnitte wie dem Reflexumdrehen 3. Phase oder der 4a-Phase nicht erfolgreich war, muß die Physiotherapeutin aus anderen Lokomotionskomplexen (Rückenlage und Bauchlage) weiterprobieren. Mit welcher Ausgangsstellung sie beginnt, wird vom

- Alter des Kindes,
- der Schwere des momentanen Befundes,
- der Belastbarkeit von Mutter und Kind,
- der Aktivierbarkeit der betroffenen Muskeln und
- dem Entwicklungsverlauf abhängen.

Es gibt weder eine Vorschrift noch ein „Kochrezept", allenfalls zu jedem Kind einen individuellen Vorschlag.

Bei „Vojta-Bewegungsabläufen" muß ausdrücklich darauf hingewiesen werden, daß diese, wegen des reziproken, zyklisch wechselnden Lokomotionsmusters stets von beiden Seiten her gebahnt werden müssen. Allerdings sind individuelle Seitenunterschiede in technischer Hinsicht (Ausgangsstellung), in räumlicher und in zeitlicher Reizsummierung möglich.

Hier folgen einige **spielerische Beispiele**, integrierbar in den Tagesablauf und ins Spiel für Kinder mit Restbefunden (Defektheilung), die verbalen Aufträgen folgen können.

1. Schubkarre (einseitig oder symmetrisch, mit und ohne Hindernisse): Die Funktionsfähigkeit des Plexus-Armes bestimmt dabei die „Hebelarmlänge" des Rumpfes: je schlechter die Funktion, desto proximaler der Griff der Physiotherapeutin.
2. Brückebauen in Rückenlage: Beide Füße werden aufgestellt, jetzt können Gegenstände unter dem Becken hindurchgegeben oder über den Kopf abgegeben werden.
3. Bauchlage
   a. Sich vorziehen bzw. zurückdrücken z.B. an feststehenden Schrankbeinen.
   b. Sich gerade nach vorn vorziehen: auf den eigenen Handflächen (Abb. 5.**65**).
   c. Auf glattem Boden liegend halbmondförmig den Boden polieren, während die beiden langen Arme auf je einem Tuch liegen.
   d. Das Kind liegt in Bauchlage auf einem Tisch oder Bett und umfaßt mit den Beinen das väterliche Becken, dessen Hände das kindliche Becken halten. Jetzt das Kind langsam vom Tisch kaudalwärts herunterziehen. Es wird spontan versuchen, den „rettenden" Kontakt zum Tisch so lange wie möglich als Schutz vor dem „Fall" zu halten.
4. Aus dem Sitz: Auf Putzerkellen gestützt und den Boden mit den Fersen (Gleittuch drunter) polieren (Abb. 5.**66**).

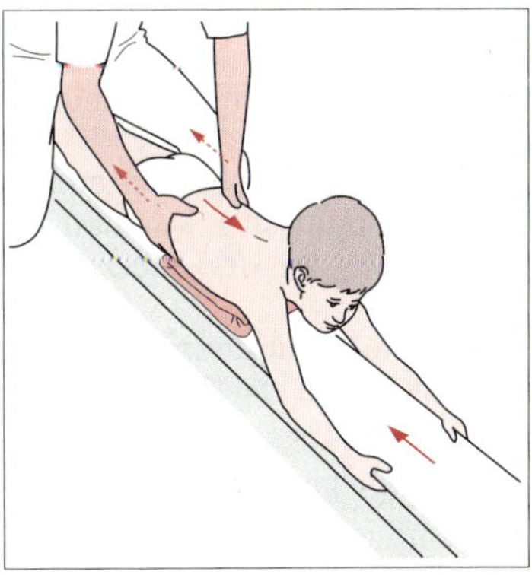

Abb. 5.**65** Ein Kind mit rechtsseitiger Plexusparese zieht sich gerade nach vorn - die Physiotherapeutin kann helfend bremsen

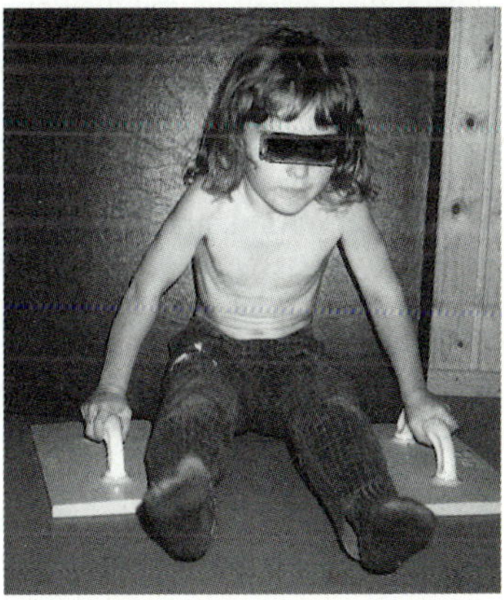

Abb. 5.**66** Um Funktionsreste im Schultergürtel-/Oberarmbereich zu minimieren, eignet sich der Einsatz von Putzerkellen (Boden polieren).

5. Hang an Klettergerüst, Reckstange oder Sprossenwand:
   a. Nur den Kopf wie eine Schildkröte herausheben, während der Schultergürtel horizontal gut nach kaudal-dorsal fixiert werden muß.
   b. Beide Beine (Flexion/Extension) nach vorne heben/bewegen.
   c. Beide Beine symmetrisch nach rechts/links schwenken mit gleichem Bewegungsausmaß, ohne daß der Kopf zwischen den Schultern „versackt".
6. Sowie es das Verständnis des Kindes erlaubt (etwa ab dem Vorschulalter) können Stemmübungen nach Brunkow und Arm- und Rumpfpattern aus dem PNF-Programm hinzugenommen werden.

Je älter das Kind mit einer Plexusparese wird, desto deutlicher wird klinisch, ob mehr als nur eine Neurapraxie vorlag. Die Tatsache, daß ein geschädigter Nerv bei Säuglingen/Kleinkindern nur etwa einen 1/2 mm pro Tag wächst, bedeutet, geduldig zu sein. Es heißt auch, daß das Kind mit Plexusparese, wenn die Testnote 5 nicht in allen Muskeln nach dem Erwerb des freien, spontanen Laufens erreicht wurde, bis zum Abschluß des Wachstums therapeutisch überwacht und in Wachstumsphasen unter Umständen erneut engmaschig behandelt werden sollte.

Elektrotherapie

Immer noch wird in manchen Häusern angeordnet, die durch Schädigung der Wurzeln des Plexus brachialis ausgefallene Muskulatur mit Hilfe der Elektrostimulation zu reizen, um die sogenannte kontraktile Substanz zu erhalten und die Reinnervationsvorgänge zu fördern.

Aus verschiedenen Gründen muß diese Therapie abgelehnt werden:
1. In der Regel sind die Elektroden nicht klein genug.
2. Deshalb kommt es zur Mitinnervation anderer Agonisten- und der Antagonisten.
3. Das ZNS kennt keine einzelnen Muskeln, wozu also diese reizen.
4. Nicht selten wird bei unbefriedigender motorischer Reaktion die Stromstärke hochgedreht, so hoch, daß die Nerven- bzw. Muskelzelle geschädigt werden kann.
5. Für die Reifung der peripheren Nerven ist die Reizung durch Strom als gefährlich anzusehen, am deutlichsten ist dies im ersten und zweiten Lebensjahr (Bauer et al.).

Aus diesen Gründen lehnen die Autorinnen die Elektrostimulation bei jungen Patienten mit Plexusparese ab.

Es gibt Besseres: Aktiveres!

5.2.3 Physiotherapie bei entzündlichen Erkrankungen des peripheren Nervensystems: Beispiel Guillain-Barré-Syndrom

D. v. Aufschnaiter, J. Tolks

Am Beispiel des Guillain-Barré-Syndroms werden hier Untersuchung und therapeutische Vorgehensweise für Kinder mit vergleichbaren Erkrankungen, wie z.B. Polyneuropathie (PNP) oder Polio, aufgezeigt.

- *Definition:* Beim Guillain-Barré-Syndrom handelt es sich um eine postinfektiöse Erkrankung (1–3 Wochen nach Infekt) mit in der Regel relativ symmetrisch verteilten schlaffen Paresen bei (häufig beginnender) sensibler sowie Hirnnerven-Beteiligung in aufsteigender Verlaufsform.

Ursache: Mögliche Antigen-Antikörperreaktion nach Immunsystemschwächung durch vorangegangene Infekte (Magen-Darm-Infekte, Grippe).

•••• Untersuchung und Befund

Im klinischen Verlauf werden Akutphase, Restitutionsphase und Rehabilitationsphase unterschieden.

Der Beginn der Erkrankung äußert sich häufig mit Sensibilitätsstörungen, Paraesthesien und Kribbeln, verbunden mit Schmerzen, vorrangig lokalisiert an der unteren Extremität. An den Händen/Armen entsteht im aufsteigenden Verlauf häufig ein ähnlicher Befund - es können Paresen des Körperstammes bis hin zur Atemlähmung nebst Hirnnervenbeteiligung auftreten, die eine Intensivpflege notwendig machen.

Untersucht werden:

Spontanmotorik: Die aktive Bewegungsfähigkeit wird in den für das Kind möglichen Ausgangsstellungen untersucht, dabei muß die Schwerkrafteinwirkung berücksichtigt werden.

Cave: Jeder Lagewechsel, besonders im Akutstadium, kann Schmerzen bedeuten.

Passive Beweglichkeit: Die Untersuchung der passiven Beweglichkeit ist in der Akutphase eher zu vernachlässigen:
- weil Schmerzen verursacht werden (können); immer das Gesicht des Kindes beobachten,
- weil die dabei entstehenden Dehnungen auf die entzündeten Nerven schädigend wirken (können), deshalb

Cave: Bei endgradigen passiven Gelenkbeweglichkeitsprüfungen in der Akutphase.

- weil Kinder zudem weniger zu bindegewebigen Gelenklimitierungen neigen als Erwachsene.

Muskeleigenreflexe sollten als Indikator für die momentane Situation stets kontrolliert werden. Im hochakuten Stadium können die Eigenreflexe fehlen; mit beginnender Restitution erscheinen sie wieder.

Inspektion und Überprüfung der Haut hinsichtlich

- vegetativer Reaktionen (kalt, schweißig, marmoriert, Neigung zu roten flashs),
- Dekubitus.

Atmung und Kreislaufsituation überprüfen/kontrollieren.

Cave: Bei allen physiotherapeutischen Maßnahmen aufmerksam die Atem- und Herzfrequenz sowie die Sauerstoffsättigung beobachten.

•••• Ziele

Bestmögliche Wiederherstellung aller Funktionen im neuro-muskulären Bereich, inklusive der freien Atmung.

•••• Gesichtspunkte

1. Schmerzlinderung durch adäquate Lagerung,
2. Pneumonieprophylaxe,
3. Erhalten bzw. Verbessern der Gelenkbewegllichkeit,
4. Verbesserung der aktiven Bewegungsfähigkeit hinsichtlich
   - Quantität,
   - Qualität und
   - Gesamtkörperkoordination.
5. Versorgung mit Hilfsmitteln wie z.B. Orthesen bei Funktionsdefiziten.

•••• Maßnahmen

Akutphase

Lagerung

Die Kinder können, je nach Zustand, in Rücken-, Seiten- und sogar in Bauchlage gelagert werden. Am günstigsten sind Matratzen, die unterschiedliche Druckentlastungen garantieren. Wichtig: dehnungsentlastende Lagerungen und Unterlagerungen.

Um die Gelenke in einer mittleren Positionen zu halten und damit die umgebenden Muskeln und Nerven in ausgewogenem „Dehnungszustand“ zu bringen, sind Hilfsmaterialien nötig, die so wenig wie möglich berühren sollen. Jeder Hautkontakt, jeder Eigengewichtsdruck kann Schmerzen verursachen. Durchaus ernsthaft kann die Möglichkeit einer berührungsarmen Schlingentischaufhängung erwogen werden.

☐ *Anmerkung:* Im hochakuten Zustand könnten manchmal schmerzarme bzw. schmerzlose Kurzphasen die Physiotherapeutin zum „Rangehen“ verleiten:

Cave: Spätestens der Übergang in die Restitutionsphase läßt die plagenden, peinigenden Schmerzen beginnen.

Rückenlage:

- Kopf in der vom Kind spontan eingenommenen Überstreckung belassen (Entlastung der Dura.).
- Der Rumpf wird in der Sagittalebene flach gelegt.
- Hüftgelenke leicht flektieren, geringgradig abduzieren, Rotationsnullstellung einnehmen.
- Kniegelenke sollen leicht flektiert gelagert werden.
- Obere Sprunggelenke werden in ca. 10° Plantarflektion gehalten (abgestützt, u.U. wird die Bettdecke mit einem Bettbogen „ferngehalten“, so daß sie die Füße nicht zusätzlich in Plantarflexion drückt).
- Schultergelenke sollen in leichte Flexion, geringgradige Abduktion und Rotationsnullstellung gebracht werden.
- Ellenbogen in leichter Flexion lagern.
- Unterarme in Nullstellung bzw. leichter Pronation.
- Hand- und Fingergelenke in Funktionsstellung: Lieblingsstofftier in die Hand legen, wenn es sensibel vertragen wird (Abb. 5.**67**).

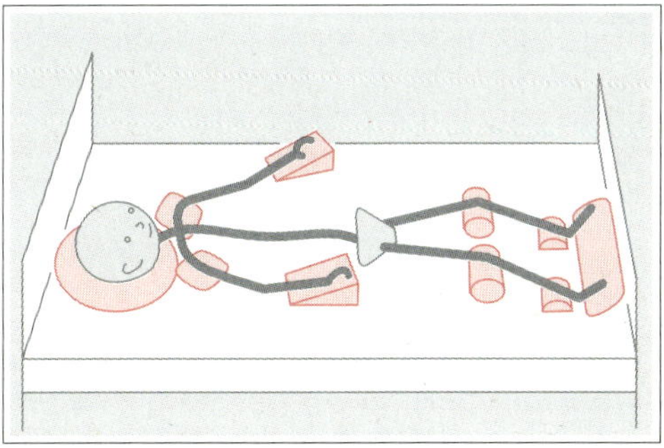

Abb. 5.**67** Kind mit Guillain-Barré-Syndrom: In der Akutphase dehnungsentlastend in der Rückenlage gelagert.

Seitlage:

- Kopf in Körperlängsachse, Überstreckung noch belassen.
- Schultergürtel: leicht nach dorsal gekippt zur Entlastung des Humeruskopfes.
- Untenliegendes Schultergelenk: 45° Flexion, Rotationsnullstellung, gesichert mit sparsamen Polstern.
- Ellenbogen: leichte Flexion, Rotationsnullstellung.
- Hand: locker in Funktionsstellung.
- Obenliegender Arm: leichte Flexion, Rotationsnullstellung auf entsprechendem Polster lagern, auf das auch später das gleichseitige Bein in leichter Flexion gelagert werden kann.

Bauchlage: Selbst beatmete Kinder können auf den Bauch gelegt werden, wenn:

- die notwendige HWS-Rotation ohne Schmerzen ertragen wird,
- der Thorax den Druck aushält,
- die Arme in Nullstellung bzw. asymmetrisch gelagert werden können.

Insgesamt sollte/kann der Rumpf aus der flachen Bauchlage (Frontalebene) auf einer leicht um die Körperlängsachse gekippten Liegefläche liegen, um die gesichtsseitige Körperhälfte zu entlasten (Seitenwechsel): Die hinterhauptseitige Körperhälfte nach ventral absenken (Abb. 5.**68**).

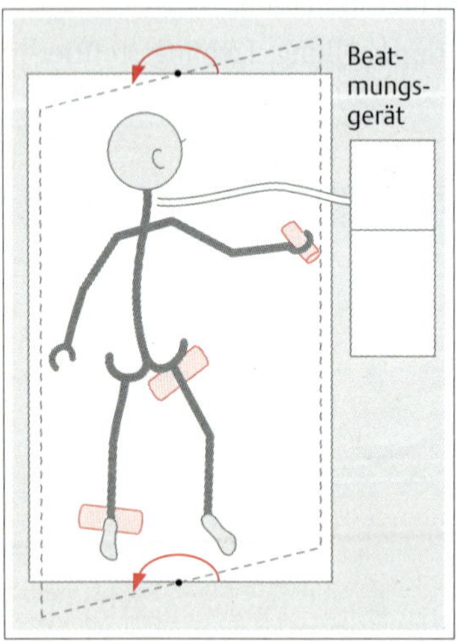

Abb. 5.**68** Lagerung in Bauchlage bei Beatmung (Kind mit Guillain-Barré-Syndrom in der Akutphase)

Atemhilfen

Bei beatmeten Patienten sind die physiotherapeutischen Möglichkeiten begrenzt. Man versucht - auch zur Pneumonieprophylaxe - mit Hilfe von

- Umlagerungen,
- Kontaktatmung,
- 1. Phase Reflexumdrehen aus dem Vojta-Konzept

vorsichtig die Einatmung in Richtung und Tiefe zu stimulieren. Packegriffe, forcierte Ausatmung, interkostale Ausstreichungen usw. verbieten sich. (Umlagerungen dienen auch der Dekubitusprophylaxe.)

Restitutionsphase

Im Anschluß an die Akutphase, die unterschiedlich lang sein kann, folgt die Restitutionsphase, in der das Kind in der Regel auf die Normalstation verlegt werden kann.

Lagerung

Es wird wie in der Akutphase gelagert. Lediglich der Kopf sollte in allen 3 Ebenen in der Körperlängsachse eingestellt werden.

Cave: Schmerzen bestimmen/begrenzen unser Tun.

Bei langzeitbeatmeten Patienten sollte die Physiotherapeutin auf den Standort des zuführenden Beatmungsschlauches achten. Seitenwechsel ist in Abständen wichtig, um Asymmetrien zu vermeiden.

Mobilisation

Jetzt kann langsam steigernd mobilisiert werden.

- Aufsetzen: Rückenlehne hochstellen, an die Bettkante setzen, Transfer üben. Vorsicht bei den jetzt entstehenden Dehnungen in
  - der Dura,
  - dem Nervus ischiadicus auf beiden Seiten,
  - dem M. quadriceps auf beiden Seiten.

Zunehmendes Einbeziehen von Spielsachen unter genauer Beobachtung bzw. Beachtung: keine Extremstellungen. Vorsichtiger Beginn des Vojta-Programmes.

Rehabilitationsphase

An die Restitutionsphase schließt sich die Rehabilitationsphase an.

Bei Fortbestehen von schlaffen Paresen werden spezielle Techniken eingesetzt:

- bewegungserleichternde Griffe aus dem Bobath-Programm unter Einsatz aller kindgemäß eingesetzten akustischen, optischen und emotionalen Stimuli. Vorsicht bei taktilen Reizen;
- systematische unbewußte Bahnung von globalen Bewegungsmustern aus dem Vojta-Programm, die aus Anteilen bewegungsgesunder Spontanmotorik bestehen,
- erleichterndes Arbeiten im Wasser,
- begleitende Ergotherapie.

Hinweise auf spätere Probleme

Die Statistik sagt aus, daß ca. 80% der an Guillain-Barré-Syndrom Erkrankten vollständig gesund werden. Bei 20% der Erkrankten verbleiben Restdefekte in Form von:

- schlaffen Paresen (gehäuft an den distalen Abschnitten der unteren Extremitäten),
- Sensibilitätsstörungen,
- möglicherweise leichter Atembeeinträchtigung.

Die oben genannten Problembereiche erfordern besondere Maßnahmen:

- aktivierende, konditionierende Maßnahmen aus den neurophysiologischen Behandlungsprogrammen,
- Kontrakturbehandlung (evtl. Nachtschienen etc.),
- spezielle Atemtherapie,
- angepaßte Schienen/Schuhe bei distalen Paresen.

Beispiel: Jonas, 2 1/2 Jahre alt, hat 3 Wochen nach einem grippalen Infekt gekränkelt und über „Weh-Tun" der Beine geklagt, war schlapp, ging zunehmend mühsamer, wird in die Klinik am Heimatort eingeliefert. Hier zunehmende dramatische Progredienz: Atemlähmung, Intubation, Verlegung in eine Spezialklinik. Über gut 4 Wochen maschinelle Beatmung, deutliche Hirnnervenbeteiligung, Restfunktion: Augenbewegungen.
Heute, nach mehrmonatiger Restitutionsphase, ist Jonas mit Nachtschienen und funktionellen Unterschenkelorthesen versorgt, da Teilparesen des M. tibialis anterior, der Peronei und der Zehenextensoren weiterhin bestehen. Ohne Schienenversorgung könnte sich Jonas nur langsam im Steppergang vorwärtsbewegen.

Merke: Diese Behandlungsprinzipien gelten auch für andere Erkrankungen des peripheren Nervensystems, z. B. Poliomyelitis.

•••• **Exkurs**

Ein paar Worte zur **Muskelfunktionsdifferenzierung**.

Unter diesem Begriff subsumieren wir die Fähigkeiten von den an der dynamischen Fortbewegungsentwicklung beteiligten Muskeln, in adäquater Anpassung durch verschiedenste Aktionsformen, die Haltungen und Bewegungen des Körpers optimal zu steuern. Das bedeutet, daß im Laufe der Entwicklung – besonders deutlich wird dies im ersten Lebensjahr – die Muskeln zunehmend Fähigkeiten entwickeln von zunächst einfacher, meist einachsiger Betätigung, in komplexeren Aktionsabläufen zu agieren.

Konkret bedeutet das, daß am Ende des ersten Lebensjahres jeder Muskel in der Lage sein muß, bei entsprechendem Bedarf:

- innerhalb seines Muskelfaserpotentials in Anteilen zu agieren.

■ *Beispiel:* In Seitenlage kann bei entsprechender Hüftbeugung der vordere Anteil des M. glutaeus medius sich gegenüber dem hinteren Teil deutlich kräftiger kontrahieren (Abb. 5.**69**).

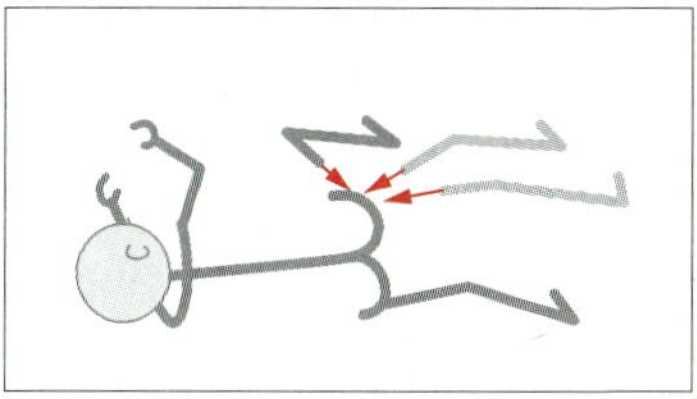

Abb. 5.**69**

- in Muskelketten – später in ganzen Muskelmustern – zu arbeiten, also gemeinsam mit räumlich nahgelegenen Muskeln zusammenzuarbeiten.

■ *Beispiel:* Der M. pectoralis major arbeitet zusammen mit dem vorderen Anteil des M. deltoideus, M. biceps und u. a. den Handgelenkextensoren, um bei einem ca. 4 Monate alten Kind die Arme in die Richtung der Sagittalebene, also die Hände zum Spielzeug hin, einzustellen (Abb. 5.**70a** u. **b**).

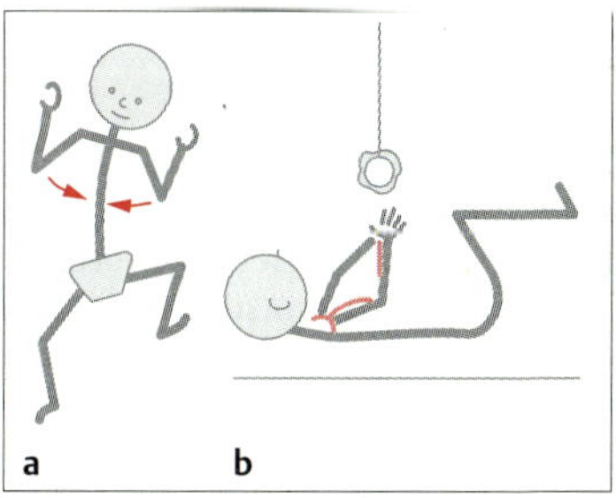

Abb. 5.**70**

- die Richtung seiner Funktion zu ändern.

■ *Beispiel:* Der junge Säugling kann seinen M. triceps brachii zur Streckung der Ellbogen betätigen (Punctum mobile ist hierbei der Unterarm). Wenn sich das Kind im Alter von ca. 6 Monaten in der Bauchlage rückwärts schiebt, ist das Punctum mobile der Körper, während die Hand (und der daran befindliche Unterarm) das Punctum fixum darstellen (Abb. 5.**71 a** u. **b**).

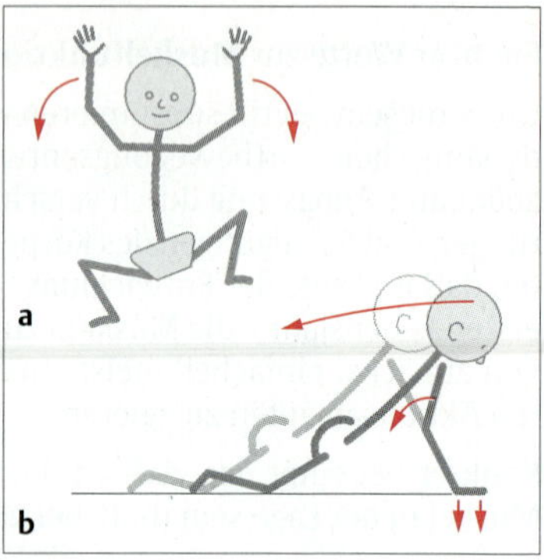

Abb. 5.**71**

- die beiden oben genannten Fähigkeiten zu einer weiteren differenzierten Aktion zusammenzufügen: d.h. Körperabschnitte gegen die Schwere hoch und gleichzeitig vom Fleck weg zu bewegen.

■ *Beispiel:* Ein Kind mit 9/10 Monaten kann, aus dem Seitsitz kommend, sich in den Krabbelgang aufwärts-vorwärts und gleichzeitig medial- bzw. lateralwärts bewegen (Abb. 5.**72**).

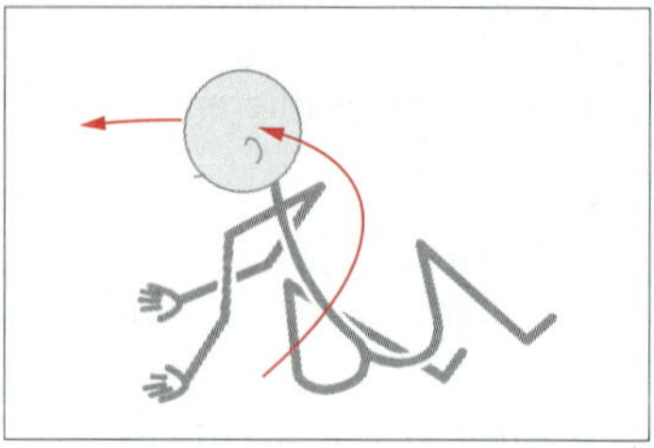

Abb. 5.**72**

Am Ende des ersten Lebensjahres kann bei entsprechender Notwendigkeit jeder Muskel jede Kontraktionsform leisten. In den oben genannten Differenzierungen von Muskelfunktionen sind selbstverständlich die isotonischen, isometrischen, exzentrischen und auxotonischen Kontraktionsformen enthalten.

■ Ein herrliche's *Beispiel* dazu:
In der „Gartenzwerglage" (v. Aufschnaiter) stützt sich das Kind auf einen Unterarm, der lateralen unteren Partie des M. glutaeus medius und dem oberen großen Zeh, mal mehr proximal, mal mehr distal dynamisch (Abb. 5.**73**). Wenn es dabei bemüht ist, hinter sich zu gucken, müssen die schrägen Bauchmuskeln in der Kette:

M. obliquus externus abdominis der oberen Seite über die Rectus-Scheide mit dem M. obliquus internus abdominis exzentrisch arbeiten, wenn der Schultergürtel die Senkrechte nach dorsal überschreitet. Der Weg von hinten nach ventral bedeutet eine konzentrische Aktion derselben Bauchmuskelkette bei gleichzeitig sich dynamisch verlagernden Stützpunkten; in diesem Stütz ist die Körperlagesteuerung, d.h. die Gleichgewichtsregulierung verborgen vorhanden. Der große Zeh steht zum ersten Mal als Stützpunkt zur Verfügung.

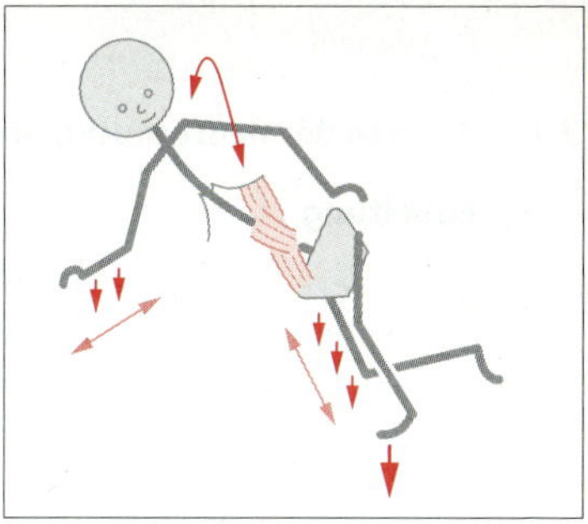

Abb. 5.**73**

Merke: Wohlkoordinierte und wohldosierte Bewegungsabläufe setzen differenziert agierende Muskelspiele **voraus.** Sie sind nicht die Folge von Bewegungen, wenn diese laut Befund falsch ablaufen.

Am Ende des ersten Lebensjahres verfügen wir also über die Fähigkeit, unseren Körper einigermaßen kontrolliert zu bewegen. Im Laufe des späteren Lebens wird diese Fähigkeit lediglich verfeinert. Die Basismuster dieses ersten Lebensjahres machen es also möglich, daß wir so hochkomplexe motorische Kunststücke wie Spitzentanz, Klöppeln, Hürdenlauf oder Klavierspielen erlernen können.

Zum Schluß eine kleine Denksportaufgabe: Wie muß die Haltung des Körpers aussehen, wenn bezüglich der gesamten Halsmuskulatur das Punktum mobile (Kopf) mit dem Punktum fixum (Körper) vertauscht werden soll (Abb. 5.**74**)?

Richtig: Kopfstand!

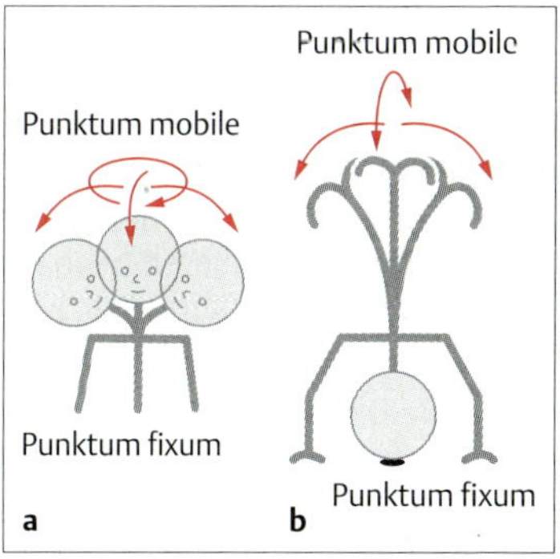

Abb. 5.**74**

5.3 Neuromuskuläre Erkrankungen

D. Wenzel

5.3.1 Formen der neuromuskulären Erkrankungen

•••• Einleitung

Die Willkürmotorik der quergestreiften Muskulatur hängt von der physiologischen Funktion und der intakten anatomischen Struktur des Nervensystems ab. Störungen des 1. Motoneuron (Pyramidenbahn) führen als supraspinale Läsionen zu spastischen Bewegungsstörungen. Ist das 2. Motoneuron (α-Motoneuron im Vorderhorn mit fortleitendem Neurit) betroffen, kommt es zu schlaffen Paresen mit sekundärer Muskelatrophie. Man unterscheidet hier nocheinmal die Schäden direkt auf Rückenmarksebene (spinale Muskelatrophie) von den weiter distal liegenden Schäden (neurale Muskelatrophie). Bei einer primären Erkrankung der Skelettmuskulatur liegt die Schädigung in der Muskelfaserstruktur. Diese Erkrankungen heißen Myopathien.

Ätiologie: Es liegen bei allen primären und sekundären Muskelschwächen prozeßhafte, chronisch fortscheitende Erkrankungen vor, deren Verlauf und Dauer variabel ist. In der Regel handelt es sich um hereditäre (erbliche) Erkrankungen, wobei die Ätiologie der systematischen Degeneration häufig genetisch bedingt ist. Folglich ist keine ursächliche Therapie möglich, sondern nur eine mehr oder weniger effektive Behandlung einzelner Symptome. Der Physiotherapie kommt hier eine entscheidende Rolle zu.

Klinische Zeichen: Bei allen neuromuskulären Erkrankungen kommt es zu einer Muskelhypotonie, schlaffen Paresen der Extremitäten, Muskelatrophien und/oder Muskeldystrophie, Reflexabschwächung der monosynaptischen Muskeleigenreflexe und gegebenenfalls zu Muskelverhärtungen bis zu Muskelkontrakturen. Bei den primären Muskelerkrankungen fehlen in der Regel pathologische Reflexe, Störungen der Sensibilität und der Koordination. Bei der spinalen Muskelatrophie kann Muskelfibrillieren und Faszikulieren beobachtet werden, bei der neuralen Muskelatrophie treten gehäuft auch Sensibilitäts- und Koordinationsstörungen auf.

Diagnostik: Die Diagnostik stützt sich auf das klinische Bild, das Erkrankungsalter und die Geschwindigkeit der Zunahme der Muskelschwäche. Außerdem werden die Elektromyographie und die Laborwerte sowie Genanalysen und eine Biopsie zur Diagnostik herangezogen. Beim Säugling und Kleinkind ist die klinische Unterscheidung zwischen den Erkrankungen des Rückenmarks, der peripheren Nerven, der neuromuskulären Übertragung sowie den primären Muskelerkrankungen schwierig, da bei allen Erkrankungen nur die Muskelschwäche und Hypotonie im Vordergrund steht.

•••• Spinale Muskelatrophie

Bei der spinalen Muskelatrophie kommt es zum fortschreitenden Untergang der Vorderhornzellen des Rückenmarks mit daraus resultierender Muskelatrophie. Die Erkrankung des α-Motoneurons bringt eine schlaffe Lähmung ohne Sensibilitätsstörungen mit dem Ausfall der Muskeleigenreflexe mit sich. Die Elektromyographie zeigt Denervierungszeichen (Fibrillationspotentiale, Faszikulationen) und in der Muskelbiopsie sind – im Gegensatz zu den Muskeldystrophien – selektive, arealförmige Muskelfaseratrophien deutlich (entsprechend dem Untergang der motorischen Ganglienzellen der zugehörigen motorischen Einheit). Der Erbmodus ist autosomal-rezessiv (Mutation auf Chromosom 5), d.h. Mädchen sind ebenso häufig betroffen wie Jungen. Je nach Erkrankungsbeginn und lokalisatorischem Schwerpunkt werden 2 Hauptformen unterschieden: die infantile spinale Muskelatrophie (Werdnig-Hoffmann) und die juvenile spinale Muskelatrophie (Kugelberg-Welander). Die klinischen und diagnostischen Charakteristika der infantilen und juvenilen spinalen Muskelatrophie sind in Tabelle X zusammengefaßt. Weitere seltene Erkrankungen der Vorderhornzellen sind in Band 11, S. 106 ff erwähnt.

Infantile spinale Muskelatrophie Typ 1 (Werdnig-Hoffmann)

Klinische Zeichen: Das klinische Bild wird von einer schweren Muskelhypotonie und symmetrischer Muskelschwäche beherrscht, die angeboren ist und sich in der frühen Säuglingszeit manifestiert. Die Kinder liegen in Rückenlage in einer charakteristischen „Froschhaltung“ mit außenrotierten und gebeugten Extremitäten. Beim passiven Hinsetzen fehlt die Kopfkontrolle, die Wirbelsäule wird nicht aufgerichtet. Bei der Landau-Reaktion hängt das horizontal gehaltene Kind schlaff und bewegungslos herab wie ein umgekehrtes U. Diese Erkrankung ist daher eine wichtige Differentialdiagnose zum Floppy-infant-Syndrom.

Es besteht eine ausgeprägte progrediente Bewegungsarmut, das Gesicht zeigt wenig Mimik, am Zungenrand können u. U. Faszikulationen beobachtet werden. Zunehmende Schwäche der Interkostalmuskulatur zeigt sich an der paradoxen Atmung (flacher Thorax mit interkostalen Einziehungen und atemsynchrones Vorwölben des Abdomens). Die Muskelschwäche schreitet unaufhörlich fort bis das Kind nahezu unbeweglich wird, der Gesichtsausdruck bleibt jedoch wach und aufmerksam. Die Ernährung wird immer schwieriger, Trinkschwäche und Aspirationsneigung sind Ausdruck einer bulbären Beteiligung. Die Patienten versterben meist schon im Säuglingsalter (die mittlere Lebenserwartung liegt bei 6 Monaten) und 95% aller Betroffenen sterben vor dem 18. Lebensmonat.

Diagnostik: Diagnostisch sind neurophysiologische Untersuchungen. Die Nervenleitungszeit ist meist normal, die Elektromyographie zeigt häufig Fibrillationen und gelegentlich Faszikulationen. Die Kreatinkinase ist gewöhnlich normal. Sicherung der Diagnose durch Genanalyse und Muskelbiopsie.

Intermediärer Typ der spinalen Muskelatrophie: Typ II

Vom klassischen Bild der progredienten infantilen spinalen Muskelatrophie zeigen etwa 10% einen mehr chronischen und langsameren Verlauf mit einem Krankheitsbeginn zwischen dem 3. und 15. Lebensmonat und einer Überlebenszeit zwischen 4 Jahren und dem Jugendalter. Dieser sogenannte Intermediärtyp ist durch eine mehr proximale Muskelschwäche bei allgemeiner Hypotonie gekennzeichnet. Es liegen eine Areflexie und gelegentlich auch Faszikulationen vor. Skelettdeformitäten insbesondere die progressive Kyphoskoliose wird hier zum Hauptproblem. Die motorische Behinderung nimmt bis zur völligen Hilflosigkeit zu.

Juvenile spinale Muskelatrophie (Kugelberg-Welander): Typ 3

Die juvenile spinale Muskelatrophie wird auch pseudomyopathische Muskelatrophie des Beckengürtels genannt. Sie beginnt im Klein- und Schulkindesalter. Nach sehr langsamen Verlauf stellen sich nach zunächst unauffälliger statomotorischer Entwicklung zunehmende, zunächst proximale Paresen ein. Ein watschelndes Gangbild ist häufig erstes Zeichen. Die Patienten stehen mit Hilfe des Gower-Manövers vom Boden auf. Eine asymmetrische Beteiligung der Muskulatur ist nicht selten. Das Gesicht ist meist nicht betroffen, im Bereich des Zungenrandes können jedoch Faszikulationen beobachtet werden. Beim Typ Kugelberg-Welander sind mehrere Erbgänge bekannt (autosomal-rezessiv und autosomal-dominant) aber auch sporadische Fälle.

•••• Neurale Muskelatrophien

Verschiedene Schädigungen des peripheren Nerven können zu Funktionsstörungen der motorischen, sensiblen sowie autonomen Nervenleitung führen. Häufig überwiegt die Störung der Sensibilität, die aber gerade im Kindesalter aufgrund mangelnder Erfahrung schlecht angegeben wird. Mißempfindungen als Zeichen der Affektion der sensiblen Nerven (gestörtes kalt-warm-Empfinden, ziehende Schmerzen, Taubheits- und Kribbelgefühl) werden nur inkonstant geäußert. Die Muskeleigenreflexe sind abgeschwächt oder aufgehoben, die sensible Nervenleitgeschwindigkeit ist gestört. Die motorischen Einbußen fallen häufig durch Fußheberschwäche (vermehrtes Stolpern) oder Beeinträchtigung der Feinkoordination auf. Am häufigsten tritt im Kindesalter eine akute entzündliche Polyneuritis mit rasch progredienter Schwäche der Extremitäten auf.

Die genetisch determinierten Vorgänge in den peripheren Nerven verursachen nach heutiger Nomenklatur die *hereditären motorischen und sensorischen Neuropathien (HMSN)*. Es werden mehrere Typen (7) unterschieden. Am häufigsten ist die peroneale Muskelatrophie Charcot-Marie-Tooth (HMSN 1).

HMSN Typ 1 (peroneale Muskelatrophie Charcot-Marie-Tooth)

Ätiologie: Die Charcot-Marie-Tooth Muskelatrophie wird sowohl autosomal-rezessiv als auch autosomal-dominant (Chromosom 1 oder Chromosom 17) vererbt jeweils mit hoher Penetranz, jedoch unterschiedlicher Expressivität, so daß eine genaue klinische und objektive Untersuchung der Familie nötig ist.

Klinische Zeichen: Der Krankheitsbeginn ist sehr variabel und beginnt im Kleinkind- oder Schulalter mit einer Atrophie der kleinen Fußmuskulatur. Infolge dieser meist unbemerkten Atrophien kommt es zu einer Fußdeformität (Pes equinovarus) und zum Steppergang. Der progrediente Verlauf der peronealen Muskelgruppe mit Atrophie im Bereich der Unterschenkelmuskulatur und des unteren Drittels des Oberschenkels haben der Erkrankung den Namen gegeben. Man spricht in diesem Zusammenhang auch von Storchenbeinen. Das Gangbild ist ungeschickt und unbeholfen und wird meist im 2. Lebensjahrzehnt auffällig. Erst nach jahrelangem Verlauf greift die Erkrankung auch auf die distalen Partien der oberen Extremitäten über, wobei es zu einer Verschmächtigung der Handmuskulatur und der Unterarme kommt. Die sensiblen Einbußen sind distal betont. Die Füße und später die Hände fühlen sich meist kühl an und sind livide verfärbt. Die Muskeleigenreflexe sind erloschen, die peripheren Nerven können manchmal verdickt palpiert werden. Diese hypertrophierten peripheren Nervenstränge sind Folge überschießender Reparationsvorgänge mit Zwiebelschalenbildung nach Degeneration der weißen Substanz. Aufgrund dieser De/Regeneration ist die motorische Nervenleitgeschwindigkeit extrem herabgesetzt. Das Messen der Nervenleitgeschwindigkeit erleichtert die Diagnose im präklinischen Stadium der Krankheit und ist bei der Feststellung der Familiarität auch bei den Eltern anzuwenden.

Hereditäre motorisch-sensorische Neuropathie Typ 2

Bei dieser Form der Neuropathie ist primär das Axon betroffen, so daß Verdickungen der peripheren Nerven nicht tastbar sind. Die Nervenleitgeschwindigkeit ist nicht oder nur unwesentlich verlangsamt. Die klinischen Symptome gleichen denen von Typ 1, der Krankheitsbeginn ist gewöhnlich später als bei der häufigeren hypertrophen Form (Typ 1). Die Diagnose wird hier bioptisch gesichert.

Akute idiopathische Polyneuritis (Guillian-Barré-Syndrom)

Die häufigste Form einer erworbenen peripheren Neuropathie ist das Guillain-Barré-Syndrom als akute Radikuloneuritis mit plötzlicher schlaffer Parese und einem Anstieg des Eiweißgehaltes im Liquor ohne Zellzahlvermehrung.

Ätiologie: Ätiologisch ist das Guillain-Barré-Syndrom nicht gesichert. Es wird ein allergischer oder ein Autoimmunmechanismus vermutet. Eine spezifische Virusinfektion als Auslöser der Erkrankung ist bisher nicht bekannt.

Klinische Zeichen: In der Regel sind etwa 10–14 Tage vor Ausbruch der Krankheit unspezifische Entzündungen wie Grippe, Pharyngitis oder auch Gastroenteritis abgelaufen. Die beidseitige oft symmetrische Schwäche der Extremitäten tritt plötzlich auf. Meist beginnt sie in den Beinen und steigt dann auf. Dieses Bild entspricht der aufsteigenden *Landry-Paralyse*. Gelegentlich beginnt die Paralyse auch langsam schleichend und von den Kindern wird eine allgemeine Schwäche berichtet. Die sensiblen Symptome sind meist weniger deutlich als die Parese, manchmal werden Parästhesien, teilweise schmerzhaft, im Bereich der Füße und Hände angegeben. Eine Beteiligung der Hirnnerven ist häufig (bes. N. facialis). Es kann in diesem Zusammenhang zu Schluckbeschwerden, Ptosis oder Doppelbildern sowie zu Störungen der äußeren Augenmuskeln kommen (Fisher-Syndrom).

Therapie: Die Therapie ist symptomatisch. Bei rasch progredienter Landry-Paralyse muß künstlich beatmet werden. Eine Behandlung mit Immunglobulinen i.v. sowie ggf. der Einsatz einer Plasmapherese ist gerechtfertigt. Infolge trophischer Störungen bei der Polyneuropathie besteht eine ausgeprägte Dekubitusgefahr, intensive pflegerische Betreuung ist besonders im akuten Stadium daher angezeigt.

Differentialdiagnose: Die Kombination von Muskelschwäche, Hypotonie und Dyskoordination (sensible Ataxie infolge der peripheren Neuropathie) entspricht dem klinischen Bild einer zerebellären Störung. Kleinkinder mit Polyneuritis werden häufig mit dem Verdacht auf Kleinhirntumor überwiesen. Da eine Lumbalpunktion (zumal bei gleichzeitig bestehendem Papillenödem) riskant ist, sollte bei dieser Differentialdiagnose zunächst mit Hilfe der Computertomographie der Tumor ausgeschlossen werden.

Prognose: Die Prognose der völligen Wiederherstellung ist günstig, wenn die maximale Schwäche nicht länger als 14 Tage anhält, bei einer Dauer von mehr als 3 Wochen muß mit Restschäden gerechnet werden.

•••• Primäre Muskelerkrankungen

Bei den primären Muskelerkrankungen handelt es sich um genetisch determinierte, primär degenerative Erkrankungen der quergestreiften Muskulatur. Die Muskulatur ist symmetrisch betroffen, die Muskeleigenreflexe sind vermindert oder ganz erloschen. Da die Muskelzelle direkt erkrankt ist, kommt es nicht zu pathologischen Reflexen, Faszikulationen oder Sensibilitätsstörungen. Klinisch zeigen sich die Myopathien durch progrediente Schwäche und Atrophie der Muskulatur, was zu fortschreitenden Bewegungseinschränkungen führt. Es werden 3 Gruppen der Myopathien unterschieden: progressive Muskeldystrophien, Myotonien und die Myasthenie.

•••• Muskeldystrophien

Duchenne Muskeldystrophie (DMD)

Der Duchenne-Typ ist die häufigste erbliche Muskelerkrankung im Kindesalter und wird X-chromosomal-rezessiv vererbt. Es handelt sich hierbei um eine maligne Form, bei der die betroffenen Jungen in der Regel im zweiten bis dritten Lebensjahrzehnt versterben.

Pathologie: Das Muskelprotein Dystrophin wird aufgrund des genetischen Defekts nicht oder nur unzureichend gebildet (Dystrophinopathie). Dadurch degenerieren die Muskelfasern, werden bindegewebig durchbaut und lagern Fett ein, was zum Bild der Pseudohypertrophie führt.

Klinische Zeichen: Der Verlauf der Krankheit ist bei allen Betroffenen nahezu identisch (s. Verlauf im physiotherapeutischen Teil S. 328).

Typische klinische Zeichen sind die pseudohypertrophierte Wadenmuskulatur (Gnomenwade), ein unsicheres schwaches Gangbild (Watschelgang) sowie Kompensationsmechanismen beim Aufrichten zum Stand (Gowers-Zeichen). Bei fortgeschrittener Erkrankung entstehen Kontrakturen in den großen Gelenken und die Rumpfmuskulatur wird befallen, was zum Fischbauch und zur Scapula alata führt. Lebensbegrenzend ist schließlich die Mitbeteiligung der Atem- und Herzmuskulatur (dystrophic heart disease). In der Regel sterben die Patienten an einer Pneumonie oder an Herzversagen.

Diagnostik: Die Diagnose wird genanalytisch und laborchemisch (bes. CK > 1000 E/l) gestellt. Schon beim Säugling ist der CK-Wert massiv erhöht. Auch das EMG zeigt typische Veränderungen. Eine Biopsie gibt dann letzte Sicherheit.

Therapie: Die Therapie ist rein symptomatisch und zielt darauf ab, die Lebensqualität möglichst lange zu erhalten. Eine große Rolle spielt die Physiotherapie und die Versorgung mit Hilfsmitteln wie auch operative Eingriffe zur Erhaltung und Verbesserung der Gehfunktion sowie medikamentöse Unterstützung der Herz- und Lungenfunktion.

Becker-Kiener Muskeldystrophie

Die X-chromosomal-rezessiv vererbte Becker-Kiener Muskeldystrophie ist auch unter dem Namen benigne Beckengürteldystrophie bekannt. Sie manifestiert sich erst zwischen dem 6. und 16. Lebensjahr und verläuft sehr viel langsamer als der Duchenne-Typ. Die proximale Bein- und Beckengürtelmuskulatur ist hauptsächlich betroffen. Eine Beteiligung der Herzmuskulatur ist selten, so daß die Lebenserwartung nur gering herabgesetzt ist. Da die klinischen Zeichen und die Laboruntersuchungen das gleiche Ergebnis haben wie die Duchenne Muskeldystrophie, kann die Diagnose nur anhand des Verlaufs und der Familienanamnese gestellt werden.

Andere Formen der Muskeldystrophie

Es gibt noch einige andere Formen der Muskeldystrophien, die meist nach der befallenen Region benannt werden: Emery-Dreyfuss oder humeroperoneale Muskeldystrophie, Landouzy-Déjérine- oder fazioskapulohumerale Muskeldystrophie etc.

•••• Myotonien

Myotonia congenita

Bei der Myotonia congenita sind zwei Formen bekannt: Der Thomsen-Typ wird autosomal dominant vererbt (Gendefekt Chromosom 7) und tritt bei Mädchen und Jungen gleichhäufig auf. Der Becker-Typ wird autosomal-rezessiv vererbt und tritt bei Jungen 3mal häufiger auf als bei Mädchen. Kennzeichnend für diese Arten der Myotonie sind anhaltende Kontraktionen der Muskulatur nach einer willkürlichen Bewegung, die bei Wiederholen der Bewegung geringer wird, das sogenannte **Warm-up-Phänomen.** Insgesamt ist der Muskeltonus erhöht. Die Myotonien sind nicht progressiv, bleiben jedoch ein Leben lang bestehen. Die Lebenserwartung ist nicht vermindert.

Dystrophia myotonica (Curschmann-Steinert-Batten-Gibb)

Bei der Dystrophia myotonica handelt es sich um die zweithäufigste erbliche Muskelerkrankung (Gendefekt Chromosom 19). Sie wird autosomal-dominant vererbt und zeigt umschriebene Muskeldystrophien. Jungen sind häufiger betroffen als Mädchen. Der Myotonie liegt eine Störung im Bereich der motorischen Endplatte zugrunde, wobei die Erschlaffung der Muskulatur erst verzögert stattfindet. Es gibt eine kongenitale und eine frühkindliche/adulte Form. Bei der **kongenitalen Form** bestehen die Defekte (Muskelhypotonie, Atem- und Schluckstörungen etc.) schon bei der Geburt. Die Kinder sind später psychomotorisch und geistig retardiert. Bei der **frühkindlich/adulten Form** geht nach zunächst normaler Entwicklung die Mimik verloren. Die Kinder kauen schlecht und haben Probleme mit schnellen Bewegungsabläufen. Oft sind die Kinder in ihrer psychomotorischen und geistigen Entwicklung retardiert. Es treten zusätzlich kardiale, psychische und endokrine Störungen auf. Die Lebenserwartung ist bei beiden Formen verkürzt.

•••• Myasthenien

Myasthenia gravis

Bei der Myasthenia gravis handelt es sich um eine Autoimmunkrankheit, bei der die neuromuskuläre Übertragung aufgrund einer meist thymusvermittelten Reaktion gegen die Acetylcholin-Rezeptoren an der motorischen Endplatte gestört ist.

Klinische Zeichen: Kennzeichnend ist eine Schwäche und Ermüdbarkeit der Willkürmuskulatur, die sich nur sehr langsam von der Belastung erholt. Typisch sind die Augenmuskelparesen (Ptosis, Doppeltsehen, Fixationsstörungen). Im Verlauf der Krankheit kann es zu einer **myasthenischen Krise** mit Unruhezuständen, Angst, Verwirrtheit, erhöhter Reizbarkeit bis zur Atemnot und massiver Muskelschwäche kommen.

Durch eine Überdosierung der therapeutischen anticholinergen Medikamente kann auch eine **cholinerge Krise** ausgelöst werden. Sie zeigt sich durch vermehrte Tränen, Schweiß und Speichelsekretion, Bauchkoliken, Diarrhö, Übelkeit und Erbrechen sowie Muskelzittern und Spasmen.

Formen: Man unterscheidet 3 Formen der Myasthenia gravis: eine kongenitale transitorische, eine kongenitale persistierende und eine juvenile Form. Die kongenitale transitorische Form entsteht bei Kindern myasthenischer Mütter durch die Übertragung der Antikörper intrauterin. Nach 8 Wochen bis zu 3 Monaten bildet sich diese Form unter Therapie mit Cholinesterasehemmern vollständig zurück.

Therapie: In der Regel wird mit einer Thymektomie, Cholinesterasehemmern sowie Kortikoiden und Immunsuppressiva behandelt.

•••• Heredoataxie

Friedreich Ataxie

Die Friedreich Ataxie ist die häufigste Form der Heredoataxie und wird autosomal-rezessiv vererbt (Gendefekt Chromosom 9). Es degenerieren die Hinterstränge, Hinterwurzeln des Tractus spinocerebellaris und das Kleinhirn. Es kommt aufgrund des Verlusts der Tiefensensibilität zur Rumpf- und Extremitätenataxie mit Verlust der Eigenreflexe, die sich im Kleinkindes- und Schulalter zu zeigen beginnt. Neben den ataktischen Zeichen (Dysdiadochokinese, Dysarthrie, Dysrhythmie, gestörter Zeigeversuch und Intentionstremor) stehen Wirbelsäulendeformitäten, Hohlfußbildung, ein grobschlägiger Nystagmus und Kardiomyopathien im Vordergrund. Die mittlere Krankheitsdauer beträgt 20 Jahre. Die untere Extremität ist immer vor der oberen betroffen.

Spastische Spinalparalyse

Bei der spastischen Spinalparalyse handelt es sich um einen langsam progredienten degenerativen Prozeß, der die Pyramidenbahnen, die Hinterstränge sowie die Kleinhirnseitenstränge befällt. Die Erkrankung wird autosomal-rezessiv und autosomal-dominant vererbt. Sie beginnt häufig im Kleinkindes- und Schulalter mit ungeschicktem Gangbild bei auffallender Tonus- und Reflexsteigerung. Die Pyramidenbahnzeichen sind positiv und es entwickeln sich Beugekontrakturen in Knie- und Hüftgelenken. Muskelatrophien sind besonders im Bereich der Füße und Unterschenkel sowie an den Händen deutlich. Die Erkrankung verläuft immer chronisch, ist aber nicht lebensverkürzend. Eine Gehunfähigkeit kann auch erst nach Jahrzehnten auftreten. Die geistigen Funktionen sind normal. Beim rezessiven Erbgang treten neben den pyramidalen auch extrapyramidale Störungen wie Nystagmus und Optikusatrophie auf. Diese Form tritt häufig schon vor dem 10. Lebensjahr auf und der Verlauf ist rascher und schließt einen geistigen Abbau mit ein.

5.3.2 Physiotherapie bei neuromuskulären Erkrankungen

A. Angerer

•••• Neurogene Muskelatrophie

Physiotherapie bei spinaler Muskelatrophie (SMA)

Bei der SMA ist die Muskulatur selbst nicht durch ein krankhaftes Geschehen betroffen. Der Defekt liegt in der motorischen Vorderhornzelle im Rückenmark. So gelangen die Impulse vom Gehirn zwar ins Rückenmark, werden aber von dort nicht in die Peripherie weitergeleitet. Die Verschmächtigung der Muskulatur (Atrophie) ist ein sekundäres Phänomen (im Gegensatz zur Muskeldystrophie DMD, S. 328). Für die Therapie bedeutet dies, daß der Patient durchaus gefordert werden darf. Die sensiblen Fasern sind nicht betroffen, d. h. der Patient hat ein intaktes Berührungs- und Schmerzempfinden sowie einen intakten Lagesinn (Tiefensensibilität).

Eine ursächliche Therapie, z. B. medikamentös, gibt es nicht. Im Vordergrund steht die Physiotherapie. Das Ziel ist, die Folgen der spinalbedingten atrophischen Muskelveränderungen so gering wie möglich zu halten und ihnen entgegen zu wirken. Für eine effektive Behandlung ist die Unterstützung durch Eltern, Angehörige, Pflegepersonal sowie Kindergarten und Schule notwendig.

Es werden drei Formen der spinalen Muskelatrophie unterschieden:

- SMA I: Infantile spinale Muskelatrophie oder Werdnig-Hoffmann-Typ,
- SMA II: Intermediäre Form,
- SMA III: Juvenile/adulte Form oder Kugelberg-Welander-Typ.

Therapeutisch relevante Symptomatik und Probleme

Infantile spinale Muskelatrophie

Bei der SMA I besteht bereits von Geburt an eine generalisierte Muskelschwäche. Begleitet wird diese von:
- mangelnder Kopfkontrolle,
- deutlich verminderter Bewegungsqualität besonders gegen die Schwerkraft,
- verarmter Mimik,
- Trinkschwäche,
- leisem, schwachem Schreien.

Intermediäre spinale Muskelatrophie

Erstsymptome bei der SMA II treten zwischen dem 6. und 18. Lebensmonat auf. Ein Teil der Kinder kann ohne fremde Hilfe sitzen; ein geringer Prozentsatz kommt zum selbständigen Gehen. Die Schwäche wird von imponierenden Faszikulationen besonders an Zunge und Fingern begleitet. Auch die Atmung wird beeinträchtigt. Die Interkostalmuskulatur ist früher betroffen als das Zwerchfell, wodurch der Thorax meist schmal ist und sich nach kaudal glockenförmig in einem ausladenden Bauch öffnet.

Juvenile oder adulte spinale Muskelatrophie

Sowohl der Krankheitsbeginn als auch der Verlauf sind bei der SMA III sehr variabel; die Krankheit kann vom Kindes- und Jugendalter bis zum 40. Lebensjahr beginnen. Je früher sie beginnt, um so progredienter ist sie.

Durch die zunehmende Muskelschwäche, die Einwirkung der Schwerkraft und Immobilität treten als Sekundärprobleme Kontrakturen, Kyphoskoliose und/oder Hüftluxation auf.

Gesichtspunkte der Physiotherapie

Das Hauptaugenmerk der Physiotherapie bei neuromuskulären Erkrankungen ist, die bestmögliche motorische Entwicklung zu erreichen und die Selbständigkeit des Kindes zu unterstützen. Welche Aufgabe im Vordergrund steht und welcher therapeutische Schwerpunkt zu setzen ist, orientiert sich stets aktualisiert an:
- dem Stadium der Erkrankung,
- dem klinischen Befund des Kindes / Jugendlichen,
- der Lebenssituation, dem Alter und den individuellen Bedürfnissen des Kindes/Jugendlichen und seiner Familie.

Die physiotherapeutische Behandlung bezieht sich schwerpunktmäßig auf die Verbesserung und Erhaltung der:
- vorhandenen Muskelkraft und Gelenkbeweglichkeit,
- Bewegungskoordination (ökonomische Bewegungsabläufe),
- Orthostatik und dynamischen Belastungsdauer,
- Atemkapazität,
- mimischen Modulationsfähigkeit und Sprache,
- Herz-Kreislauf-Funktion und
- Selbständigkeit.

Unter Beobachtung und Einhaltung der Ermüdungs-, Frustations- und Schmerzgrenze dürfen SMA-Patienten durchaus gefordert werden. Dabei ist dynamisches, spielerisches Arbeiten für die Kinder motivierender als isometrische Übungen zur Kräftigung. Zudem bestehen die motorisch-sensorische Entwicklung und der Alltag aus auxotonischen Bewegungen. Es kann auch hiermit ein Krafterhalt der Muskulatur bewirkt werden.

■ *Merke:* Dynamische Übungen fördern den Muskelstoffwechsel und die Durchblutung.

Die geistige und kognitive Entwicklung der SMA-Kinder ist nicht beeinträchtigt. Zur Unterstützung ihrer psycho-emotionalen Entwicklung und ihrer Selbständigkeit sollen sie früh mit einem Elektrorollstuhl versorgt werden, da freies Gehen und Laufen nie erreicht wird. Die proximale Muskulatur ist früher beeinträchtigt als die distale. Schon frühzeitig sind Bewegungen des Unterarms gegen die Schwerkraft, z. B. für das Essen, nicht mehr möglich. Dagegen bleibt die Handmotorik, mit abgelegtem Unterarm, für Funktionen wie schreiben oder Computer betätigen relativ lange erhalten.

Maßnahmen

Patienten mit neuromuskulären Erkrankungen sind sehr kälteempfindlich. Es ist darauf zu achten, daß der Behandlungsraum wohltemperiert ist. Vor allem bei Säuglingen besteht die Gefahr, daß sie auf Grund der verminderten Spontanmotorik auskühlen. Sie werden unter einer Wärmelampe behandelt. Vermeiden Sie Schmerz und Unbehagen bei kleinen Kindern; vermitteln Sie Freude an der Bewegung.

Therapieziele:

- Freude an Spontanmotorik wecken,
- Kontrakturen der Gelenke und Wirbelsäule hinauszögern,
- Stehfähigkeit möglichst lange erhalten,
- Atmung durch früh einsetzende, regelmäßige und konsequente Atemtherapie stabilisieren,
- Hilfsmittelberatung und -versorgung gewährleisten.

Freude an Spontanmotorik wecken

Soweit es die Muskelschwäche zuläßt, sollen die Kinder die normale Entwicklung mit ihren physiologischen Bewegungsabläufen erlernen. Eingebaute Widerstände bewirken eine Muskelkräftigung. Die Sensibilität und Propriozeption sind nicht betroffen. Der Therapeut achtet auf die achsengerechte Stellung der Bein- und Fuß- sowie der Arm- und Handgelenke. Er ermöglicht dem Kind, trotz der Muskelschwäche entsprechende Erfahrungen zu sammeln.

- *Beispiel:* In Rückenlage die gebeugten Beine auf der Unterlage abstellen, der Therapeut drückt auf die Knie Richtung Unterlage. Dadurch erfährt das Kind eine deutliche Belastung der Fußgelenke und -sohle.

Dazu gehört natürlich auch die eigene Körperwahrnehmung wie Hand/Hand- und Hand-/Bein-Koordination. Ist es dem Kind nicht möglich, seine Beine ins Gesichtsfeld zu bringen, werden sie mit einer Decke unterlagert. Kann sich das Kind nicht selbständig auf die Seite drehen, so führt der Therapeut die Bewegung aus. Kann sich das Kind alleine drehen, baut man zur Kräftigung dosierte Widerstände ein.

Auch die Bauchlage sollte das Kind erfahren. Toleriert das Kind die Bauchlage nicht, wird sie modifiziert, z. B. Liegen über einer Matratze oder Rolle (Abb. 5.**75**).

- *Beispiel:* Von dieser Position aus läßt sich die Bewegung in Richtung Seitsitz, angelehnt an die Matratze führen und wieder zurück in den Vierfüßler-Stand, bei dem der Oberkörper und Kopf auf der Matratze abgelegt werden können (Abb. 5.**76**).

Zur vestibulären Stimulation eignet sich ein Schaukelbrett: das Kind liegt, sitzt oder ist im Vierfüßler-Stand je nach Fähigkeit. Ab dem 10. Le-

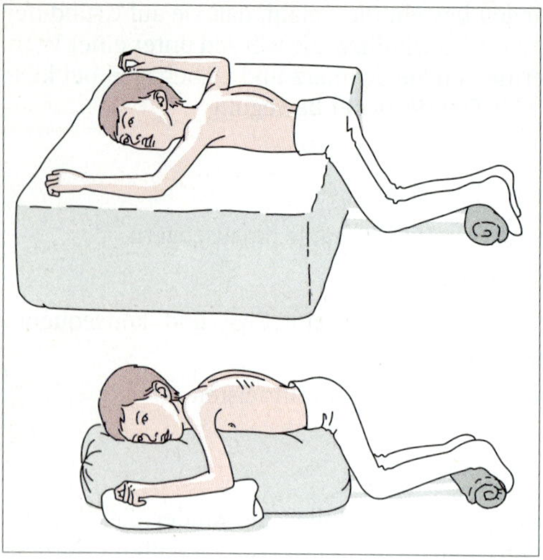

Abb. 5.**75** Für Kinder, die die Bauchlage nicht tolerieren, wird sie durch eine Matratze modifiziert.

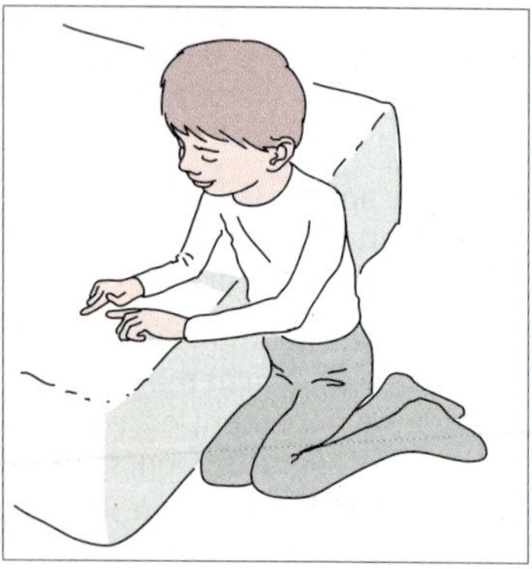

Abb. 5.**76** Seitsitz, an eine Matratze gelehnt

bensmonat kann eine Kinderschaukel eingesetzt werden, die entsprechend adaptiert werden muß, z. B. seitliches Abstützen des Rumpfes mit festem Schaumstoff, eventuell ein Schaumstoff zum Anlehnen von Rükken und Kopf. Eine rutschfeste Unterlage unter dem Gesäß sorgt für zusätzlichen Halt. Durch das Absenken der Schaukel soll es dem Kind möglich sein, Kontakt mit den Füßen auf dem Boden zu haben, um so seine Füße spüren und sich selbst Impulse zum Bewegen geben zu können.

Für den Transport älterer Kinder bietet sich ein Schiebedreirad an. Damit die Füße nicht wegrutschen, werden sie mit einem Klettband an den Pedalen fixiert. Um dem Kind ein sicheres Sitzen zu ermöglichen, gibt ein breiter Gurt, der um den Sitz gebunden ist, dem Rumpf zusätzlich Halt.

Als Therapiehilfen oder Unterstützung eignen sich ein Pezzi-Ball, Rolle oder Reitbank.

Zur Unterstützung der orofazialen Funktionen ist die Therapie nach Castillo Morales angezeigt.

Bewegen im Wasser ist eine sinnvolle Ergänzung. Durch die verminderte Schwerkraft werden selbst schwerbetroffene Säuglinge und Kleinkinder aktiver. Dies fängt schon zu Hause in der Badewanne an (Badetemperatur von 37 °C); später eventuell Babyschwimmen.

Kontrakturen der Gelenke und Wirbelsäule hinauszögern

■ *Merke:* Für alle neuromuskulären Erkrankungen gilt: Kontrakturen lassen sich nicht vermeiden, sie lassen sich nur hinauszögern.

Daher ist wichtig, von Beginn an auf eine achsengerechte Stellung der Gelenke zu achten. Wenn aktive Bewegungen in größerem Umfang selbständig nicht mehr ausgeführt werden können, ist vorsichtig dosiertes Dehnen und passives Bewegen angebracht. Dabei muß darauf geachtet werden, daß *ausschließlich warme* Muskulatur und *nur bis zur Schmerzgrenze* gedehnt wird.

Vor allem im Alltag ist auf eine gute Gelenkstellung zu achten. Bereits eine entsprechende Position der Gelenke während des Schlafens übt einen positiven Einfluß aus. Schlaffe Beinchen, die in Rückenlage vermehrt in leichter Hüftflexion, Abduktion und Außenrotation („Froschstellung") liegen, werden in einem engeren Schlafsack zusammengehalten.

Eine weitere Möglichkeit ist die Parsche-Wickelung. Eine zum breiten Band gelegte Stoffwindel wird unter die Oberschenkel gelegt, dann einmal zirkulär von außen über die Vorderseite der Oberschenkel nach innen und wieder nach außen geführt. Die Enden werden zwischen den Oberschenkeln geknotet. Der Zug bewirkt eine leichte Innenrotation. Es muß *unbedingt oberhalb der Knie gewickelt* werden, da sonst über die Kniegelenke gehebelt wird.

In Seitenlage wird das untere Beinchen eher gestreckt, das obere in leichter Flexion unterlagert. Der Kopf liegt auf einem dünnen festen Kissen, damit die Schulter nicht eingeklemmt wird. Liegt das Kind länger in Bauchlage, sollen die Fußgelenke unterlagert werden; die Plantarflexion wird dadurch entlastet.

Langes Sitzen auf dem Boden im Ring- oder Fersensitz ist bei größeren Kindern aus folgenden Gründen ungünstig: Spitzfußtendenz, schlechte Durchblutung durch eingeklemmte Gefäße, verstärkte Kyphose, wenig Spielmöglichkeiten wegen schlechter Rumpfkontrolle (Abb. 5.**77 a – b**).

Günstiger sind ein passender Kinderstuhl und -tisch. Hier hat das Kind Bodenkontakt mit den Füßen und dadurch bessere Rückmeldung zur Aufrichtung, die Wirbelsäule ist besser aufgerichtet, die Arme können auf dem Tisch abgelegt werden und erleichtern spielen oder malen (Abb. 5.**77 c**).

Kinder sind meist nicht in der Lage, ihre Positionen selbständig zu wechseln. Therapeuten, Eltern und Angehörige sollten daher immer wieder Positionswechsel ausführen. Dies gilt auch für Kindergarten und Schule.

Selbständiges Stehen ist den meisten Kindern nicht möglich. Um sie dennoch zu vertikalisieren, werden sie mit einem Stehständer oder Swivel-Walker versorgt (s. Stehfähigkeit S. 323).

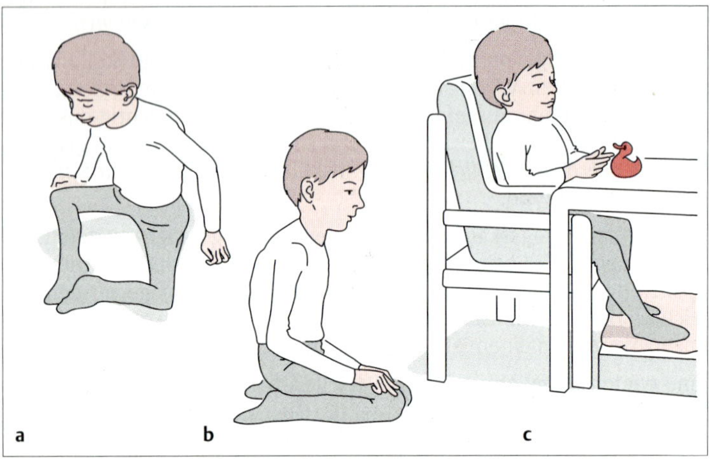

Abb. 5.**77 a – c** **a** Ungünstige Sitzhaltung im Ringsitz, **b** ungünstige Sitzhaltung im Fersensitz, **c** günstige Sitzhaltung durch einen passenden Kinderstuhl und dazugehörigen Tisch.

Im passiven Bewegen der Gelenke werden auch die Eltern angeleitet. Besonders betroffen sind die Sprunggelenke (Spitzfußtendenz), die Kniegelenke (Fehlstellung in Flexion), die Hüftgelenke (Fehlstellung in Flexion/Abduktion/Außenrotation), die Ellbogengelenke (Fehlstellung in Flexion), die Schultergelenke (Adduktion und Innenrotation).

Ob Nachlagerungsschienen erforderlich sind, muß mit einem erfahrenen Arzt individuell entschieden werden. Als grobe Richtlinie kann gelten, daß sie notwendig werden, wenn die Bewegungen nicht mehr endgradig möglich sind. Die Schienen sollen aus möglichst leichtem Material gefertigt sein.

Wenn zu den myogenen Kontrakturen auch arthrogene Kontrakturen hinzukommen, werden diese z. B. durch Techniken aus der manuellen Therapie günstig beeinflußt.

Auf die Wirbelsäule und Skoliosenentwicklung hat der Therapeut den geringsten Einfluß. Sobald das Kind längere Zeit sitzt, wirkt die Schwerkraft auf die Wirbelsäule ein. Beginnend mit dem Schulbesuch wird die Skoliose meist deutlich stärker. Ein Korsett ist mit Absprache eines erfahrenen Arztes indiziert. Eine operative Stabilisation mittels eines Teleskop-Stabes ist die Alternative; die Skoliosekrümmung darf nicht mehr als 20° betragen. Die Vorstellung bei einem Spezialisten ist unerläßlich. Die präoperative Therapie sollte Maßnahmen zur Entlastung der Wirbelsäule beinhalten.

- *Beispiel:* Der Patient liegt auf dem Rücken, der Therapeut hält die gebeugten Beine des Patienten, umfaßt mit seinen Händen von unten die Knie, die Unterschenkel liegen auf dem Unterarm des Therapeuten. Nun wird das Becken unter leichtem Zug nach vorne oben angehoben (Abb. 5.**78**).

Als längere Ausruhposition für Patienten mit beginnenden Kontrakturen in Hüfte und Knie bietet sich eine Stufenlagerung an (Abb. 5.**79**).

Die Halswirbelsäule wird gesondert, vorsichtig behandelt. Durch die mangelnde Aufrichtung beim Sitzen ist die Halswirbelsäule vermehrt in Lordosehaltung.

- *Beispiel:* Der Therapeut sitzt am Kopfende. Der Kopf des Patienten liegt in den Händen des Therapeuten, dessen Finger am Rand des Os occiput: Vorsichtig unter leichtem Zug in Richtung Flexion, Seitneigung und Rotation bewegen. In der Rückenlage muß immer daran gedacht werden, je nach Kontraktur die Beine zu unterlagern (Abb. 5.**80**). Zur weiteren Entspannung eignet sich eine leichte Massage der Kopfhaut, Stirn- und Gesichtsmuskulatur.

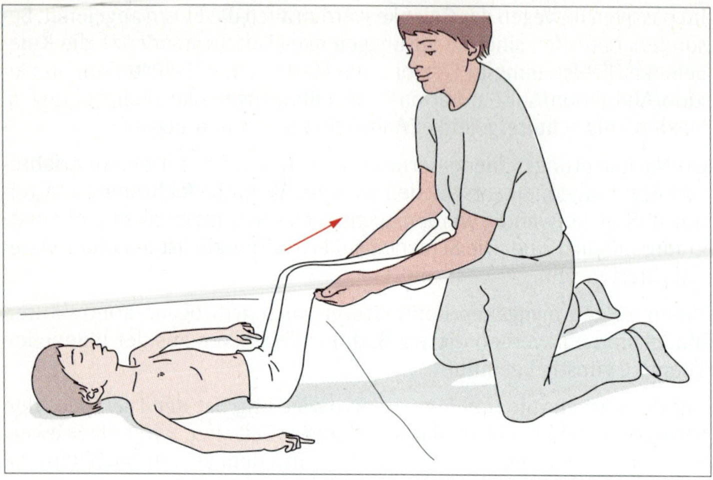

Abb. 5.**78** Durch Zug an den Beinen wird das Becken angehoben und somit die Wirbelsäule entlastet.

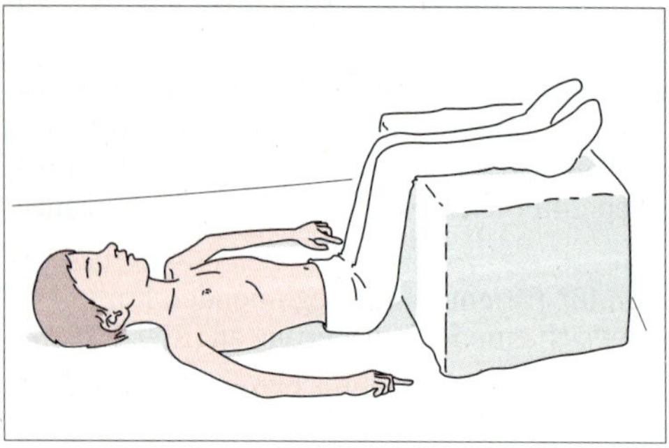

Abb. 5.**79** Stufenlagerung als Ruheposition

Stehfähigkeit

Die meisten Kinder erreichen nicht das freie Stehen. Sie werden mit einem Stehständer versorgt. Als Alternative zum Stehständer eignet sich ein Swivel-Walker (Abb. 5.**81**). Hierbei ist es dem Kind möglich, durch seitliche Gewichtsverlagerung vorwärts zu kommen. Die gesamte Stehdauer sollte ca. 3 Stunden am Tag betragen. Mit einem passenden Tisch vor dem Stehständer kann das Kind nach seinen Fähigkeiten spielen, malen, zeichnen usw.

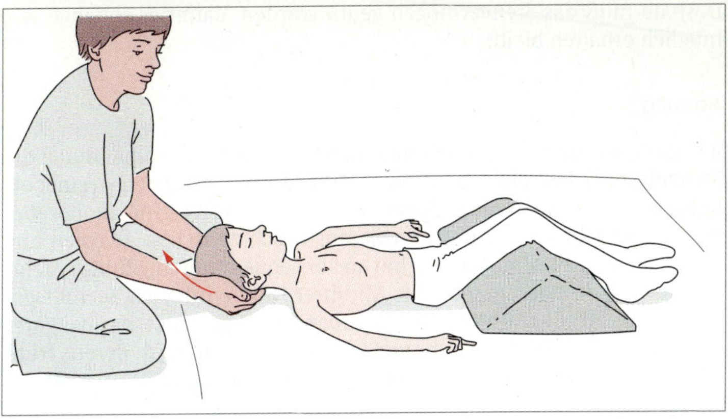

Abb. 5.**80** Angepaßte Lagerung zur Behandlung der HWS

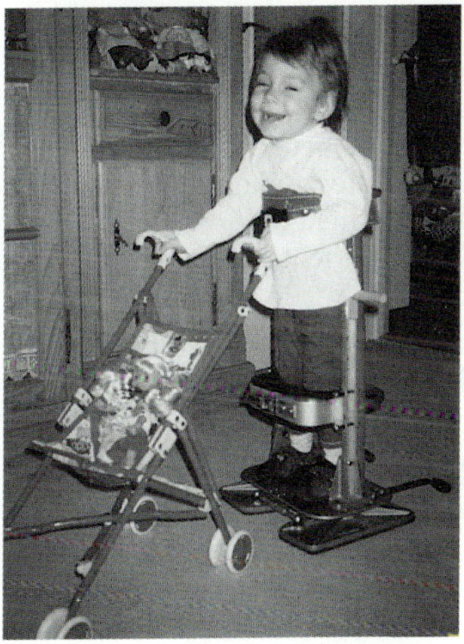

Abb. 5.**81** Swivel-Walker

■ *Merke:* Das Stehen ist nicht nur für die kognitive Entwicklung wichtig, sondern auch für die Stützgewebe und Organe.

- Knochen: Anregung zum Wachstum, Osteoporoseprophylaxe,
- Nieren: besserer Abfluß,
- Kreislauf: Stabilisierung und Anregung,
- Gelenke: Kontrakturprophylaxe.

Deshalb muß das Stehvermögen geübt werden, damit es so lange wie möglich erhalten bleibt.

Atmung

Bei allen neuromuskulären Erkrankungen kommt es, bedingt durch die Muskelschwäche, sekundär zu einer Thoraximmobilität und zu einer erhöhten Gewebespannung. Zusätzlich beeinträchtigt eine skoliosebedingte Thoraxdeformierung den Gasaustausch zwischen Alveolen und Lungenkapillaren. Eine von Beginn an konsequent durchgeführte Atemtherapie ist deshalb unerläßlich. Mit ihrer Hilfe wird auch Bewußtsein und Gefühl für die Atmung und Atembewegung geschult, das bei guter körperlicher Konstitution sehr viel leichter zu erfahren ist. Bereits frühzeitig können Techniken zum Abhusten erlernt werden.

■ *Beispiele:*

- Atembewegung bewußt erfahren durch Handkontakt lateral, ventral und dorsal am Thorax und abdominal.
- Aktivieren der Inspirationsmuskulatur durch:
  - deutlichen Handkontakt bzw. leichten Widerstand,
  - punktuelle Reize in den Interkostalräumen,
  - Widerstand für das Zwerchfell: durch Anbeugen der Beine an den Bauch in Rückenlage und durch leichtes Anheben des Beckens (Eingeweide senken sich auf das Zwerchfell),
  - Widerstand durch das eigene Körpergewicht in Bauchlage,
  - schnupperndes Einatmen.

□ *Anmerkung:* Patienten mit Kontrakturen sind selbstverständlich so zu lagern, daß sie entspannt liegen können, z.B. Bauchlage über einer Rolle.

- Trainieren der exzentrischen Kraft der Inspirationsmuskulatur (langsames Ausatmen) eignet sich:
  - große Seifenblasen bilden,
  - Phonationstechniken,
  - singen,
  - Mundharmonika spielen.
- Die Ausatmung wird unterstützt durch Mitgehen, leichtes Komprimieren verstärkt durch Vibrieren beim Senken des Thorax.
- Zum Aktivieren der Ausatemmuskulatur eignen sich Blasespiele; Widerstände dosiert einsetzen, z.B. je voller das Wasserglas in welches man mit dem Strohhalm bläst, desto größer ist der Widerstand (Abb. 5.**82**).

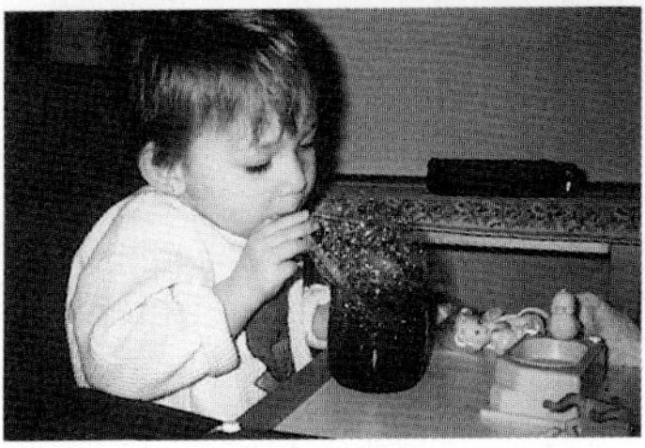

Abb. 5.**82** Aktivierung der Ausatemmuskulatur

- Passive Maßnahmen zur Gewebelockerung und Mobilisation:
  - Ausstreichen der Interkostalräume,
  - Hautrollungen,
  - Hautfalte abziehen,
  - Drehdehnlagerung und
  - vorsichtige Dehnzüge an Schulter und Becken.

Die passiven Maßnahmen haben auch Einfluß auf die Atembewegung und somit auf eine bessere Ventilation; sie werden in Rücken-, Seit- oder Bauchlage ausgeführt.

- Zur Erleichterung des Abhustens hält der Therapeut Thorax und Bauch und erzeugt dadurch den Gegenhalt und -druck, den der Patient durch die fehlende Muskelkraft selbst nicht aufbauen kann.

Klagen Kinder über Kopfschmerzen, Müdigkeit, Konzentrationsstörungen, Schweißausbrüche oder Alpträume sind dies erste Zeichen einer Ateminsuffizienz. Bei einer Verschlechterung der Vitalkapazität sind zuerst die PCO_2-Werte in der Blutgasanalyse erhöht, später dann die PO_2-Werte erniedrigt. Mit einem Spezialisten ist abzuklären, ob eine apparativ-assistierte Heimbeatmung über eine spezielle Nasenmaske angebracht ist. (Weitere Erläuterungen zur Atemtherapie s. Band 4, 2.5.)

Hilfsmittel

Hilfsmittel sollen so eingesetzt werden, daß die Selbständigkeit des Patienten unterstützt und die Verrichtungen im Alltag erleichtert werden, das gilt besonders bei schwerbetroffenen größeren Kindern und Jugendlichen. Die Versorgung ist immer individuell und muß mit Eltern und Angehörigen entsprechend den Möglichkeiten in der Wohnung ausgewählt werden.

SMA-Patienten sollten ab ca. $2^1/_2$ Jahren mit einem Elektrorollstuhl versorgt werden. Ein wichtiger Aspekt ist die Eigenständigkeit des Kindes sowie das Gefühl, jemandem davonfahren zu können und schnell zu sein. Das Sitzteil sollte höhenverstellbar sein und bis auf den Boden hinunter gefahren werden können (Kinderhöhenniveau).

Zur Erleichterung des pflegerischen Umgangs dienen z.B. Lifter, Toiletten- und Badehilfen u. ä. Auch kleine Hilfen für den Alltag sollten nicht vergessen werden, z.B. Leseständer, Erleichterungen für Essens- oder Spielsituation.

Auswahl des Bettes: das Bettgestell sollte hoch sein, um das Rein- und Rausheben des Kindes für die Eltern bzw. Angehörige zu erleichtern. Eine feste Matratze bietet besseren Gegenhalt bei selbständigem Lagewechsel. Um nicht das Gefühl des Erdrücktwerdens zu haben, sollte eine möglichst leichte Bettdecke gewählt werden.

Besonderheiten

Ein großes Problem in der Therapie und Betreuung größerer und älterer SMA-Patienten ist die starke Progredienz der Skoliose und Gelenkkontrakturen. Oft senkt sich der Rippenbogen bis ins Becken. Knie- und Fußgelenke können bis zur Unbeweglichkeit versteifen. Bei diesen Patienten ist es besonders wichtig, sie während der Therapie so zu lagern, daß sie alle Körperteile entspannt und schmerzfrei ablegen können.

Durch die Immobilität ist die Dekubitusgefahr groß. Entsprechende Lagerung, Polsterung und Entlastung sind nötig.

Physiotherapie bei der hereditären motorischen sensiblen Neuropathie (HMSN)

Therapeutisch relevante Symptomatik

Die HMSN I und II stellen sich in einer sekundären Muskelschwäche dar, die die distale Arm- und Beinmuskulatur betrifft. Aufgrund der Störung der Tiefensensibilität sind die Patienten zusätzlich beeinträchtigt; sie haben Probleme, mit geschlossenen Augen einen Fuß vor den anderen zu setzen. Berührungs- und Schmerzempfinden werden langsamer geleitet. Erkennbare Störungen oder Ausfälle machen sich erst später bemerkbar. Die Patienten werden durch einen unsicheren Gang und ungeschickte Handmotorik auffällig. Viele der Kinder werden zunächst einer minimalen zerebralen Dysfunktion zugeordnet.

Als erstes Symptom fällt bei den Kindern eine Fußheberschwäche auf, und sobald sie Kraft rekrutieren, laufen sie bevorzugt auf den Zehenspitzen. Durch die daraus folgende Achillessehnenverkürzung haben sie Schwierigkeiten beim Hackengang und Hüpfen. Durch die distale Schwäche zeigt sich primär ein Senkfuß. Eine Versorgung mit Einlagen ist nicht angebracht, da diese die Immobilität fördern. Später bildet sich durch die zunehmende Atrophie ein Fußgewölbe, der typische Hohlfuß mit Hammerzehen.

Von HMSN III betroffene Kinder sind deutlich in ihrer statomotorischen Entwicklung retardiert. Es zeigen sich Atrophien und Schwächen der Unterarm- und Unterschenkelmuskulatur. Die Sensibilität ist stärker betroffen als bei HMSN I oder II. Die Patienten werden frühzeitig immobil.

Gesichtspunkte der Physiotherapie; Behandlungsansatz und Schwerpunktbildung

Die Behandlungsgesichtspunkte sind denen bei SMA-Patienten identisch. Die Defizite der sensiblen Bahnen sind hierbei jedoch besonders zu berücksichtigen. Für die Therapie bedeutet dies:
- deutliche propriozeptive Reize,
- deutliche exterozeptive Reize,
- visuelle Kontrolle.

Im Vordergrund der Therapie stehen entsprechend der Ausprägung der Symptome die Verbesserung und Erhaltung:
- der vorhandenen Muskelkraft und Gelenkbeweglichkeit,
- der Bewegungskoordination unter Berücksichtigung der erschwerten Tiefensensibilität,
- der dynamischen Belastungsdauer.

Bei Kindern, die von HMSN III betroffen sind, ist zusätzlich auf folgendes zu achten:
- Atemkapazität,
- mimische Modulationsfähigkeit und Sprache,
- Herz-Kreislauf-Funktion,
- Selbständigkeit.

Die Kinder dürfen unter Einhaltung der Frustrationsgrenze gefordert werden, isometrisches und dynamisches Üben ist angebracht. Die kognitive Entwicklung der Kinder ist nicht beeinträchtigt.

Maßnahmen (Behandlungsdurchführung)

Die Maßnahmen sind im wesentlichen denen der SMA gleichzusetzen und beinhalten:

Freude an Spontanmotorik wecken bzw. erhalten, normale Entwicklung fördern, Alltagssituationen berücksichtigen.

Bewegung und Haltung durch Druck und Widerstand verdeutlichen. Entsprechend dem Alter und der Ausprägung können Geräte, z. B. Pezzi-Ball, in die Therapie integriert werden. Als Therapiekonzepte kommen FBL, PNF, Feldenkrais usw. in Frage.

Kontrakturen verzögern

- Exakt achsengerechte und größtmögliche Bewegungsausschläge,
- Eigendehnung durch Lagerung,
- Passives Bewegen und Dehnen,
- Evtl. Lagerungsschienen in Absprache mit einem erfahrenen Arzt.

Geh- und Stehfähigkeit erhalten

(s. SMA, „Geh- und Stehfähigkeit", S. 323).

Atmung durch früh einsetzende und konsequente Atemtherapie stabilisieren

(s. SMA, „Atmung", S. 324).

Individuelle Hilfsmittelversorgung

(s. SMA, „Hilfsmittel", S. 325).

• • • • Physiotherapie bei Dystrophien, Duchenne Muskeldystrophie (DMD)

Therapeutisch relevante Symptomatik und Problematik

Im Gegensatz zur SMA, bei der eine generalisierte Muskelschwäche besteht, sind bei der DMD zu Beginn die Wadenmuskeln, die Mm. glutaei sowie die Mm. deltoidei betroffen. Bei der DMD ist das Muskelgewebe selbst erkrankt. Der Muskel wird hypertroph und dystroph, d. h. er baut sich in Fett und Bindegewebe um. Ursache ist ein Defekt der Muskelzellmembran infolge einer genetisch fehlerhaft codierten Eiweißsubstanz, Dystrophien. Für die Therapie bedeutet dies, daß die Patienten nicht bis zu ihrer maximalen Kraftleistung gefordert werden dürfen; zuviel Anstrengung schädigt den Muskel. Eine $^{2}/_{3}$ Leistung wäre optimal.

Die frühkindliche Entwicklung verläuft meist noch normal; häufig lernen die Buben verspätet laufen. Erste Symptome machen sich im Kindergartenalter bemerkbar:

- Häufiges Hinfallen,
- Probleme beim Aufstehen (drücken sich am Oberschenkel hoch, Gower-Zeichen),
- mangelnde Fähigkeit beim Gehen Tempo zu machen bzw. zu laufen,
- Schwierigkeiten beim Treppensteigen,
- Watschelgang (positives Trendelenburgzeichen) sowie eine Hyperlordose,

- Genu recurvatum,
- breite Standbasis.

Um das 10. Lebensjahr kommt es meist zu einer Verschlechterung. Kontrakturen treten vor allem im Bereich der Wadenmuskulatur, des M. tensor fasciae latae, der Hüftgelenksabduktoren und -flexoren auf. Eine Skoliose ist bei fast allen Patienten zu finden; Geh- und Stehverlust sind die Folge, und die Patienten sind an den Rollstuhl gebunden.

Eine kardiale Mitbeteiligung ist vielfach nachzuweisen. Es kommt zu einer Herabsetzung der Lungenfunktion mit einer Verminderung der Vitalkapazität. Im Rollstuhlstadium treten unterschiedlich rasch progrediente Skoliosen auf, die mit zunehmender Schwäche der Atemmuskulatur zu einer restriktiven Ventilationsstörung führen. Die meisten Patienten sterben zwischen dem 20. und 30. Lebensjahr.

Eine ursächliche Therapie gibt es nicht. Die Physiotherapie steht im Vordergrund. Um eine gezielte Behandlung durchzuführen ist eine Befunderhebung alltagsrelevanter Funktionen und die Beobachtung des Patienten im Alltag, auch in der Schule, unentbehrlich.

Die Muskelkraft bei Kindern mittels der bekannten Muskelfunktionsprüfung (MFP) zu testen, ist nicht sehr aussagekräftig. Letztendlich interessieren neben der Muskelkraft auch die Ausdauer, Kondition und Beweglichkeit. Deshalb ist es günstiger, Funktionstests zu verwenden. Sie haben die Möglichkeit, mit Wiederholvorgängen und Zeitdauer Kraft, Beweglichkeit, Ausdauer und Kondition zu testen. Einige Beispiele sollen genannt werden:

- Aufstehen von Rückenlage zum Stand (in welcher Weise und wie oft),
- in Rückenlage zur Brücke hochkommen,
- Ball werfen und auffangen,
- Ball vom Boden hochnehmen und wieder ablegen,
- eine Strecke möglichst schnell gehen; bei Rollstuhlfahrern eine Strekke fahren,
- Treppensteigen.

Zur spezifischen Konditions- und Kraftmessung der Extremitäten:

- Arme in Anteversion bringen; (Dokumentation mit Winkelgrad, Haltedauer, Anzahl der Wiederholungen),
- Hand zum Mund führen (essen, trinken),
- im Sitzen ein Bein strecken und wieder beugen.

Entsprechend den Fähigkeiten des Patienten beschränkt man sich auf sinnvoll erscheinende Tests. Wichtig ist, daß dieselben Tests bei den entsprechenden Patienten angewandt werden. Empfohlen wird, die Tageszeit zu berücksichtigen, da die Leistungen tageszeitlichen Schwankungen unterworfen sind. Der Therapeut, der den ersten Test gemacht hat, soll auch die weiteren durchführen (nach G. Weimann).

Die Gelenkbeweglichkeit wird mittels der Neutral-Null-Methode gemessen.

Gesichtspunkte der Physiotherapie

Die Gesichtspunkte und der Behandlungsansatz sind bereits im Abschnitt „Spinale Muskelatrophie" erwähnt. Die Schwerpunkte der Behandlung sind denen bei SMA-Patienten gleichzusetzen. Bei DMD-Patienten sollte jedoch großer Wert auf ökonomische Bewegungsabläufe gelegt werden. Neben isometrischen Übungen ist es sinnvoll, normale Körperaktivitäten nach den Wünschen des Kindes in die Therapie zu integrieren. Forciertes Üben und Kraftsport sind zu vermeiden.

Von Beginn an muß der Therapeut auf Bewegungseinschränkungen achten; im Besonderen auf die Adduktion und Extension der Hüftgelenke, die Extension der Kniegelenke und die Dorsalextension der Sprunggelenke.

Zur Optimierung der Funktionen bei beginnender Kontraktur haben sich entlastende Operationen als sinnvoll erwiesen. Die Indikationsstellung und Operationsdurchführung sollten in einem spezialisierten Zentrum erfolgen.

Maßnahmen

Voraussetzungen und Inhalte der Therapie sind denen bei SMA-Patienten gleichzusetzen. Forciertes Üben ist ungünstig. Bei Schwierigkeiten sollte eher unterstützend und mit Hilfestellung gearbeitet werden. Durch Schulung von Koordination, Kraft, Geschicklichkeit und ökonomischen Bewegungsabläufen sollen die Kinder ermutigt werden, körperlich aktiv zu sein und zu bleiben. Isometrische Spannungsübungen, dynamisches und alltagsbezogenes Üben variieren während der Therapie.

Als zusätzliche Therapie eignet sich Bewegen im Wasser bzw. Schwimmen als sportliche Betätigung.

Therapieinhalt

Frühphase (4–8 Jahre):

- Freude an Spontanmotorik erhalten durch dynamisches Üben von Gleichgewicht, Ausdauer und Kraft; kombiniert mit Ganzkörperisometrie,
- beginnende Kontrakturen behandeln,
- frühzeitige Operationen besprechen; dadurch Verbesserung der Statik,
- Atemtherapie,
- für den Alltag: leichter Schulranzen, leichte rutschfeste Schuhe; leichte Bettdecke,

- Gewichtsreduktion bei adipösen Kindern; dadurch wird die Belastung für die Muskulatur gesenkt.

Erschwerte Gehfähigkeit und Rollstuhlphase (9 – 13 Jahre):

- Vermehrte Kontrakturprophylaxe durch passives Bewegen und Dehnen,
- intensive Atemtherapie, aktive und passive Maßnahmen, evtl. mit Atemtrainer,
- Abhustetechniken erlernen, Hilfe durch Angehörige/Pflegepersonal,
- Stehen möglichst lange beibehalten,
- zusätzliche Hilfen für den Alltag,
- bei zunehmender Schwäche der Arme von Faltfahrer zu Elektrorollstuhl wechseln,
- auch im Rollstuhl variable Beinstellung ermöglichen, z. B. ein Bein hochlagern,
- individuelle Hilfsmittelversorgung.

Rollstuhlphase, längere Liegephasen und Beatmungsphase (überwiegend älter als 12 Jahre):

- im Vordergrund steht die Atemtherapie zur Pneumonieprophylaxe,
- Patienten bewegen,
- entsprechend der Kontrakturen lagern, um ein entspanntes, schmerzfreies Liegen zu ermöglichen,
- häufiges Umlagern zur Dekubitusprophylaxe, evtl. spezielle Antidekubitusmatratze,
- entspannende Maßnahmen, z. B. Streichungen, Massage,
- individuelle Hilfsmittelversorgung.

Ökonomische Bewegungsabläufe, Schulung von Gleichgewicht, Geschicklichkeit, Koordination, Haltungsbewahrung und Kraft

Frühphase:

- Aufstehen aus der Rückenlage zum Stand: über die Bauchlage, Vierfüßler-Stand, Seitsitz, Kniestand, Halbkniestand und evtl. mit Festhalten zum Stand; oder über die Seitlage, Seitsitz, Kniestand usw.,
- Aufstehen aus dem Bett: immer über die Seitlage und mit Arm abstützen,
- beim Treppensteigen an Geländer festhalten,
- Therapie auf dem Pezzi-Ball,
- Übungen aus FBL,
- PNF zur Stimulation von Muskelketten,
- Übungen mit Thera- oder Deuserband, z. B. an Sprossenwand fixieren, Band um Brust oder Bauch führen und versuchen nach vorne wegzugehen; je nach Lage des Bandes werden unterschiedliche Muskelgruppen aktiviert (Abb. 5.**83**),

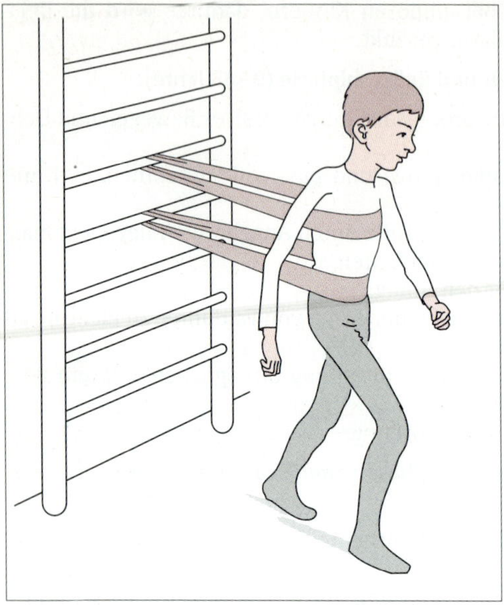

Abb. 5.**83** Übung mit dem Theraband an der Sprossenwand, um die Muskulatur zu aktivieren.

- Rutschen auf Teppichfliesen: jeder Fuß steht auf einer Teppichfliese, mit großen oder kleinen Schritten über Boden gleiten,
- spielerische Aktivitäten bei guter Standsicherheit, z. B. Federball mit Luftballon, mit Stab und Ball Kricket, Fußball mit Ballon,
- Tanzschritte mit Metronom,
- Ganzkörperisometrie,
- eine Idee von Teirich-Leube: „Charlie-Chaplin-Gang": unter Ganzkörperspannung geht der Patient mit kleinen Schritten vor und zurück; die Außenrotation sollte nicht zu extrem sein.

Erschwerte Gehfähigkeit und Rollstuhlphase:

- Gleichgewicht und Haltungsbewahrung im Sitzen mit oder ohne aufgestellten Beinen,
- Therapie im Schlingentisch,
- bei isometrischen Übungen starke Kontrakturen entsprechend unterlagern.

Kontrakturen

Frei bewegliche Gelenke sind die Voraussetzung für das Stehen und Gehen. Während des dynamischen Übens wird auf eine exakte, achsengerechte Stellung und größtmögliches Bewegungsausmaß der Gelenke sowie auf das Dehnen der Muskulatur eingegangen. Bei beginnenden Kontrakturen sind einzelne Muskeln isoliert zu dehnen. Der Patient wird angeleitet Muskeleigendehnungen durchzuführen. Unterstützend ist eine Wärmebehandlung sinnvoll: warme Wickel, Fango oder Teilbäder. Zusätzlich sollte der Therapeut betroffene Muskeln manuell dehnen, langsam, nicht über die Schmerzgrenze und ca. 10 Sekunden haltend.

- *Beispiele:* Frühphase

- Spitzfußprophylaxe:
  - Wenn bei Belastung kein Bodenkontakt gewährleistet ist, wird die Wadenmuskulatur mit einem Keil im Kontrakturwinkel von Aktivität entlastet. Mit der Zeit wird dann der Keilwinkel verkleinert; auf die Supinationskomponente achten (Abb. 5.**84**).
  - Sitzen auf dem Pezzi-Ball, die Füße werden soweit vorne aufgestellt, daß sie plan auf dem Boden stehen; Gewicht nach vorne verlagern; der Therapeut unterstützt und hilft, indem er einen Druck vom Knie senkrecht auf das Sprunggelenk ausübt, Wadenmuskulatur wird gedehnt (Abb. 5.**85**).
  - Bein auf Hocker stellen und Knie über Fußgelenk schieben; darauf achten, daß die Fersen auf dem Boden bleiben; das Standbein hat hierbei eine größere Dehnung der Wadenmuskulatur; zusätzlich wird die Knieextension und die Hüftflexion gedehnt. Der Therapeut hält unterstützend die Ferse des Standbeins Richtung Boden (Abb. 5.**86**).

- *Beispiel:* erschwerte Gehfähigkeit und Rollstuhlphase

- Hüftbeuge-, -adduktions- und -außenrotationskontraktur:
  - Patient liegt in Rückenlage auf der Behandlungsbank; ein Bein wird soweit wie möglich im Hüftgelenk gebeugt, das andere Bein hängt mit gebeugtem Knie über der Behandlungsbank.

Bei funktionell zunehmender Bewegungseinschränkung und noch guter Muskelkraft sind entlastende Operationen angezeigt. Dadurch werden die Statik und Funktionen optimiert; beispielsweise ist das Stehen und Gehen mit starken Spitzfüßen erheblich eingeschränkt. Nach einer korrigierenden Operation ist vielen Kindern ein sicheres Stehen und Gehen wieder möglich. Dies muß mit Ärzten besprochen werden, die in der

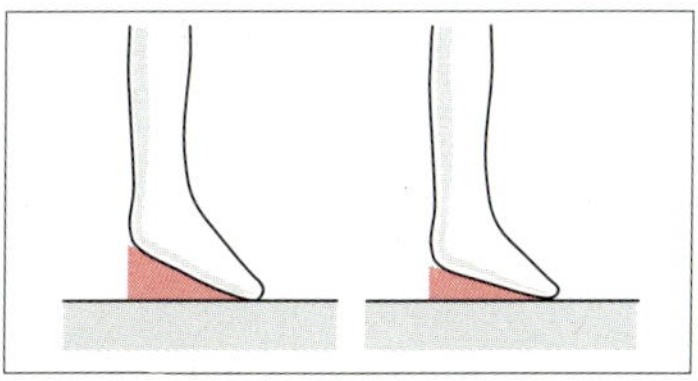

Abb. 5.**84** Entlastung der Wadenmuskulatur durch einen Keilwinkel bei einem Spitzfuß

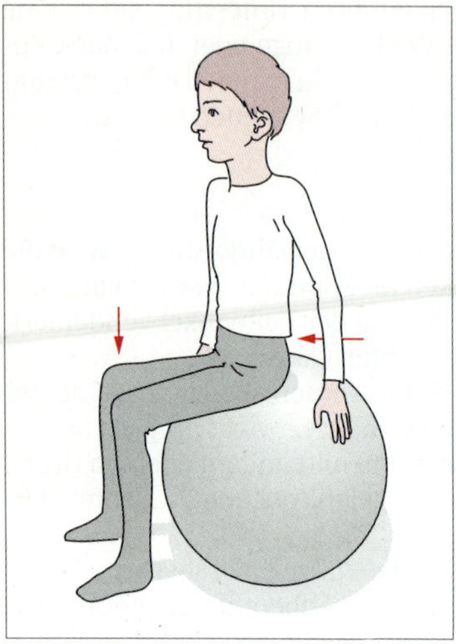

Abb. 5.**85** Übung auf dem Pezziball zur Spitzfußprophylaxe

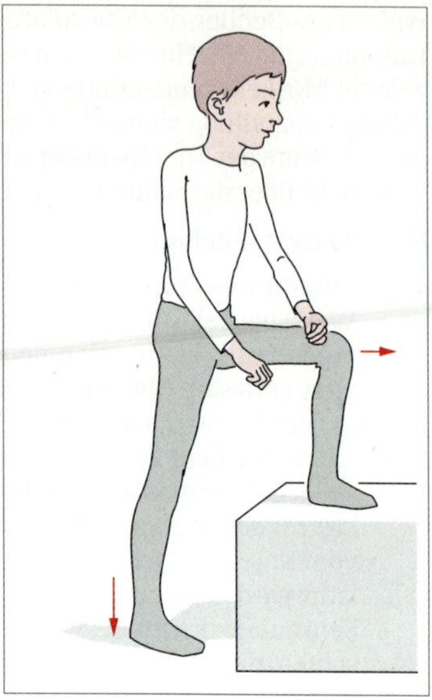

Abb. 5.**86** Übung zur Spitzfußprophylaxe im Stand

Versorgung neuromuskulärer Patienten erfahren sind. Ob Orthesen oder Lagerungsschienen angebracht sind, sollte ebenso mit erfahrenen Ärzten abgesprochen werden.

Die Progredienz der Skoliose ist wie bei den SMA-Patienten kaum zu beeinflussen. Die Alternative ist auch hier die operative Stabilisierung der Wirbelsäule.

Geh- und Stehfähigkeit

Eine frühzeitige Versorgung mit Orthesen entlastet die Muskulatur. Den Patienten ist es dadurch möglich, die Gehfähigkeit länger zu erhalten. Nicht gehfähigen Patienten sollten/können mit Hilfe von Stehständer oder Kipptisch in der Vertikalen gehalten werden. Das Stehen ist aus folgenden Gründen wichtig:

- Osteoporoseprophylaxe,
- besserer Abfluß aus den Nieren,
- Anregung des Kreislaufs,
- Kontrakturprophylaxe,
- Veränderung der Atemform.

Gleichgewicht und Rumpfkontrolle können mit modifizierten Übungen trainiert werden, z. B.:

- Oberkörper nach rechts und links drehen, mit oder ohne Anlehnen,
- Wasserball werfen,
- Ball aufprellen und fangen.

Atmung

Wie bei den SMA-Patienten muß auch bei den DMD-Patienten die Atmung von Beginn an in die Therapie mit einbezogen werden. In der Frühphase eignen sich Ruhepausen während des dynamischen Übens, um die Kinder an bewußtes Atmen heranzuführen. Spätestens in der Rollstuhlphase ist die Atemschulung ein fester Bestandteil der Therapie (s. SMA, „Atmung", S. 324).

Bewegen im Wasser

Übungen im Wasser werden als sinnvolle Ergänzung und Abwechslung einbezogen. Auftrieb, Wasserwiderstand und hydrostatischer Druck erleichtern muskelkranken Patienten das Bewegen. Atmung und Kreislauffunktion werden angeregt, Tempo und Bewegungsausschlag haben Einfluß auf Gleichgewicht, Kraft und Ausdauer. In der Gewöhnungsphase geht der Therapeut mit ins Wasser. Ängstliche Patienten können mit einem Schwimmkragen ausgestattet werden. Da sich die Patienten eher langsam im Wasser bewegen und Gefahr laufen auszukühlen, sollte die Temperatur ≈ 32 °C betragen.

■ *Beispiele:*

- Gehen im Wasser, große oder kleine Schritte, vorwärts, rückwärts, seitwärts, „Storchengang",
- mit kleinem Auftriebsbrett unter einem Fuß stehen, mit oder ohne festhalten,
- Patient liegt auf dem Rücken, unterstützt durch Schwimmkragen und Auftriebskörper an den Armen; der Therapeut umfaßt die Beine und bewegt Patient langsam nach rechts und links,
- Patient wie oben, der Therapeut umfaßt die Beine, Patient bewegt die Arme im Sinne der Ab- und Adduktion,
- Patient wie oben, der Therapeut umfaßt am Kopf stehend die Arme, Patient bewegt die Beine im Sinne der Ab- und Adduktion,
- Patient sitzt auf Auftriebskörper; im Sitzen vorwärts, rückwärts oder seitwärts gehen, um die eigene Achse drehen (s. Band 4, 2.7).

Schwimmen zur sportlichen Betätigung ist zu empfehlen.

Hilfsmittel

Hilfsmittel dienen zur Erleichterung im Alltag und sind individuell auf den Patienten abzustimmen. Neben kleinen Alltagshilfen, z. B. Strumpfanzieher, verlängerter Schuhlöffel usw., sind Hilfen für Transfer, Toiletten- und Badbenutzung unerläßlich.

Eine wichtige Entscheidung ist die Anschaffung des Rollstuhls. Solange der Patient noch kurze Strecken gehen kann und die Kraft der Arme es erlaubt, sollte ein Faltfahrer mit Handbetrieb benutzt werden. Erst später muß ein Elektrorollstuhl angeschafft werden. Ob Mittel- oder Seitensteuerung günstig ist, wird individuell entschieden. Wichtig ist auf jeden Fall ein passendes Sitzkissen für den Patienten. Im Handel sind diverse erhältlich: Schaumstoff-, Luft- und Wasserkissen sowie mit Gel gefüllte Kissen.

Besonderheiten

Fortschreitende Kontrakturen und Skoliosen sind bei der DMD die größten Probleme, denen auch mit noch so regelmäßiger Therapie nicht entgegenzuwirken ist. Hierbei haben operative Maßnahmen zum richtigen Zeitpunkt das Ziel, auftretende Gelenkversteifungen zu korrigieren. Langjährig kontrollierte Verläufe haben gezeigt, daß den Patienten dadurch die Geh- und Stehfähigkeit länger erhalten werden kann. Zudem ist die Bildung von Kontrakturen nach Verlust der Gehfähigkeit nicht so gravierend.

Die operative Stabilisierung der Wirbelsäule hat zum Ziel, die Skoliose und die damit verbundene Deformierung des Thorax mit der daraus folgenden restriktiven Atembehinderung gering zu halten.

Bei immobilen Patienten, ob im Rollstuhl sitzend oder im Bett liegend, ist auf eine effektive Dekubitusprophylaxe zu achten. Häufige Lage- und Positionswechsel durch Angehörige und Pflegepersonal sind notwendig.

5.4 Neuralrohrdefekte und Hydrozephalus

Von den zahlreichen, z. T. sehr seltenen, angeborenen Fehlbildungen des Zentralnervensystems können hier nur die häufigsten und praktisch wichtigsten Erkrankungen besprochen werden.

5.4.1 Neuralrohrdefekte

E. Strehl

Allgemeines

- *Definition:* Unter dieser Bezeichnung wird eine wichtige Gruppe angeborener Fehlbildungen von Gehirn und/oder Rückenmark zusammengefaßt, denen eine Entwicklungsstörung des Nervengewebes in der frühen Embryonalentwicklung zugrunde liegt.

Das Zentralnervensystem entwickelt sich aus einer zunächst oberflächlich gelegenen Platte *(Neuralplatte)*, die sich einstülpt und dann zu einem Rohr schließt, dem sog. *Neuralrohr.* Am oberen und unteren Ende sind zunächst noch Öffnungen vorhanden, die sich im Normalfall bis zum 28. Tag nach der Konzeption schließen.

In die Entwicklungsstörung sind umgebende Gewebe (Haut und knöcherne Wirbelsäule) in unterschiedlicher Ausprägung mit einbezogen. Der gesamte Komplex dieser Fehlbildungen wird auch als *Dysraphie-Syndrom* bezeichnet.

Die Häufigkeit des Auftretens ist sehr unterschiedlich in verschiedenen Regionen und Ländern der Erde; für Deutschland ist für die gesamte Gruppe der Neuralrohrdefekte mit einer Häufigkeit von 1–2 auf 1000 Geburten zu rechnen (genaue Zahlen fehlen jedoch).

Ursache: Eine einheitliche Ursache für die Entstehung von Neuralrohrdefekten ist nicht bekannt; ein Zusammenwirken verschiedener Faktoren wird angenommen *(multifaktorielle Genese).* Es gibt Hinweise auf Umweltfaktoren (z.B. Fieber in der Frühschwangerschaft) und auf genetische Faktoren, da die Fehlbildung in einer Familie wiederholt auftreten kann (das Wiederholungsrisiko wird mit etwa 2,5–4% angegeben). In den letzten Jahren konnte ein Zusammenhang mit der Folsäure-Versorgung zu Beginn der Schwangerschaft nachgewiesen werden. Durch gezielte Folsäurezufuhr mindestens 4 Wochen vor Eintritt der Schwangerschaft bis zum 3. Monat konnte sowohl das Wiederholungsrisiko als auch das Erst-Auftreten von Neuralrohrdefekten deutlich vermindert werden. Hier ergibt sich eine wichtige Möglichkeit der Prophylaxe.

Formen der Neuralrohrdefekte

Im folgenden werden die verschiedenen Neuralrohrdefekte entsprechend ihrer Häufigkeit und Bedeutung dargestellt.

Anenzephalie

- *Definition:* Es handelt sich hier um die schwerste Form eines Neuralrohrdefektes mit Fehlen des Schädeldaches und wesentlicher Teile des Gehirns.

Die Kinder sind nicht lebensfähig. Nach fast immer pränatal durch Ultraschall gestellter Diagnose wird in der Regel die Schwangerschaft abgebrochen.

Enzephalozele

Pathogenese: Diese relativ seltene Fehlbildung betrifft den knöchernen Schädel, die Hirnhäute und meist auch das Gehirn. Durch einen Mittelliniendefekt im Schädel sind Hirnhäute allein *(kraniale Meningocele)* oder Hirnhäute mit Hirnanteilen sackartig nach außen vorgewölbt. Die meisten Enzephalozelen liegen okzipital (ca. 75%), jedoch kommen auch Lokalisationen im Scheitelbereich, an Nasenwurzel oder Stirn sowie im Nasen-Rachen-Raum vor. Die Fehlbildung führt häufig auch zu einer Störung des Liquor-Kreislaufes, d. h. zu einem Hydrozephalus.

Therapie: Die Therapie besteht – wenn möglich – in einem operativen Verschluß des Defektes und gegebenenfalls der Implantation einer liquorableitenden Drainage.

Prognose: Die Prognose ist abhängig von der Art und der Lokalisation der Zele; reine Meningozelen und frontale Lokalisationen sind als relativ günstig zu bewerten. Dagegen ist bei okzipitalen Enzephalozelen in den meisten Fällen mit z. T. schweren Ausfallserscheinungen zu rechnen, z. B. Sehstörungen, zerebrale Bewegungsstörung, geistige Behinderung.

Spina bifida

Nach Häufigkeit und Problematik ist dies die wichtigste Gruppe der Neuralrohrdefekte.

- *Definition:* „Spina bifida" bedeutet wörtlich „zweigeteilte, gespaltene Wirbelsäule".

Der Ausdruck wird im üblichen Sprachgebrauch jedoch für die gesamte Gruppe der spinalen Fehlbildungen verwendet, bei denen außer der knöchernen Wirbelsäule fast immer auch das Rückenmark beteiligt ist.

Man unterscheidet folgende Formen:

Spina bifida occulta

- *Definition:* Unter dieser Bezeichnung werden die dysraphischen Fehlbildungen zusammengefaßt, die nicht durch einen offensichtlichen Hautdefekt sofort erkennbar sind.

Betrifft die „verborgene Spaltbildung“ isoliert nur einen Wirbelkörper (meist L5 oder S1) ohne Beteiligung des Rückenmarkes, ist sie harmlos; als Zufallsbefund kann sie bei ca. 10% aller Menschen festgestellt werden.

Ist jedoch das Rückenmark in die Fehlbildung einbezogen, liegt meist eine sog. *Aszensionshemmung* vor, ein „Tethered Cord“. Unter Aszension versteht man die durch unterschiedliche Wachstumsgeschwindigkeit von Wirbelsäule und Rückenmark entstehende scheinbare Aufwärtsbewegung des Conus im Spinalkanal. Nur in der frühen Embryonalzeit reicht der Conus bis zum unteren Ende des Spinalkanals; er wandert bis zur Geburt etwa bis in Höhe L3 und erreicht mit ca. 5 Jahren die Erwachsenenposition (L1/L2).

Für die Situation, daß der Conus durch eine dysraphische Fehlbildung abnorm tief fixiert bleibt, hat sich der Begriff „Tethered Cord“ *(gefesseltes Rückenmark)* durchgesetzt.

Klinisches Bild: Neurologische Symptome können schon von Geburt an vorhanden sein oder zu unterschiedlicher Zeit im Laufe des Lebens auftreten (bis ins Erwachsenenalter). Nicht selten bestehen charakteristische Auffälligkeiten der Haut im Lumbosakralbereich, wie z.B. ein abnormes Haarbüschel, ein Hautanhängsel, ein Hämangiom, eine Fettgeschwulst (Lipom) oder auch eine punktförmige Öffnung, aus der sich evtl. Flüssigkeit absondert *(Dermalsinus)*. Auch relativ diskrete Auffälligkeiten der Haut in der Mittellinie sollten an ein Tethered Cord denken lassen (Abb. 5.**87**).

Neurologische Symptome, die mit oder ohne Stigmata der Haut an ein Tethered Cord denken lassen, sind vor allem:

- neurologische Auffälligkeiten der unteren Extremitäten, oft einseitig,
- Zeichen der neurogenen Blase (rezidivierende Infekte, Inkontinenz),
- Schmerzen (Rücken oder Beine), besonders bei Erwachsenen.

Diagnose und Therapie: Die Diagnose wird durch Magnetresonanztomographie gestellt. Bei progredienter neurologischer Symptomatik muß das Rückenmark operativ gelöst werden. Im einzelnen Fall kann auch eine prophylaktische Operation vor dem Auftreten evtl. schwer-

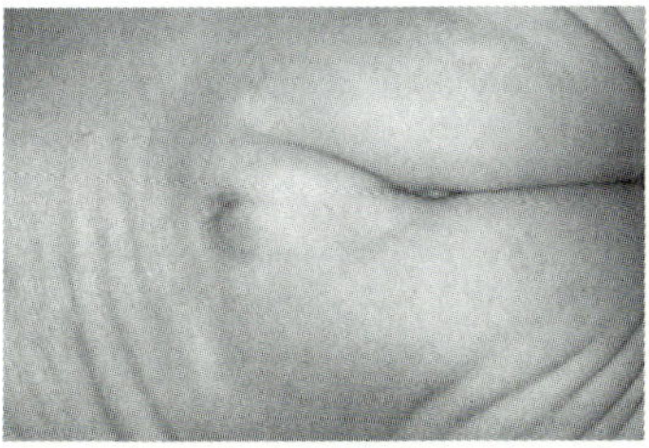

Abb. 5.**87** Eher diskrete Hautveränderung im Sakralbereich auf tastbarer kleiner weicher Geschwulst. Die Kernspintomographie zeigte ein in den Spinalkanal reichendes Lipom mit Tethered Cord.

wiegender Symptome sinnvoll und notwendig sein. Ein Dermalsinus mit offener Verbindung zum Spinalkanal muß wegen der erheblichen Meningitis-Gefahr immer rasch diagnostiziert und operativ verschlossen werden.

Meningozele

Zusammen mit der (wesentlich häufigeren) Meningomyelozele (MMC) gehört die Meningocele zu den offensichtlichen Formen der dysraphischen Fehlbildungen.

Definition: Es handelt sich um eine liquorgefüllte Ausstülpung der Hirnhäute *(Meningen)* bei vorhandener Spaltbildung der Wirbelsäule.

Die Zyste ist entweder von einer Membran oder – meistens – von normaler Haut bedeckt. Das Rückenmark ist am zystischen Prozeß nicht beteiligt; es kann jedoch eine Aszensionshemmung vorliegen.

Klinisches Bild: Neurologische Symptome sind entweder gar nicht vorhanden oder geringer ausgeprägt als bei der MMC. Ein späteres Auftreten von Symptomen ist jedoch nicht ausgeschlossen; daher sind langfristig regelmäßige Kontrolluntersuchungen sinnvoll.

Meningomyelozele (MMC)

Unter den Neuralrohrdefekten ist dies die häufigste und klinisch wichtigste Form; sie zählt zu den schwerwiegendsten angeborenen Fehlbildungen. Es sind alle Schichten, d. h. äußere Haut, Wirbelbögen, Hirnhäute sowie Rückenmark (Myelon) und Nervenwurzeln, beteiligt. Das Rükkenmark liegt als „Medullarplatte" an der Oberfläche, ist offen oder von einer dünnen Membran bedeckt, bei geschlossener Membran z.T. zystisch vorgewölbt (Abb. 5.**88**).

Alle *Lokalisationen* von zervikal bis sakral kommen vor; am häufigsten betroffen ist jedoch der Lumbal- und Sakralbereich (zusammen etwa 80%).

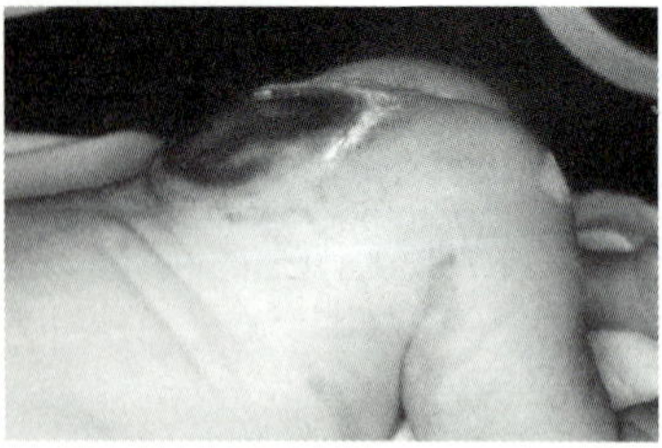

Abb. 5.**88** Große offene Meningomyelozele lumbo-sakral bei einem Neugeborenen. Beachte die ausgeprägte Hüftbeugekontraktur!

Fast immer sind *weitere Fehlbildungen des ZNS* vorhanden: zu nennen ist vor allem die *Chiari-II-Malformation* (s. unten), neben anderen Faktoren Hauptursache für die Entstehung eines *Hydrozephalus* bei 80–90% der Betroffenen.

Zusätzliche Fehlbildungen können in verschiedenen Organsystemen vorhanden sein; selten kann die MMC auch Teil eines umfassenderen Syndroms oder einer Chromosomenanomalie sein.

Klinisches Bild: Das klinische Bild der Meningomyelozele ist komplex und in hohem Maße variabel, da es von vielen Faktoren beeinflußt wird. Einige davon sind bei Geburt unveränderbar vorgegeben, andere zeigen im Verlauf individuell unterschiedliche dynamische Entwicklungen.

Symptomatik und Verlauf sind daher für jeden einzelnen Patienten individuell verschieden!

Einzelaspekte des klinischen Bildes werden im folgenden den wichtigsten Problembereichen zugeordnet:

1. neurologisch-neurochirurgischer Bereich,
2. orthopädischer Bereich,
3. nephrologisch-urologischer Bereich,
4. ergänzend wird auf die endokrinologischen Aspekte Wachstum und Pubertät eingegangen.

1. Neurologisch-neurochirurgischer Bereich:
Die neurologische Symptomatik ist gekennzeichnet:

- immer durch eine *Querschnittläsion*, die in ihrem Ausmaß jedoch sehr unterschiedlich ist. Der Ausfall motorischer und sensibler Funktionen wird vor allem von der *Lokalisation* (Höhe) der Fehlbildung bestimmt, aber auch von deren individueller Ausprägung. Man findet eher selten einen kompletten Funktionsverlust auf genau definierter Höhe, sondern häufiger Funktionseinbußen im Sinne einer *inkompletten Läsion*, oft über mehrere Segmente. Das macht die genaue Bestimmung der Läsionshöhe oft schwierig.
  Es kommt hinzu, daß der neurologische Befund im Verlauf über Jahre nicht immer konstant bleibt, sondern daß Funktionsverschlechterungen möglich sind. Häufigste Ursache dafür ist eine abnorme Fixierung des Rückenmarkes im Sinne eines „Tethered Cord" (s. oben). Es wird in diesem Zusammenhang als *„sekundäres Tethered Cord"* bezeichnet, da neben der primären Fehlbildung Narben und Verwachsungen nach dem operativen Zelenverschluß eine Rolle spielen. Daneben sind weitere Anomalien des Spinalmarkes möglich, wie z.B. eine *Diastematomyelie* (Spaltung des Rückenmarkes durch Bindegewebe oder knöchernen Sporn) oder eine *Syringomyelie* (Hohlraumbildung im Rückenmark).
  Die Auswirkungen der Querschnittlähmung auf den Bewegungsapparat werden unter 2., auf Blase und Darm unter 3. besprochen.

- sehr häufig (in 80–90%) durch einen *Hydrozephalus*, der meist schon bei Geburt nachweisbar ist, auch wenn der Kopfumfang zu dieser Zeit nicht selten noch normal ist. Ein rasches Kopfwachstum setzt häufig erst nach dem operativen Verschluß der Zele ein. Auf die allgemeine Symptomatik wird im Kapitel „Hydrozephalus“, S. 350, eingegangen.
  Nach bzw. unter erfolgreicher Drainage des Hydrozephalus besteht die Chance einer weitgehend unauffälligen mentalen Entwicklung; allerdings ist doch ein deutlich erhöhtes Risiko vorhanden, z.B. für Teilleistungsstörungen, für ein zerebrales Anfallsleiden oder für eine zerebrale Bewegungsstörung. Eine leichtere Einschränkung der intellektuellen Fähigkeiten (Lernbehinderung) wird relativ häufig, eine geistige Behinderung selten beobachtet.
- durch die sog. *Chiari-II-Malformation*, eine Fehlbildung, die anatomisch bei über 90% aller Kinder nachweisbar ist. Teile des Kleinhirns und des verlängerten Marks sind durch das Hinterhauptsloch nach unten verlagert. Die dadurch bedingte Liquorzirkulationsstörung ist u. a. für die Entstehung des Hydrozephalus verantwortlich. Darüber hinaus kann die Kompression und/oder Fehlanlage lebenswichtiger Strukturen im Bereich des kraniozervikalen Übergangs in einem Teil der Fälle (10–20%) eine eigenständige Symptomatik verursachen. Die schwerwiegendsten Symptome sind Atemstörungen (Apnoen, Stridor) und Schluckstörungen, die von Geburt an vorhanden sein können. Ein Opisthotonus kann auf die Problematik hinweisen. Bei späterer Manifestation werden zunehmende Funktionseinbußen der oberen Extremitäten, evtl. Atrophien der Handmuskeln, Hirnnervenausfälle, aber auch diskretere Störungen der Atemregulation (besonders im Schlaf) beobachtet. Hinterkopf- bzw. Nackenschmerzen oder auch eine zunehmende spastische Tonuserhöhung können in diesem Zusammenhang ebenfalls auftreten.

2. *Orthopädischer Bereich:*
   Es bestehen praktisch immer *Paresen* der unteren Extremitäten, vom kaum erkennbaren Ausfall der kleinen Fußmuskeln bis zur vollständigen Lähmung der Beine, evtl. auch Paresen der Rumpfmuskulatur. In direktem Zusammenhang mit den Paresen bestehen schon bei Geburt oder entwickeln sich im weiteren Verlauf häufig *Gelenkfehlstellungen und Kontrakturen* an Hüften, Knien und Fußgelenken. Bei einer progredienten Tonuserhöhung der unteren Extremitäten, besonders in Form einer Morgensteifigkeit mit rascher Zunahme von Kontrakturen oder Fußfehlstellungen, ist an ein *sekundäres Tethered Cord* zu denken.
   Die verschiedenen Qualitäten der Sensibilität (Berührung, Schmerz, Temperatur, Lagesinn) sind ebenfalls individuell unterschiedlich be-

troffen. Eine Störung vegetativer Funktionen (die sich z. B. in verminderter Durchblutung äußert), begünstigt zusammen mit fehlender Schmerzwahrnehmung die Entstehung von *Dekubitalgeschwüren,* die eine schlechte Heilungstendenz haben.
Fehlende Belastung bei ausgeprägteren Lähmungen führt zu verminderter Mineralisation der Knochen, d. h. zu einer erhöhten Knochenbrüchigkeit. *Frakturen* machen sich nicht durch Schmerzen, sondern meist durch Schwellung und Überwärmung bemerkbar; nicht selten tritt Fieber auf!
Häufig finden sich *Verformungen und Fehlstellungen der Wirbelsäule,* teils aufgrund knöcherner Fehlbildungen, teils lähmungsbedingt. Ein knöcherner *Gibbus* (spitzwinklige Kyphose im Zelenbereich) ist in der Regel von Geburt an vorhanden, wird sich aber unter statischer Belastung im Laufe der Jahre verstärken. Bei der Entwicklung einer *Skoliose* können neben Wirbelkörperfehlbildungen oder lähmungsbedingter Haltungsinsuffizienz weitere bereits erwähnte Faktoren eine Rolle spielen (Tethered Cord, Diastematomyelie, Syringomyelie).

3. *Nephrologisch-urologischer Bereich:*
Nicht zuletzt führt die angeborene Querschnittlähmung bei MMC-Patienten fast ausnahmslos zu einer Störung der Blasen- und Enddarm-Funktion im Sinne einer *neuropathischen Blase* bzw. eines *neuropathischen Darmes.* Die normale Blasenfunktion (Urinspeicherung und kontrollierte Entleerung) wird durch das Zusammenspiel von Blasenmuskel (Detrusor) und Schließmuskelapparat (Sphinkter) gewährleistet. Bei der neuropathischen Blase sind Funktion und Zusammenspiel auf unterschiedliche Weise gestört; Sphinkter und Detrusor können unabhängig voneinander inaktiv (schlaff) oder überaktiv (spastisch) sein, woraus sich vier verschiedene Kombinationen, d. h. vier verschiedene Blasentypen ergeben.
Bei inaktivem Sphinkter ist die Speicherfähigkeit der Blase u. U. erheblich vermindert, der Urin läuft ständig, es besteht eine *Inkontinenz.* Die Niere ist bei dieser Konstellation in der Regel nicht gefährdet. Häufiger ist der Sphinkter überaktiv und setzt den Entleerungsbestrebungen der Blase einen Widerstand entgegen. Eine Entleerung ist dann nur bei deutlich erhöhtem Blasendruck möglich und bleibt trotzdem meist unvollständig. Ständig vorhandener *Restharn* führt zu rezidivierenden Harnwegsinfekten, während die *Druckerhöhung* in der Blase zu einer Verdickung und zu Strukturveränderungen der Blasenwand führt und das Auftreten eines *Refluxes* von der Blase zurück zur Niere begünstigt. Infektionen und Druckerhöhung können sich dann direkt auf die Niere auswirken und eine Nierenschädigung hervorrufen. Unbehandelt führt diese Situation letztlich zum *Nierenversagen.* Auch beim spastischen Sphinkter besteht meist eine Inkontinenz (Urin fließt immer dann, wenn der Blasendruck den Schließmuskeldruck übersteigt).

Beim *neuropathischen Darm* (betroffen ist der Enddarm und der Schließmuskelapparat) besteht ebenfalls eine Kombination von Entleerungsstörung (fast immer im Sinne einer Verstopfung = Obstipation) und Inkontinenz.

4. *Wachstum und Pubertätsentwicklung*
   Kleinwuchs ist ein häufiges Symptom bei MMC; er ist um so ausgeprägter, je höher das Lähmungsniveau liegt. Neben WS-Verkrümmungen und Gelenkkontrakturen, die die Längenmessung negativ beeinflussen, spielen Minderwachstum der gelähmten Extremitäten und ein zu früher Wachstumsabschluß bei vorzeitiger Pubertätsentwicklung eine Rolle. Bei einigen Kindern ist ein echter Wachstumshormonmangel nachweisbar.
   Eine *vorzeitige Pubertätsentwicklung* (d.h. vor dem 8. Lebensjahr bei Mädchen bzw. vor dem 9. Lebensjahr bei Jungen) wird mit einer zentralen Regulationsstörung bei Hydrozephalus in Verbindung gebracht.

Diagnostik: Nach Geburt eines Kindes mit MMC steht an erster Stelle die klinische Untersuchung, mit der eine orientierende Abschätzung des Lähmungsniveaus sowie der Situation von Gelenken und Wirbelsäule möglich ist. Sonographisch können Hydrozephalus und Chiari-II-Malformation erfaßt sowie die Situation von Nieren und ableitenden Harnwegen beurteilt werden. Weitergehende Untersuchungen sind zu diesem Zeitpunkt meist nicht erforderlich.

Im weiteren Verlauf sind Spezialuntersuchungen dagegen unerläßlich, teils um auftretende Probleme einordnen und gezielt behandeln zu können, teils um mögliche Gefährdungen rechtzeitig zu erkennen.

So ist zur genauen Beurteilung der vorhandenen Fehlbildungen von Gehirn und Rückenmark oder bei einer neurologischen Verschlechterung eine Magnetresonanztomographie des gesamten ZNS unerläßlich; ergänzend werden EEG und Evozierte Potentiale eingesetzt.

Die Funktionsfähigkeit des Shuntsystems bei Hydrozephalus wird anfangs (bei offener Fontanelle) mit Ultraschall, später mit Hilfe der Computertomographie oder Magnetresonanztomographie überprüft.

Für die Beurteilung und Verlaufskontrolle der neurogenen Blase sind neben Urinkontrollen und regelmäßigen Ultraschall-Untersuchungen Röntgenuntersuchungen (insbesondere Miktionszystourethrogramm, evtl. Ausscheidungsurographie) und urodynamische Untersuchungen (Blasendruckmessung) notwendig. Laboruntersuchungen werden insbesondere zur Überwachung der Nierenfunktion und bei endokrinologischen Fragestellungen eingesetzt.

Für den neurologisch-orthopädischen Bereich bleibt die klinisch-neurologische Untersuchung mit Muskel- und Gelenkstatus, ergänzt durch

Röntgen-Aufnahmen des Skeletts, die wichtigste Untersuchungsmethode. Befundverschlechterungen im Verlauf sollten immer Anlaß zu einer sorgfältigen Ursachenforschung mit Hilfe der o.g. Methoden sein.

Nicht zuletzt gehören Untersuchung und Verlaufsbeobachtung der stato- und psychomotorischen sowie der intellektuellen Entwicklung einschließlich der Diagnostik von (sehr häufigen) Teilleistungsstörungen zum unerläßlichen diagnostischen Programm.

Therapie: Aus der Beschreibung des klinischen Bildes geht deutlich hervor, daß es sich bei der MMC um ein außerordentlich komplexes Krankheitsbild handelt, das in aller Regel mit einer bleibenden (meist schweren) Behinderung verbunden ist. Therapie kann diese Behinderung nicht verhindern oder beseitigen, wohl aber kann sie dazu beitragen, die vorhandenen Möglichkeiten der Rehabilitation optimal zu nutzen und Komplikationen und Folgeschäden soweit als möglich zu vermeiden.

Zum Erreichen dieser Ziele sind Patienten mit einer MMC wie kaum eine andere Patientengruppe auf die koordinierte Zusammenarbeit vieler verschiedener Spezialisten angewiesen, wobei kompetente medizinische Therapie und langfristige psychosoziale Begleitung gleichermaßen wichtig sind.

Notwendig für die Langzeitbetreuung sind interdisziplinär organisierte Spezialambulanzen, wo der Familie und den Betroffenen konstante Ansprechpartner zur Verfügung stehen und wo Untersuchungsergebnisse und Therapievorschläge der verschiedenen Fachleute koordiniert und auf die jeweilige familiäre Situation und Belastbarkeit abgestimmt werden können.

Die Darstellung der wichtigsten Therapiemöglichkeiten erfolgt wieder gesondert für die verschiedenen Problembereiche:

1. Neurochirurgische (bzw. kinderchirurgische) Therapie: Der operative Verschluß der offenen Meningomyelozele sollte in der Regel innerhalb von 24 bis 48 Stunden nach der Geburt erfolgen. Wichtige Ziele sind dabei, das offenliegende Nervengewebe vor weiterer Schädigung zu bewahren und eine aufsteigende Infektion (Meningitis) zu vermeiden.

Bei Vorliegen eines progredienten Hydrozephalus (d.h. in 80 bis 90% der Fälle) ist in den ersten Lebenstagen bis -wochen außerdem die Implantation einer liquorableitenden Drainage erforderlich, um die Druckverhältnisse im Schädel zu normalisieren und eine möglichst unbeeinträchtigte Entwicklung des Gehirns zu gewährleisten. Die meisten Patienten bleiben langfristig von einer funktionierenden Liquorableitung abhängig; auftretende Funktionsstörungen müssen jeweils rasch durch operative Revision behoben werden.

Eine symptomatische Chiari-II-Malformation kann je nach Ausprägung der Symptome eine neurochirurgische Intervention (Dekompression des kraniozervikalen Übergangs) u.U. schon im frühen Säuglingsalter notwendig machen, aber auch zu späteren Zeitpunkten bis ins Erwachsenenalter. Bei symptomatischem Tethered Cord mit Verschlechterung des neurologischen Befundes und Verlust von Fähigkeiten kann eine Myelolyse (operative Lösung des Rückenmarkes) zumindest eine weitere Verschlechterung verhindern, evtl. verlorene Funktionen teilweise wieder herstellen. Ausschlaggebend für die Operationsentscheidung ist jeweils die klinische Symptomatik, nicht allein die bildgebende Diagnostik.

2. Orthopädische Therapie: Zu diesem Bereich gehören konservative und operative Therapiemaßnahmen am Bewegungsapparat sowie – im weiteren Sinne – alle Maßnahmen zur Förderung der Mobilität. Ziel ist der bestmögliche Einsatz vorhandener Fähigkeiten und größtmögliche Selbständigkeit; gleichzeitig sollen Folgeprobleme der Querschnittlähmung soweit als möglich verhindert werden. Grundlage der orthopädischen Therapieplanung ist der individuelle neurologische Befund, insbesondere die Bestimmung des Lähmungsniveaus, woraus sich schon früh eine individuelle Prognose für voraussichtliche Fähigkeiten und Sekundärprobleme ableiten läßt.

Konservative Maßnahmen, d.h. *Physiotherapie und Orthesenversorgung*, haben im Therapiekonzept einen sehr hohen Stellenwert und werden im folgenden Kapitel behandelt.

Operative Maßnahmen sind zusätzlich erforderlich, wenn Kontrakturen oder Fehlstellungen vorliegen, die die Mobilität einschränken oder eine sinnvolle Orthesenversorgung verhindern, oder bei progredienten Wirbelsäulendeformitäten (Skoliose, Gibbus), die langfristig sogar die Sitzfähigkeit gefährden.

Die operative Korrektur von angeborenen Fußfehlstellungen sollte im 1. Lebensjahr, d.h. vor der Vertikalisierung erfolgen.

Die Behandlung der häufigen (lähmungsbedingten) Hüftluxation folgt völlig anderen Regeln als bei neurologisch gesunden Kindern: eine Spreizbehandlung ist wegen der Gefahr schwerer Abduktions- und Beugekontrakturen kontraindiziert und überdies wegen des fortbestehenden Muskelungleichgewichts immer erfolglos. Das Therapieziel von passiv mobilen Hüftgelenken wird durch Physiotherapie, Lagerungsmaßnahmen und gegebenenfalls Weichteiloperationen erreicht. Knöcherne Eingriffe zur Hüftgelenksrekonstruktion sind selten indiziert; sie sollten nur durchgeführt werden, wenn das Kind durch die Operation einen funktionellen Gewinn hat. Das Erlernen des Gehens mit Orthesen wird durch eine Hüftluxation nicht negativ beeinflußt; vor einer Hüftrekonstruktion sollte auf jeden Fall sicheres Gehen erreicht sein.

Progrediente Wirbelsäulen-Deformierungen bedürfen einer genauen Abklärung möglicher Ursachen (s. oben) und einer sorgfältigen, auf Lebensalter und individuelle Situation abgestimmten Therapieplanung. Konservative Maßnahmen (Physiotherapie, Korsettversorgung) sind häufig nicht ausreichend, können aber bei jungen Kindern helfen, Zeit zu gewinnen. Operative Maßnahmen sollten im Interesse guter Langzeitergebnisse dennoch nicht zu spät eingeplant werden.

3. Urologische Therapie: Ziel der urologischen Therapie ist einerseits der Schutz der Nieren vor Folgeschäden der *neuropathischen Blase*, d. h. die Erhaltung einer normalen Nierenfunktion, und andererseits das Erreichen einer möglichst akzeptablen Kontinenzsituation.

Wichtigste Voraussetzung zur Vermeidung von Infektionen ist eine regelmäßige restharnfreie Blasenentleerung. Als Methode der Wahl hat sich das *saubere intermittierende Katheterisieren der Blase* seit vielen Jahren durchgesetzt. Es wird in den ersten Lebensjahren von Eltern bzw. Betreuern, später wenn möglich vom älteren Kind oder Jugendlichen selbständig durchgeführt. Häufig wird das Katheterisieren mit einer medikamentösen Therapie zur Erschlaffung des überaktiven Blasenmuskels (Detrusors) kombiniert; dadurch kann die Blasenkapazität verbessert und erhöhter Blasendruck gesenkt werden. Beide Maßnahmen tragen gleichzeitig zum Schutz der Nieren und zur Verbesserung der Kontinenz bei und haben frühere Verfahren (z. B. das manuelle Ausdrücken der Blase) weitgehend abgelöst.

Bei akutem Harnstau kann eine kurzfristige Entlastung der Nieren durch eine vorübergehende Urin-Dauerableitung über einen Bauchdeckenkatheter erforderlich werden. Auf spezielle operative Verfahren, die immer einer individuellen Indikation bedürfen, kann in diesem Zusammenhang nicht eingegangen werden.

Die Therapie des *neuropathischen Darmes* zielt auf regelmäßige Darmentleerung und auf sog. „soziale Kontinenz". Mit einer erfolgreichen Therapie der fast immer vorhandenen Obstipation wird häufig auch schon die wichtigste Voraussetzung für die soziale Kontinenz geschaffen. Dabei entspricht die Basistherapie (ausreichende Flüssigkeitszufuhr, ballaststoffreiche Ernährung) der üblichen Obstipationstherapie. Unterstützend werden Stuhl-Weichmacher (z. B. Lactulose-Präparate) und verschiedene Maßnahmen zur Förderung der Enddarmentleerung (Zäpfchen, Klistiere oder auch Spülungen des Enddarms) eingesetzt.

Bei unwillkürlichem Stuhlabgang trotz erfolgreich behandelter Obstipation kommen auch sog. *Analtampons* in Frage, um Kontinenz zumindest in bestimmten Situationen zu erreichen.

4. Endokrinologische Therapie: Bei nachgewiesenem Wachstumshormonmangel ist eine Therapie mit Wachstumshormon zu diskutieren, wobei Vorteile und Risiken für jeden Einzelfall individuell geprüft werden müssen. Progrediente Wirbelsäulendeformierungen stellen in der Regel eine Kontraindikation dar.

Bei echter vorzeitiger Pubertätsentwicklung kommt eine hormonelle Pubertätsbremsung in Frage. Für die Entscheidung spielen psychische Argumente (Belastung insbesondere durch frühe Menstruation) und körperliche Argumente (geringere Endgröße durch vorzeitigen Schluß der Wachstumsfugen) eine Rolle.

5.4.2 Hydrozephalus

M. A. Überall

Allgemeines

Der Begriff Hydrozephalus (Wasserkopf, von gr. hydr = Wasser und gr. kephale = Kopf) beschreibt **keine** spezifische Erkrankung. Die Bezeichnung dient vielmehr der Kennzeichnung einer Gruppe bestimmter funktioneller und/oder morphologischer Zustandsänderungen des zentralen Nervensystemes, die im wesentlichen Folge eines gestörten Gleichgewichtes von Produktion, Zirkulation und Absorption des Nervenwassers (Liquor zerebrospinalis) sind.

- *Definition:* Unter Hydrozephalus versteht man ein vermehrtes Flüssigkeitsvolumen innerhalb der liquorführenden intrakraniellen Räume, welches – auf Kosten der umgebenden Hirnsubstanz und teilweise des interstitiellen und vaskulären intrakraniellen Kompartimentes – mit einer Erweiterung der inneren und/oder äußeren Liquorräume einhergeht.

Häufigkeit

Der konnatale Hydrozephalus wird als isolierte Fehlbildung mit einer Häufigkeit von ~ 4–8/1000 Lebendgeburten beobachtet, wobei die weitaus überwiegende Zahl sekundäre Folge prä-/perinataler Störungen ist. Die Häufigkeit genetisch bedingter Hydrozephali liegt bei ~0,4–2/1000 Lebendgeburten. Faßt man die bei Geburt nachweisbaren angeborenen und die sich erst postnatal manifestierenden Formen zusammen, so muß bei etwa 10–15/1000 Kindern mit dem Auftreten eines Hydrozephalus als singulärer Fehlbildung gerechnet werden. Hinzu kommen noch die Kombinationshydrozephali bei Kindern mit Spina bifida, die mit einer Häufigkeit von ~ 1–3/1000 Lebendgeburten angegeben werden.

Pathophysiologie und Ätiologie

Pathologisch-anatomisch wird der Hydrocephalus internus (isolierte Erweiterung der inneren Liquorräume) vom Hydrocephalus externus (Erweiterung des Subarachnoidalraumes) und dem Hydrocephalus communicans (Kombination von Hydrocephalus internus und externus) unterschieden. Die Erweiterung der liquorführenden Räume erfolgt pathogenetisch entweder kompensatorisch – infolge einer primären Hirnentwicklungsstörung oder einem neuronalem Gewebsuntergang (z.B. nach infektiösen, traumatischen, oder toxischen Insulten, vaskulären Veränderungen oder degenerativen Erkrankungen) und nachfolgender sekundärer Erweiterung der Liquorräume (sog. passiver Hydrozephalus, Hydrocephalus e vacuo) – oder hypertensiv progredient – als Folge einer primären Druckerhöhung innerhalb der Liquorräume bei Überproduktion oder Abflußminderung (sog. aktiver Hydrozephalus).

Störungen des Gleichgewichtes zwischen Liquorproduktion und -absorption mit der Folge eines Liquordruckanstieges und der möglichen Konsequenz eines aktiven Hydrozephalus können theoretisch durch folgende Pathomechanismen entstehen:

- Übersekretion von Liquor (Hydrocephalus hypersecretorius);
- Minderabsorption bei thrombotischem Verschluß der Vena cava superior oder des Sinus venosus (Hydrocephalus mal-/aresorptivus);
- Störung des Liquorabflusses innerhalb der Ventrikel, im Bereich der Zisternen oder des Subarachnoidalraumes (Hydrocephalus obstructivus). Entsteht der Hydrozephalus infolge einer Abflußbehinderung innerhalb des Ventrikelsystems, so bezeichnet man ihn als Hydrocephalus internus; entwickelt er sich jedoch aufgrund einer Abflußbehinderung innerhalb des Subarachnoidalraumes oder einer Funktionsstörung der arachnoidalen Absorptionsmechanismen mit nachfolgender Erweiterung der inneren und äußeren Liquorräume, so bezeichnet man ihn als Hydrocephalus communicans, bei isolierter Erweiterung des Subarachnoidalraumes als Hydrocephalus externus.

Die Veränderung physiologischer Funktionen hängt beim aktiven Hydrozephalus weitestgehend ab vom Alter des Patienten, Ausmaß und Dauer der intrakraniellen Drucksteigerung und der Kapazität möglicher Kompensationsmechanismen. Pathophysiologisch werden in der Entwicklung des Hydrozephalus drei Stadien mit unterschiedlichen Reaktionsmechanismen differenziert:

Akute Phase: Nach einer Obstruktion im Ventrikelbereich entwickelt sich innerhalb von 3–4 Stunden eine deutliche Erweiterung der Vorder- und Hinterhörner beider Seitenventrikel. 3–6 Stunden nach dem akuten Verschluß reduziert sich diese Dilatationsentwicklung infolge der

Druckanpassung zwischen Ventrikellumen und umgebenden Hirngewebe. In den folgenden 2–3 Tagen tritt Liquor langsam durch geschädigte Ependymstellen in das periventrikuläre Hirngewebe über, wo er zum Teil absorbiert und über das versorgende Kapillarsystem abtransportiert wird.

Subakute Phase: Im Zeitraum 3 Tage bis 3 Wochen nach Eintritt der akuten Obstruktion kommt es als Folge einer reduzierten Hirndurchblutung (insbesondere der weißen Hirnsubstanz) und nachfolgendem Gliazelluntergang zu einer langsam progredienten Erweiterung der Ventrikelgröße und zur Entwicklung eines Ödems der weißen Hirnsubstanz.

Chronische Phase: Dauert die intrakranielle Druckerhöhung mehr als 3 Wochen an, so folgt konsekutiv die irreversible Zerstörung von Hirngewebe mit weiterer Größenzunahme der Ventrikellumina. Während dabei weiterhin die weiße Substanz frühzeitig durch die bei Ödembildung und intrakranieller Drucksteigerung eintretende Ischämie leidet, zeigt sich die graue Substanz – bei guter Durchblutung – erstaunlich widerstands- und regenerationsfähig.

Klinik

Das klinische Bild des aktiven hypertensiven Hydrozephalus ist variabel und wird durch eine Vielzahl unterschiedlichster Einflußgrößen bestimmt. Vier Hauptfaktoren prägen den klinischen Verlauf:

- Alter bei Manifestation
- Dauer der nicht/inadäquat behandelten intrakranialen Drucksteigerung
- Verlauf und Ausmaß des intrakranialen Druckanstieges
- Ätiologie der zugrunde liegenden Abflußbehinderung

Beim konnatalen und bereits frühkindlich druckaktiven Hydrozephalus dominiert der bereits bei Geburt große und später weiter zunehmende Kopfumfang das klinische Bild. Zusätzlich erscheint – im Vergleich zu dem großen Hirnschädel – der Gesichtsschädel relativ klein, ist die große Fontanelle gespannt, sind die Schädelnähte palpatorisch erweitert und die Kopfhautvenen dilatiert. Die Stirn ist häufig balkonartig vorgewölbt, die Augen nach unten gedreht und die Pupillen vom Unterlid halb verdeckt (sog. Sonnenuntergangsphänomen). Neurologische Folgen der intrakraniellen Drucksteigerung sind: lebhafte Muskeleigenreflexe, Spastik, Klonus (v. a. der unteren Extremitäten) und pathologische Reflexe (z. B. Babinski). Bei sehr rascher Progredienz können sich auch im frühen Kindesalter – trotz der noch offenen Schädelnähte und der hieraus resultierenden druckmindernden Kompensationsmechanismen – typische Hirndruckzeichen entwickeln: Bewußtseinstrübung, Erbrechen, schrilles Schreien, Nystagmus, Strabismus, Berührungsempfindlichkeit, Hyperexzitabilität, Pseudobulbärparalyse, zerebrale Anfälle.

Bei Klein-/Schulkindern ist das Schädelwachstum als Folge einer intrakraniellen Drucksteigerung – wegen der bereits teilweise geschlossenen Schädelnähte – nicht mehr so auffällig wie bei den jüngeren Kindern. Im Vordergrund stehen variable fokale Symptome entsprechend der Grundkrankheit oder allgemeine, bisweilen nur schwach ausgeprägte Zeichen des erhöhten Hirndruckes wie z. B. Verhaltensauffälligkeiten (Irritabilität, Lethargie, Leistungsabfall), Appetitlosigkeit, Übelkeit, Erbrechen und morgendlich betonte Kopfschmerzen. Bei Kindern und Jugendlichen mit weitestgehend geschlossenen Schädelnähten (i.d.R. jenseits des zehnten Lebensjahres) äußert sich ein aktiver Hydrozephalus meist unter dem Vollbild einer akuten Hirndrucksteigerung mit Kopfschmerzen, Übelkeit/Erbrechen, Appetitlosigkeit, Ataxie, visuellen Störungen (Nystagmus, Strabismus, Fehlsichtigkeit), Koordinationsproblemen, pathologischen Reflexen, Bewußtseinsveränderungen und Nackensteifigkeit. Graduelle psychopathologische Persönlichkeitsänderungen sowie ein schleichender Leistungsabfall können die Entwicklung eines langsam progressiven Hydrozephalus ebenso begleiten wie eine Zunahme der Kopfumfangswerte in den gesetzlichen Vorsorgeuntersuchungen.

Diagnose

Die Diagnose eines aktiven hypertensiven Hydrozephalus beruht auf der Kombination typischer klinischer Symptome und dem Nachweis erweiterter Ventrikelräume bei akut vorhandener oder zurückliegender intrakranieller Drucksteigerung.

Ergänzende apparative Untersuchungsverfahren umfassen zunächst vor allem bildgebende Verfahren wie: Ultrasonographie, native Röntgenschädelübersichtsaufnahmen sowie kraniale Computer- oder Kernspintomographien. Nichtbildgebende apparative Verfahren wie die Elektroenzephalographie und die Ableitung evozierter Potentiale können für den Verlauf und die zukünftige Entwicklungsprognose wertvolle Informationen geben. Blut und Liquoranalysen vervollständigen die differentialdiagnostische Abklärung.

Differentialdiagnostisch müssen alle Formen der Makrozephalie berücksichtigt werden. Im Einzelfall muß bedacht werden, daß die verschiedenen, einen Hydrozephalus zunächst bedingenden Grundkrankheiten (wie Blutungen, Metastasen, Aneurysmen, etc.) nicht unbedingt auch für alle nachfolgenden neurologischen Symptome verantwortlich sein müssen, sondern diese durchaus auch Folge eines sich verselbständigenden Hydrozephalus sein können.

Behandlung

Vorrangiges Behandlungsziel bei einem aktiven Hydrozephalus ist Ursachenbeseitigung sowie die Vermeidung bzw. Minimierung sekundärer Schäden durch den erhöhten intrakraniellen Druck. Aus diesem Grund sind meist operative Interventionen notwendig. Neben primär kurativer Interventionsoptionen (z.B. Tumorentfernung, Zystendrainage, etc.) dominieren heute Verfahren zur Anlage artefizieller Liquorableitungssysteme das Spektrum neurochirurgischer Möglichkeiten zur Behandlung des obstruktiven Hydrozephalus.

Hauptkomplikationen aller aus körperfremden Materialien bestehenden implantierten Systeme ist die bakterielle Besiedelung (häufig mit Staphylokokkus epidermidis), die immer eine antibiotische Therapie, häufig auch eine Shuntrevision erforderlich macht.

Vorübergehend können in der Initialphase der Therapieplanung konservative Behandlungsstrategien mit dem Ziel einer Reduktion der basalen Liquorproduktion, wie z.B. die Gabe von Carboanhydrasehemmstoffen (Acetazolamid), Diuretika (Furosemid) oder Osmotherapeutika (Mannit, Harnstoff, Isosorbid), zu einer vorübergehenden Besserung führen.

In der Folgezeit auftretende neuropathologische Symptome wie Tonuserhöhungen, Spastik, Entwicklungsverzögerungen und Sinneseinbußen sind interdisziplinär zu behandeln. Allgemeine Behandlungsmaßnahmen beinhalten den selektiven Einsatz von Antibiotika und Antikonvulsiva. Liegen pseudobulbäre Symptome vor, so ist ggf. eine vorübergehende Sondenernährung angebracht.

Prognose

Die Prognose des singulären Hydrozephalus für die weitere Entwicklung betroffener Kinder hängt in erster Linie von der auslösenden Grundkrankheit und dem Zeitpunkt der Shuntanlage ab, nicht vom Ausmaß der Ventrikelerweiterung, der Dicke des Hirngewebsmantels zum Zeitpunkt der operativen Intervention oder der Zahl der notwendigen Shuntrevisionen. Zwei Drittel der Kinder mit isoliertem Hydrozephalus entwickeln sich dank rascher und adäquater operativer Therapie körperlich und geistig weitestgehend normal. Dabei hängt die Prognose bezüglich neurologischer Spätfolgen im wesentlichen von der rechtzeitigen Shuntimplantation ab. Diese sollte bei kongenitalem Hydrozephalus in der 3.–4. Lebenswoche geplant werden. Vergleichende Studien mit Gesunden konnten zeigen, daß Kinder mit einem Hydrozephalus per se zwar für eine Vielzahl verschiedenster Entwicklungsbeeinträchtigungen ein erhöhtes Risiko aufweisen, insgesamt jedoch eine gute Entwicklungsprognose haben.

Rund die Hälfte der betroffenen Kinder mit einem isolierten Hydrozephalus zeigt im direkten Vergleich mit gesunden Vergleichskindern einen geringeren Intelligenzquotienten, der sich – bei häufig altersentsprechenden verbalen Fähigkeiten – vorwiegend durch Defizite im Handlungsbereich erklärt. Durch die Kombination aus gutem Lernvermögen, verminderter Konzentrations- und Kritikfähigkeit sowie gesteigerter Ablenkbarkeit erscheinen Patienten mit chronischen Hydrozephalus häufig – bei insgesamt positiver Grundstimmung – redselig und distanzlos (sog. Cocktail-Party-Syndrom). Viele Kinder zeigen als Folge eines akut oder chronisch gesteigerten Hirndruckes transiente oder permanente Gedächtnisstörungen, statomotorische Entwicklungsverzögerungen und/oder Bewegungsstörungen sowie okuläre und visuelle Probleme variabelster Natur. Obwohl die meisten betroffenen hydrozephalen Kinder keine relevanten Verhaltensauffälligkeiten zeigen können einige Betroffene darüber hinaus intermittierend auch ein aggressives und bisweilen delinquentes Verhalten aufweisen, welches auf eine akute oder chronisch dekompensierte Hirndrucksteigerung hinweisen kann. Umfangreiche Einzelanalysen konnten zeigen, daß das Vorliegen eines Hydrozephalus als solches nicht obligat mit einer schlechten Entwicklungsprognose vergesellschaftet sein muß. Neben dem bereits erwähnten Einfluß der Hydrozephalusursache und des Zeitpunktes der operativen Versorgung spielen insbesondere Art und Umfang der eingeleiteten Fördermaßnahmen für die Langzeitprognose von Kindern mit einem Hydrozephalus eine entscheidende Rolle. Aus diesem Grund muß die multidisziplinäre Langzeitbetreuung betroffener Familien in geeigneten Zentren oberstes Gebot bei der Behandlung von Kindern mit einem Hydrozephalus sein.

5.4.3 Physiotherapie bei Myelomeningozele

A. Schneider

Die Physiotherapie beinhaltet:

- Kontrakturprophylaxe, -behandlung,
- Dekubitusprophylaxe, -behandlung,
- Entwicklungsbehandlung,
- gezielte Bewegungsförderung,
- Arbeiten mit orthetischen Hilfsmitteln,
- Förderung der Selbständigkeit,
- Einbeziehung der Betreuungsperson (-en) in die Therapie,
- Rollstuhlgebrauch,
- Hinführung zu sportlicher Aktivität.

Das Ausmaß der (körperlichen) Störungen und damit auch z.T. der Entwicklung des Kindes sind wesentlich durch die angeborene Fehlbildung vorgegeben. Unsere Zielvorstellungen können deshalb nicht darauf ausgerichtet sein, die Behinderung durch die Therapie zu beseitigen, sondern sie zu akzeptieren und den Eltern darin ein Vorbild zu geben. Die Behandlung sollte primär von dem Gedanken geprägt sein, dem Kind und seiner Familie zu helfen, mit der Behinderung zu leben.

Trotzdem kommt den Eltern – in den meisten Fällen der Mutter – ein hohes Maß an Mitarbeit und Verantwortung zu. Diesen Tatbestand darf die Physiotherapeutin bei ihren Maßnahmen und Empfehlungen nicht außer acht lassen. Sie sollte die familiäre Gesamtsituation berücksichtigen, u.a. die Belastbarkeit der Eltern, die Beziehung zu ihrem behinderten Kind sowie das Anrecht evtl. Geschwisterkinder. Scheinbar angepaßte therapeutische Empfehlungen oder Vorgaben der Physiotherapeutin können Eltern und Kind überfordern. Dadurch aufkommende Spannungen oder Schuldgefühle schaffen zusätzliche Belastungen für die gesamte Familie.

•••• Allgemeine Aspekte zum Krankheitsbild

Befund

Die physiotherapeutische Untersuchung erfaßt die individuellen Probleme des Patienten zu Behandlungsbeginn und stellt ihre Entwicklung im Verlauf dar.

Muskulatur

Das Lähmungsbild (Qualität der Lähmung) kann komplett (Paralyse) und/oder inkomplett (Parese) sein, es kann schlaff sein und/oder Reflexaktivität aufweisen. *Reflexaktivität* tritt bei Vorhandensein von intaktem Spinalmark unterhalb des Defektes, das eigenständig ohne zerebrale Steuerung funktioniert oder bei Verwachsungen des Rückenmarkes mit seiner Umgebung, dem sogenannten tethered cord, auf. Diese spinale Tonussteigerung kann auch nachts auftreten und muß deshalb von den Eltern erfragt werden.

Muskeln, die von Reflexaktivität betroffen sind, bieten beim passiven Bewegen einen spastischen Widerstand bis hin zur Auslösbarkeit von Kloni. Sie können auch, unabhängig von Ruhe oder willkürlicher Bewegung, in großen Muskeln ungezielte, manchmal rhythmische oder auch fibrilläre Zuckungen aufweisen, die besonders gut im Zehenbereich zu beobachten sind.

Der *Muskelstatus* (Kendall, Kendall McCreary 1988; Daniels, Williams, Worthingham 1992) dokumentiert das Verteilungsbild und die Ausprägung der Lähmung (Paresegrade 0–5). Mit Hilfe dieses Befundes wird das motorische Lähmungsniveau bestimmt. Angegeben wird in der Regel das letzte funktionell einsetzbare Segment.

Die Prüfung in funktionellen Muskelgruppen ist in den meisten Fällen hinreichend aussagekräftig. Eine differenzierte Testung ist bei gezielter Fragestellung, wie z.B. operativer Muskeltransposition, erforderlich. Sie ist wegen der erhöhten Anforderung an die Kooperationsfähigkeit des Patienten meist erst ab dem 4./5. Lebensjahr möglich.

Im Säuglingsalter reduziert sich die Dokumentation der Muskelkraft auf: nicht innerviert (–), innerviert (+), gut innerviert (++), sehr gut innerviert (+++); „R“ für Reflexaktivität.

Gelenke

Das Lähmungsbild kann deutlich verformenden Einfluß auf Knochen und Gelenke nehmen, so daß darüber Rückschlüsse auf die Innervation bzw. die Lähmungshöhe möglich sind. Wir finden Kontrakturen und/oder Deformitäten, die sich z.T. schon in utero oder im Verlauf der späteren Entwicklung ausgebildet haben. Ihre Ausprägung kann in einigen Fällen eine Orthesenversorgung unmöglich machen. Im wesentlichen sind drei Mechanismen für ihre Entstehung verantwortlich:

- vollständige Beinlähmung in Verbindung mit ungenügenden Lagerungsmaßnahmen,
- Muskelimbalanz: Agonist und Antagonist einer Gelenkbewegung werden aus unterschiedlichen Segmenten innerviert (z.B. Hüftgelenk: Bei fast allen Lähmungsniveaus ist dieses Gelenk zu mehr oder minder ausgeprägten Beugekontrakturen prädestiniert.),
- Reflexaktivität: kann sich ähnlich auswirken wie die Muskelimbalanz, indem bestimmte Muskelgruppen in ihrer Aktivität deutlich gegenüber anderen überwiegen. Beispiel: Reflexaktivität in den Plantarflektoren begünstigt die Entstehung eines Spitzfußes.

Andere Deformitäten, wie z.B. lähmungsbedingte Klump- oder Hackenfüße oder Fehlstellungen der Wirbelsäule (Kyphose, Skoliose, Lordose) werden ebenfalls unter diesem Punkt (Gelenkstatus) beschrieben.

Sensibilität

Die sensiblen Ausfälle betreffen die Oberflächen- und die Tiefensensibilität. Die Physiotherapeutin stellt über Berührungs- oder leichte Schmerzreize grob fest, welche Hautareale bzw. Körperregionen betroffen sind. Eine differenzierte Untersuchung zur Bestimmung des sensiblen Lähmungsniveaus wird in der Regel vom Arzt durchgeführt.

Durch den Mangel oder Verlust der Sensibilität verbunden mit der gestörten Trophik wird der Verletzung des Gewebes Vorschub geleistet. Mechanische und thermische Beanspruchungen durch Druck, Reibung am Boden oder auch Wärmflasche und Heizkissen führen bald zu einer Hautrötung und möglicherweise zu einer rasch nachfolgenden Läsion des Gewebes, ohne daß der Patient etwas davon spürt.

Trophische Störungen

Als Ausdruck trophischer Störungen ist v. a. eine *Minderdurchblutung* zu nennen. Die betroffenen Körperabschnitte sind distal betont meistens kühl bis kalt.

Druckulzera, deren Entstehen und Ausweitung durch die gestörte Sensibilität begünstigt wird, haben durch die verminderte Durchblutung eine äußerst schlechte Heilungstendenz (Wochen bis Monate). Deshalb verlangen schon erste Anzeichen einer Druckstelle besondere Aufmerksamkeit!

Trophische Störungen sind auch ursächlich beteiligt beim Entstehen einer *pathologischen Fraktur.* Der unzureichend belastete und demineralisierte Knochen neigt zur Brüchigkeit (besonders lange Röhrenknochen), oft ohne vorausgegangenes adäquates Trauma (z. B. beim spontanen Bewegen, auch bei passiver Gelenkmobilisierung, z. B. nach Ruhigstellung). Es entsteht eine in der Regel schmerzlose Schwellung mit Überwärmung, die in jedem Fall zur Abklärung geröntgt werden muß.

Blasen-, Mastdarmprobleme

Sie sind Ausdruck komplexer motorischer, sensibler und vegetativer Störungen und liegen bei fast allen Betroffenen vor. Sie äußern sich klinisch in Entleerungsstörungen und Inkontinenz.

Die folgenden Punkte der Befunderhebung ergänzen sich zum Teil, bzw. ihre Bereiche überschneiden sich. Der Transparenz wegen werden sie jedoch gesondert aufgeführt.

Psychomotorischer Entwicklungsstatus

Wir beschreiben die Spontanmotorik, das Perzeptionsvermögen (Verarbeitung z. B. taktil-kinästhetischer, akustischer, visueller Eindrücke, Körperschema, Orientierung im Raum), das Sozialverhalten (bezogen auf bekannte und fremde Personen), die Entwicklung zur Selbständigkeit (z. B. Essen, Trinken, An- und Ausziehen, das Fortbewegen, die Mobilität) sowie die sprachliche Entwicklung (Sprachverständnis, aktive Sprache).

Aus verschiedenen Gründen findet sich nicht selten eine Verlangsamung und/oder Passivität im Verhalten, die die Entwicklung des Kindes zusätzlich beeinträchtigen kann. Mit Hilfe von Entwicklungstabellen kann eine ungefähre Bestimmung des Entwicklungsalters gemacht werden.

Funktionelle Bewegungsmöglichkeiten

Wir beschreiben Haltung, Bewegung und Bewegungsübergänge, insbesondere im Hinblick auf Vertikalisierung und Fortbewegung,

- je nach Möglichkeit des Kindes: mit/ohne Hilfsmittel,
- je nach Entwicklungsstand: Rückenlage, Bauchlage, Drehen, Robben, Vierfüßlergang, Hochkommen zum Sitz, Sitz, Hochkommen zum Stand, Gangbild,

und wir analysieren sie in bezug auf ihre Qualität (Wie werden sie ausgeführt? Welche Komponenten eines physiologischen Bewegungsablaufes fehlen und warum? Wie wird dieser Mangel kompensiert?).

Eine mögliche *zerebralparetische Komponente* steht in ursächlichem Zusammenhang mit dem Hydrozephalus bzw. anderen ZNS-Fehlbildungen. Sie hat Auswirkungen auf Koordination (Hemi-, Di-, Tetraparese) und Tonus (Hypo-, Hypertonus) und kann – je nach Ausmaß – zusätzlich die soziale Integration des Betroffenen beeinträchtigen. Der Erwerb von Kopf- und Rumpfkontrolle ist erschwert, die Funktion der oberen Extremitäten ist eingeschränkt, und dadurch ist auch die Fortbewegung mit Stockstützen oder im Rollstuhl erschwert.

Hilfsmittel

Wir erfragen, welche Hilfsmittel dem Patienten zur Verfügung stehen, und welche er benutzt. Es gibt:

- Lagerungshilfen (z. B. Nachtlagerungsschienen),
- Stehhilfen (Orthese in Verbindung mit Stehständer),
- Gehhilfen (Orthesen, Stützhilfen),
- Fahrhilfen (z. B. Dreirad, behindertengerechtes Fahrrad, Rollstuhl),
- Alltagshilfen (z. B. Duschstuhl, Toilettenstuhl).

Selbständigkeit

Die Entwicklung zur Selbständigkeit ist unter normalen Bedingungen ein natürliches Bedürfnis des Menschen und beginnt in sehr jungem Alter. Schon der Säugling entscheidet, ob er ein bestimmtes Spielzeug, das er in seinem Aktionsradius sieht, haben möchte, und er kann aktiv werden, indem er sich den Gegenstand nimmt oder, falls erforderlich, sich zu ihm hinbewegt. Durch Fortbewegung kann er auch seinen Aufenthaltsort schon selbständig verändern und bestimmen, z. B. der Mutter in einen anderen Raum folgen. Natürliche Reifung zur Eigenständigkeit zeigt sich z. B. auch darin, daß die Kinder selbständig essen möchten, in der Regel schon lange, bevor sie es motorisch ausreichend gut beherrschen. Beim Spina bifida-Betroffenen ist die Selbständigkeitsentwicklung durch mehrere Faktoren erschwert.

Augenfällig sind

- motorische Behinderung (in bezug auf Fortbewegung und eigene Körperversorgung), auch in Verbindung mit
- Perzeptionsstörungen (z. B. gestörtes Körperschema, Orientierung im Raum),
- Blasen-Darm-Problematik,
- allgemeine Verlangsamung,
- Beeinflussung der Eltern-Kind-Beziehung durch die Behinderung im Sinne einer Überbehütung.

Die genannten Punkte lassen erkennen, daß die Entwicklung bzw. Erziehung zur Selbständigkeit, zu der auch die Ablösung von den Eltern gehört, schwieriger sein wird, als sie es ohnehin unter „normalen“ Bedingungen ist.

Im Befund halten wir fest:

Ist Selbständigkeit erreicht in bezug auf:

1. Möglichkeit der eigenen Fortbewegung
   - Gehen/Fahren,
   - ohne/mit Hilfsmittel.
2. Umgang mit Hilfsmitteln
   - Ab-/Anlegen,
   - funktioneller Einsatz, Akzeptanz.
3. Persönliche Körperversorgung
   - Aus-/Anziehen,
   - Waschen,
   - Hautkontrolle,
   - Umgang mit Inkontinenz von Blase und Darm.

Behandlungsgesichtspunkte

Oberstes Behandlungsziel ist **weitestgehende Selbständigkeit** des Betroffenen im täglichen Leben. Alle anderen Gesichtspunkte tragen direkt oder indirekt zur Erreichung dieses Zieles bei:

- Bestmögliche passive Gelenkbeweglichkeit (als Voraussetzung für eine akzeptable Apparateversorgung),
- Vermeidung von Druckstellen bzw. -ulzera,
- Förderung der psychomotorischen Entwicklung,
- Erwerb von Steh- bzw. Gehfähigkeit. Zur Vorbereitung – je nach Befund – Oberkörperkräftigung in einzelnen Fällen,
- Selbständigkeit in praktischen Alltagssituationen,
- Einführung der Betreuungspersonen in die Hebetechniken.

Behandlungsmaßnahmen

Kontrakturprophylaxe, -behandlung

Da die relativ freie passive Gelenkbeweglichkeit wesentlich für den Erwerb und Erhalt bestimmter motorischer Funktionen, z. B. dem Gehen (ohne und mit Orthese) ist, kommt der Kontrakturprophylaxe, -behandlung eine hohe und häufig unterschätzte Bedeutung zu.

Bei ausgeprägten Kontrakturen (besonders Beugekontrakturen der Hüft- und Kniegelenke) kann für die erstrebte Funktion zusätzlich zur Physiotherapie ein operativer (Weichteil-)Eingriff, ggf. auch zu einem frühen Zeitpunkt, angezeigt und unerläßlich sein.

Maßnahmen:

- Dehnbehandlung (teil-)innervierter Muskulatur. Wichtige Voraussetzung für diese passive Maßnahme ist die bestmögliche Entspannung der zu behandelnden Muskeln. Sie wird begünstigt durch relatives körperliches und psychisches Wohlbefinden des Patienten während der Behandlung.

Zu beachten sind:
- gesicherte Ausgangsstellung (wenn möglich angenehm, bequem),
- warme Extremitäten:
  - nach dem Schlaf,
  - Wärmeapplikation, feucht/trocken (z. B. Wasser, Tücher, Packungen, Heizkissen; Vorsicht vor Überwärmung und Verbrennungen),
- Beachtung der Schmerzgrenze,
- innere Bereitschaft des Kindes/Jugendlichen (wirkt entspannungsfördernd),

- evtl. Ablenkung, z. B. über Gespräch, Bilderbuch, Geschichte, Musik,
- Säuglingsbehandlung evtl. auch im Halbschlaf.

Durchführung:

- Langsames passives Bewegen der Gelenke mit zur Verkürzung neigenden (innervierten) Muskeln in ihre Endstellung, nachfolgend vorsichtig zunehmendes Dehnen der verkürzten Muskeln. Eine reaktive Kontraktion/Verkürzung muß vermieden werden, da sie der effektiven Verlängerung des Muskels entgegensteht. Halten der Dehnstellung über ca. 10 – 30 Sekunden; mehrmals wiederholen,
- passives Mobilisieren des Kapsel-Band-Apparates von Gelenken, z. B. bei Fußfehlstellungen wie Spitz-, Sichelfuß, Klumpfuß, evtl. auch bei Zehenfehlstellungen durch manuelles Redressement,
- Lagerung (s. unten),
- Lagerungsschienen sind angezeigt,
  - um drohenden Gelenkfehlstellungen vorzubeugen und eine weitere Verschlechterung zu verhindern bzw. hinauszuzögern,
  - außerdem in der längeren postoperativen Phase nach Korrektur-Operationen (z. B. Achillessehnen-, Kniebeugesehnen-Verlängerung),
- regelmäßiges Tragen der Steh-/Gehorthese.

Dekubitusprophylaxe/-behandlung

Ständige **aufmerksame Beobachtung** gefährdeter Regionen (Gibbus, Tuber ischiadicum, Malleolen, Füße) im Zusammenhang mit

- Spontanmotorik (z. B. Nachschleifen der ungenügend geschützten Beine beim Robben, Vierfüßlergang),
- Kleidung: Faltenbildung, besonders der Strümpfe,
- Lagerungsmaßnahmen,
- Lagerungs- und Gehorthesen-, Schuhpaßform, besonders wichtig bei jeder Neuversorgung. Ist $^1/_2$ Stunde nach Druckentlastung noch eine deutliche Rötung zu sehen, muß die Anpassung korrigiert werden,
- Rollstuhlversorgung: Prophylaktische Verordnung eines Spezialsitzkissens zur gleichmäßigeren Druckverteilung (Schaumstoff-, Gel-, Luftkissen, medizinisches Natur-Schaffell).

Je nach Entwicklung der Eigenverantwortlichkeit sollte dem Kind/Jugendlichen die Kontrolle der Hautverhältnisse schrittweise übertragen werden. Für nicht direkt sichtbare Körperteile müssen Spiegel benutzt werden.

Häufiges Umlagern in individuell erprobten Zeitabständen, beim Säugling z. B. nach jeder Mahlzeit; auf großflächige Druckverteilung achten.

Druckentlastung:
- beim Sitz im Rollstuhl durch Hochstützen (möglichst oft);
- als ständige Entlastung bei länger anhaltender intensiver Rötung oder schon eingetretenem Hautdefekt.

Beispiele: Dekubitus über dem Tuber ischiadicum verlangt vorübergehendes totales Sitzverbot und zwingt den Patienten zur Bauchlage.

Ulzera an Hauptbelastungspunkten im Bereich der Füße erfordern Entlastung, z.B. durch Verwendung eines Rollstuhls oder durch gefensterten Gips mit Gehbügel und Schuherhöhung auf der anderen Seite.

Merke: In jedem Fall muß die Ursache der Rötung herausgefunden und beseitigt werden.

Entwicklungsbehandlung

Die Entwicklungsbehandlung orientiert sich an der Normalentwicklung. Eine mögliche Allgemeinretardierung (leicht bis schwerst) und eine eventuell zusätzliche zerebralparetische Komponente müssen bei den therapeutischen Zielvorstellungen berücksichtigt werden.

Wie für die Entwicklung eines jeden Kindes wirkt es sich auch für das Spina bifida-Kind positiv aus, wenn es viele eigene Erfahrungen sammeln kann. Durch eigenes Ausprobieren und Experimentieren prägen sich Erfahrungen und Gelerntes besser ein. So entstandene Erfolgserlebnisse – „Ich kann das ganz allein!" – stärken das Selbstbewußtsein und motivieren wiederum zur Eigeninitiative. Die Eigenkompetenz des Kindes wird gefördert, was die Entwicklung zur Selbständigkeit positiv beeinflussen kann. Dieses Verhalten dem Kind gegenüber – so wenig wie möglich und nur so viel wie nötig helfen – fördert die in ihm angelegte Eigenentwicklung. Ständiges Handhaben, Helfen und Korrigieren hemmen seine Entfaltung und die Entwicklung zur Selbständigkeit. Auch darin sollten wir den Eltern ein Beispiel geben.

Wichtigstes Mittel der Förderung ist das direkte Umfeld des Kindes. Es sollte so gestaltet sein (zuhause und in der Therapie), daß es das Kind motiviert und seine psychomotorischen Möglichkeiten und Fähigkeiten herausfordert. Auf diese Weise kann das Kind sie aktiv selbständig erweitern.

Die Wahl der Behandlungsmethode sollte individuell nach den Bedürfnissen und Möglichkeiten des Kindes, aber auch der Familie getroffen werden.

Wir richten unser Augenmerk auf den Erwerb der aktiven Mittelstellung des Kopfes – zunächst in Rückenlage. Das Erreichen dieses Ziels kann erschwert sein (durch veränderte Kopfform, Tonusabweichungen) und muß möglicherweise durch Lagerungshilfen (Ring, Kissen, Tuchrollen) unterstützt werden (evtl. visuelle/akustische Reize geben).

Wir unterstützen, falls nötig, die Entwicklung der Hand-Hand-/Hand-Augen-Koordination und beziehen später die Beine und Füße in dieses „Bewegungsspiel" ein (Wahrnehmen der gelähmten Extremitäten). Das Kopfheben aus Bauchlage in Verbindung mit dem Armstütz (sym. Ellenbogenstütz → Ausgreifen im Einzelellenbogenstütz → sym. Handstütz) müssen manche Kinder über einen langen Zeitraum üben, bis sie es ausreichend beherrschen.

Wir begleiten und fördern die Entwicklung des Kindes – je nach Ausmaß der Behinderung – über Drehen, Robben, Vierfüßlergang, Kniestand zum Stand, möglicherweise bis hin zum freien Gehen.

Orthesenversorgung

Allen Kindern sollte unabhängig vom Lähmungsniveau durch entsprechende orthetische Versorgung Stehen und Gehen ermöglicht werden, da die Vertikalisierung wesentlicher Bestandteil der psychomotorischen Entwicklung jedes gesunden Kindes ist.

Darüber hinaus bietet die Orthesenversorgung weitere Vorteile:

- Kontrakturprophylaxe durch Tragen der Orthese, welche eine achsengerechte Gelenkbewegung ermöglicht oder das Gelenk in (angenäherter) Nullstellung fixiert,
- Belastung der langen Röhrenknochen wirkt der Inaktivitätsosteoporose entgegen, mindert damit das Risiko von Spontanfrakturen; eine günstige Beeinflussung des Längenwachstums wird angenommen,
- Verbesserung der Abflußsituation der Nieren und der Darmtätigkeit,
- bezogen auf die Wirbelsäule: Durch die Extension im gesamten Körper und evtl. zusätzliche Stützarbeit der Arme kommt es zu einer Entlastung gegenüber der sonst bevorzugten Sitzposition und zu einer Begünstigung der symmetrischen Aufrichtung,
- Förderung der Kreislauf- und Lungenfunktion.

Der *Zeitpunkt der Vertikalisierung* wird in den meisten Fällen vom Kind selbst gesetzt, nämlich dann, wenn sein Interesse für die höhere Raumebene „erwacht" ist. Es zieht sich in den Kniestand oder Stand hoch, oder, bei hohem Lähmungsniveau, es streckt die Arme und Hände zum nächsthöheren Gegenstand (z. B. Sessel) empor. In bestimmten Situationen kann oder muß diesem Schritt der Spontanentwicklung vorgegriffen werden, z. B. bei ausgeprägter mentaler Retardierung oder bei zu erwartender starker Hüftbeugekontraktur.

Grundsätzlich gilt, die Gehorthese im oberen Bereich anfänglich höher zu konzipieren, um dem Kind durch mehr Unterstützung das Gehenlernen zu erleichtern und um sekundären Schädigungen durch überbeanspruchte fehlbelastete Gelenke vorzubeugen. Je nach weiterer Entwicklung der Gelenksituation und zwischenzeitlich erreichter Sicherheit kann später mit einem niedrigeren Hilfsmittel versorgt werden. So kann z. B. anfangs eine becken- oder rumpfhohe Versorgung angezeigt sein, während als Endversorgung eine Unterschenkel-Fuß-Orthese geplant ist.

Tragedauer der Steh- oder Gehorthesen:

- anfänglich 1 – 2 × täglich: 1/2 Stunde,
- steigern auf 2 × täglich: 1 Stunde,
  beliebig länger bis ganztags – je nach Möglichkeit und Akzeptanz.

Das Erlernen des Gehens (bei thorakaler Lähmung) kann sich über einen langen Zeitraum erstrecken, von manchen Patienten wird es nicht erreicht (z. B. bei ausgeprägter zerebralparetischer Komponente oder schwerer geistiger Behinderung).

Als Vorbereitung für das Stehen und Gehen und bei voraussichtlich späterer Stockstützen- und/oder Rollstuhl-Abhängigkeit ist die Kräftigung des Oberkörpers möglicherweise angezeigt. Sie beginnt schon im Säuglingsalter mit dem Erwerb der Stützfunktion (anfänglich symmetrisch, später einseitig). Bei hohem Lähmungsniveau und entsprechend hochreichender orthetischer Versorgung kann das Kind später, mit Beginn der Vertikalisierung, üben, sein gesamtes Körpergewicht hochzustemmen. Damit wird auch der Durchschwung-Gang möglich, der als schnelle Fortbewegung zugelassen werden muß.

Selbständigkeitstraining in praktischen Alltagssituationen

Die Förderung der Selbständigkeitsentwicklung hängt zum einen wesentlich von der Einstellung der ständigen Betreuer ab, zum anderen können Grenzen durch die Behinderung gesetzt sein. In der Physiotherapie können wir durch unser Verhalten Beispiele geben. Ob und wann ein Kind gewisse Fertigkeiten erwirbt, unterliegt jedoch individuellen Schwankungen.

Säuglings- und „Kleinkind"-Alter:

- Förderung des freien Bewegens auf dem Boden bei angepaßtem, großem Aktionsradius,
- Gehorthesen-Gebrauchsschulung.

Kindergarten-Alter:

- Aus-/Anziehen von Kleidung (bzw. einzelner Kleidungsstücke; Hose über das Gesäß ziehen, unter Drehen in Seitlage, rechts/links),
- Öffnen/Schließen der Klettverschlüsse an Lagerungs- und Gehorthesen,
- Gehorthesen-Gebrauchsschulung,
- Rollstuhl:
  - Bremsen feststellen/lösen,
  - Fahren: Vor-/rückwärts, im Kreis, abbremsen, Überwinden niedriger Stufen,
  - Aussteigen auf Boden,
  - Einsteigen vom Boden,
- evtl. mit der aktiven Blasen- und Darmentleerung beginnen.

Vorschulalter:

- Gangschulung bei rumpfhoher Orthese, falls noch nicht beherrscht: Überwinden niedriger Schwellen/Stufen,
- Rollstuhl-Training für das tägliche Leben, auch Schulalter bis Jugendalter (fahren, kippen, Transfers: Bett, evtl. Toilette). Kurse hierfür werden von der Arbeitsgemeinschaft Spina bifida und Hydrozephalus e.V. (ASbH) angeboten,
- Windelwechsel.

Schulalter bis Jugendalter:

- Selbständiger Raumwechsel mit rumpfhoher Gehorthese, Rollstuhl (Tür öffnen – hindurchgehen – Tür schließen),
- Rollstuhl-Training (s. „Vorschulalter"),
- Einbeziehung des Kindes/Jugendlichen in die Kontrolle der Hautverhältnisse (Spiegel für nicht direkt sichtbare Körperteile),
- Waschen: Unterfahrbares Waschbecken mit verkleidetem Abflußrohr zum Schutz vor Verbrennungen und Stoß,
- Duschen: Als praktisch erweist sich die schwellenlose, leicht abgesenkte Duscheinrichtung, die mit einem Duschstuhl einfahrbar ist; beim Duschbecken (mit Randerhöhung, d.h. nicht einfahrbar) ggf. Anti-Rutsch-Elemente auf den Boden kleben,
- Windelwechsel (auch im Vorschulalter),
- Anlegen von Hilfsmitteln,
- Gangschulung mit hoher Orthese: Treppe hoch/runter (nur für einen Teil der Patienten erreichbar),

- Rollstuhl-Kurse für Geschicklichkeit, Spiel, Sport,
- Kurse zur Förderung der Selbständigkeit im täglichen Leben.

Hebetechniken

Die Betreuer der Spina bifida-Kinder sollen frühzeitig mit den Hebetechniken praktisch vertraut gemacht werden.

Oberstes Prinzip für Rückenschonung ist, das Kind so viel wie möglich eigenständig durchführen zu lassen. Das Heben soll möglichst körpernah, bei großer Basis (Grätsch- oder Schrittstellung) aus Hüft- und Kniegelenken heraus geschehen, während der Rücken im Verlauf des gesamten Hebe- und Tragevorganges gestreckt gehalten werden soll (ausgewogene Gesamt-Rumpfmuskelspannung).

•••• Spezielle Aspekte zum Krankheitsbild

Für die Praxis ist es sinnvoll, eine Einteilung der Lähmungsniveaus in drei Gruppen vorzunehmen:

- Thorakale und thorakolumbale Lähmung (thorakal bis unterhalb L2),
- lumbale Lähmung (unterhalb L3 bis unterhalb L5),
- sakrale Lähmung (unterhalb S1).

Als weitere Vereinfachung gehen wir im folgenden vom klinischen Befund der kompletten Querschnittlähmung aus, obwohl sich in der Praxis meist zusätzlich ein Bereich mit inkompletter Lähmung findet.

Thorakale und thorakolumbale Lähmung (Th bis unterhalb L2)

Befund

Muskulatur (Innervation):

Bauchmuskeln: nicht/teilweise/vollständig
M. quadratus lumborum: nicht/teilweise
M. iliopsoas: nicht/teilweise
Adduktoren: nicht/teilweise
M. quadriceps femoris: nicht/teilweise

(evtl. Reflexaktivität aufgrund eines spinalen Reflexbogens)

Gelenke: Die Beine liegen der Schwerkraft nach in Hüftflexion-Abduktion-Außenrotation, Knieflexion, Plantarflexion. (Auch Klumpfüße sind möglich.) Bei ausbleibenden Maßnahmen entwickeln sich Kontrakturen, und aus der sogenannten „Froschhaltung" (Abb. 5.**89**) entsteht die „Froschdeformität".

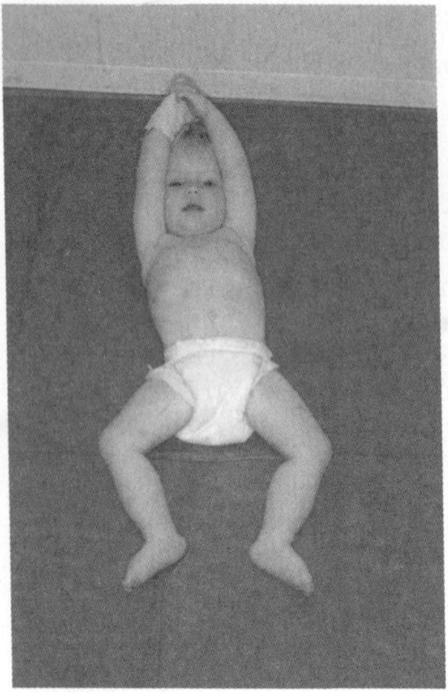

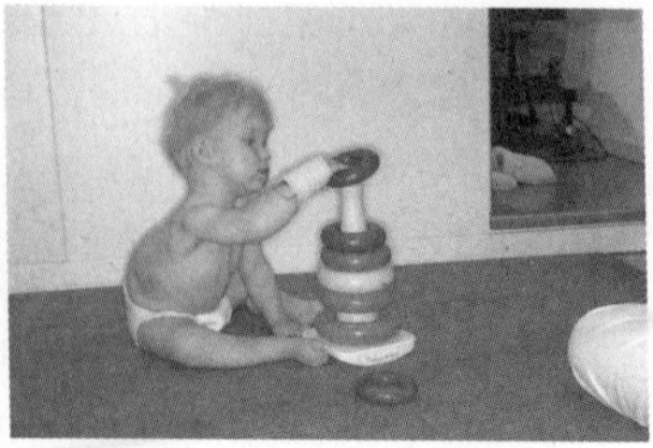

Abb. 5.**90** Langsitz mit einhändigem Abstützen: Das Kind sitzt ausbalanciert in der Körpermitte.

◀ Abb. 5.**89** Froschhaltung

Wirbelsäule: Möglich sind Kyphose, meist in Form eines umschriebenen Gibbus, Lordose, Skoliose, lähmungsbedingt und/oder durch knöcherne Fehlbildungen.

Funktionelle Bewegungsmöglichkeiten: Drehen: Ist erschwert und wird (mit Schwung) vom Oberkörper her eingeleitet, manche Kinder helfen sich durch passives Herübernehmen des (oberen) Beines.

Fortbewegen in Bauchlage: Vorwärtsziehen („Robben") unter ausschließlichem Armeinsatz.

Hochkommen zum Sitz: Erfolgt in der Regel aus Bauchlage über das Hochstützen mit den Händen in den Zwischenfersensitz oder den Langsitz – hierbei kommt es zur maximalen passiven Abduktion der plegischen Beine, die nachfolgend passiv mit den Händen vor den Körper geholt werden.

Sitz: Langsitz (Abb. 5.**90**), Zwischenfersensitz, mit beid- oder einhändigem Abstützen auf den Oberschenkeln. Freier Sitz ist meist nicht möglich, evtl. später nach erworbener Rumpfbalance.

Hochkommen zum Stand: Die Vertikalisierungs-Idee liegt möglicherweise mental vor, unter ausschließlichem Armeinsatz endet der Versuch motorisch günstigenfalls im Kniestand mit Festhalten.

Hilfsmittel:

- Welche sind vorhanden?
- Welche werden genutzt?
- Wie ist ihre Funktionalität?
- Wie ist die Akzeptanz bei Kind und Eltern?

Behandlungsgesichtspunkte

s. Behandlungsgesichtspunkte bei den allgemeinen Aspekten zum Krankheitsbild.

Behandlungsmaßnahmen

s. Behandlungsmaßnahmen bei den allgemeinen Aspekten zum Krankheitsbild.

Kontrakturprophylaxe, -behandlung

Lagerung:

- Zusammenwickeln der Beine in – angenäherter – Nullstellung, günstig mit einem großen Stofftuch (Dreieckstuch mit schrägem Fadenverlauf); eine eventuelle Hüftluxation bleibt unberücksichtigt,
- oberschenkellange Lagerungsorthese mit Rotationsbeeinflussung zur Nullstellung.

Beachte:

- Beim Auftreten von Druckstellen Umlagern, s. Dekubitusprophylaxe,
- in Bauchlage Unterschenkel distal auf eine kleine Tuchrolle lagern (entlastete Fußstellung).

Entwicklungsbehandlung, s. allgemeine Aspekte zum Krankheitsbild.

Steh- und Gehtraining, s. allgemeine Aspekte zum Krankheitsbild.

Orthetische Versorgungsmöglichkeiten und Gangtechniken: Derzeit stehen Kindern mit thorakalem bis hochlumbalem Lähmungsniveau mehrere Typen von Gehorthesen zur Verfügung. Durch den Befund ist die Fassung von Bein–Becken–Rumpf vorgegeben, wobei die Höhe des Rumpfteiles den individuellen Erfordernissen des Patienten oder denen des speziellen Orthesen-Types angepaßt wird.

Eine empfehlenswerte und leicht erlernbare Möglichkeit stellt der *Swivel walker* (Abb. 5.**91**) dar, besonders für Patienten mit höherem thorakalen Lähmungsniveau, gut geeignet auch als Erstversorgung bei jungen Patienten. Er ermöglicht eine frühe selbständige Fortbewegung ohne Stützarbeit der Arme, die dadurch frei zum Hantieren sind. Für eine optimale Kraftübertragung muß der Swivel walker bis zu den Achseln hoch-

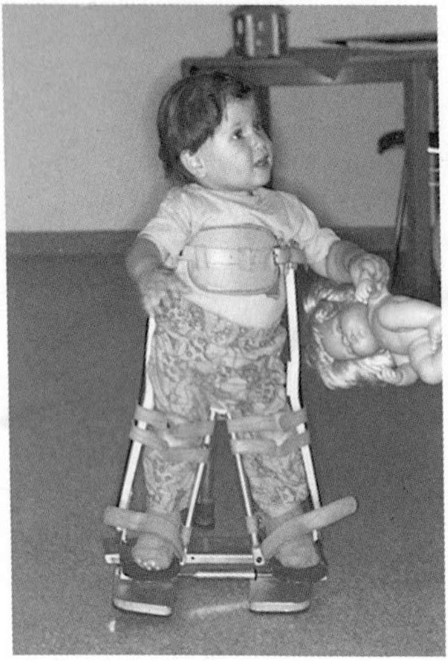

Abb. 5.**91** Swivel walker: Das linke Bein wird belastet (Standbein), das rechte Bein ist entlastet (Spielbein).

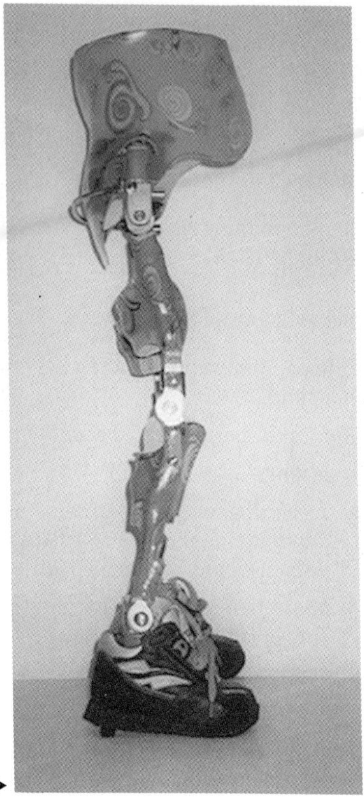

Abb. 5.**92** 3-D-Gelenk nach Ferrari ▶

gearbeitet werden. Er ist so konstruiert, daß aktive seitliche Gewichtsverlagerung des Kindes auf eine Fußplatte eine Vorwärtsbewegung auslöst. Sie kann durch reziproke Gegenbewegung von Schultergürtel und Armen (im Sinne des Kreuzgangmusters) beschleunigt werden. Das Gehen muß geübt werden. Minimal abschüssiger Boden (schiefe Ebene) kann schneller zum Lernerfolg führen. Sitzen ist mit dem Swivel walker nicht möglich.

Bei den übrigen Orthesen können die mechanischen Gelenke (Hüfte, Knie) zum Sitzen freigegeben werden, zum Stehen und Gehen müssen sie gesperrt werden.

Als Folgeversorgung, auch mögliche Erstversorgung, eignet sich die bekken-(rumpf-)hohe *Orthese mit 3-D-Gelenk nach Ferrari* (Abb. 5.**92**). Die Bein-Fuß-Fassungen stehen mit dem Becken-(Rumpf-)Teil über ein in

Funktionsstellung dreidimensional teilbewegliches Hüftgelenk in Verbindung.

Die Fortbewegung mit *Gehhilfen* (Rollator mit ventraler oder dorsaler Führung, später 4-Punkt-Stützen) erfolgt über seitliche Gewichtsverlagerung auf das Standbein, je nach Befund führen der Quadratus lumborum (Beckenelevation) und die Hüftflexoren der Spielbeinseite die Schrittbewegung aus, die vom Standbein mit einer zusätzlichen Rotation gegen den Boden unterstützt wird. Da die Gangtechnik mehr auf dem Moment der Gewichtsverlagerung nach lateral (Frontalpendel) und ventral als nach kranial und ventral beruht, müssen die Gehhilfen höher angepaßt werden als üblicherweise (Griffe ca. auf Ellenbogenhöhe). Es werden keine Unterarm-Gehstützen verwendet, da sie das bei dieser Gangtechnik erforderliche Frontalpendel behindern. Die Gewöhnung an die aufrechte Position und die Erlangung von Sicherheit gelingen am besten in einer Spielsituation (Abb. 5.**93**) in der entsprechenden Höhe. An einem bzw. zwischen zwei Tischen/Kästen kann das Kind das freie Stehen lernen und selbständig seitliche Gewichtsverlagerung und erste kleine Schritte vorwärts ausprobieren und einüben. Die Einbeziehung des Rollators in diese Situation ist für den späteren Umgang damit von Vorteil.

Mögliche andere Orthesen sind die *LSU (Louisiana State University)-Orthese* und der *Para-Walker* (beide nicht als Erstversorgung geeignet)

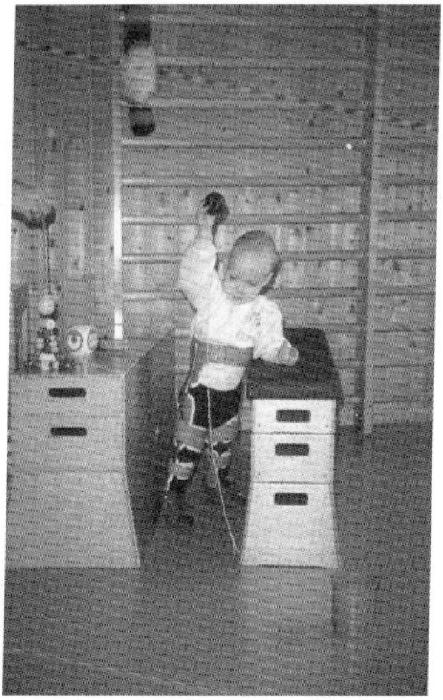

Abb. 5.**93** Spielsituation zur Gewöhnung an die beckenhohe Orthese

(Abb. 5.**94**). Sie erlauben in einem eindimensional (Flexion–Extension) beweglichen Hüftgelenk relativ große Schrittbewegungen. Bei der LSU-Orthese sind die Hüftgelenke über eine Mechanik funktionell miteinander verbunden und unterstützen sich über diese gegenseitig reziprok: Streckung der einen Seite unterstützt Beugung auf der anderen Seite und umgekehrt. Die Steuerung des Hüftgelenkes und damit Wirkungsübertragung auf die Beine geschieht durch leichte Gewichtsverlagerung nach lateral und dorsal (Armstütz und leichte Rumpfrückneige). Die dadurch entstehende passive Hüftextension im Standbein bewirkt (über die Mechanik) im entlasteten Bein die reziproke Schrittbewegung. Ein aktiver M. iliopsoas unterstützt diesen Wirkungsmechanismus. Zur Erleichterung des Gehens sollte der Schuh entsprechend hergerichtet werden: Eine mit Glattleder beklebte Sohle mindert die Reibung gegen den Boden, während ein Gummiabsatz die nötige Haftung gibt.

Die Gehhilfen sollten so hoch wie bei der Orthese mit dem 3-D-Gelenk gegeben werden.

Beide Orthesetypen (3-D- und LSU-Orthese) in den dazugehörigen Schuhen müssen derart ausgelotet konstruiert sein, daß das Kind in der Regel damit ohne Schwierigkeiten ruhig frei stehen kann.

Um eine möglichst gute Akzeptanz der Orthese zu erreichen, kann versucht werden, dem Kind Bewegungserfahrung auch in niedrigeren Posi-

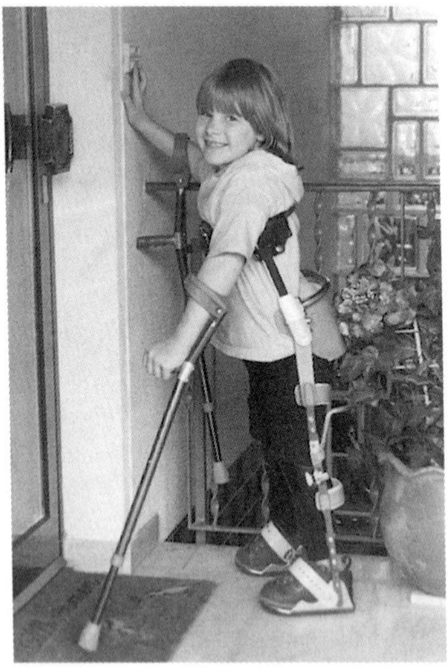

Abb. 5.**94** Versorgung mit einem Parawalker

tionen anzubieten, z.B. Robben, kleine Höhen erklimmen, evtl. auch Aufstehen vom Boden aus Bauchlage:
- Lösen der Hüftsperre,
- Hände gehen stützend fußwärts („Bärenstand"),
- teilweise Aufrichtung über (stabile) Zwischenhöhe, z.B. Bank, Rollator gegen Wand bzw. eine Stütze,
- vollständige Aufrichtung mit Hilfe der zweiten Stütze,
- Blockieren der Hüftgelenke.

Auch Fallübungen sind bei dieser Versorgungshöhe angezeigt. Sie stärken das Sicherheitsgefühl des Kindes und erhöhen die Selbständigkeit:
- Vor- und Zurückfallen des Kindes zwischen zwei Personen,
- nach vorn und seitlich auf eine Matte fallen, evtl. rückwärts auf einen Knautschsack. Wenn möglich, wirft das Kind die Stöcke zur Seite (Vermeidung von Verletzungen).

Beim Para-Walker geben solide seitliche Streben, vom integrierten Fußteil bis unter die Achsel reichend, eine dorsale stabilisierende Beckenanlage und ein ventraler Thoraxgurt dem Träger den nötigen Halt. Das Hüftgelenk läßt eine begrenzte Beuge-Streck-Bewegung zu. Auch hier muß die Gangtechnik geübt werden. Seitliche Gewichtsverlagerung entlastet das Spielbein und läßt es aus der Schrittstellung schwerkraftbedingt von hinten neben das Standbein pendeln; die Fortführung des Beinschwunges erfolgt über die Hüftextension der Standbeinseite (durch Armeinsatz mit Latissimus dorsi-Aktivierung). Bei richtiger Gangtechnik kann bei reduziertem Kraftaufwand ein schnelleres Gehtempo als mit den bisher beschriebenen Orthesen erreicht werden. Voraussetzung sind in Koordination und Kraft uneingeschränkte obere Extremitäten. Durch seine robuste Bauart eignet sich der Para-Walker v.a. für ältere Kinder (ca. ab 5. Lebensjahr) und Erwachsene, sofern sie zum Gehen noch motiviert sind. Höhe der Gehhilfen und Fallübungen wie oben.

Hilfsmittel

Statische Hilfsmittel: (Nacht-) Lagerungsorthesen zur Erhaltung des Gelenkstatus.

Dynamische Hilfsmittel:
- (Steh- bzw.) Gehorthese (becken- oder rumpfhoch), dazu
- Gehhilfe (Rollator
  - ventrale Führung: bietet mehr psychische Sicherheit,
  - dorsale Führung: ermöglicht bessere Rumpfaufrichtung; 4-Punkt-Stützen; evtl. 1-Punkt-Stützen;),
- evtl. niedriger fahrbarer Therapie-Sitz („Krabbler") zur Rückenentlastung für Betreuer (verordnungsfähige Therapiehilfe),

- Stehtisch für längere Stehzeiten (Abb. 5.**95**),
- Sitzkorsett zur Stabilisierung der Sitzposition und als Voraussetzung zum beidhändigen Manipulieren,
- Rollstuhl,
- Fahrrad mit Handantrieb,
- sog. Rollstuhl-Bike (fahrradähnlicher Zusatz zum Rollstuhl),
- evtl. Rollbrett – bei Gefahr einer sich entwickelnden oder bei bestehender Hüftbeugekontraktur.

Lumbale Lähmung (unterhalb L3 bis unterhalb L5)

Befund

Muskulatur (Innervation):
Bauchmuskeln: vollständig
M. quadratus lumborum: vollständig
Hüftflexoren: vollständig
Hüftadduktoren: gut $^2/_3$ bis vollständig
Knieextensor: gut $^2/_3$ bis vollständig

Fehlende oder ungenügende antagonistische Funktion der Gluteen und Knieflexoren; im Fußbereich evtl. teilweise Aktivität von M. tibialis anterior (bis $^2/_3$); fehlende Funktion des M. triceps surae.

Gelenke: Durch muskuläre Imbalanz
- im Hüftgelenk: häufig Beugekontraktur; häufig frühe Hüftluxation (u. U. beides schon bei Geburt – L3/4),
- im Kniegelenk: u. U. Streckkontraktur,
- im Fuß: evtl. Hackenfuß, Klumpfuß (Abb. 5.**96**).

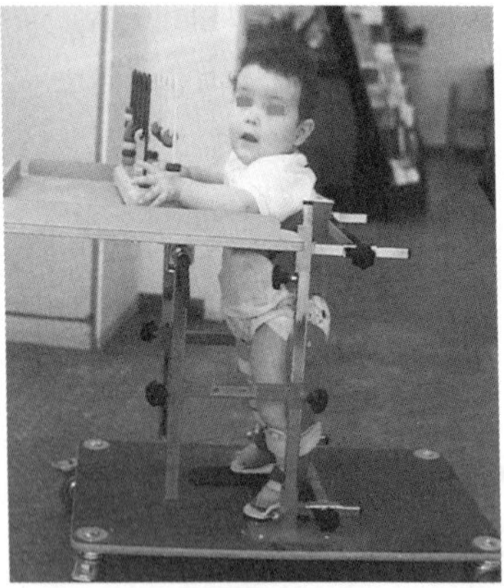

Abb. 5.**95** Stehtisch

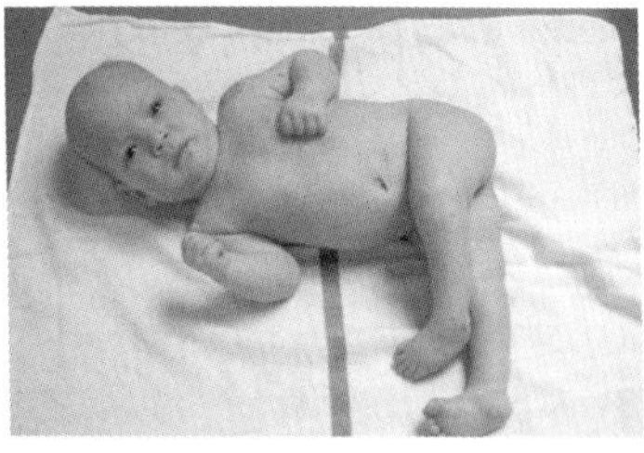

Abb. 5.**96** Säugling mit Lähmung unterhalb L4, angeborener Hüftluxation beidseits, Beugekontrakturen in den Hüftgelenken, Streckkontrakturen in den Kniegelenken und Klumpfuß beidseits: Spontan eingenommene Haltung in Rückenlage

Funktionelle Bewegungsmöglichkeiten: Das Kind erwirbt das Drehen, das Robben, den Vierfüßlergang, den Kniestand und zieht sich – abhängig vom individuellen Entwicklungstempo früher oder später – in der Regel selbst zum Stand mit Festhalten hoch. Wegen fehlender oder mangelnder Glutealfunktion geschieht das selten über den Halbkniestand, sondern über symmetrische Kniestreckung. Armeinsatz und LWS-Lordosierung führen kompensatorisch zu einer Aufrichtung des Rumpfes und zu einer unvollständigen passiven Hüftstreckung. Bedingt durch Deformitäten des Fußes und fehlende Innervation ist der Fuß ohne Hilfsmittel funktionell nicht einsetzbar. In dieser Haltung ist unter starkem Armeinsatz evtl. Seitwärtsgehen mit Festhalten über Rumpf-Becken-Bewegungen wie beim Frontalpendel möglich.

Behandlungsgesichtspunkte

s. Behandlungsgesichtspunkte bei den allgemeinen Aspekten zum Krankheitsbild.

Wegen ausgeprägter muskulärer Imbalanz im Hüftgelenk zu ungunsten der Extensoren und Abduktoren muß besonderes Augenmerk auf der Hüftbeugekontraktur liegen: frühe passive Mobilisierung, frühe Vertikalisierung (schon in der Krabbelphase).

Behandlungsmaßnahmen

s. Behandlungsmaßnahmen bei den allgemeinen Aspekten zum Krankheitsbild.

Eine vorhandene Hüftluxation beeinflußt in der Regel das physiotherapeutische Konzept nicht.

Kontrakturbehandlung

- Intensive Dehnbehandlung der Hüftflexoren, Ausweichen in die Lendenlordose sollte vermieden werden.
- Säuglingsbehandlung (Abb. 5.**97 a** u. **b**) mehrmals täglich:
  - Bauchlage quer auf dem Behandlerschoß: gebeugte Hüfte liegt auf einem der Oberschenkel, eine Hand liegt fixierend auf dem Becken, die andere greift von ventral einen oder beide Oberschenkel des Säuglings; unter leichtem Zug an den Oberschenkeln arbeiten beide Hände in Hüftextension, evtl. auch einseitig mit gleichzeitiger Knieflexion (Rectus femoris-Dehnung),
  - Rückenlage: Fixation des Beckens über passive Hüftflexion kontralateral,
- manuelles Redressement der Füße,

a 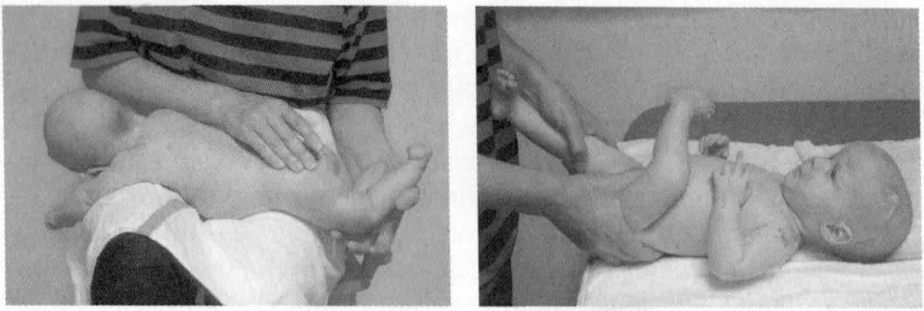 b

Abb. 5.**97** Kontrakturbehandlung: **a** Dehnung der Hüftbeuger in Kombination mit Dehnung des M. quadriceps bzw. des M. rectus femoris, **b** Das Becken wird von dorsal durch die rechte Hand und von ventral über eine endgradige Hüftflexion durch den Daumen der rechten Hand fixiert. Die linke Hand arbeitet in Hüftflexion.

- Lagerung (nur begrenzte Beeinflussung möglich) z.B. Bauchlage: Schwerkraftwirkung in Hüftextension, evtl. mit Unterlagerung des distalen Unterschenkels zur Begünstigung der Knieflexion und Entlastung der Füße.

Oberkörperkräftigung, s. allgemeine Aspekte zum Krankheitsbild.

Entwicklungsbehandlung und Vorbereitung für späteres Gehen, s. allgemeine Aspekte zum Krankheitsbild.

Wir beginnen früh (mit Beginn der Phase des Vierfüßlerganges), die Kinder an den Kniestand bzw. Stand heranzuführen (Erfahrung der Senkrechten) und ihnen das Gefühl für diese Position zu geben. In dieser Entwicklungsphase sollte bald zu einer apparativen Steh- und nachfolgenden Gehversorgung übergegangen werden, um (einer Zunahme) der Hüftbeugekontraktur entgegenzuwirken.

Steh- und Gehtraining, orthetische Versorgung, s. Orthese mit 3-D-Gelenk nach Ferrari.

Das Lähmungsbild erfordert eine Versorgung mit

- oberschenkellanger Orthese, mit oder ohne Beckenteil – je nach Lähmungsniveau oder Entwicklungsstand des Kindes,
- bei vorhandenem Beckenteil:
  - 3-D-Gelenk, das zum Sitzen freigegeben werden kann, oder elastische Bänder zur Unterstützung der Gluteal-Funktion,
  - Kniegelenk – sperrbar,
- ohne Beckenteil: Kniegelenk frei beweglich – mit Rückverlagerung der mechanischen Kniegelenksachse hinter die anatomische zur Unterstützung des Quadrizeps,

- Sprunggelenk teilbeweglich, individuell angepaßt (Dorsal-/Plantarflexion).

Auf das Beckenteil, nachfolgend auch auf die Stützhilfen, kann bei erworbener guter Becken-Rumpf-Kontrolle evtl. später verzichtet werden. Um beim freien Gehen die Schwäche des Gluteus maximus auszugleichen, muß das Kind den Oberkörper hinter die Beuge-Streck-Achse seines Hüftgelenkes verlagern – durch (teilweise Hüftextension und/oder) vermehrte LWS-Lordosierung. (Die Hüftbeugekontraktur darf deshalb nicht zu ausgeprägt sein.) Seitliches Herüberneigen des Oberkörpers über das Standbein (sog. Frontalpendel) und Anheben des Beckens auf der Spielbeinseite (Quadratus lumborum-Aktivität) kompensieren die Abduktoren-Schwäche und die fehlende Triceps surae-Aktivität (fehlende Stoßphase) und erleichtern so das dadurch erschwerte Vorbringen des Schrittbeines (Abb. 5.**98**).

Dieses Frontalpendeln müssen die Kinder regelrecht einüben. Dazu eignen sich anfänglich besonders Seitwärtsschritte – beginnend beim Spiel am Tisch, seitwärts gerichtete Fortbewegung an Möbeln, Haltestangen, Gehbarren. Diese Abstützhilfen müssen so hoch gewählt werden, daß sie effektiv der seitlichen Gewichtsverlagerung und der Balance-Bewahrung dienen (etwa Brusthöhe/Ellenbogenhöhe); ein körpernaher Stütz auf niedrigerem Niveau schränkt die Aufrichtung (Extension) und das Ausmaß des Frontalpendels ein.

Erste Vorwärts-Schritte können günstigerweise in einer Art „Gasse" (Abb. 5.**99**) angebahnt und ausprobiert werden, die in Höhe und Breite ebenso gute Bedingungen für das Frontalpendeln geben muß (z. B. zwi-

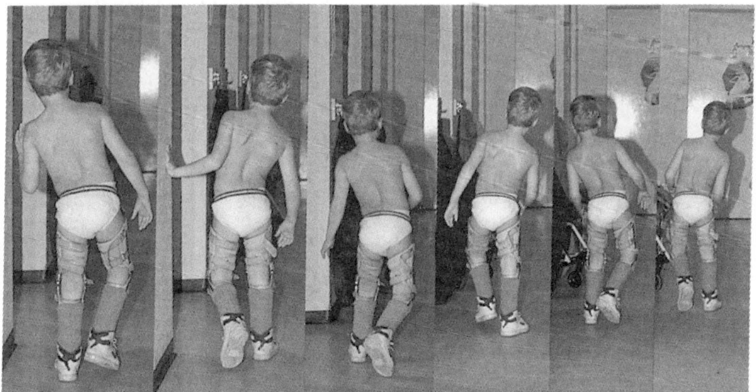

Abb. 5.**98** Frontalpendel

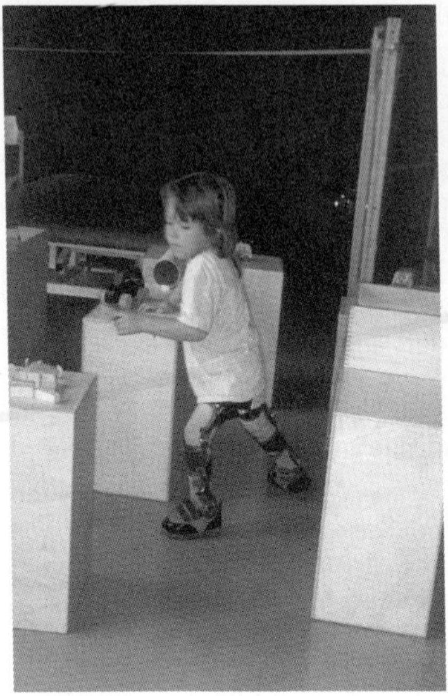

Abb. 5.**99** Junge mit oberschenkellangen Orthesen in schräger Schrittstellung: Die *aufgelockerte Gasse* dient zum Abstützen, Ausbalancieren und Spielen.

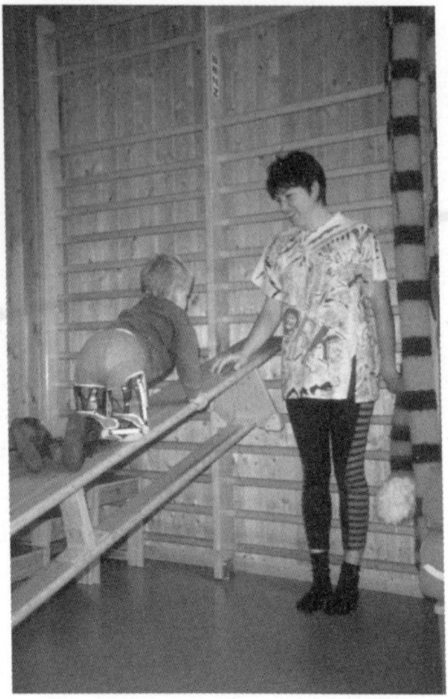

Abb. 5.**100** Vorbereitung auf den Alltag

schen zwei Kästen, Couchtisch und Sofa, Gehbarren). Um eine Strecke im freien Raum zurückzulegen, können die Kinder einen entsprechend hohen Stuhl vor sich herschieben, bevor man ihnen Stöcke anbietet.

Ein Rollator bringt momentan einen funktionellen Gewinn, indem er das Gehen erleichtert und beschleunigt, doch verzögert er den Erwerb des Frontalpendels. Unterarm-Gehstützen behindern das Frontalpendel, das seitliche Herüberneigen des Oberkörpers. Deshalb werden sie bei diesem Gangbild nicht verwendet. Stattdessen werden 4-Punkt- oder 1-Punkt-Handstöcke benutzt.

In der Gehorthese sollte das Kind von Anfang an – in der Therapie und zu Hause – soviel wie möglich Bewegungserfahrungen sammeln können, mit dem Ziel, daß die Schienen möglichst vollständig in den Alltag integriert werden (Abb. 5.**100**).

Hilfsmittel

Statische Hilfsmittel: (Nacht-) Lagerungsschiene.

Dynamische Hilfsmittel:
- Gehorthese, oberschenkel- oder beckenhoch,
- Stützhilfe,
- „Krabbler“ für Betreuer,
- behindertengerechtes Dreirad oder Fahrrad,
- evtl. Rollbrett (bei Hüftbeugekontraktur),
- Rollstuhl (für längere Wegstrecken).

Sakrale Lähmung (unterhalb S1)

Befund

Muskulatur (Innervation):
Abduktoren: vollständig
M. gluteus maximus: teilweise bis vollständig
Knieflexoren: teilweise bis vollständig
M. tibialis anterior: vollständig
Zehenheber: vollständig
Peroneen: vollständig
M. triceps surae: teilweise bis vollständig
Zehenflexoren: vollständig
M. flexor hallucis longus: teilweise bis vollständig
Kurze Fußmuskeln: beginnend bis vollständig

Gelenke: Fußdeformitäten, z. B. häufig Hackenfuß oder Knick-Hackenfuß (auch Sichelfuß), evtl. Hüftbeugekontraktur.

Funktionelle Bewegungsmöglichkeiten: Altersgemäße Entwicklung bis zum Stehen mit Festhalten ist möglich. Probleme können beim freien Gehen auftreten, das meist mit einiger Verzögerung erworben wird. Der Abrollvorgang des Fußes ist gestört. Bedingt durch mangelnde Stabilisierungsfähigkeit des Fußes und Triceps-surae-Schwäche ist freies Stehen schwieriger als freies Gehen. Das Kind kompensiert dies z. B. durch ständige kleine Ausgleichsschritte oder indem es die Knie gegeneinander abstützt.

Behandlungsgesichtspunkte

s. Behandlungsgesichtspunkte bei den allgemeinen Aspekten zum Krankheitsbild.

Behandlungsmaßnahmen

s. Behandlungsmaßnahmen bei den allgemeinen Aspekten zum Krankheitsbild.

Kontrakturbehandlung

- Passive Dehnbehandlung der Hüftflexoren, je nach Befund evtl. auch Mobilisierung der Kniegelenke,
- manuelles Redressement der Füße.

Stehen und Gehen: mit orthetischen Hilfsmitteln, soweit sie zur Stabilisierung oder Korrektur erforderlich sind, lernt das Kind in der Regel ohne darauf abgezielte Physiotherapie selbst.

Wir können den Eltern Empfehlungen geben; unter Berücksichtigung der angestrebten Beckenkontrolle kann sich das Kind im Stand beschäftigen:
- Spielen an angepaßtem, hohem Tisch,
- freie Bewegungsmöglichkeit zwischen zwei Tischen gleicher Höhe,
- unterschiedliche Spielebenen für Bewegungsübergänge,
- Beschäftigung an Tafel, Fensterscheibe, Spiegel mit Fingerfarben, Klebebildern; die plane Wand bietet weniger Halt und erfordert eine bessere Haltungskontrolle.

Hilfsmittel

Statische Hilfsmittel: (Nacht-)Lagerungsschiene, evtl. Korrekturschuh.

Dynamische Hilfsmittel:
- Dorsale Unterschenkel-Fuß-Schiene mit definierter Teilbeweglichkeit im Sprunggelenk,
- Therapieschuhe, evtl. nur Konfektionsschuhe, mit Einlagen,
- Fersenpolster (bei Hackenfüßen),
- Dreirad, Fahrrad, evtl. behindertengerecht,
- evtl. Rollstuhl in späterem Alter.

•••• Gesichtspunkte zur Gelenkmobilisierung

nach Ruhigstellung (nach Weichteil-OP, knöcherner OP, Fraktur)

Grundsätzlich ist es wichtig, die Phase der Immobilisierung und Entlastung so kurz wie möglich zu halten, um einer weiteren Demineralisierung und der dadurch erhöhten Knochenbrüchigkeit vorzubeugen. Deshalb erfolgt die Ruhigstellung in einem *Stehgips* (Becken-Bein-Fuß), in dem der Patient bald nach der Operation bis zu mehreren Stunden täglich seine unteren Extremitäten axial belasten soll. Bei Frakturen genügt oft die Ruhigstellung in der vorhandenen Bein-Becken-Rumpf-Orthese, was die rasche Remobilisierung vereinfacht.

Die Gelenkmobilisierung erfolgt, je nach Möglichkeit des Patienten, passiv/assistiv/aktiv, vorsichtig dosiert, mit kurzem Hebel (gelenknah), um eine (erneute) Fraktur zu vermeiden.

Nach der Ruhigstellung sollte möglichst bald mit der Behandlung begonnen werden, um die zuvor beherrschten motorischen Funktionen wiederzuerlangen, bzw. sie nach einer orthopädischen Operation evtl. zu erweitern.

•••• Aspekte zur Rollstuhlversorgung

Gerade bei der frühen Versorgung mit dem Rollstuhl zeigt sich immer wieder, daß er die Lebensfreude des Kindes steigert, ja regelrecht einen Lustgewinn bringt! Viele Kinder genießen die schnellere Fortbewegung, das Wendig-, Beweglichsein, das die meisten von ihnen ohne den Rollstuhl nicht erleben könnten. Darüber hinaus ist ein relativ normales Fortbewegungstempo möglich, ohne die sonst oft damit verbundene körperliche Anstrengung.

Die sinnvolle Nutzung eines Rollstuhles schließt nicht aus, daß der Patient parallel dazu seine Orthesen benutzt bzw. den Umgang damit erlernt.

Weitere Vorteile des Rollstuhles sind:
- Erleichterung der Fortbewegung,
- Erhöhung der Mobilität,
- Erweiterung der Erfahrungsmöglichkeiten, damit auch Förderung der geistigen Entwicklung,
- Erweiterung der Unabhängigkeit gegenüber dem Betreuer und damit Förderung der Selbständigkeit,
- (Teil-)Entlastung des Betreuers,
- Förderung der sozialen Integration,
- eindeutiges Merkmal der Behinderung, dadurch in der Öffentlichkeit evtl. mehr Rücksichtnahme oder Hilfsbereitschaft.

Der Zeitpunkt für die Erstversorgung ist von verschiedenen Faktoren abhängig. Primär entscheiden die motorischen Fähigkeiten des Kindes darüber, doch sollten auch familiäre und räumliche Gegebenheiten Berücksichtigung finden.

Die erste Versorgung erfolgt häufig mit dem Eintritt in den Kindergarten; manche Kinder benutzen ihn ausschließlich dort, andere haben auch eine Zweitversorgung für zu Hause. Sie sollten dann – wenn möglich – vertraut sein mit dem Ein- und Aussteigen, der Bedienung der Bremsen, dem Fahren (vor-, rückwärts, abbremsen, Kurve, drehen im Kreis) und dem Überwinden von Schwellen. Gebrauchsschulung und Geschicklichkeitstraining bieten die ASbH und der DRS in Kursen an.

Technische Daten und Details wie Sitzbreite, -tiefe, Höhe der Rückenlehne, höhenverstellbares, abklappbares Fußbrett, niedrige abnehmbare Seitenteile (für Transfer), Positionierung der Hinterradachse, Sitzbrett mit Sitzkissen, abschwenkbares Stützrad zur Kippsicherung, Sicherheitsgurt müssen individuell angepaßt sein.

•••• Sport

Neben der Physiotherapie haben auch Bewegungsspiele und Sport ihren berechtigten Platz. Sie sollen Freude an Spiel und Bewegung vermitteln, Ausdauer und Leistungsvermögen steigern. Darüber hinaus fördern Gruppenaktivitäten (auch gemeinsam mit nichtbehinderten Kindern) das Sozialverhalten, und auch positive Einzelleistungen heben das Selbstwertgefühl.

Mögliche Sportarten sind z. B.:

- Schwimmen ohne Auftriebskörper: sollte, wenn möglich, von jedem Spina-bifida-Betroffenen erlernt werden; für manche ist es möglicherweise die einzige unabhängige Bewegungsmöglichkeit in einem Alltag voller Abhängigkeiten gegenüber Personen und Hilfsmitteln,
- Rollstuhlschnell-, -geschicklichkeitsfahren,
- Rollstuhltanz,
- Radfahren (behindertengerechtes Dreirad, Zweirad mit Stützrädern, Tandem, „Rollstuhl-Bike“: handbetriebener fahrradähnlicher Zusatz mit Sportgangschaltung, wird vor Rollstuhl montiert; „Rollfiets“: Rollstuhl wird vor Spezialfahrrad einer zweiten Person montiert),
- Reiten,
- Tischtennis, Tennis,
- Jonglieren,
- Basketball,
- Bogenschießen,
- Wintersport,
- Fechten,
- Kegeln,
- Kajak fahren,
- Kanu fahren.

5.5 Physiotherapie bei geistigen Behinderungen, Problematik der Mehrfachbehinderung

B. Jung-Kappeler

Die weitaus größte Gruppe behinderter Kinder sind die geistig behinderten Kinder. Es handelt sich um eine inhomogene Gruppe und die Behandlung richtet sich einerseits nach den motorischen, orthopädischen oder neurologischen Problemen, andererseits nach den Wahrnehmungs- und Lernmöglichkeiten der Kinder. Allen geistig behinderten Kindern ist die Intelligenzminderung (IQ unter 80) gemeinsam, und alle geistig behinderten Kinder sind mehrfach behindert, haben neben der Intelligenzminderung mindestens noch eine sensomotorische Entwicklungsverzögerung. Wenn man bedenkt, daß sich mehrere Behinderungen nicht addieren, sondern multiplizieren, versteht man, warum eine minimale Bewegungsstörung bei geistig behinderten Kindern verheerende Auswirkungen in der Motorik haben kann. Man kann die geistig behinderten Kinder in zwei große Gruppen einteilen: Die praktisch bildungsfähigen geistig behinderten Kinder und die schwerst mehrfach behinderten Kinder.

Ursachen der geistigen Behinderung

- Chromosomenabweichungen, z. B. das Down Syndrom,
- angeborene Stoffwechselstörungen,
- Mißbildungen oder Tumoren im Gehirn,
- Toxine, z. B. Alkohol,
- Sauerstoffmangel vor, während oder nach der Geburt,
- schwere Ernährungsstörungen,
- Infektionskrankheiten der Mutter während der Schwangerschaft, z. B. Röteln.

5.5.1 Praktisch bildbare geistig behinderte Kinder

Das geistig behinderte Kind wird nie abstrakt denken lernen. Es kommt nicht über die sensomotorische Phase (Piaget) hinaus. Es muß handeln um zu lernen, das geistige Probehandeln und daraus Schlüsse ziehen ist für diese Kinder unmöglich. Es wird nicht lesen und rechnen lernen, wie andere Kinder. Vielleicht lernt es, seinen Namen zu schreiben oder einen einfachen Text zu lesen, aber es wird nie ein Buch lesen oder einen Brief schreiben können. Die Basis für alle praktischen Erfahrungen die Menschen machen können, ist die Bewegung. Deshalb ist es für das geistig behinderte Kind ganz wichtig, daß es früh in Bewegung kommt und immer in Bewegung bleibt.

Weil das geistig behinderte Kind im lebenspraktischen Bereich bildbar ist, muß auch die Physiotherapie direkt in den Alltag integriert werden. Die Fertigkeiten, die man dem Kind beibringt, sollten ihm Freude, Spaß und eine bessere Lebensqualität bringen. Eine enge Zusammenarbeit mit der Familie, der Früherzieherin und später dem Kindergarten und der Schule sind für den Erfolg der Behandlung wesentlich.

Die große Gruppe der praktisch bildungsfähigen Kinder können wir in zwei Untergruppen aufteilen:

•••• Indikationen

Kinder mit einem Syndrom oder einer Stoffwechselstörung

- Verzögerte sensomotorische Entwicklung,
- niedriger Muskeltonus,
- Trink- und Eßprobleme, oft kombiniert mit Fehlstellungen des Kiefers, der Zähne und des Gaumens,
- Atemprobleme, evtl. kombiniert mit Brustkorbdeformitäten und häufigen Erkältungskrankheiten,
- orthopädische Probleme: Hüften, Knie, Füße, Rücken.

Kinder mit einer zerebralen Bewegungsstörung und einer geistigen Behinderung:

- Alle obengenannten,
- zu hoher oder wechselnder Muskeltonus,
- Asymmetrien, unterschiedlicher Entwicklungsverlauf zwischen oberer und unterer Körperhälfte,
- persistierende frühkindliche Reaktionen.

•••• Grundzüge der Physiotherapie

- Frühtherapie in Zusammenarbeit mit der Familie,
- taktil-kinästhetische und vestibuläre Stimulation,
- visuelle und auditive Anregungen,
- Interesse und Neugier des Kindes wecken,
- Arbeiten in hohen Ausgangsstellungen zur Verbesserung des Muskeltonus,

- Haltungshintergrund verbessern, Stabilisation,
- Atemtherapie,
- Mund- und Eßtherapie,
- neurophysiologische Entwicklungsbehandlung (bei zerebraler Bewegungsstörung).

Maßnahmen und Durchführung

Da das geistig behinderte Kind viel länger einen Kinderwagen braucht als das gesunde Kind, muß man den Kinderwagen oft anpassen. Eine feste Rückenlehne und eine passende Fußstütze können dazu beitragen, daß das Kind in ökonomischer Haltung in seinem Wagen sitzt. Auch den Kindersitz sollte man so anpassen, daß das Kind in einer korrekten Haltung essen und spielen kann. Für Kinder, die gehen lernen, vorerst hohe Schuhe mit fester Ferse und weicher Laufsohle besorgen. Sandalen mit hochgezogener Ferse sind niedrigen Sandalen vorzuziehen. Immer auch barfuß oder mit Rutschsocken gehen lassen, um die Füße zu kräftigen. Ein Dreirad mit Schiebestange kann gute Dienste leisten. Wenn man die Füße erst an den Pedalen befestigt, gewöhnt sich das Kind an die Tretbewegung und übernimmt sie allmählich. Ein kleines Rutschauto oder ein Traktor können das Kind weiterbringen. Es gewöhnt sich daran, die Füße auf den Boden zu stellen, und es lernt, sich vorwärts oder rückwärts zu bewegen und sich im Raum zu orientieren. Das Kind lernt bald, auf das Rutschauto zu steigen und wieder herunter zu kommen und macht sich mit Bewegungsübergängen vertraut.

Eine Schaukel im Garten oder auf dem Balkon kann dem Kind helfen, seine Gleichgewichtsreaktionen im Sitzen zu verbessern. Wichtig ist es, die Schaukel so anzupassen, daß das Kind korrekt darin sitzen oder liegen kann und nicht einfach darin hängt. Eine Matratze zum Herumspringen und sichfallenlassen bringt viel Freude und auch einen besseren Muskeltonus. Ein Kriechtunnel ist meistens empfehlenswert.

Ganz gewöhnliche Sofakissen auf dem Boden verstreut, helfen dem hypotonen Kind, das zu lange auf dem Bauch kriecht, zum Vierfüßlerstand und Vierfüßlergang zu kommen. Kinderstühlchen und Tischchen laden zum Hochkommen ein.

Bei geistig behinderten Kindern, die wenig Motivation haben, sich zu bewegen und nur mit viel Mühe hoch und höher kommen, ist es sehr wichtig, das Umfeld für das Kind interessant und anregend zu gestalten. Wenn die glänzenden Sachen auf einem Stühlchen liegen, probiert das Kind irgendwie hoch zu kommen, wenn der rote Ball unter den Stuhl rollt, bewegt sich das behinderte Kind plötzlich auf dem Bauch vorwärts und wenn die Katze auf dem Bett liegt, wundert man sich nachher, wie das Kind es angestellt hat, sie am Schwanz zu ziehen.

Das geistig behinderte Kind kann seine motorischen Fähigkeiten nur in dem Maße entwickeln, wie sein Verstand es zuläßt. Sitzen, rollen, krabbeln, aufstehen und gehen muß es erst verstehen lernen, um von sich aus vorwärts und aufwärts zu wollen. Wir brauchen heilpädagogisches Geschick, um etwas zu bewirken. Altbewährte Behandlungsmethoden müssen angepaßt und modifiziert werden. Das geistig behinderte Kind steht z. B. auf einem Fensterbrett, nicht aber auf dem Boden. Die Aussicht aus dem Fenster ist auch schöner. Oder es geht nur vorwärts, wenn wir ein Lied singen, sonst setzt es sich. Es krabbelt in die Küche, weil es Hunger hat, sonst bleibt es, wo es ist.

Es macht Freude, geistig behinderte Kinder zu behandeln, und es ist sinnvoll. Ohne die physiotherapeutischen Hilfen würden viele geistig behinderte Kinder sitzen oder liegen bleiben. Die Herzlichkeit und Offenheit der geistig behinderten Kinder werden uns dem Wesentlichen im Leben näher bringen.

5.5.2 Die schwerst mehrfach behinderten Kinder

Definition: Schwerst mehrfach behindert ist ein Kind, das auf der sensomotorischen und kognitiven Ebene nicht weiter kommt als ein Kind von 6 Monaten (Fröhlich 1984).

Was auf der emotionalen Ebene geschieht und daß ein 14jähriges schwerbehindertes Kind, auch wenn es völlig abhängig und pflegebedürftig ist, kein Baby mehr ist, macht es schwierig, dem Kind und seiner Familie als Therapeut und Mensch auf der richtigen Ebene entgegenzutreten. Die Zahl der schwerst mehrfach behinderten Kinder nimmt leider zu. Nicht zuletzt liegt die Ursache in der modernen Medizin und ihren Möglichkeiten.

Ursachen

- Schädigung des Gehirns,
- schwerste Zerebralparesen,
- Status nach schwerem Schädel-Hirn-Trauma,
- progrediente Erkrankungen des Gehirns,
- Tumoren im Gehirn.

•••• Symptome

Alltag: Völlig pflegebedürftig, kaum Kommunikationsmöglichkeiten, oft einen gestörten Schlaf-, Wachrhythmus.

Orthopädie: Hüftluxationen, Wirbelsäulenverkrümmungen, Kontrakturen, Osteoporose, Fehlstellungen von Füßen, Händen, Kiefer und Zähnen.

Innere Medizin: Herz-Kreislaufprobleme, Magen-Darmstörungen, Atemprobleme.

Neurologie: Epilepsie, schwerste Bewegungsstörung, Wahrnehmungsstörung, evtl. zusätzliche Sinnesbehinderung.

•••• Physiotherapeutische Behandlungsansätze

Eltern und Umfeld: Bedürfnisse und Wünsche der Eltern herausfinden. Mit den Eltern zusammen Möglichkeiten suchen, dem Kind in verschiedenen Räumen des Hauses einen Platz zu geben (Küche, Wohn-, Schlafzimmer). Gemeinsam eine basale Kommunikationsebene mit dem Kind finden. Verhütung von Kontrakturen und orthopädischen Problemen. Verbesserung der Atmung. Essenssituation verbessern.

All diese Maßnahmen, nach den Prinzipien des Bobath-Konzepts ausgeführt, werden helfen, pathologische Muster zu hemmen, den Muskeltonus zu harmonisieren und den Weg für willkürliche Reaktionen und Bewegungen zu bahnen.

•••• Maßnahmen

Eßtherapie und Mundpflege. Die Kinder brauchen viel Flüssigkeit und eine ballaststoffreiche Ernährung. Das Vertiefen der Atmung, das häufige Wechseln der Ausgangsstellung und Entspannung helfen, die Verdauung anzuregen. Essen und Verdauen werden oft zum Druckmittel, dem einzigen das das Kind hat, deshalb ist es wichtig, daß Essen ein Vergnügen ist und keine Qual. Die beste Ausgangsstellung für das Essen zu finden, ist die Aufgabe vom ganzen Team (Physio-, Ergo- und Logotherapeuten mit Eltern oder Pflegepersonen).

Lagerungen: Campingstühle, Liegestühle, Schaukelstühle und Autoreifen als Lagerungshilfen verwenden. Corpo-Med-Kissen, Sandsäcke und der Enste-Lagerungskeil können uns helfen, immer neue bequeme Stellungen für das Kind zu finden. Manchmal sind auch Nachtliegeschalen oder Nachtschienen eine Hilfe. Viele Kinder genießen es, in einem Wasserbett zu liegen oder im Kugelbad.

Das größere Kind soll oft mit erhöhtem Oberkörper gelagert sein. Es soll so viel wie möglich am gleichen Ort und in der gleichen Ebene wie die übrige Familie sein können.

Atmung und Kreislauf: Atmung durch manuellen Kontakt und Lagerungen vertiefen. Vibrationen, die sich dem Atemrhythmus des Kindes anpassen, sind hilfreich. Massagen, Bürstungen und andere, für das Kind angenehme Hautstimulationen, regen den Kreislauf an (z. B. Bewegungen im Schwimmbad, bei mindestens 28 Grad warmem Wasser).

Durchführung: Es braucht viel Kraft von uns, schwerst mehrfach behinderte Kinder zu behandeln. Wir müssen viel geben und es scheint, als fallen unsere Berührungen und Bewegungen ohne Echo einfach in das Kind hinein. Es braucht dosierte Angebote und Stimulationen und genug Pausen. Erst wenn es dem Therapeuten beim Kind, dem Kind beim Therapeuten gut geht, kann basale Kommunikation über Körperkontakt, die Atmung oder über Blickkontakt entstehen. Das gelingt nicht jeden Tag und nicht mit jedem Kind, aber mit jedem Kind zu dem wir einen Zugang gefunden haben, bekommt unser eigenes Leben eine neue Dimension.

5.6 Epilepsien

D. Wenzel

Allgemeines

Die Epilepsie (Anfallsleiden) ist die häufigste neurologische chronische Erkrankung des kindlichen Gehirns. Das Vorliegen steigert sich im Kindes- und Jugendlichenalter von 3,8 pro 1000 im Kleinkindalter (0 – 4 Jahre) auf 7,8 pro 1000 im Jugendalter (14 – 18 Jahre). Häufig ist eine Epilepsie bei hirnorganischen Erkrankungen mit einer körperlichen und/oder geistigen Einbuße kombiniert. Bei Zerebralparesen liegt die Häufigkeit schon bei 15 %, bei Kindern mit schwerer geistiger Einbuße sogar bei 25 – 30 %. Die Ursache der Erkrankung ist unterschiedlich und stets Ausdruck einer *zu starken Entladungstätigkeit* (Hypersynchronie) kortikaler Neurone. Diese neuronale Tätigkeit führt zu einer Unterbrechung altersspezifischer Hirnfunktionen und läßt sich im Elektroenzephalogramm (Hirnstrombild, EEG) als hypersynchrone Aktivität nachweisen. Die Diagnose eines Anfallsleidens ergibt sich aus der Kombination von klinischen Anfallsbild und typischen EEG-Veränderungen.

•••• Einteilung der Epilepsien

Die allgemein gebräuchliche Klassifikation stützt sich auf das klinische Anfallsbild und wird in *fokale* Anfälle und *generalisierte* Anfälle unterteilt.

Bei *fokalen Anfällen* beginnt die abnorme hirnelektrische Entladung in einem umschriebenen Areal kortikaler Strukturen und findet seinen klinischen Ausdruck je nach Lokalisation im ZNS. Wir unterscheiden:

- einfach fokale (z.B. motorische Zuckungen der Hand oder einer Körperhälfte),
- komplex-fokalen (sogenannte Temporallappenepilepsie, frontale Epilepsie oder supplementär motorische Epilepsie) sowie
- fokal beginnende und dann sekundär generalisierte Anfallsform.

Die fokalen Anfälle sind in der Regel symptomatisch, d.h. Ausdruck einer hirnorganischen Störung im Bereich kortikaler Strukturen und müssen einer gründlichen bildgebenden Diagnostik unterzogen werden. Optimal ist die Durchführung einer Kernspintomographie mit dem Nachweis umschriebener Läsionen.

Die zweite Hauptgruppe sind *generalisierte Epilepsien*, die entweder idiopathisch altersbezogen auftreten und ihre Ursache in einer genetischen Disposition haben oder auf dem Boden symptomatischer Läsionen mit Strukturstörungen innerhalb des ZNS etwa bei den kindlichen BNS-Anfällen oder den gemischten Anfällen beim Lennox-Gastaut-Syndrom. Neben den beiden Hauptgruppen fokale Anfälle und generalisierte Anfälle sind gerade im Kindesalter die *unklassifizierbaren Anfälle* zu nennen, etwa die Neugeborenenanfälle oder seltene EEG-Syndrome wie das Landau-Kleffner-Syndrom.

•••• Fokale Epilepsie

Elementar fokale Anfälle (einfach fokale Anfälle)

Ein umschriebenes Hirnareal z.B. in der motorischen Hirnrinde führt zu einem motorischen Entladungsphänomen in der kontralateralen Körperseite mit Zuckungen der Hand oder des Beines (Jackson-Anfall) oder mit langsamer Wanderung und Ausbreitung des einfach fokalen Anfalles über die gesamte motorische Zentralregion (Jackson-march). Nach dem Anfall (postiktal) kann für einige Stunden die betroffene Körperseite mit einer schlaffen Lähmung manifest werden (Todd'sche Lähmung).

Komplex-fokale Anfälle (partial komplexe Epilepsie)

Wie der Ausdruck komplex besagt, zeigen sich neben einfachen motorischen Phänomenen in der Regel Bewußtseinseinbußen und -veränderungen mit Auftreten von Automatismen oder Stereotypien. Im weiteren kommen Würge-, Kau- und Schluckbewegungen sowie Nestel- und Reibebewegungen der Hände hinzu. Häufig finden sich auch sprachliche Automatismen und affektive Äußerungen. Diese Begriffe werden auch als Temporallappenepilepsie zusammengefaßt. Ursache sind häufig Veränderungen im Bereich des Temporallappens oder der Hippocampusregion mit strukturellen Veränderungen. Diese werden ebenfalls mit Hilfe der Kernspintomographie aufgedeckt.

Rolando-Epilepsie

Diese Anfallsform ist eine gutartige Epilepsie des Kindesalters mit einem typischen EEG-Befund (zentro-temporaler spike-wave-Fokus). Im Anfall finden sich Klonien oder Myoklonien einer Gesichtshälfte und Betroffensein der pharyngealen Muskulatur. Das Bewußtsein ist meist erhalten; bei Auftreten in der sprachdominanten Region sind simultane Sprech- und Sprachstörungen nicht selten. Die Anfallsform neigt im Schlaf zur Generalisation der Entladungen, so daß neben dem Wach-Routine-EEG auch Schlafableitungen erforderlich sind.

Für alle fokalen Anfallsformen gilt, daß neben der klinischen und elektroenzephalographischen Diagnostik immer eine umfassende Bildgebung erforderlich ist um ggf. einen beginnenden Hirntumor oder andere umschriebene Läsionen aufzudecken.

•••• Generalisierte Epilepsie

Der generalisierte Anfall mit tonisch-klonischen Zuckungen und gleichzeitiger Bewußtlosigkeit ist die bekannteste Anfallsform (Grand mal). Aufgrund der gleichzeitigen abnormen Erregung in beiden Hirnhälften besteht immer eine Bewußtseinslücke (Amnesie) und in der Regel wird der Anfall durch eine tonische Streckung aller Extremitäten eingeleitet. Er endet in generalisierten symmetrischen Zuckungen und anschließender Müdigkeit bis Schlaf. Vegetative Begleitphänomene wie Hautrötungen, Schwitzen, Atemstörungen können hinzutreten.

Neben dem großen generalisierten Krampfanfall sind im Kindesalter die idiopathisch primär generalisierten Epilepsien mit den verschiedenen Verlaufsformen: BNS-Anfälle (West-Syndrom), myoklonisch-astatische Anfälle (Petit mal-Variant), Absencen-Epilepsie und myoklonisch-impulsive Anfälle (Impulsiv Petit mal) von großer praktischer Bedeutung.

Bekannt ist vor allem die *Absencen-Epilepsie* mit einem Erkrankungsgipfel zwischen dem 4. und 12. Lebensjahr bei sonst normal entwickelten und psychomental gesunden Kindern. Das typische Anfallsbild zeigt eine plötzlich beginnende und rasch endende Bewußtseinspause zwischen 5 und 20 Sekunden Dauer. Die aktuellen Tätigkeiten werden kurz unterbrochen, gelegentlich treten auch motorische oder vegetative Begleitphänomene auf (man spricht dann von komplexen Absencen).

Diagnosesicherung bei Verdacht auf Epilepsie: Bei anfallsartigen Phänomenen steht stets die ätiologische Abklärung einer Diagnose im Vordergrund. Neben der sehr gründlichen Anamnese ist als Zusatzuntersuchung vor allem das Hirnstrombild bzw. die Elektroenzephalographie (EEG) erforderlich. Bei unklarer Situation ist eine Doppelbildaufzeichnung (Video-EEG-Ableitung) zu empfehlen. Bei symptomatischen generalisierten Epilepsien, zwingend vor allem bei fokalen Epilepsien, ist eine Bildgebung über Computertomographie, besser über Kernspintomographie nötig.

Therapie der zerebralen Anfälle: Bei der Behandlung der Epilepsien muß zwischen der *akuten Anfallsunterbrechung* einerseits und der antikonvulsiven Prophylaxe als *Langzeittherapie* andererseits unterschieden werden. Für den Notfall bzw. im akuten Anfall gibt es eine Reihe hochwirksamer Medikamente (Phenobarbital, Benzodiazepin, Phenytoin). Diese Notfallmedikation soll einmal den gefährlichen Anfall unterbrechen, zum anderen auch den Übergng in einen *Status epilepticus* verhindern. Bei einem Status epilepticus handelt es sich um die Wiederholung von mindestens drei großen generalisierten Anfällen innerhalb von Minuten bzw. wenigen Stunden. Sie werden von einer andauernden Bewußtlosigkeit begleitet.

Nach Diagnosesicherung einer chronischen Epilepsie wird in der Regel eine antikonvulsive Langzeittherapie für die Dauer von mindestens 2–5 Jahren erforderlich. Diese Langzeitmedikation soll möglichst über eine spezielle Epilepsie-Ambulanz gesteuert werden, zumindest in enger Absprache mit dem Hausarzt organisiert werden. Verschiedene Medikamente zur Anfallsprophylaxe stehen zur Verfugung, die je nach Anfallsform, -ausprägung-, -häufigkeit und -dauer eingesetzt werden. Es ist zu beachten, daß die notwendige Langzeittherapie auch *Nebenwirkungen* zeigen kann wie Müdigkeit, Konzentrationseinbußen oder Bewegungsstörungen.

Nehmen die Anfälle weiterhin zu oder sind sie mit Medikamenten nicht beherrschbar, so kann in Einzelfällen auch eine operative Therapie erwogen werden. In diesem Fall ist ein prächirurgisches Intensivmonitoring an einem dafür ausgewiesenen Epilepsiezentrum erforderlich.

Schlußbemerkung

Die Epilepsie im Kindes- und Jugendalter ist heute in gut 2/3 aller Fälle gut behandelbar. Kinder sollen unter sozialpädiatrischen Aspekten normal in Familie und Schule integriert werden; eine gewissenhafte und gründliche Aufklärung verhindert unbewußte Ängste sowie Abwehrmechanismen der sozialen Umgebung. Diese Integration der Kinder muß ganz im Vordergrund stehen, um spätere sekundäre Neurotisierungen zu verhindern. Grundsätzlich etwa können Kinder mit einer Epilepsie am Sport teilnehmen, lediglich Schwimmen bzw. Baden ist stets unter einer sorgfältigen *Einzelaufsicht* durchzuführen. Spezielle Sportarten mit einer erhöhten Verletzungsgefahr müssen im Einzelnen besprochen werden. Aufgrund eines höheren Wiederholungsrisikos besonders bei den primär generalisierten Epilepsien muß eine umfassende Aufklärung und Beratung erfolgen, insbesondere für die Familienplanung. Für die Betreuung von Kindern mit Epilepsie, vor allem bei gleichzeitiger anderer körperlicher und/oder mentaler Einbuße ist jede Beobachtung einer betreuenden Person, etwa auch der Physiotherapeutin, von großer Wichtigkeit. Gerade bei einer deutlichen Mehrfachbehinderung sind sog. „kleine" Anfälle (Petit mal) aus der Gruppe der myoklonischen Anfälle oder der komplexen Absencen nicht selten. Hier sollten im Verdachtsfall die Eltern informiert werden, um gegebenenfalls den Facharzt aufzusuchen und ein Hirnstrombild zu veranlassen. Es ist erfreulich festzustellen, daß heutzutage die Bedeutung einer umfassenden psychosozialen Begleitung der Familie erkannt wird. Die gesamte Integration des betroffenen Kindes soll stets im Mittelpunkt aller therapeutischen Bemühungen stehen. Eine enge interkollegiale Zusammenarbeit sowie das Zusammenwirken der verschiedenen Therapeuten kann dies ermöglichen.

6 Allgemeine Pädiatrie

6.1 Erkrankungen der Atemwege und der Lungen im Kindesalter

T. Zimmermann

6.1.1 Einleitung, allgemeine Pathophysiologie der Atmung

Erkrankungen der Atemwege im Kindesalter sind die häufigste Ursache für einen Arztbesuch. In mehr als 90% der Fälle handelt es sich um banale Virusinfekte. Der Verlauf von Atemwegserkrankungen ist vom Neugeborenen und Säugling bis in das Erwachsenenalter hinein auf Grund von anatomischen Größenunterschieden und immunologischen Reifeprozessen unterschiedlich. So kann ein banaler Virusinfekt der Atemwege für den jungen Säugling durchaus ein Problem darstellen, während der Jugendliche dieselbe Erkrankung lediglich als unangenehm empfindet, ohne daß seine täglichen Aktivitäten eingeschränkt werden. Einen besonderen Stellenwert bei Kindern und Jugendlichen haben das Asthma bronchiale und die Mukoviszidose. Beide Erkrankungen erfordern je nach individuellem Schweregrad neben einer kontinuierlichen Arzneimittelbehandlung eine jeweils auf den Patienten abgestimmte Physiotherapie.

Primär an der Lunge auftretende Tumore sind im Kindesalter extrem selten, so daß sie hier nur am Rande erwähnt werden sollen.

Die Pathophysiologie ist die Lehre von abnorm ablaufenden Körperfunktionen, die den verschiedenen Krankheitsbildern zugrundeliegen. Es soll stichwortartig auf die wesentlichen Krankheitszeichen eingegangen werden.

•••• Ventilationsstörungen

Obstruktion

Es handelt sich um eine Verengung der Atemwege mit Erhöhung des Luftströmungswiderstandes bei In- und/oder Exspiration. Eine Obstruktion kann sowohl im Kehlkopfbereich, in der Trachea oder in den großen/kleinen Bronchien auftreten. Sie kann irreversibel, also anatomisch bedingt oder durch Sekretverlegung bedingt sein, sie kann aber auch reversibel wie z.B. bei dem Asthma bronchiale sein. Diese Reversibilität kann mit pharmakologischen Tests überprüft werden.

Als Folge einer Obstruktion steigt die funktionelle Residualkapazität der Lunge an, weiterhin kann eine ungleichmäßige Ventilation mit regionärer, später allgemeiner alveolärer Hypoventilation auftreten. Durch eine Erhöhung des Lungengefäßwiderstandes aufgrund der Engstellung von Arteriolen und aufgrund des „Check valve"-Mechanismus (Ventilmechanismus durch Kompression der Bronchiolen aufgrund eines zu hohen Druckabfalles zwischen Alveolen und Bronchiolen) wird die Atmung zusätzlich behindert. Der Atemwegswiderstand und das Residualvolumen sind erhöht, die Einsekundenkapazität vermindert und die Atemmittellage zur Inspiration hin verlagert.

Restriktion

Von einer Restriktion der Lunge spricht man, wenn die Lunge in ihrer Ausdehnungsfähigkeit eingeschränkt ist. Dies kann durch eine Abnahme der Elastizität des Lungengewebes oder der Thoraxwand geschehen. Ursächlich kann dies durch den Untergang von Lungengewebe bei dem Lungenemphysem des Erwachsenen, durch Vermehrung des Bindegewebes der Lunge (Fibrose) oder durch Wassereinlagerung in das Lungengewebe (Ödem) bedingt sein. Die für den Gasaustausch wesentliche Atemfläche wird hierdurch verkleinert.

Die Total- und Vitalkapazität und die Lungencompliance (Dehnbarkeit) sind vermindert. Lungenerkrankungen mit vorwiegend restriktivem Charakter sind die kongenitale Zystenlunge mit fortschreitender Fibrose, die erworbene Zystenlunge (Honigwabenlunge), die Sarkoidose (Morbus Boeck) und diffuse Lungenfibrosen (z.B. die Taubenzüchterlunge).

Eine Hyperventilation ist eine in Relation zum erforderlichen Gasaustausch übermäßig erhöhte alveoläre Ventilation mit einem normalen oder erniedrigtem Kohlendioxidpartialdruck, einer geringen Zunahme des arteriellen Sauerstoffpartialdruckes sowie einer respiratorischen Alkalose. Auslösende Faktoren sind: Psyche, Erregung, Schmerzen, gesteigerter Stoffwechsel, Fieber, Hyperthyreose, Bakteriämie, Schädigung des Atemzentrums z.B. bei Gehirnthrombose, Meningitis, Enzephalitis und Schädeltrauma. Weiterhin können Ventilationsstörungen aufgrund einer Hypoxie, durch diabetisches Koma, renale Azidose und Laktazidose bei Sepsis auftreten. Einige Arzneimittel wie Progesteron, Noradrenalin, Adrenalin, Salizylate und Analeptika können ebenfalls zur Hyperventilation führen.

•••• Verteilungsstörung (Partialinsuffizienz)

Unterschiedliche Strömungswiderstände in den Luftwegen aufgrund unterschiedlicher Dehnbarkeit des Lungengewebes bei Obstruktion, Fibrosierung oder Pleuraverschwartung können eine inhomogene Verteilung der eingeatmeten Luft in den Lungen bewirken. In den minderdurchbluteten Lungenabschnitten steigt die Kohlendioxidkonzentration an, sie wird jedoch durch die geringe Kohlendioxidkonzentration in den vermehrt durchbluteten Lungenbezirken annähernd ausgeglichen. In der Blutgasanalyse ist eine leichte Hypoxämie bei normalen oder erniedrigten Kohlendioxidwerten festzustellen. Dies kann z.B. im Asthmaanfall bei akuter Obstruktion der kleinen Atemwege beobachtet werden.

•••• Alveoläre Hypoventilation (Globalinsuffizienz)

Der alveolären Hypoventilation liegt eine Minderbelüftung der Mehrzahl aller durchbluteten Alveolen zugrunde. Hierdurch erfolgt ein Anstieg des alveolären Kohlendioxidpartialdruckes und ein Abfall des alveolären Sauerstoffpartialdruckes. Die Folge ist eine arterielle Hypoxämie und eine Hyperkapnie. Die Ursachen einer alveolären Hypoventilation sind eine direkte Schädigung des Atemzentrums oder eine Schwäche bzw. Lähmung der Atemmuskulatur. Auch bei obstruktiven Atemwegserkrankungen (Asthma bronchiale, chronisch asthmoider Bronchitis, Lungenemphysem) kann eine Globalinsuffizienz auftreten. Die Senkung des alveolären Sauerstoffpartialdruckes führt zu einer Zunahme des Lungengefäßwiderstandes, zu pulmonaler Hypertonie und bei chronischem Verlauf zu einem Cor pulmonale.

6.1.2 Krankheitsbilder

•••• Erkrankungen der Bronchien

Bronchitis

Die Bronchitis ist eine entzündliche Erkrankung der Schleimhaute in den Bronchien, sie wird meist durch Virusinfektionen ausgelöst. Häufig handelt es sich um einen generalisierten Befall der Bronchien. Sind nur einzelne Bronchialabschnitte betroffen, so spricht man von einer Bronchitis circumscripta, sind Larynx und Trachea mitbeteiligt, so spricht man von einer Laryngotracheobronchitis. Die Entzündung kann sich weiter in das umgebende Lungengewebe ausbreiten, es entsteht dann eine Bronchopneumonie. In der Regel heilt eine *akute Bronchitis* in wenigen Tagen ohne Komplikationen aus. Wiederholt auftretende Erkrankungen werden *rekurrierende Bronchitiden* genannt. *Komplizierte Verlaufsformen* der akuten Bronchitis halten über 14 Tage bis zu vier Wochen an. Der Übergang zu einer *chronischen Bronchitis* ist fließend, eine Definition für die chronische Bronchitis liegt für das Kindesalter nicht vor. Bei der *obstruktiven Bronchitis* tritt zu der Entzündung der Bronchialschleimhaut eine Zusammenziehung der Bronchialmuskulatur hinzu. Die *Bronchiolitis* ist eine entzündliche Erkrankung vorwiegend der kleinen Bronchien, die im Säuglings- und Kindesalter auftritt.

Akute Bronchitis

Die akute Bronchitis ist eine der häufigsten Erkrankungen im Kindesalter, Erreger sind nahezu ausschließlich Viren (Influenza, Parainfluenza). Im weiteren Verlauf kann eine bakterielle Besiedelung der Bronchialschleimhaut als Komplikation hinzutreten. Auch nichtinfektiöse Noxen wie z. B. Abgase, Zigarettenrauch und Fremdkörperaspiration können zu einer akuten Entzündung der Bronchialschleimhaut führen.

Zunächst tritt ein trockener Reizhusten teilweise mit Schmerzen hinter dem Brustbein auf, der nach ca. ein bis zwei Tagen in einen produktiven Husten mit zunehmender Bronchialverschleimung übergeht. Das zum Teil weißlich-gelbe seromuköse Sekret wird von größeren Kindern abgehustet und ausgespuckt, von kleinen Kindern wird das Sekret überwiegend verschluckt. Über der Lunge sind reichlich Rasselgeräusche hörbar, die nach einem Hustenstoß vorübergehend verschwinden können. Insbesondere bei kleinen Kindern kann vermehrt Giemen und verlängertes Exspirium als Hinweis auf eine zusätzliche Bronchialobstruktion auftreten. Die Körpertemperatur ist normal bis leicht erhöht, die Kinder sind aufgrund des allgemeinen Virusinfektes müde und matt. Die BKS und die Gesamtleukozytenzahl im Blut ist normal, auf der Röntgenaufnahme des Thorax sind bei der unkomplizierten akuten Bronchitis keine auffallenden Befunde festzustellen. Die Diagnose ergibt sich aus dem typischen Bild, die Therapie erfolgt symptomatisch, bei quälendem trockenem Reizhusten z. B. durch Gabe von Hustensedativa. Die Verabreichung von reichlich warmer Flüssigkeit (Tee) trägt zur Sekretlösung und Sekretförderung bei. Die Inhalation von Wasserdampf oder von isotoner Kochsalzlösung ist hilfreich.

Komplizierte und chronische Bronchitiden

Abhängig von dem Ausmaß der Entzündungsreaktionen am Bronchialsystem stellt der Husten von unterschiedlicher Intensität das Leitsymptom der komplizierten und chronischen Bronchitis dar. Meistens markiert eine bakterielle Superinfektion mit erneuten Entzündungsreaktionen, Fieber und zunehmender Hypersekretion den Übergang von einer akuten „normalen“ Bronchitis zu einer komplizierten chronischen Bronchitis. Bei etwa 90% der Kinder mit komplizierter und chronischer Bronchitis lassen sich an den Bronchien Schleimhautveränderungen bis hin zur Bronchuswanddeformation und Bronchiektasien feststellen. Die Therapie ist langfristig zu veranschlagen, neben einer gezielten antibakteriellen Behandlung mit Antibiotika und der Anwendung schleimlösender Substanzen ist die Physiotherapie zur Förderung des Sekretabflusses aus den Bronchien von wesentlicher Bedeutung. Tägliche Vibrations- und Klopfdrainagen sowie Atemübungen unterstützen den Schleimtransport. Gezielte Kurverschickungen in spezialisierte Heime und Kliniken und das Vermeiden von Schadstoffbelastungen der Luft zu Hause (insbesondere Tabakrauch) sind weitere Maßnahmen, die zur Stabilisierung und Ausheilung komplizierter und chronischer Bronchitiden beitragen.

Obstruktive Bronchitis

Die obstruktive Bronchitis geht einher mit einer Verminderung des Bronchiallumens durch Schleimhautschwellung, Zusammenziehung glatter Muskelfasern und/oder einer vermehrten Schleimproduktion. Der Verlauf der obstruktiven Bronchitis ist rekurrierend, meist sind Kleinkinder, aber auch Säuglinge betroffen. Leitsymptome sind exspiratorische Dyspnoe, Husten und Giemen. Virusinfekte (RS, Parainfluenza 2, 3, ECHO) sind häufig nachweisbar. Im Vordergrund steht eine Überblähung der Lunge mit tiefstehenden Zwerchfellgrenzen, die Blutgasanalyse zeigt bei akuten Beschwerden unter Umständen einen erniedrigten PO_2, bei zunehmender Obstruktion folgt ein Anstieg des zunächst niedrigen PCO_2. Die Therapie setzt sich zusammen aus Bettruhe, reichlich oraler Flüssigkeitszufuhr, Inhalation von physiologischer Kochsalzlösung und evtl. Sauerstoffzufuhr. Bei schwerem Krankheitsverlauf können Kortikosteroide hilfreich sein. Ältere Kinder können zusätzlich ein β-2-Mimetikum inhalieren, die Wirksamkeit dieser Medikamente ist bei Säuglingen umstritten. Die Entscheidung zu einer Dauertherapie über längere Zeit ist abhängig von der Häufigkeit der Beschwerden und deren auslösenden Faktoren.

Bronchiolitis

Die Bronchiolitis ist eine entzündliche Erkrankung bei Säuglingen und Kleinkindern, die überwiegend in den kleinen Bronchien, meist in den Winter- und Frühjahrsmonaten abläuft. Neben den entzündlichen Reaktionen an der Bronchialschleimhaut wird auch häufiger das benachbarte Lungengewebe befallen. Als Krankheitserreger sind Viren (RS, Parainfluenza, Influenza) nachweisbar. Ca. $^1/_4$ bis $^1/_3$ der Kinder mit Bronchiolitis entwickeln später ein Asthma bronchiale. Die Erkrankung beginnt in der Regel mit einem Schnupfen, später tritt trockener Husten auf. Die Lungen sind reichlich überbläht, das Atemgeräusch ist eher abgeschwächt (stille Obstruktion). Hierbei kann der Sauerstoffpartialdruck bereits erniedrigt und der PCO_2 im Blut erhöht sein.

Insbesondere bei ausgeprägter Dyspnoe benötigen die Kinder Ruhe. Reichlich Flüssigkeitszufuhr ist hilfreich, die Atemluft soll nicht trocken sein, evtl. kann mit physiologischer Kochsalzlösung inhaliert werden. Bei Bedarf muß Sauerstoff z.B. über eine Oxydomhaube der Atemluft zugemischt werden. Bei sehr aufgeregten Kindern empfiehlt sich eine Sedierung mit Chloralhydrat. Weitere Behandlungsmaßnahmen wie Kortisongabe, Inhalationen von Beta-2-Mimetika oder eine Theophyllingabe sind umstritten.

Asthma bronchiale

10% aller Schulkinder in Deutschland leiden an Asthma bronchiale. Durch Atemwegsinfekte, Allergie, körperliche Belastung, Schadstoffinhalation (SO_2, Abgase) oder aufgrund einer unspezifischen Überempfindlichkeit des Bronchialsystems tritt eine Zusammenziehung der Bronchien, eine Schleimhautschwellung und eine vermehrte Bildung von zähem Bronchialschleim auf. Die Folge ist Atemnot mit exspiratorischem Giemen, verlängertem Exspirium, Dyspnoe und Husten. Die Bronchokonstriktion tritt in der Lunge an verschiedenen Stellen zu unterschiedlichen Zeitpunkten auf. Die auftretende Hypoxie wird zunächst durch eine Steigerung der Atemfrequenz ausgeglichen. Aufgrund der enggestellten Bronchien tritt in der Ausatmungsphase durch zusätzliche Kompression der Bronchien eine Lungenüberblähung unterschiedlichen Ausmaßes auf. Die bereits bestehende Hypoxie wird durch die vermehrte Atemarbeit zusätzlich verstärkt, die respiratorische Azidose kann durch diese zusätzlich auftretende metabolische Azidose ebenfalls verstärkt werden. Dies führt wiederum zu einer weiteren Zusammenziehung insbesondere der kleinen Bronchien und der peripheren Lungengefäße. Hierdurch wird der Austausch von O_2 und CO_2 weiter behindert.

Neben dem Infektasthma, Anstrengungsasthma und „irritant Asthma" (Reizgase, trockene Luft, Kälte), können auch psychogene Reize ein Asthma bronchiale auslösen. Das Asthma bronchiale kann anhand der Häufigkeit der Beschwerden eingeteilt werden in leichtes Asthma bronchiale (weniger als fünf Anfälle pro Jahr) bis hin zum wiederholten Status asthmaticus mit permanenter Ruhedyspnoe. An dem Schweregrad und an äußeren und inneren Auslösefaktoren des Asthma bronchiale orientiert sich die Therapie.

Leichte und nur sporadisch auftretende Asthmaanfälle können bedarfsweise mit einem Beta-2-Mimetikum per Inhalation behandelt werden. Liegt gleichzeitig eine Atemwegsallergie vor, so sollten zusätzlich antiallergisch wirkende Medikamente (Antihistaminika, DNCG) gegeben werden. Ist eine Langzeittherapie erforderlich, so sollte zunächst regelmäßig mit physiologischer Kochsalzlösung bzw. DNCG bedarfsweise unter Zusatz von Beta-2-Mimetika inhaliert werden. Retard-Theophyllinpräparate und schleimlösende Medikamente können weiterhin indiziert sein. Reicht diese Behandlung nicht aus, so kann zunächst die Inhalation eines Kortisonpräparates (Beclometason, Budesonid) über einen begrenzten Zeitraum versucht werden. Die Überblähung der Lunge und die Sekretverlegung muß intensiv durch Physiotherapie, Vibrations- und Klopfdrainage sowie durch Atemübungen behandelt werden. Manche Kinder benötigen inhalierbare Korticosteroide als Dauertherapie, in extremen Fällen mit permanenter Ruhedyspnoe muß langfristig mit oralen Kortisonpräparaten in Kombination mit Inhalationen und schleimlösenden Medikamenten behandelt werden. Seit kurzer Zeit sind Leukotrienantagonisten für die Behandlung des Asthma bronchiale verfügbar. Leukotriene sind körpereigene Stoffwechselprodukte, die teilweise eine vielfach stärkere bronchialverengende Wirkung haben als z.B. Histamin. Diese Leukotrienantagonisten verhindern entweder die Bildung oder blockieren die Wirkung der Leukotriene. Für Kinder sind Kautabletten verfügbar, die einmal täglich alleine oder in Kombination mit den bereits genannten Asthmamedikamenten gegeben werden.

Die Physiotherapie ist für die Therapie des Asthma bronchiale von besonderer Bedeutung, sie kann regelmäßig z.B. durch die Eltern angewendet werden. Spezielle Trainingsprogramme mit Intervallübungen lassen sich durch physiotherapeutische Maßnahmen ergänzen. Schwimmen ist eine für Asthma-Patienten besonders geeignete Sportart. Während eines Kuraufenthaltes in einem geeigneten Klima können Maßnahmen der Physiotherapie und Übungen aus dem Bereich der funktionellen Entspannung zu einer Stabilisierung des Patienten beitragen. Ein vollständiges Ausheilen des Asthma bronchiale ist selten zu erreichen, das Ziel aller Behandlungsmaßnahmen ist, die Symptome des Asthma bronchiale mit einem vertretbaren Einsatz von Arzneimitteln so gering wie möglich zu halten.

Bronchiektasien/Atelektasen

Bronchiektasien sind Erweiterungen der Bronchien, die nicht rückbildungsfähig sind und die durch Zerstörung der Wandstrukturen des Bronchus oder durch angeborene Störungen entstanden sind. Anhand der unterschiedlichen Formen unterscheidet man zylinderförmige und sackförmige Bronchiektasien. Bei Kindern mit Asthma bronchiale,

Fremdkörperaspiration, Tuberkulose, Masern, Pertussis und Viruspneumonien ist mit einem Auftreten von Bronchiektasien zu rechnen. Seltene Ursachen sind das Williams-Campell-Syndrom, das Syndrom der immobilen Zilien und Immundefekte. Im Vordergrund der Symptomatik steht ein trockener oder produktiver Husten. Die für den Erwachsenen typische „maulvolle Expektoration" von Schleim ist bei Kindern selten, gelegentlich kann etwas Blut abgehustet werden. Bei ausgeprägtem Befund kann die Entwicklung der Körperlänge und des Körpergewichtes verzögert sein, aufgrund der chronischen Hypoxämie entwickeln sich Trommelschlegelfinger.

Sind die Bronchiektasien ausgeprägt und auf ein bis zwei Lungenfelder begrenzt, so können die befallenen Lungenbezirke chirurgisch entfernt werden. Ist eine chirurgische Therapie nicht möglich, so muß kontinuierlich gegen bakterielle Infektionen und den Sekretstau in den erkrankten Bronchialbereichen vorgegangen werden. Im Vordergrund steht die Sekretolyse und die Sekretmobilisation durch Einsatz von schleimlösenden Medikamenten, Inhalationen und Vibrationsklopfdrainagen. In seltenen Fällen kann eine Sekretabsaugung und eine Bronchialspülung notwendig sein. Langfristige Kuraufenthalte unter ärztlicher und physiotherapeutischer Betreuung sind hilfreich.

Atelektasen

Atelektasen sind luftleere oder luftarme Lungenbezirke, die durch Obstruktion oder Kompression des zugehörigen Bronchialsystems auftreten. Sekretverlagerung, Fremdkörperaspiration, Bronchitis, Asthma bronchiale, Mukoviszidose, eine Kompression der Bronchien von außen durch vergrößerte Lymphknoten, Tuberkulose, Tumoren und Herzgefäßmißbildungen können Atelektasen verursachen. Äußerlich erkennbare Krankheitszeichen von Atelektasen sind Husten, Dyspnoe, Fieber, eingeschränkte Atembewegungen des Thorax auf der kranken Seite, evtl. verstärkte interkostale Einziehungen und eine Schiefhaltung des Körpers zur erkrankten Seite hin. Wenn auch die Belüftung der betroffenen Lungenbezirke vollständig unterbunden ist, so bleibt eine Restdurchblutung dieses Lungenbereiches bestehen. Je nach Ausmaß des intrapulmonalen Rechts-links-Shunts ist der arterielle PO_2 erniedrigt, die Kinder versuchen dies durch Hyperventilation auszugleichen.

Nach bronchologischer Untersuchung steht zur Behandlung die Sekretmobilisation durch Inhalation, Vibrationsklopfdrainage und Lagerungsdrainage im Vordergrund. Bei bakterieller Infektion ist eine Antibiotikatherapie erforderlich. Die Behandlung der Atelektase muß frühzeitig begonnen werden, da nach wenigen Wochen die Gefahr zunimmt, daß die Atelektasen nicht mehr zur Rückbildung gebracht werden können.

•••• Entzündliche Erkrankungen des Lungengerüstes

Allergische Alveolitis

Die allergische Alveolitis ist eine durch einen Immunprozeß bedingte Entzündung des Lungengewebes und der kleinen Bronchien. Die Inhalation verschiedener organischer Staubpartikel (Schimmelpilzsporen, Eiweißbestandteile von Vogelfedern, Vogelserum, Vogelkot oder die Einnahme von Arzneimitteln wie Bleomycin, Sulfonamiden, Azetylsalizylsäure) löst bei disponierten Kindern eine Immunreaktion (Typ III-Reaktion nach Coombs und Gell) aus, in deren Folge nach ca. 8 bis 12 Stunden Husten, Atemnot, Fieber, Schüttelfrost und in schweren Fällen Zyanose auftritt. Die Atmung und der Herzschlag sind beschleunigt. Im weiteren Verlauf kann sich eine zunehmende Fibrose der Lunge entwickeln, die mit einer restriktiven Ventilationsstörung (verminderte Vitalkapazität und Totalkapazität), zentraler Zyanose und Trommelschlegelfingern einhergeht.

Die wesentliche Behandlungsmaßnahme der allergischen Alveolitis ist das Vermeiden der Inhalation von beschwerdeauslösenden Stäuben bzw. das Absetzen entsprechender Medikamente. Bei einer chronischen Verlaufsform müssen über längere Zeit Kortisonpräparate eingenommen werden. Problematisch sind interstitielle Lungenerkrankungen im Kindesalter, die bei Viruserkrankungen (z.B. Röteln, Listerien) oder bei systemischer Grunderkrankung (Lupus erythematodes, Sklerodermie, Dermatomyositis, Rheumatoide Arthritis, Sarkoidose, Neurofibromatose etc.) auftreten. Insbesondere die idiopathische diffuse Lungenfibrose (Hamman-Rich-Syndrom) kann innerhalb von wenigen Monaten zum Tode führen. Die Therapie erfolgt durch orale Kortisongabe, auch mit Immunsuppressiva und mit D-Penicillamin wurden Therapieversuche durchgeführt. Leider kann auch hierdurch der Fibrosierungsprozeß nur unzureichend angehalten werden. Im Langzeitverlauf ist eine zunehmende respiratorische Insuffizienz zu erwarten, die eine zunehmende Belastung des rechten Herzens mit sich bringt. Die Sauerstoffinhalation, Digitalisierung und die Gabe von Diuretika können vorübergehend eingesetzt werden, die Prognose dieser Erkrankungen ist ernst.

•••• Pneumonien

Pneumonien sind entzündliche Erkrankungen der Atemwege im Thorax und des Lungengewebes. Meist breitet sich eine „Erkältung" über den Nasen-Rachenraum, die Luftröhre und die Bronchien aus. Weiterhin können Krankheitserreger über die Blut- und Lymphbahnen in die Lungen gelangen. Nach dem Röntgenbefund kann man Pneumonien in *Segment-* oder *Lobärpneumonien* (ein Lungensegment oder ein Lungenlappen befallen), *Bronchopneumonien* (Entzündung kleinerer Bronchien, fleckförmige Verdichtungen, die auf ein Lungensegment oder einen Lungenlappen in der Regel begrenzt sind) oder *interstitielle Pneumonien* (mit vermehrt netzartiger Lungenzeichnung, weniger fleckiger Infiltration) einteilen.

Die Segment- oder Lobärpneumonie findet sich meist bei Schulkindern, bei älteren Säuglingen und bei Kleinkindern treten vermehrt Bronchopneumonien auf, interstitielle Pneumonien sind auf das Neugeborenen- und Säuglingsalter begrenzt, aber auch bei älteren Kindern mit Störungen der Infektabwehr (Immunmangelerkrankungen) können interstitielle Pneumonien auftreten.

Die Therapie richtet sich vorwiegend nach dem Krankheitserreger, in der Regel sind Antibiotika oral oder parenteral anzuwenden. Insbesondere bei deutlichem „Nasenflügeln“, beschleunigter Atmung und Zyanose ist Bettruhe und gegebenenfalls eine Sauerstoffgabe erforderlich. Ein trockener, schmerzhafter Husten kann zunächst mit hustendämpfenden Medikamenten behandelt werden, die Gabe von Sekretolytika soll einen produktiven Husten bewirken. Zusätzlich können nach Stabilisierung des Krankheitszustandes Vibrationsklopfmassagen und Lagerungsdrainagen zur Sekretförderung hilfreich sein. Die Prognose der verschiedenen Pneumonieformen ist abhängig vom Alter des Kindes, dem Krankheitserreger und der körpereigenen Infektabwehr. Pneumonien im Neugeborenenalter haben immer noch eine hohe Mortalitätsrate.

6.1.3 Lungentuberkulose

Die Lungentuberkulose ist eine vorwiegend chronisch verlaufende Infektionskrankheit, die durch das *Mycobacterium tuberculosis* ausgelöst wird. Durch den Rückgang der Expositionsmöglichkeiten ist die Zahl der neuerkrankten Kinder derzeit niedrig. Meist erfolgt die Übertragung durch Tröpfcheninfektion über die Atemwege von Mensch zu Mensch. Weiterhin kann die Tuberkulose durch Schmierinfektion oder durch Fütterung von Kuhmilch oder Kuhmilchprodukten erfolgen. Selten kann eine Tuberkulose von der Mutter auf das ungeborene Kind übertragen werden. Die Lungentuberkulose entwickelt sich bei Kindern nach einer Inkubationszeit von ca. 6 Wochen. Man unterscheidet die einfache Form der Lungentuberkulose mit Bildung eines Primärkomplexes und komplizierte Formen mit Verschluß eines Bronchus, eines Lymphknoteneinbruches in das Bronchialsystem bis hin zur generalisierten Erkrankung der Lunge, der Miliartuberkulose. Bei geringer Widerstandskraft des körpereigenen Abwehrsystems kann bei Säuglingen und bei Erstinfekten in der Pubertät eine primär progressive Lungentuberkulose mit einer käsigen Pneumonie auftreten. Durch Streuung können Organtuberkulosen (Meningitis, Pleuritis, Perikarditis, Halslymphknotentuberkulose, Skelettuberkulose und Nierentuberkulose) hinzukommen.

Störungen der Lungenfunktion bei Lungentuberkulosen sind in der Regel nicht zu erwarten. Lediglich bei ausgedehnten Prozessen und durch Narbenbildung kann es zu einer Einschränkung der Total- und Vitalkapazität und zu Verteilungsstörungen kommen.

Die Therapie setzt sich zusammen aus der Chemotherapie, der allgemeinen Förderung körpereigener Abwehrkräfte und aus speziellen operativen Methoden. Durch physiotherapeutische Maßnahmen kann eine Haltungsschädigung vermieden und die Kräftigung der Atemmuskulatur insbesondere des Zwerchfells sowie eine Mobilisation des Thorax erreicht werden.

6.1.4 Weitere Erkrankungen von Lunge und Thorax

•••• Pneumothorax

Der Pneumothorax ist eine Ansammlung von Luft im Pleuraraum. Die Luft gelangt etwa bei Verletzungen von außen durch die Thoraxwand oder durch Zerreißen des Lungengewebes von innen in den Pleuraspalt. Dies kann z. B. bei starken Hustenstößen, Keuchhusten, Fremdkörperaspiration aber auch bei Mukoviszidose und Asthma bronchiale auftreten. Ein kleiner Pneumothorax bildet sich häufig ohne Therapie zurück. Bei einem Spannungspneumothorax ist die Lungenventilation auch auf der gesunden Seite beeinträchtigt, durch Kompression der Hohlvenen wird der Kreislauf behindert. Das Legen einer Thoraxdrainage ist in dieser lebensbedrohlichen Situation schnellstmöglich anzustreben.

•••• Hämatothorax

Der Hämatothorax ist eine Ansammlung von Blut im Thoraxraum, er ist meist eine Folge eines Thoraxtraumas. Seltene Ursachen sind Blutungen aus Blutgefäßen des Thorax aufgrund von Tumoren oder Blutungen aus einem Aneurysma. In jedem Falle ist die Drainage des Blutes aus dem Thoraxraum erforderlich. Bei arteriellen Blutungen ist meist eine Thorakotomie unumgänglich.

•••• Pleuraempyem, Pleuraverschwartung

Als Folge einer Pleuritis mit Eiteransammlung zwischen den Pleurablättern kann es zu einer Verwachsung dieser Pleurablätter kommen. Die Ausbildung von Bindegewebe führt zu einer erheblichen Verschwartung, diese kann eine Schrumpfung und Verziehung der Lungen- und

Mediastinalstrukturen und eine erhebliche Einschränkung der Atmung bewirken. Bei frisch aufgetretenem Empyem größeren Ausmaßes ist die Ableitung des Ergusses zunächst von wesentlicher Bedeutung. Wurde dies versäumt, so empfiehlt sich frühzeitig die operative Entfernung von Pleuraschwarten (Dekortikation). Unterstützend können physiotherapeutische Maßnahmen im Frühstadium der Ergußbildung, zur Pneumonieprophylaxe, zur Verbesserung der Ventilation aller Lungenabschnitte und zum Vermeiden von Atelektasen durchgeführt werden.

•••• Zwerchfell-Fehlbildungen, -Erkrankungen

Die *angeborene Zwerchfellhernie* tritt in 90% auf der linken Thoraxseite auf. Kleine Hernien können lange Zeit ohne Symptome vorhanden sein. Bei großen Hernien füllt sich nach der Geburt beim Schreien der Brustraum zunehmend mit Darmschlingen aus dem Bauchraum, hierdurch entsteht eine akut lebensbedrohliche Situation mit einer Perfusions- und Ventilationsminderung auch der gegenüberliegenden Lunge. Die Intubation, Beatmung und die operative Korrektur sind lebensrettende Maßnahmen.

Die *erworbene Zwerchfellähmung* tritt bei Schädigungen des Nervus phrenicus insbesondere bei komplizierter Entbindung, aber auch nach Operationen oder im Rahmen einer Lymphknotentuberkulose am Lungenhilus auf. Die Einschränkung der Beweglichkeit der betroffenen Zwerchfellseite führt zu einer Verminderung der Total- und Vitalkapazität und zu einer Verteilungsstörung der Atemluft. Beidseitige Zwerchfellähmungen können lebensbedrohlich sein. Die Therapie erfolgt bei Vorliegen einer Tuberkulose mit der Gabe von Tuberkulostatika. Einseitige Zwerchfellhernien werden beobachtet, bei Gefahr der Ausbildung von Bronchiektasien in den komprimierten basalen Lungenabschnitten kann die operative Zwerchfellraffung hilfreich sein.

6.1.5 Lungentumore

Gutartige Tumoren der Lungen im Kindesalter sind Angiome, Papillome, Xanthome oder Hamartome. Diese Tumoren können bereits bei jungen Säuglingen Atemnot verursachen.

Bösartige Tumoren haben im Kindesalter meistens nicht ihren Ursprung in der Lunge, es handelt sich überwiegend um Metastasen z.B. eines Wilms-Tumors. Die Therapie richtet sich nach der Art des Tumors, sie setzt sich aus chirurgischen Maßnahmen und chemotherapeutischen Maßnahmen zusammen.

6.1.6 Mukoviszidose

Die internationale Bezeichnung für das Krankheitsbild Mukoviszidose ist cystic fibrosis (CF). Bei der zystischen Fibrose handelt es sich um eine erbliche Stoffwechselstörung, von der besonders die mukösen Drüsen des Organismus betroffen sind. Aufgrund eines gestörten Transports der Elektrolyte durch die Zellmembran kommt es zu einer veränderten Sekretzusammensetzung der mukösen Drüsen. Es ist besonders zähflüssig und fließt nicht ab. Die Viskosität der Sekrete ist also erhöht. Besonders die Lungen, das Pankreas und der Darm sind von den Krankheitsfolgen betroffen.

Häufigkeit

Eines von 2000 Neugeborenen erkrankt an Mukoviszidose. Man geht davon aus, daß die Mukoviszidose eine der häufigsten angeborenen Stoffwechselerkrankungen ist.

Krankheitsverlauf

Im Vordergrund der Erkrankung stehen eine frühzeitige Insuffizienz der Atmung und der Verdauung. Durch das pathologische Sekret werden in den Lungen die kleinen Bronchien verlegt. Es entstehen Atelektasen. Die chronisch obstruktive Ventilationsstörung führt mit der Zeit zu einem faßförmigen Aussehen des Thorax. Die Lungen sind überbläht. Da das zähe und eiweißreiche Sekret einen guten Nährboden für Bakterien (hauptsächlich Pseudomonas und Staphylococcus aureus) bildet, sind eine rezidivierende bzw. chronische Bronchitis und Pneumonien die Folge. Eine asthmatische Komponente findet sich bei vielen Patienten.

- *Merke:* Bei den Patienten besteht die Gefahr, daß sie sich gegenseitig anstecken. Um eine Infektion zu vermeiden, müssen die Physiotherapeuten ebenso wie alle anderen Bezugspersonen die hygienischen Maßnahmen unbedingt einhalten.

Die Patienten leiden unter einem quälenden Husten. Da das Bronchialepithel und die Alveolen zunehmend untergehen, entwickelt sich eine fortschreitende respiratorische Insuffizienz mit chronischer Hypoxie, pulmonaler Hypertonie und Cor pulmonale. Bei manchen Kindern sind die zyanotischen Zeichen wie Trommelschlegelfinger und Uhrglasnägel sehr ausgeprägt.

Im Pankreas kommt es durch das zähflüssige Sekret ebenfalls zu einer Verlegung der Pankreasgänge und aufgrund der Stauung zu zystischen Erweiterungen. Am Ende dieser krankhaften Veränderungen steht die Fibrose, das heißt, daß das organtypische Gewebe zunehmend zerstört und durch Bindegewebe ersetzt wird. Damit verbunden ist der zunehmende Funktionsverlust des Organs (Pankreasinsuffizienz). Die fehlenden Verdauungsenzyme führen zu einer verschlechterten Aufnahme und Verwertung der Nahrung. Häufig kommt es zu Wachstums- und Entwicklungsstörungen der betroffenen Kinder. Typisch sind dünne Extremitäten und ein vorgewölbter Bauch.

Die mukösen Drüsen des Darms sondern ebenfalls ein zähflüssiges Sekret ab. Bei Neugeborenen kann es durch das zähe Mekonium zur Verstopfung kommen (Mekoniumileus).

Die Leitsymptome sind die durch die chronische Bronchitis bedingte Atemnot, produktiver Husten, Trommelschlegelfinger und Uhrglasnägel. Des weiteren die chronischen Durchfälle und Gedeihstörungen, die durch die Verdauungsstörung verursacht werden.

- *Merke:* Ohne medizinische Betreuung kann die Mukoviszidose schon im Vorschulalter zum Tod führen.

Diagnostik

Von entscheidender Bedeutung ist die frühzeitige Erkennung der Krankheit. Genetische Untersuchungen ermöglichen die vorgeburtliche Diagnose. Nach der Geburt weisen erhöhte Natrium- und Chloridwerte im Schweiß auf eine Mukoviszidose hin (Schweißtest). Lungenfunktionstests sollten regelmäßig erfolgen. Die ermittelten Daten sind wichtig für die physiotherapeutische Behandlung, um anhand der Kenntnisse über die Lungenmechanik und des Gasaustauschs die Therapie auszurichten. Mit einer Lungenfunktionsprüfung vor und unmittelbar nach der Behandlung kann beispielsweise festgestellt werden, ob eine Atemtechnik zur Erhöhung des Residualvolumens führt. Der Patient ist dann überbläht.

Therapie

Die Mukoviszidose kann nicht kausal, sondern nur symptomatisch behandelt werden. Im Mittelpunkt stehen die bronchopulmonalen Komplikationen und die Pankreasinsuffizienz. Bestandteil der Therapie sind unter anderem die orale Gabe von mykolitisch wirkenden Medikamenten, um den Sekretabfluß zu verbessern und eine gezielte und unter Umständen kontinuierliche Antibiotikatherapie zur Behandlung pulmonaler Infekte. Die Behandlung wird durch die Inhalation mukolytisch wirkender Medikamente ergänzt. Schwer erkrankte Patienten benötigen Sauerstoffgaben. Die Physiotherapie, insbesondere die Belastbarkeit der Patienten, muß in diesen Fällen mit dem Arzt abgesprochen werden.

Die fehlenden Verdauungsenzyme werden oral zugeführt. Auf diesem Weg können die Mangelsituationen zum größten Teil ausgeglichen werden. Von besonderer Bedeutung sind die physiotherapeutischen Maßnahmen zur Sekretmobilisation (siehe S. 423).

Merke: Bei Kindern mit zusätzlichen Erkrankungen wie z. B. Lungenbluten, Pneumothorax oder Herzschäden muß mit dem behandelnden Arzt abgesprochen werden, ob Geräte zur Atemtherapie z. B. VRP (Vario-Resistance-Pressure), Cornet (siehe S. 430 ff) angewendet werden dürfen.

Prognose

Die Prognose ist in erster Linie von der fachkundigen sowie kontinuierlichen Pflege der Atemwege abhängig. Aufgrund der intensiven Therapie und Betreuung erreichen 80% der Patienten das Erwachsenenalter. Die mittlere Lebenserwartung liegt heute bei 30 Jahren. Zunehmend ist auch die Möglichkeit einer Lungentransplantation bei Schwerkranken gegeben. Derzeit liegt die 5-Jahres-Überlebensrate nach der Operation bei ca. 50%.

6.2 Physiotherapie bei Atemwegserkrankungen

6.2.1 Physiotherapeutische Untersuchung beim CF Patienten

H. Saemann

Beim chronisch kranken CF Patient mit seinem Bild der Multiorganerkrankung, der schon vom Säuglingsalter an in unserer Behandlung ist, muß der Befund wiederholt überprüft werden. Die Behandlung richtet sich nach dem aktuellen Zustand des Patienten und wird individuell angepaßt.

Es werden neben der Beurteilung der Atmung, z. B. auch Veränderungen der Haltung, der Form des Brustkorbs, der körperlichen Belastbarkeit und der Entspannungsfähigkeit festgestellt. Die Vitalkapazität und die Beurteilung der Thoraxbeweglichkeit sind von besonderer Bedeutung, da es sich bei diesem Krankheitsbild um eine Kombination von Restriktion und Obstruktion handelt. Lungenfunktionswerte, Lokalisation eventueller Atelektasen und Bronchiektasen, Belastbarkeit (PO_2 + PCO_2 Werte) und der allgemeine Kräftezustand sind unbedingt vom Arzt zu erfragen.

Die physiotherapeutische Untersuchung des Säuglings (Säugling)/Kleinkindes (Kleinkind) gleicht im Prinzip derjenigen des Schulkindes und des Erwachsenen.

In der Vorgehensweise und Gewichtung gibt es natürlich Unterschiede bei den verschiedenen Altersstufen. An dieser Stelle kann nur auf einzelne Punkte hingewiesen werden.

- Die *Untersuchung der Atmung* erfolgt beim Säugling/Kleinkind durch eine spielerische Kontaktaufnahme mit altersspezifischer Zuwendung und entsprechendem Spielzeug; auch Strampelspiele, Trage- und Schaukelspiele sowie das Gespräch mit den Eltern gehören dazu. Das Verhalten des Kindes kann dabei beobachtet werden, und die Atmung, Thoraxform und der motorische Entwicklungsstand werden untersucht. Im Verlauf der folgenden Behandlungen wird der Befund vervollständigt. Beim Schulkind läßt sich zunehmend wie beim Erwachsenen vorgehen. Die Befundaufnahme sollte auch hier während einer Behandlungsstunde (60S min) zeitlich unterteilt und so oft wie möglich spielerisch gestaltet werden. *Eine klare zeitliche Begrenzung erleichtert es den Kindern, ruhig stehen oder liegen zu bleiben.* Dabei kann die Verwendung eines Weckers hilfreich sein: Wenn er etwa nach 3 bis 5 Minuten klingelt, darf sich das Kind, z. B. nach Erhebung des dorsalen Haltungsbefundes im Stand, erst einmal wieder bewegen. Auch beim Erwachsenen erstreckt sich die umfangreiche Befundaufnahme über mehrere Behandlungen, da in jeder Therapiestunde neben der Befunderhebung auch behandelt werden muß.

- Das *Wohlbefinden* kann bei einem Säugling oder Kleinkind nicht fragend ermittelt werden. Es äußert sich für uns in uneingeschränkter körperlicher Aktivität, rosiger Gesichtsfarbe und einem guten Appetit. Schlechtes Befinden äußert sich dagegen durch Müdigkeit, Unlust, Konzentrationsschwäche oder auch durch Unruhe. Gesichts-, Körper- und Gliedmaßenfarben verändern sich. Besonders das Mund-Nasen-Dreieck und die rosige Lippenfarbe kann blasser oder sogar bläulich werden.

- Ist die *Belastbarkeit* der Kleinkinder vermindert, so wollen sie nicht mehr draußen spielen, vermeiden alle körperliche Bewegung, gehen langsamer, vermeiden das Treppensteigen und wollen viel getragen werden.
  Säuglinge schlafen mehr, das Schreien ist nicht mehr so kräftig und beim Trinken machen sie öfters Pausen.

- Schulkinder und Erwachsene können nach *Atemnot* und *subjektiven Beschwerden/Einschränkungen* befragt werden. Säugling und Kleinkind sind bei beeinträchtigter Atmung unruhig, verspannt, quengelig und finden sehr schwer in den Schlaf.

- Da die Lunge beim Säugling noch nicht voll ausgereift ist, treten *Zeichen der Atemnot* schneller auf. Wegen der kleinen, engen Atemwege kommt es auch beim Kleinkind im Gegensatz zum Schulkind/Erwachsenen durch Sekret, Schleimhautschwellung oder Spasmus zu einer Atemwegsverengung, die zu einer verhältnismäßig starken Einschränkung der Atmung führt (Anstieg des Atemwegswiderstandes). Atemgeräusche sind beim Säugling/Kleinkind damit schneller zu hören. Wichtigstes Zeichen der Kompensation ist ein deutlicher *Anstieg der Atemfrequenz*, sie erfolgt früher als beim Erwachsenen.

- Die isolierte *Dehnfähigkeit* eines Muskels oder die Beweglichkeit bestimmter Wirbelsäulenabschnitte im Säuglings/Kleinkindalter läßt sich oft nicht feststellen. *Darum spielt die Beurteilung der therapeutischen Körperstellungen und der Bewegungsformen, die das Kind im Alltag zeigt (Kind sitzt z. B. und dreht sich nach Spielzeug um, was ihn von hinten angeboten wird) eine größere Rolle als beim Schulkind/Erwachsenen.*

- Aufgrund des weichen und noch verformbaren Brustkorbs kommt es beim Säugling am gesamten Sternum zur *Einziehung*. Beim schwerkranken Erwachsenen ist dagegen bezogen auf das Brustbein, lediglich eine Einziehung an der Sternumspitze zu sehen. Auch juguläre, interkostale und epigastrische Einziehungen sind beim Säugling/Kleinkind zu erkennen.

- Die Beurteilung des *Sekrets* nach Farbe, Konsistenz und Menge ist für die Behandlung des CF-Patienten von großer Wichtigkeit.
  Beim Säugling/Kleinkind wird das Sekret jedoch nicht abgehustet, sondern geschluckt. Aufgrund eines Hustenanfalls kann das Sekret über den Würgereflex evtl. eliminiert werden. In der Säuglings- und Kleinkindzeit muß jedoch in der Regel auf die Bewertung des Sekrets noch verzichtet werden.

- Bei ständig erschwerter Atmung kommt es auch beim Säugling und Kleinkind zu *Muskelverspannungen* und zu einem Schulterhochstand. Durch die Überblähung steht der Brustkorb in Einatemstellung. Säugling und Kleinkind können zudem mit einem Zwerchfelltiefstand und mit einer Überstreckung der Wirbelsäule reagieren, um die Atemwege weitzustellen, *d. h. die Atemmittellage wird ins Inspirium angehoben.*
  Hierbei ist zu bedenken, daß der junge Säugling physiologisch noch eine horizontale Einstellung der Rippen hat und sich die Rippenstellung erst im Verlauf der Vertikalisierung ändert.
  Weitere Details sind dem Untersuchungsprotokoll (Tab. 6.**1**) zu entnehmen, dessen Auswertung in das Behandlungsziel und die Behandlungsgesichtspunkte mündet.

Tabelle 6.1 Physiotherapeutische Untersuchungen beim CF-Patienten

A Beschwerden gegenwärtig/früher (subjektive Angaben des Patienten)

Atemnot Ruhe-, Belast.dyspnoe Orthopnoe | akut z. B. Asthma, Lungenembolie | chron. z. B. Fibrosen, Thoraxdeformität

Häufigkeit ____ Dauer ____ Schwere ____

Auslösende Faktoren z. B. Nebel, Rauch, Kälte, Angst, körperl. Belastung ____

Zeitpunkt z. B. ständig, morgens, anfallsweise, bei PT, bei Inhalation ____

Asthmaanfall ja/nein wie oft? ____

wie ist das Intervall? z. B. beschwerdefrei, immer Symptome – welche? ____

Husten ja/nein Zeitpunkt ____

Häufigkeit ____ Dauer ____ Schwere ____

produktiv/unproduktiv Sekret ist die Ursache/andere Ursache z. B. Rauch | effektiv/uneffektiv hustet Sekret auch ab/hustet Sekret nicht ab

Reizhusten ____ Psychog. Husten ____

Sekret ja/nein	Menge	Farbe	Konsistenz
	1 – 10 mal tägl. ____	weißlich, blutig ____	____
	0,50 – 5 DM-Stückgröße ____	gelblich/gelb, grünlich/grün ____	fest, zäh, klebrig ____

Zeitpunkt des Abhustens größter Sekretmengen ____

Gefühl beim Atmen (Reifengefühl um die Brust) ____

Schmerzen beim Atmen ____ wann Ruhe, Belastung wo ____ Erleichterung ____

Herzbeschwerden ____ Globusgefühl im Hals ____

Hyperventilationsneigung ____

Belastbarkeit/subjektive Einschränkung im Alltag ____
z. B. An- und Ausziehen, Körperpflege, Haushalt, Einkaufen

Gehstrecke ____ Stockwerke ____

einnehmbare Positionen
RL, Rl flach, BL, Stand, Sitz ____ wie lange ____

B Allgemeinbefund

Bewußtseinszustand zeitl., örtl., Aufmerksamkeitsbereitschaft, müde, somnolent ____

Affektlage apathisch, depressiv, euphorisch, aggressiv ____

Gesichtsausdruck
gespannt, entspannt ____

Mund/Lippenstellung
normal, gepreßt, tonuslos ____

Gesprächsaufnahme mitteilsam, offen, zurückhaltend, reserviert ____

Krankheitseinsicht gute bis mangelhafte Krankheitsverarbeitung ____

Tabelle 6.1 (Fortsetzung)

Therapieeinsicht/Compliance kooperativ bei der Physiotherapie, unzuverlässig bei Medikamenteneinnahme ______
(engl.: Willfährigkeit; Bereitschaft bei diag. + therap. Maßnahmen mitzuwirken)

Gewicht/Ernährungszustand normal/Untergewicht/Übergewicht ______

Körpergröße ______

Kräftezustand gut, mäßig, schlecht ______

Körperbautyp leptosome Konstitution, pyknische Konstitution, athletische Konstitution ______

Hautfarbe dunkel, blaß, marmoriert ______

Zyanose Lippen, Gesicht, Mund-Nasen-Dreieck, Extremitäten ______

Pulsfreq./min ______ Füllung gut, mäßig, schlecht ______ Rhythmus regelmäßig, unregelmäßig ______

RR ______

Bewegungen angemessen, hastig, schnell, verlangsamt ______

C Atemform (Aufgrund bestimmter Zeichen an Brustkorb und der Atmung wird die momentane Atemmöglichkeit [Atemform] beurteilt)

Ausgangsstellung	– in Ruhe und in Belastung befunden
Atemweg	– Nase – Nase; Mund – Mund; Nase – Mund
Atemfreq. (in Ruhe)	– Baby 40–60/min; 1 Jahr 38/min; 6 J. 25/min; 15 J./Erw. 10–20/min – Sänger/Sportler 6–8/min; Tachypnoe > 20/min; pathol. ab 24/min
Atemrhythmus	unauffällig, verlängerte AA, viele Seufzer, keine endexspiratorische Atempause, stakkatoartige EA, angepaßt an die Situation oder nicht
Atemtiefe	– normal, vertieft (z. B. verstärkte Thoraxexkursionen)
Atemzeitquotient	– phys der Quotient aus Insp.-/Exsp.-Dauer (z. B. 3 sec./5 sec. = 0,6); Säugling 0,9; 6 Jahre 0,6; Erw. 0,4 – bei Asth. b. ist er infolge der verlängerten AA vermindert

Atembewegungen (in RL, BL, Stand) es gibt 2 Formen mit 4 Variationen

kostosternal	kostoabdominal	
kranial (Klavikula, obere Rippe)	*ventral*	Atembewegungen werden nicht nur beobachtet, sondern auch mit der Hand gespürt.
dorsal (zwischen die Schulterblätter)	*lateral (Flankenatmung)*	
ventral (Brustbereich)	*dorsal (Nieren/ Lendenbereich)*	
lateral (seitl. Brustbereich)	*kaudal (ins Becken)*	

Welche A.-bewegung steht im Vordergrund? ______

Welche A.-bewegung findet gar nicht statt? ______

Fortsetzung S. 410

Tabelle 6.1 (Fortsetzung)

Nachschleppen einer Seite? z. B. kostosternal lateral links beginnt die A.-Bewegung später als rechts ____

Grund z. B. Thoraxdeformität, Pleuritis, Pneumothorax (einseitig) ____

Nasenflügelverhalten – normal; – sich den A-zügen anpassend („Nasenflügeln"); – tonuslos weit ____

Einsatz von inspiratorischen Atemhilfsmuskeln M. sternocleidomastoideus, M. serratus ant., M. pectoralis minor und major. ____

Alle weiteren Atemhilfsmuskeln sind in ihrer Wirkung vernachlässigbar gering. ____

Einsatz von exspiratorischen Atemhilfsmuskeln alle Bauchmuskeln, M. transversus thoracis, Mm. subcostalis, M. serratus posterior inferior, M. latissimus dorsi. Alle anderen Atemhilfsmuskeln sind in ihrer Wirkung vernachlässigbar gering. ____

inspiratorische Einziehungen Auftreten von Einziehungen bei der Inspiration weisen auf eine erhöhte Atemarbeit hin; – infra- + supraklavikular; – Fossa jugularis; – sternal; – interkostal; – unterer Brustkorbrand; – Zwerchfellthoraxwandantagonismus ____

D Akustische Beurteilung

Atemgeräusche exsp. „Giemen" evtl. Pfeiffen (enges Lumen, vor allem der kleinen Atemwege/kann auch mal bei der Inspiration auftreten; ____

exsp. „Brummen" (Hinweis auf Verengung der größeren Bronchien) [Giemen/Brummen sind allg. Zeichen der bronchialen Obstruktion, z.B. Asthma] ____

insp. „Stridor" (Enge oberhalb des Thorax z. B. beim Krupp); ____

insp. + exsp. „Rasseln" (Hinweis auf lockeres Sekret in den Atemwegen) ____

Sprechdauer/Sprechrhythmus (man erkennt daran die verfügbare Luftmenge) – normal; – verkürzt; – abgehackt; – mit Räuspern; ____

mit Einsatz der Bauchmuskelpresse ____

Schleicher Atemzähltest notwendige Atemzüge während des Zählens von 21 bis 80 (nach tiefer Insp. 2 bis 6 A-züge; > 20 = Insuffizienz) ____

Stimme/Schreien beim Baby (beim Sprechen und an der Stimme läßt sich die verfügbare Luftmenge erkennen. Ein Säugling, der laut, kräftig und ausdauernd schreit, ist in der Atmung nicht wesentlich behindert. (gepreßt; leise; heiser; belegt; kurzes Schreien; Wimmern) ____

E Husten (hier erfolgt die Beurteilung durch die PT. Unter A werden die subjektiven Angaben des Patienten notiert.)

Dauer ____ Schwere ____ Häufigkeit ____

produktiv/unproduktiv ____ effektiv/ineffektiv ____

Häufigkeit tagsüber ____ nachts ____

Zeitpunkt ____

Reizhusten ____ Psychog. Husten ____ Abhilfe ____

Tabelle 6.1 (Fortsetzung)

F Sputum

Menge ____	kann in der Größe von Geldstücken angegeben werden; *1 ... 10 mal täglich* *jeden Tag oder in unterschiedlichen Intervallen*
Farbe ____	weißlich, grau, gelblich – gelb, grünlich – grün, blutig *Je nach Bakterienbefall verfärbt sich das Sekret.* *Eine grüne Farbe kann z. B. für Pseudomonas-Bakterien sprechen.*
Konsistenz ____	*flüssig, schaumig, zäh, fest, klebrig, am Sputumglas haftend oder herablaufend.*
Lage des Sekretes ____	*Sekret kann nicht nur beobachtet werden, wenn es abgehustet wird, sondern auch unter der Hand am Brustkorb gespürt werden.*
Zeitpunkt größter Sekretexpektoration ____	*z. B. beim Inhalieren oder nach der Mobilisation, beim Sport oder morgens nach dem Schlafen.*

G Haltung beim Atempatient

Frontale Ebene		Sagittale Ebene		Horizontale Ebene
von hinten	von vorne	von rechts	von links	von hinten oben gesehen

Durch die Veränderung der Atemwege und die erschwerte Atemarbeit wird kurz- und langfristig die Haltung bzw. das äußere Erscheinungsbild des Patienten beeinflußt.

I. Schultern werden nach vorne oben gezogen durch Einsatz der Atemhilfsmuskulatur.

II. Am auffälligsten ist die Ausdehnung des Thorax in Überblähungspositionen. Das Brustbein wird vorgewölbt, der sagittale Durchmesser vergrößert sich. Bei starker Ausdehnung dieser Brustkorbform resultieren daraus Kyphose und Faßthorax als typische Thoraxveränderungen beim CF-Patienten.

III. Das Zwerchfell wird als Folge der ständigen Anspannung abgeflacht und dadurch das Abdomen vorgewölbt.

IV. Der Abstand der unteren Rippenränder zueinander wird schmaler durch den ständigen exsp. Bauchmuskeleinsatz.

V. Durch die Brustkorbveränderung ist die HWS nicht mehr im Lotverlauf, sie wird überstreckt und erscheint kürzer. Aus der HWS-Überstreckung und der BWS-Kyphose resultiert als Folge oft das Bild des hohlrunden Rückens.

VI. Durch das Muskelungleichgewicht bei dieser Fehlhaltung kommt es zudem zu einer statischen Veränderung der Beingelenke. Eine Knickfußstellung wird bei Patienten mit einer chronischen Lungenerkrankung häufig beobachtet.

____

____

Fortsetzung S. 412

Tabelle 6.1 (Fortsetzung)

Wird ein CF-Patient mit ständig erschwerter Atemarbeit nicht vom Säuglingsalter an behandelt, entwickelt sich oft schon im Kindesalter ein Haltungsfehler (Haltungsschwäche), der, wenn er unbehandelt bleibt, oft in eine fixierte Fehlform übergeht (Abb. 6.**1 a – c**).

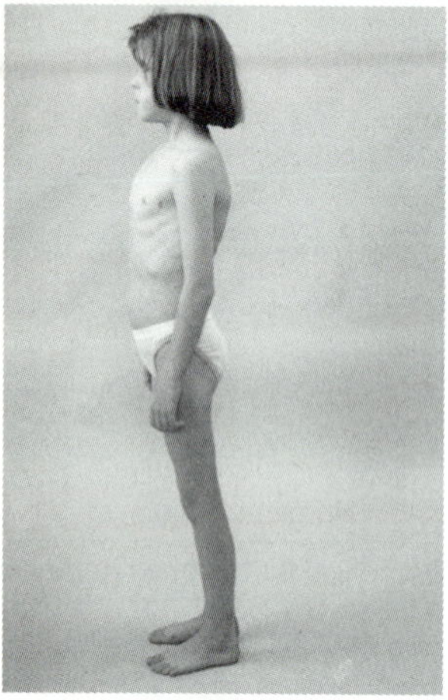
a

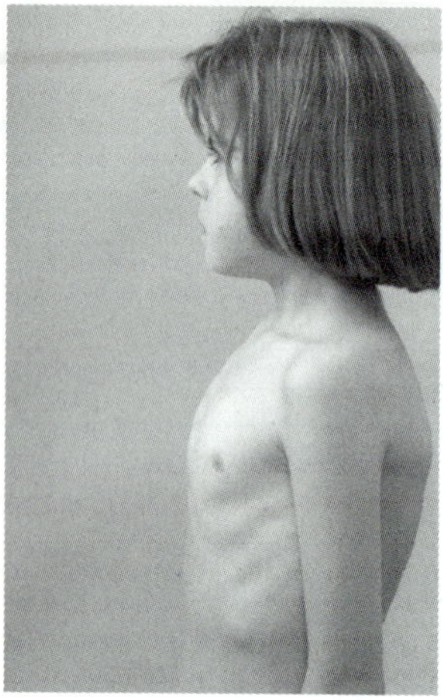
b

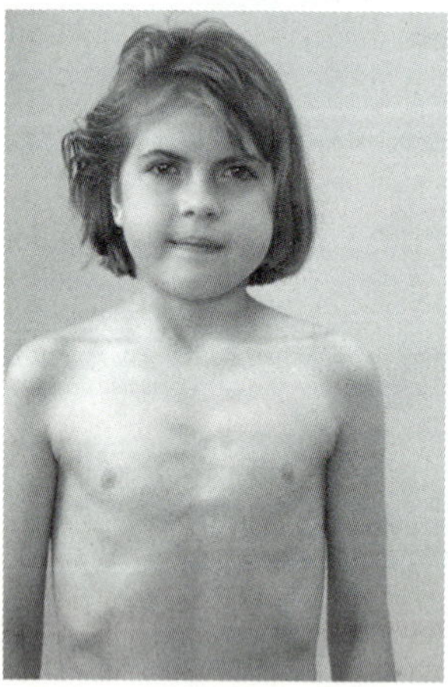
c

Abb. 6.**1 a – c** Elfjährige CF-Patientin

Tabelle 6.1 (Fortsetzung)

Trommelschlegelfinger/Zehen Uhrglasnägel	Trommelschlegelfinger und Uhrglasnägel treten bei chronischer O_2-Minderversorgung beim Atem- und Herzpatienten auf. Diese Veränderungen sind auch schon bei jüngeren Kindern zu beobachten.

Chron. sym. Schwellung u. Schmerzen an Kniegel., Handgel., Sprunggel.
Gelenk- und Knochenbeschwerden des CF-Patienten das dem Krankheitsbild der hypertrophen pulmonalen Osteoarthropathie zugeordnet wird. ______

Kehlkopfmitbewegungen Glottis wird bei der AA in Sinne einer Stenose unbewußt enggestellt; Kehlkopf tritt sichtbar nach kranial ______

H Thoraxform

Thoraxform ______ unauffällig, Faßthorax, Glockenthorax, Thorax piriformis, Asymmetrie, Trichter/Hühnerbrust, thorakale Skoliose; typisch für den CF-Pat. ist der Faßthorax u. die Kyphose

sagittaler ∅ stark vergrößert = Faßthorax ______ horizontaler ∅ ______

Rippenverlauf normal, in Einatemstellung, in Seitenvergleich asymmetrisch

______

Epigastrischer Winkel normal, größer, enger (Zwerchfelltiefstand → Vorwölbung des Abdomens) ______

I Haut- und Bindegewebe

Beim Säugling können schon Veränderungen vorliegen. Beim Kind und beim Erwachsenen sind bei anhaltend erschwerter Atemarbeit und Körperfehlhaltung deutliche Defizite zu befunden. Die Haut- und Bindegewebstestung bezieht sich auf die Verschieblichkeit in den drei Verschiebeschichten: Haut/Unterhaut; Unterhaut/Muskulatur; Muskelfaszie/Muskelfaszie bzw. knöcherne Verankerung

Konsistenz der Haut ______

Abhebeproben ______

Rollproben ______

Verschieblichkeit von Haut- und Bindegewebe ______

Intercostalräume werden auf Tonuserhöhung und -erniedrigung, bindegewebiger Reflexzonen und Periostzonen durchgetestet. ______

J Muskelverspannungen/Druckdolenzen

______

______

Fortsetzung S. 414

Tabelle 6.1 (Fortsetzung)

K Sternaler Palpationskreis (Cyriax/FAL/Brügger)

Vor allem beim Jugendlichen und beim Erwachsenen ist es notwendig, hier zu befunden und entsprechend zu behandeln.

L Dehnfähigkeit

Die Muskulatur des Rumpfes und der Gliedmaßen wird auf Verkürzungen und Dehnfähigkeit getestet. Da im Säuglings- und Kleinkindalter nur begrenzt einzelne Muskeln getestet werden können, wird statt dessen das Einnehmen der therap. Körperstellungen beschrieben. ___

M Allgemeine Entspannungsfähigkeit

Voraussetzung für einen gelösten Atemfluß ist die psycho-physische Gelöstheit des Patienten. Sie kann einmal befundet werden über die Muskelspannung, besonders der Atemhilfsmuskulatur. Weitere Kriterien sind z. B. die Streßanfälligkeit oder wie der Patient mit seiner subjektiven Angst (Atemnot, Tod) umgeht.

N Muskeltest

Muskel	MW li	MW re	Muskel	MW li	MW re
Die Muskulatur des Rumpfes und der Gliedmaßen wird auf Kraft und Ermüdbarkeit getestet.		Die Kraft der Interkostalmuskeln kann am besten beim Singen getestet werden, wie lange ein angegebener Ton ausgehalten werden kann, ohne nachzupressen.			

Tabelle 6.1 (Fortsetzung)

O Thoraxbeweglichkeit

Thoraxbeweglichkeit (manuelle Kompression/Vibration) ________________

durch manuelle Kompression u. Vibration aller Abschnitte im Seitenvergleich

Thoraxbeweglichkeit/Rippenbeweglichkeit (manualtherapeutische Tests)

Beim Jugendlichen und Erwachsenen stellen sich neben rein muskulären Kontrakturen auch Veränderungen der Gelenkkapseln ein, die gezielt befundet und behandelt werden müssen.

	Achsel			Sternumspitze			5–8 cm unter Sternum			Höhe Nabel		
Datum	Insp.	Exsp.	Diff.	Insp.	Exsp.	Diff.	Insp.	Exsp.	Diff.	Insp.	Exsp.	Diff.
	max. I.	max. E.	Diff.	max. I.	max. E.	Diff.	max. I.	max. E.	Diff.	max. I.	max. E.	Diff.

Umfangmaße bei Ruheatmung sollte in allen 4 Ebenen 0,5 bis 1 cm Differenz gemessen werden, bei der maximalen Atembewegung sollte in allen 4 Ebenen 6 bis 12 cm Differenz gemessen werden (beim 6jährigen Kind 4 cm).

Fortsetzung S. 416

Tabelle 6.1 (Fortsetzung)

P Aktive und passive Beweglichkeit			**Manuelle Gelenktests**
	WS		
Rumpfbeuge/Flexion		aktiv	
		passiv	
Extension		aktiv	
		passiv	*Die Beweglichkeit der Wirbelsäule und der angrenzenden großen Gelenke sind zu testen, und bei entsprechendem Befund (Endgefühl) sind auch Untersuchungen der Manuellen Therapie angezeigt.*
Lateralflexion	re/li	aktiv	
	re/li	passiv	
Rotation	re/li	aktiv	
	re/li	passiv	
	HWS		
Flexion/Extension		aktiv	
		passiv	
Lateralflexion	re/li	aktiv	
	re/li	passiv	
Rotation	re/li	aktiv	
	re/li	passiv	
rechts	**Schultergelenk**	**links**	
aktiv	Extension/Flexion	aktiv	
passiv		passiv	
aktiv	Abduktion/Adduktion	aktiv	
passiv		passiv	
aktiv	Außenrotation/Innenrotation	aktiv	
passiv		passiv	
rechts	**Hüftgelenk**	**links**	
aktiv	Extension/Flexion	aktiv	
passiv		passiv	
aktiv	Abduktion/Adduktion	aktiv	
passiv		passiv	
aktiv	Außenrotation/Innenrotation	aktiv	
passiv		passiv	

Tabelle 6.**1** (Fortsetzung)

Q Bewertung der erlernten Techniken

1. Atemtechniken

max. Inspiration ______________________________

max. Exspiration ______________________________

„Flutter" (VPR_1) ______________________________

____

RC-Cornet ____________ ____________ ____________	*Je nach Krankheitszustand, momentaner körperlicher Belastbarkeit, Alter und Entwicklungszustand, Konzentrationsfähigkeit, Entspannungsfähigkeit*
Blubbern ____________ ____________ ____________	*Anleitung durch den/die TherapeutIn und regelmäßiges Üben, werden die Atemtechniken unterschiedlich gut ausgeführt werden können.*

Lippenbremse ______________________________

Hauchen ______________________________

Huffing ______________________________

Kontaktatmen ______________________________

Ausführung der Autogenen Drainage ______________________________

Inhalation ______________________________

Hustentechnik ______________________________

2. Therapeutische Körperstellungen

	links	**rechts**
„Mond"/Sichellage ____________ ____________ ____________ ____________ ____________ ____________ ____________ ____________ ____________ ____________	____________ ____________ ____________ ____________ ____________ ____________ ____________ ____________ ____________ ____________	*Das Einnehmen der therapeutischen Körperstellungen ist abhängig von vielen Faktoren (Muskeldehnfähigkeit, Muskelkraft, Wirbelsäulengelenkbeweglichkeit, Rippengelenkbeweglichkeit, Haut- und Bindegewebsverschieblichkeit, Koordination und Gleichgewicht). Sie werden im Seitenvergleich beschrieben und sind für den Befund vor allem im Säuglings- und Kleinkindalter von Bedeutung.*
„Schraube"/Rückendrehdehnlage ____________ ____________	____________	

Fortsetzung S. 418

Tabelle 6.1 (Fortsetzung)

	links	rechts
„Bauchschraube"/ Bauchdrehdehnlage	______	______
	______	______
	______	______
„Giraffe"	______	______
	______	______
	______	______
„Knoten"	______	______
	______	______
	______	______
„Rutsche" vorwärts	______	______
	______	______
	______	______
„Rutsche" rückwärts	______	______
	______	______
	______	______
„Fisch"	______	______
	______	______
	______	______
„Krebs"	______	______
	______	______
	______	______

3. Atemerleichternde Stellungen (u. a. Körperstellungen)

Hängebauchlage ______ *Paschasitz* ______

Sitz mit nach vorne abgelegten Armen ______ *Torwartstellung* ______

Kutschersitz ______ *Stand, angelehnt an eine Wand/Baum o. ä.* ______

Tabelle 6.1 (Fortsetzung)

R Belastungstest

	Belastungsart	Datum	Pulsfrequenz	Atemfrequenz	RR	Dyspnoe	Zyanose	Husten	Atemform	Bemerkung
in Ruhe										→ Belastbarkeit vom Arzt klären lassen, z. B. Fahrradergometrie. Als Belastungsformen werden Gehen im Tempo 60 – 80 – 100 – 120 Schritte/min. und Treppensteigen im Tempo 2 Stufen/sec. oder Trampolinspringen ausgewählt. → vor, während und nach der Belastung Kontrolle von
bei . . . min Belast.										
bei . . . min Belast.										
Gesamtbelast. . . . . min										
nach z. B. 5 min										
nach z. B. 8 min										
in Ruhe										* Atemfrequenz, Pulsfrequenz, RR * Atemrhythmus * uneffektiver Husten * zyanotischer Verfärbung * Atemweg * Gesichtsausdruck.
bei . . . min Belast.										
bei . . . min Belast.										
Gesamtbelast. . . . . min										
nach z. B. 5 min										
nach z. B. 8 min										
in Ruhe										→ Pulsoximeterkontrolle ist vor allem ab einem best. Krankheitszustand mit schlechten O_2-Werten angebracht. → regelmäßige Fahrrad/Laufbandergometriekontrolle in der CF-Ambulanz.
bei . . . min Belast.										
bei . . . min Belast.										
Gesamtbelast. . . . . min										
nach z. B. 5 min										
nach z. B. 8 min										
in Ruhe										→ Unter Belastung kann es bei einigen Patienten auch zu einer **Verbesserung** des Allgemeinbefindens kommen.
bei . . . min Belast.										
bei . . . min Belast.										
Gesamtbelast. . . . . min										
nach z. B. 5 min										
nach z. B. 8 min										
in Ruhe										
bei . . . min Belast.										
bei . . . min Belast.										

Fortsetzung S. 420

Tabelle 6.1 (Fortsetzung)

S Allgemeine Bemerkungen/Psychosoziale Situation

– Auswertung der Untersuchungsergebnisse –

Die behandlungsbedürftigen Punkte des sehr umfangreichen CF-Befundes sollen chronologisch aufgelistet werden, und anhand dieser übersichtlichen Zusammenstellung läßt sich dann das Behandlungsziel, der Behandlungsplan, die Gesichtspunkte und die Maßnahmen/Techniken ermitteln.

– Behandlungsziel –

Das allgemeine Behandlungsziel der Physiotherapie ist das Erreichen bzw. Erhalten des bestmöglichen pulmonalen Zustandes in Ergänzung zur medikamentösen Behandlung. Im Hinblick auf die Multiorganerkrankung und den jeweiligen Krankheitszustand des Patienten soll prinzipiell eine Lebensverlängerung mit/bei guter Lebensqualität erreicht werden.

6.2.2 Allgemeiner Behandlungsansatz der Mukoviszidose

H. Saemann

Die physiotherapeutischen Behandlungstechniken, die bei der Mukoviszidose angewandt werden, können genauso in der Therapie der Bronchitis, der Bronchiektasen und beim Lungenemphysem eingesetzt werden. Ungefähr ein Drittel der CF-Patienten entwickeln eine asthmatische Komponente, so daß die Gesichtspunkte der Asthmabehandlung mit einfließen. Aufgrund des vermehrten, zähen Bronchialsekretes, der Schleimhautschwellung, der Dyskrinie und des Bronchospasmus kommt es zu einem erhöhten Atemwegswiderstand. Bei der CF-Erkrankung handelt es sich um eine Kombination von Obstruktion und Restriktion. Um den Patienten in jedem Lebensalter und bei jedem Schweregrad der Erkrankung optimal behandeln zu können, sind umfassende Kenntnisse der Atemtherapie notwendig.

Der Schwerpunkt der physiotherapeutischen Behandlung der Mukoviszidose liegt auf der Entfernung des vermehrten, zähen Bronchialsekretes, der Entlastung der Atemmuskulatur und der Erhaltung der Thoraxbeweglichkeit.

Der allgemeine Kräftezustand des Patienten ist von besonderer Bedeutung bei dieser Erkrankung. Die Veränderungen der Lunge und die erschwerte Atmung wirken sich auf das arthromuskuläre System aus. Deshalb sind die physiotherapeutischen Behandlungstechniken aus dem Bereich der Orthopädie für die immer älter werdenden CF-Patienten von Bedeutung.

Für den Erfolg der Behandlung ist es besonders wichtig, daß die Auswahl der physiotherapeutischen Techniken und Maßnahmen immer dem momentanen Gesundheitszustand des Patienten angepaßt werden.

•••• Behandlungsziel

Das allgemeine Behandlungsziel der Physiotherapie ist das Erreichen bzw. Erhalten des bestmöglichen pulmonalen Zustandes in Ergänzung zur medikamentösen Behandlung. Im Hinblick auf die Multiorganerkrankung und den jeweiligen Krankheitszustand des Patienten wird prinzipiell eine Lebensverlängerung und eine gute Lebensqualität angestrebt.

•••• Allgemeine Behandlungsgesichtspunkte

Die Gesichtspunkte richten sich nach dem Alter des Patienten und dem Schweregrad seiner Erkrankung. Dadurch kann sich eine unterschiedliche Gewichtung und Reihenfolge ergeben.

1. Sekret aus den Bronchien mobilisieren.
2. Ventilation und Perfusion verbessern.
3. Verschiedene Atemtechniken vermitteln.
4. Thoraxbeweglichkeit erhalten/verbessern.
5. Gute Hustentechnik erlernen.
6. Hilfe bei erschwerter Ein-/Ausatmung in Ruhe und Belastung.
7. Erhöhte Gewebswiderstände in Haut und Muskulatur herabsetzen.
8. Bei Atemnot Angst mindern.
9. Allgemeine Entspannungsfähigkeit fördern.
10. Motorische Entwicklung fördern.
11. Vermitteln von Bewegungsfreude und Koordinationsförderung.
12. Ausdauerleistung entsprechend der kardiopulmonalen Belastbarkeit erhalten/verbessern und Hinführung zum Sport.
13. Haltungsschulung/Rückenschulprogramm.

14. Anleitung der Eltern, Partner oder des Pflegepersonals
    a) zur Begleitung entsprechender therapeutischer Maßnahmen/ Hilfe zur Selbsthilfe
    b) zum richtigen Einsatz der entsprechenden Therapiegeräte.

•••• Maßnahmen

1. Sekret mobilisieren und aus den Bronchien eliminieren

Autogene Drainage (AD)

A. Dautzenroth

Mit der Autogenen Drainage steht dem Patienten mit Mukoviszidose eine Atemtechnik zur Verfügung, die es ihm ermöglicht, sein Sekret ohne fremde Hilfe aus der Lunge zu entfernen. Die AD ist deshalb eine Selbsthilfetechnik.

Der Wirkmechanismus der Autogenen Drainage ist die sogenannte atemsynchrone Bronchialkaliberschwankung. Die in Abhängigkeit von Ein- und Ausatmung auftretenden Lumenschwankungen der Bronchien bewirken eine Sekretlösung und einen Sekrettransport auch gegen die Schwerkraft.

Durch die Retraktionskraft der Lunge kommt es zu einer raschen Luftströmung während einer passiven Ausatmung und damit zu einem Sekrettransport Richtung Mund. Bei der aktiven Ausatmung werden durch Einsatz der Ausatemmuskulatur die Bronchien verengt, so daß der Schleim wie „Wasser aus einem Schwamm" von den kleinen in die größeren Bronchien gepreßt wird.

Durchführung: In einer ihm angenehmen Lage (Sitz/Rückenlage/Rückenlage auf dem Keil) beginnt der Patient mit einer ruhigen entspannten Atmung (Abb. 6.**2**). Danach werden zunehmend vertiefte Atemzüge im Bereich des in- und exspiratorischen Reservevolumens durchgeführt. Die Tiefe der Atemzüge ist unterschiedlich und richtet sich z. B. nach der Menge und Lokalisation des Sekretes. Die Einatmung sollte wenn möglich durch die Nase erfolgen, langsam und vertieft sein. Nach einer endinspiratorischen Pause von 2–3 Sekunden, die zu einer besseren Verteilung der Luft auch in die obstruierten Atemwege führt, erfolgt eine bewußt verlängerte Ausatmung. Diese ist zunächst passiv, erfolgt ohne Einsatz der Ausatemmuskulatur und wird dann aktiv. Bei der aktiven Ausatmung ist darauf zu achten, daß nicht zu hohe intrathorakale Drucke entstehen, da diese zu Kollapsphänomenen führen und damit den Sekrettransport und das Ausströmen der Luft behindern. Eine enggestellte Glottis während der passiven Ausatmung bremst die schnelle Luftströ-

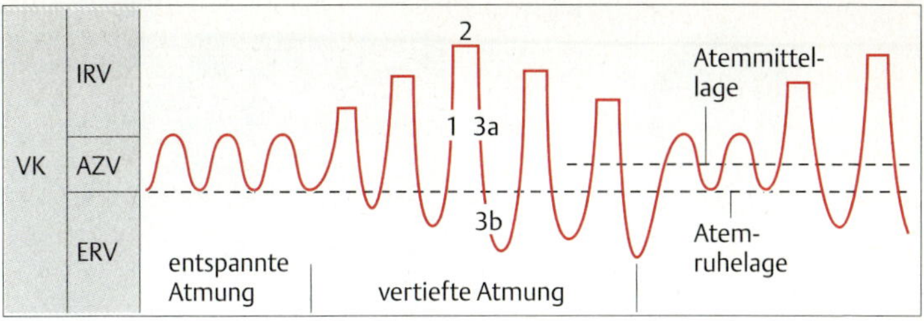

Abb. 6.**2** Schematische Darstellung der Atmung zur Autogenen Drainage (AD): 1 Einatmung, 2 Atempause, 3 a passive Ausatmung, 3 b aktive Ausatmung

mung und behindert den Sekrettransport ebenso wie ein zu früher und zu starker Einsatz der Ausatemmuskulatur (Abb. 6.**3 a – c**).

Bausteine der AD Atmung:

1. langsame vertiefte Einatmung
2. Atempause
3. lange Ausatmung
   a) erst passiv
   b) dann aktiv

Die Bausteine der AD Atmung (Abb. 6.**4**) können schon im Kleinkindalter bewußt gemacht und einzeln geübt werden.

Die AD wird mittels kostoabdominaler und kostosternaler Atmung durchgeführt. Der Patient kann durch Handkontakt an Bauch und Brustkorb diese besser wahrnehmen und durchführen (s. Abb. 6.**3 a – c**). Durch die vertieften Atemzüge kommt es zu atemsynchronen Bronchialkaliberschwankungen, die einen Sekrettransport von den kleinen in die großen Atemwege bis in die Trachea bewirken. Mit 1 – 2 Hustenstößen oder durch Räuspern kann das Sekret dann in den Mund befördert werden. Das Wandern des Schleims während der Ausatmung ist nicht nur zu hören, sondern kann auch als feines Kribbeln unter den Händen, die am Brustkorb aufliegen, wahrgenommen werden.

Die Anwendung der AD kann von 20 bis 40 Minuten dauern. Sie kann mit der Inhalation kombiniert werden. Nach einer Sekretabgabe sollte immer eine Pause mit entspannter Atmung folgen. Auch nach längerem Atmen benötigt der Patient zum Erholen und zur besseren Konzentration eine kurze Unterbrechung. In dieser Zeit kann er zum Beispiel eine Körperstellung durchführen oder nur entspannen.

Starker Hustenreiz, ein instabiles Bronchialsystem, Bronchospasmus, sehr zähes Sekret und eine geringe Vitalkapazität können die Durchfüh-

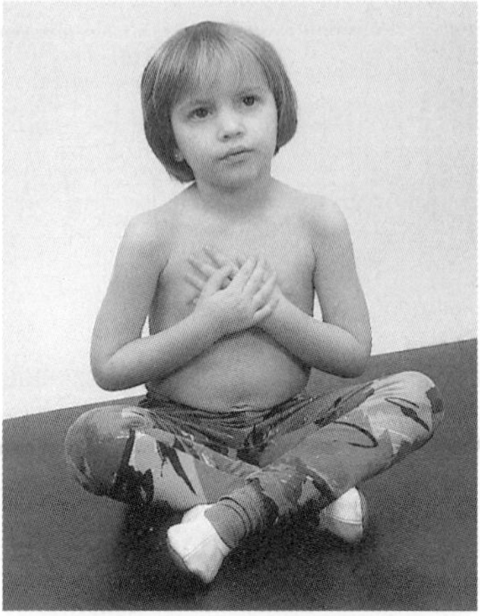

a

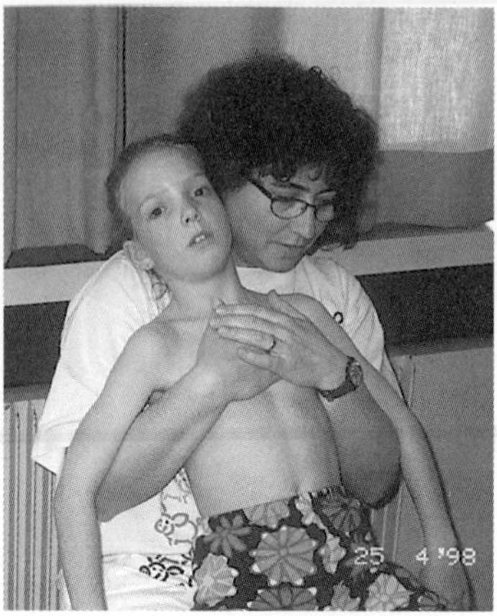

c

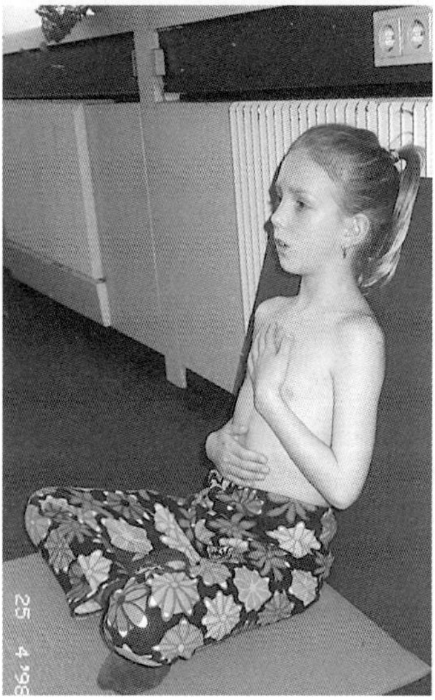

b

Abb. 6.**3** Autogene Drainage **a** eines vierjährigen Mädchens, **b** eines neunjährigen Mädchens, **c** gemeinsame Durchführung mit der Physiotherapeutin

rung der AD erschweren und in manchen Fällen unmöglich machen. Beim instabilen Bronchialsystem hat sich der Einsatz der Lippenbremse besonders bewährt. Ist die Vitalkapazität zu klein oder liegt beim Patienten ein starker Bronchospasmus vor, kommen andere Techniken zum Einsatz.

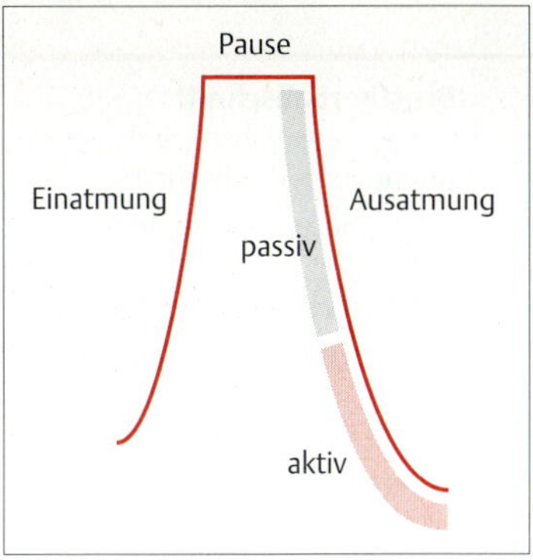

Abb. 6.**4** Bausteine der Atmung zur Autogenen Drainage

Die AD ist eine sehr effektive Technik zur selbständigen Sekretentfernung. Sie ist aber auch anstrengend und erfordert Konzentration, Geduld und Einfühlungsvermögen vom Patienten.

Lagerung/Lagewechsel (Drainagelagerungen)

Von den ursprünglichen zwölf Drainagelagerungen (siehe Band 4, Seite 285 ff) werden bei der Behandlung der CF vorwiegend 8 Lagerungen (Tab. 6.**2**) bevorzugt:

- Säuglinge und Kleinkinder werden wenn möglich auf dem Schoß behandelt.
- Kleinkinder und größere Kinder/Erwachsene werden auf der Matte und mit Hilfe eines Lagerungskeiles (60 × 40 × 20 cm) gelagert.
- Schwerkranke und Kinder werden auf der Krankenstation/Intensivstation entsprechend im Bett gelagert.
- Die Lagerung wird über mindestens drei bis fünf Minuten durchgeführt, danach erfolgt der Lagewechsel.
- Die Lagerungen müssen für den Patienten angenehm sein.

Wirkungen:

- Beeinflussung von Ventilation und Perfusion
- Aktivierung der Zwerchfelltätigkeit
- Unterstützung des Sekrettransports
- Pneumonieprophylaxe

Tabelle 6.2 Drainagelagerungen

Ausgangsstellung	Lage	Brustkorbabschnitt
Rückenlage	Kopf hoch	obere vordere Abschnitte
Bauchlage	Kopf hoch	obere hintere Abschnitte
Rückenlage	horizontal	mittlere vordere Abschnitte
Bauchlage	horizontal	mittlere hintere Abschnitte
Rückenlage	Kopf tief	untere vordere Abschnitte
Bauchlage	Kopf tief	untere hintere Abschnitte
Seitenlage rechts	Kopf tief	seitliche Abschnitte links
Seitenlage links	Kopf tief	seitliche Abschnitte rechts

Stimulierung und Beeinflussung der Atembewegung durch Handkontakt (Kontaktatmung)

A. Maurer

Diese passive Technik erfordert vom Behandler eine gute Einfühlungsgabe und Geschicklichkeit.

Die auf den Brustkorb aufgelegte Hand oder die aufgelegten Fingerkuppen folgen zunächst den Atembewegungen des Kindes, ohne den Hautkontakt zu verlieren. Durch leichten Druck bei der Ausatmung mit nachfolgendem Führen in die Einatmung (evtl. Zug) wird die Atmung zunächst unbewußt, später bewußt vertieft. Die Druckrichtung wird mit der Ausatembewegung der Rippen synchronisiert. Hierbei nehmen die Bronchialkaliberschwankungen zu und bewirken den Sekrettransport. Die Atembewegung, Atemfrequenz und der Atemrhythmus werden positiv beeinflußt. In gleicher Weise lassen sich die Rippen mobilisieren sowie die Ein- und Ausatmung unterstützen. Ferner kann Sekret ertastet und dadurch lokalisiert werden.

Es ist sinnvoll, die Kontaktatmung mit Lagerungstechniken bzw. einem Lagewechsel zu kombinieren.

Manuelle Vibrationen in die Ausatmung

Wie bereits bei der Kontaktatmung beschrieben, wird zunächst die Atembewegung des Kindes begleitet. In der Ausatemphase führt die Hand fein- oder grobschlägige Auf- und Abbewegungen über längere

Zeit an einem Brustkorbabschnitt durch. Die entstehenden Erschütterungen lösen Sekret ab und verändern es in der Viskosität und Elastizität.

Durch tönendes Ausatmen kann die Ausatmung hörbar gemacht werden (s. Säuglings- und Kleinkindbehandlung).

Handelsübliche Vibrationsgeräte haben meist eine zu hohe Frequenz, weshalb die Schwingungen nicht tief genug auf den Brustkorb übertragen werden, um Sekret zu lösen.

Vibrationen sind Klopfungen vorzuziehen. Durch den bestehenden konstanten Hautkontakt ist eine Beeinflussung der Atembewegung, Atemfrequenz und des Atemrhythmus möglich. Die erschwerte Atemarbeit wird durch passive Unterstützung in der Ausatembewegung verringert bei gleichzeitiger Verbesserung der Brustkorbbeweglichkeit. Vibrationstechniken zeigen zudem eine effektivere Sekretmobilisation. Die Lokalisation des Sekretes in der Lunge kann z. T. mit der Hand des Behandlers ertastet werden. Durch den bestehenden Hautkontakt entspannt sich das Kind, wodurch eine positive Auswirkung auf die Atemfrequenz und -tiefe entsteht.

Schüttelungen

Schüttelungen werden im Säuglings- und Kleinkindalter in verschiedenen Ausgangsstellungen über längere Zeit durchgeführt. Die vom Rumpf, Schultergürtel, Becken, Armen und Beinen in Längs- und Querrichtung ausgeführten Erschütterungen wirken auf den Brustkorb. Dadurch wird Sekret abgelöst. Ferner erzielt man eine Entspannung des Patienten, die wiederum vertiefte Atemzüge zur Folge hat.

Inhalation

Die Inhalationstherapie besitzt in der Behandlung von Mukoviszidosepatienten einen sehr großen Stellenwert. Mit ihrer Hilfe kann ein Medikament direkt in die Atemwege eingebracht werden, so daß eine schnelle Wirkung bei nur geringen systemischen Nebenwirkungen auftritt. Mit Hilfe von preßluftgetriebenen Düsenverneblern, die eine Partikelgröße von 1 bis 5 μm aufweisen müssen (z. B. Pari-Inhalationsgeräte), erreicht das Medikament auch die peripheren Bronchien. Außerdem sollte die Nebelmenge, Nebeldichte und Zerstäuberleistung ausreichend sein. Durch einen zusätzlichen Aufsatz (z. B. Pari-Therm) kann das Medikament bei starker bronchialer Überempfindlichkeit gegenüber kalter Luft erwärmt werden.

Jeder Patient besitzt sein eigenes Gerät.

Wirkungsweise des Inhalats:
- Sekretolytisch,
- spasmolytisch,
- antiphlogistisch,
- antibiotisch,
- antiallergisch.

Vorbereitung der Inhalation: Um eine Kontamination mit Bakterien zu vermeiden, wird auf eine gründliche Reinigung der Hände (bei Pseudomonasbesiedelung mit einem Händedesinfektionsmittel) vor dem Zusammensetzen der Inhalette und dem Einfüllen der Inhalationsflüssigkeit geachtet. Die Flüssigkeit sollte steril sein.

Inhalationstechnik: Je nach Medikamentengabe wird vor, während und/oder nach der Physiotherapie inhaliert.

Der Patient kann im Sitzen, Liegen oder in einer Dehnstellung inhalieren. Eine aufrechte Position ist dabei anzustreben.

Idealerweise erfolgt die Inhalation mit dem Mundstück, das zwischen den Zähnen liegt und locker von den Lippen umschlossen ist. Evtl. muß eine Nasenklemme verwendet werden, um die Nasenatmung auszuschließen.

Die Effektivität der Inhalation ist wesentlich von der Atemtechnik (Abb. 6.**5**) abhängig. Ähnlich wie bei der Autogenen Drainage erfolgt eine
- langsame, tiefe Einatmung,
- Atempause über 3 – 5 Sekunden,
- lange passive/aktive Ausatmung (über Nase, Mund oder Mundstück).

Bei instabilem Bronchialsystem kann ein Ausatemwiderstand eingesetzt werden:
- Lippenbremse,
- Pari-PEP-System,
- Flutter, VRP1 oder VRP2 oder
- RC-Cornet.

Die Inhalation wird nach ärztlicher Verordnung 2 – 6mal täglich über 10 – 20 Minuten durchgeführt.

Geräteeinigung: Nach jeder Anwendung wird das Gerät vollständig auseinandergebaut und mit heißem Wasser (evtl. mit Geschirrspülmittel) gereinigt. Wichtig ist anschließend die gründliche Trocknung. Dies gilt auch für alle Ausatemgeräte, z. B. VRP1. Da die Patienten bis zu 6mal am Tag inhalieren müssen, empfiehlt es sich, mehrere Inhaletten zu benutzen, um eine vollständige Trocknung zu erreichen.

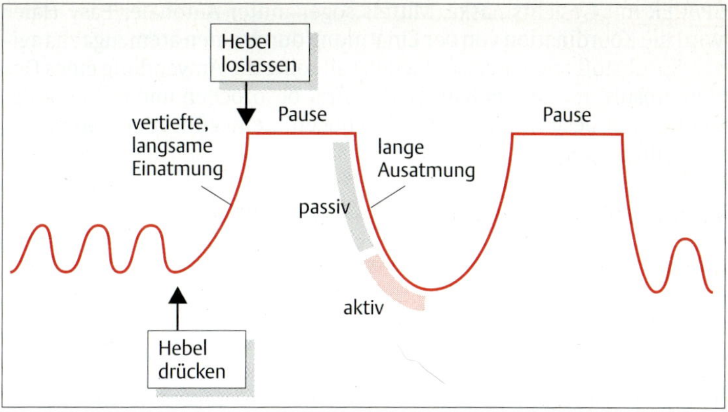

Abb. 6.**5** Atemtechnik während der Inhalation

Bei Pseudomonasbesiedelung ist eine Desinfektion (für den häuslichen Gebrauch: Auskochen oder Vaporisator = Babyflaschensterilisator) nach jeder Benutzung notwendig.

Die Patienten müssen von den Physiotherapeuten in der Reinigung aller Geräte ausführlich angeleitet werden. (Broschüre „Mein Inhalator und ich", Hrsg. CF-Selbsthilfe-Bundesverband e.V., Meyerholz 3a, 28832 Achim.)

Anwendung eines Dosieraerosols

Mit Hilfe eines Dosieraerosols können Medikamente lokal appliziert werden. Sie können spasmolytisch, antiphlogistisch und antiallergisch wirken. In Form eines Sprühstoßes gelangt das Medikament als Aerosol oder Pulver bis in die peripheren Bronchien. Entscheidend ist hierbei die korrekte Anwendung:

Nach einer tiefen Ausatmung erfolgt *während* der Einatmung die Applikation des Sprühstoßes. Im Anschluß an die tiefe Einatemphase wird die Luft für mindestens 5 Sekunden angehalten und schließlich über die Lippenbremse ausgeatmet. Zur Verbesserung der Applikationswirksamkeit hat sich der sog. Spacer bewährt. Mit Hilfe von diesem Plastikballon, der auf das Dosieraerosol aufgesetzt wird, kann die Einatmung des Aerosols unabhängig vom Sprühstoß erfolgen. Dadurch läßt sich die Anwendung und Verteilung des Medikamentes in der Lunge verbessern. Der Patient kann sich auch Zeit lassen und das Medikament über mehrere Atemzüge aus dem SPACER heraus einatmen. Für Babys gibt es spezielle

SPACER mit Gesichtsmaske. Mittels sogenannter Autohaler/Easy-Haler wird die Koordination von der Einatmung durch einen atemzugabhängigen Sprühstoß erleichtert. Auf jeden Fall sollte die Anwendung eines Dosieraerosols mit dem behandelnden Arzt besprochen und mit dem Patienten, am besten mit einem Placebogerät, eingeübt und regelmäßig kontrolliert werden.

VRP1 und VRP2 Vario-Resistance-Pressure („Flutter")

H. Saemann

Seit 1989 steht in der Physiotherapie dieses Atemtherapiegerät zur Sekretverflüssigung, Sekretmobilisation und effektiven Sekretelimination zur Verfügung. Zusätzlich kommt es zu einem Training der Atemmuskeln. Seine Anwendung findet es vor allem bei Patienten mit einer chronischen Sekretretension und einer Neigung zum Bronchialkollaps und wird deshalb in der Mukoviszidosebehandlung häufig eingesetzt. Das Gerät hat einen trillerpfeifenähnlichen Grundaufbau (Abb. 6.**6**) und besteht aus folgenden Teilen:

- Hauptteil mit Mundstück,
- Trichter aus Spezialkunststoff,
- rostfreie Metallkugel mit einem Gewicht von 28 g und
- abschraubbares, mit Löchern versehenes Kopfteil.

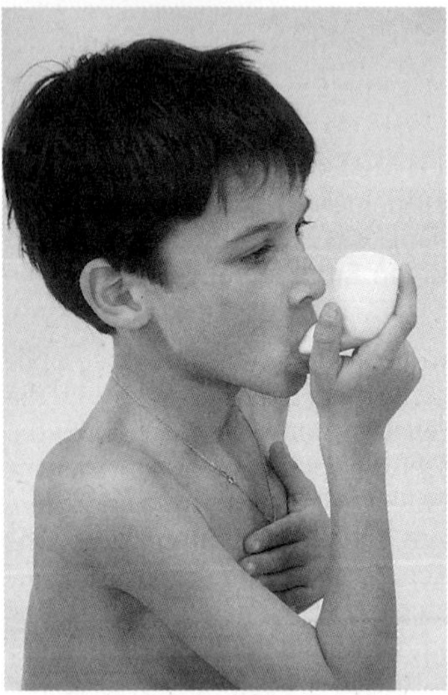

Abb. 6.**6** Patient mit VRP1/Flutter: Gut zu erkennen sind die Konzentration und die gestrafften Wangen

Funktionsweise: Die Luftsäule in den Atemwegen wird je nach Intensität des Ausatmens in Schwingungen (Oszillationen) versetzt. Oszillation (2–32 Hertz), Druck (8–75 cm Wassersäule) und Atemstrom hängen ab:

- von der Position des Mundstückes und damit von der Lage der Kugel im Trichter bzw. im Raum. Der Ansatzwinkel des VRP1 im Mund kann um 30 Grad nach oben oder um 30 Grad nach unten aus der Waagerechten gekippt werden.
- von der Atemanstrengung. Bei normaler entspannter Ausatmung in den VRP entstehen Drucke von 20–30 cm Wassersäule (Abb. 6.**7 a–c**).

Wirkmechanismen:

- *Bronchialkaliberschwankungen:* Sekretmobilisation durch vertieftes Ein- und Ausatmen analog zur AD.
- *positiver intrabronchialer Druck:* Vermeidung eines Bronchialkollaps durch den intermittierenden Widerstand bei der Ausatmung analog der Lippenbremse und der PEP-Physiotherapie.
- *„endobronchiale Perkussion“:* Das Sekret lockert sich und wird durch die beim Ausatmen gegen die Kugel entstehenden Druckschwankungen der Atemluft (Vibrationen des Bronchialsystems = „endobronchiale Perkussion“) von der Bronchialwand abgelöst.
- *stop-and-go Mechanismus:* Unterstützung der Sekretmobilisation. Infolge der Druck- und Flowschwankungen kommt es zu einem ständigen Wechsel von turbulenter Strömung (Kugel ist unten im Trichter und der Ausatemweg damit versperrt. Flow = Null, Druck = hoch) und laminarer Strömung (die Luft entweicht im Kopfteil über die Löcher, da die Kugel an der Trichterwand nach oben rollt; Flow = hoch, Druck = gering).

Durchführung: In einer aufrechten Körperhaltung wird nach einer langsamen, vertieften Einatmung mit einer inspiratorischen Atempause das Mundstück mit den Lippen fest umschlossen und langsam, tief und locker unter dem Einsatz der Bauchmuskulatur durch den VRP1 ausgeatmet. Die Wangen dürfen dabei nicht mitschwingen, die Halsvenen sich nicht zu stark stauen, der Brustkorb muß sich harmonisch senken, der Bauchmuskeleinsatz langsam und gleichmäßig einsetzen und der Patient sollte entspannt und vollständig ausatmen.

Dauer: mind. 15 bis 30 Minuten pro Tag, jeweils nach 10–20 Atemzügen eine Pause einlegen.

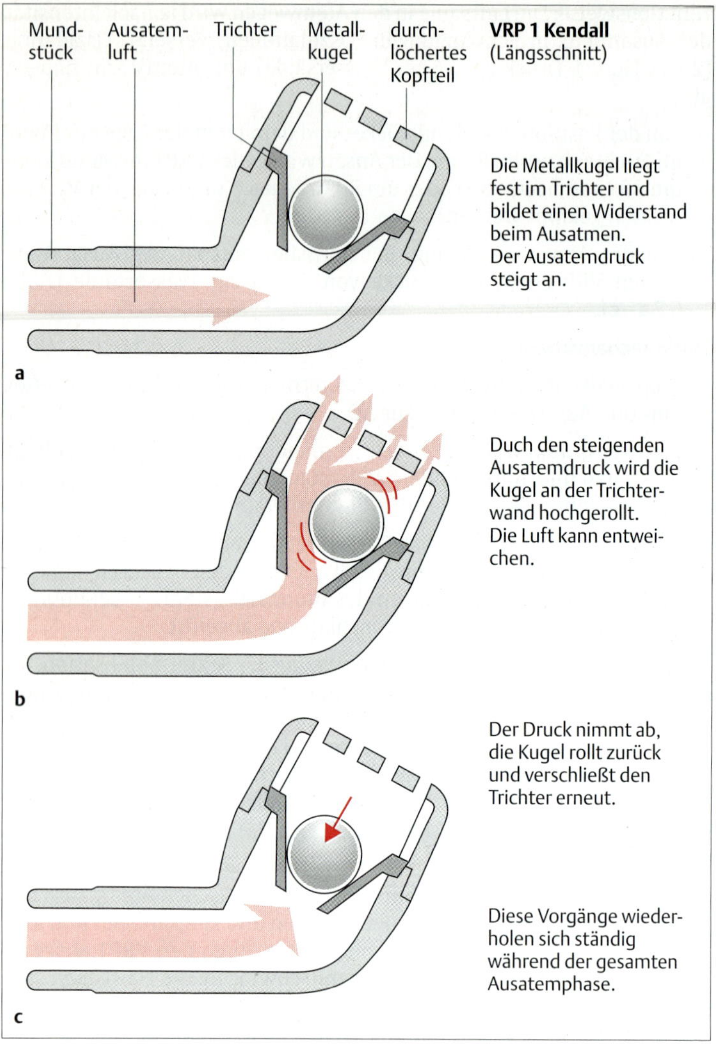

Abb. 6.**7 a – c** Funktionsweise des Vario-Resistance-Pressure (Flutter)

Kombinationsmöglichkeiten:

- mit der AD; d. h. es erfolgt erst eine *passive* Ausatmung und dann wird erst unter Einsatz der Bauchmuskulatur in den VRP1 ausgeatmet.
- am Ende der Ausatmung den VRP1 schräg nach unten einstellen, damit wird der Ausatemdruck reduziert und der Patient kann länger ausatmen.
- staccatoartiges Ausatmen in den VRP1 kann die Sekretmobilisation zusätzlich günstig beeinflussen und einem Hustenreiz entgegenwirken.
- Kombination mit der Inhalation.

Kontraindikation: siehe *Merke* Seite 437.

VRP2: Der Aufbau ist wie beim VRP1 nur ohne Mundstück. Der VRP2 wird auf den LL-Vernebler oder den LC-Vernebler der Firma Pari aufgesetzt. Damit kann eine Kombination von Inhalation und dem Flutter ohne Gerätewechsel erfolgen. Für manche Patienten kann es beim Erlernen der Kombinationstechnik eine Hilfe sein, den VRP2 einzusetzen. Langfristig kann der VRP1 in der Therapie jedoch umfassender eingesetzt werden.

Sobald sich das Kleinkind über Puste- und Blasespiele der Ausatmung bewußt geworden ist, kann auch der VRP1 spielerisch eingesetzt werden. Sollte der Widerstand der Metallkugel zu groß sein, kann sie auch durch unterschiedlich große Murmeln ersetzt werden. Im Vergleich zur AD erfordert das Atmen mit dem Flutter weniger Konzentration. Bezüglich der Sekretelimination ist der Flutter der AD ebenbürtig (Dockter et al. 1991).

Der Patient wird vom VRP1/VRP2 erst dann optimal profitieren, wenn es ihm gelingt, die Variationen von Druck, Flow und Frequenz durch die variable Atemanstrengung in der notwendigen Weise an die Sekretlokalisation und Sekretkonsistenz anzupassen.

Reinigung des Gerätes: Sie erfolgt nach der Gebrauchsanleitung bzw. wie auf S. 429 f beschrieben.

RC-Cornet

Dieses neu entwickelte Ausatemgerät stellt eine Weiterentwicklung des oszillatorischen PEP-Prinzips dar. Druck- und Flußschwankungen werden über ein anderes physikalisches Prinzip erzeugt als beim VRP1.

Das Gerät besteht aus einem Mundstück mit Mittelmarkierung, einem abgeplatteten Ventilschlauch sowie einer Röhre und einem „Schalldämpfer". Die Röhre knickt den abgeplatteten Ventilschlauch an einer speziellen Stelle durch die Biegung ab (Abb. 6.**8**).

Funktionsweise: Durch Herausziehen und Drehen des Mundstückes kann der Druckbereich zwischen 10 und knapp 50 cm Wassersäule, der

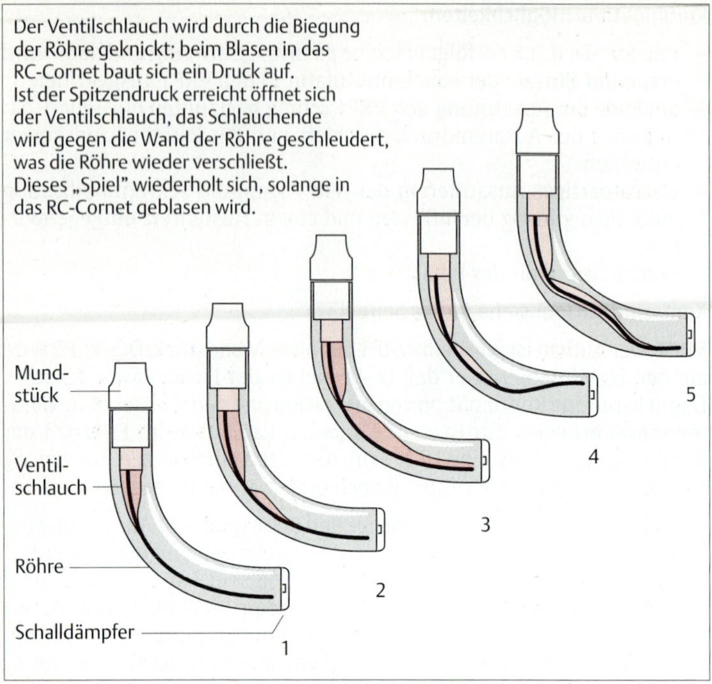

Abb. 6.**8** Schemazeichnung RC-Cornet, R. Celga GmbH & Co KG

Frequenzbereich von 9 bis etwa 50 Hertz und die Flußschwankung bis etwa 0,7 l/s variiert werden.

Der für die Physiotherapie entscheidende Unterschied beider Geräte liegt im unterschiedlichen Verhalten der Druck- und Flußkennlinie während der Ausatmung. Beim VRP1 fallen sowohl Druck als auch Fluß während der Ausatmung ab, während beim RC-Cornet Drücke und Flüsse bis zum Ende der Exspiration weitgehend konstant bleiben (Cegla 1997). Ein Vorteil gegenüber dem Flutter ist die Lageunabhängigkeit. Ob der RC-Cornet dem VRP1 beim Einsatz bei der Mukoviszidosebehandlung gleichwertig oder gar überlegen ist, läßt sich zur Zeit noch nicht endgültig beurteilen.

Durchführung und Dauer: Sie sind mit der des VRP1 identisch (s. S. 433).

Reinigung des Gerätes: Sie erfolgt nach der Gebrauchsanleitung bzw. wie auf Seite 429 f beschrieben.

Kontraindikation: siehe *Merke* Seite 437.

PEP Atmung

A. Dautzenroth

Die PEP Atmung gehört zu den Atemtechniken, bei denen gegen einen Widerstand ausgeatmet wird. Ihr Wirkmechanismus beruht auf dem Prinzip der exspiratorischen Stenose. Verengte und durch Sekret verlegte Atemwege werden dabei länger weit gehalten. Dadurch kommt es zu einem verbesserten Sekrettransport und einer günstigeren Entblähung der Lunge.

Eine Sekretmobilisation wird zusätzlich durch die beim „Peppen" durchgeführten vertieften Atemzüge erreicht (Bronchialkaliberschwankungen).

Für diese Technik stehen die PEP-Maske (Abb. 6.**9**) der Firma Astra Meditec und das Pari-PEP System (Abb. 6.**10**) zur Verfügung. Das letztere kann gut mit der Inhalation kombiniert werden (Abb. 6.**11**).

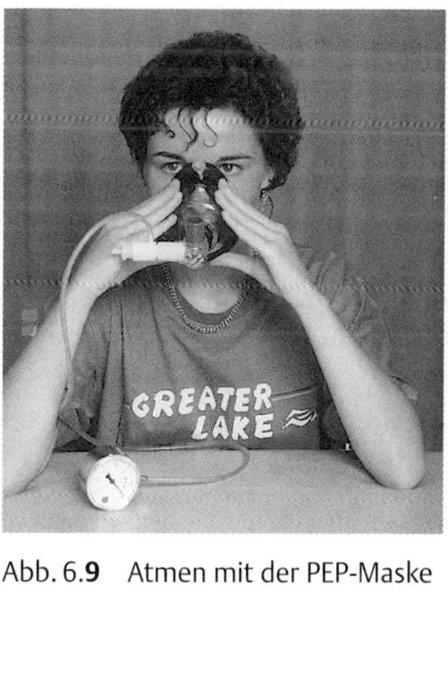

Abb. 6.**9** Atmen mit der PEP-Maske

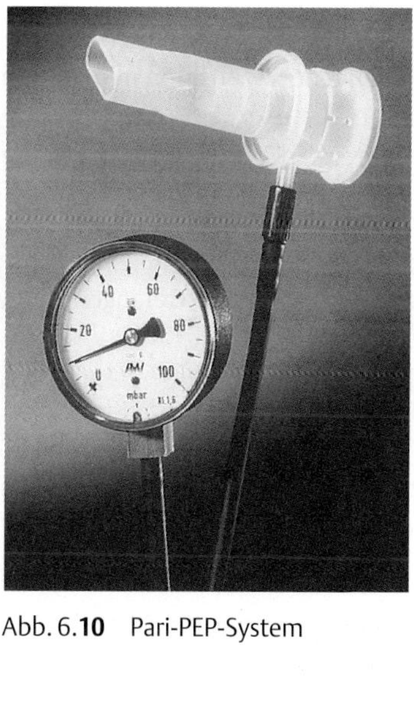

Abb. 6.**10** Pari-PEP-System

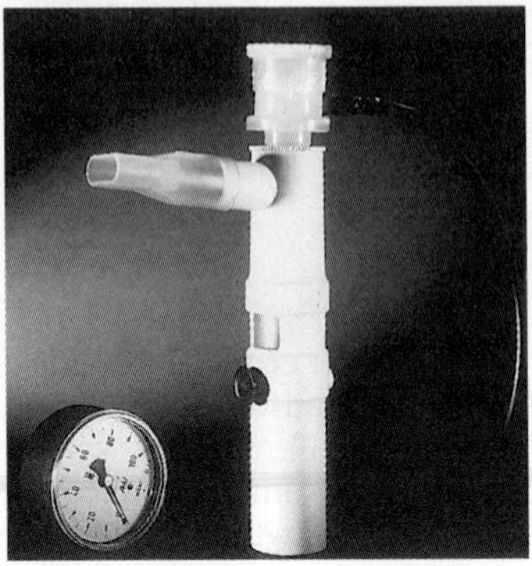

Abb. 6.11 PEP in Kombination mit der Inhalation

Bausteine der PEP Atmung:

- langsame tiefe Einatmung
- Atempause
- lange aktive Ausatmung

Die Ein- und Ausatmung erfolgen durch das Mundstück oder die Maske. Der Widerstand ist variabel und wird mit einem Manometer in cm H_2O gemessen. Es werden mehrere Atemzyklen mit zwischengeschalteten Pausen durchgeführt, in denen entspannt geatmet wird. Die Behandlungsdauer beträgt 15–30 Min. Die Ausgangsstellung ist in den meisten Fällen eine Sitzposition mit oder ohne Abstützen der Arme.

Während der Ausatmung soll ein Druck zwischen 10–30 cm H_2O über mehrere Sekunden gehalten werden (dosierte PEP). Hohe Drucke sind wegen der zu starken Belastung des pulmonalen Kreislaufes zu vermeiden, da theoretisch die Gefahr der Lungeneinblutungen besteht.

Die Sekretabgabe erfolgt analog zur AD. Es kann sowohl in die Maske als auch in das Pari PEP Gerät gehustet werden, wenn es als angenehm empfunden wird.

Die Auswahl des Widerstandes ist bei dieser Technik das Schwierigste. Deshalb ist eine regelmäßige Anleitung und Kontrolle des Patienten besonders wichtig.

Kriterien für die Auswahl des Widerstandes:

- Individuelle Anpassung:
- abhängig vom exspiratorischen Flow des Patienten,
- ein Druck von 10–30 cm H_2O soll über mehrere Sekunden gehalten werden,

- die Anwendung soll nicht zu anstrengend sein,
- eine Stauung der Halsvenen sollte möglichst vermieden werden,
- der Druckabfall während der Ausatmung soll nicht abrupt sein,
- Bauch und Brustkorb sollen sich bei der Ausatmung gleichzeitig und harmonisch verkleinern,
- Sekret soll mobilisiert werden.

Wegen der rein aktiven Ausatmung beim „Peppen“ sollte zusätzlich immer wieder die passive Ausatmung geübt werden und auf eine möglichst entspannte Bauchdecke geachtet werden. Die PEP Atmung hat in der Behandlung von CF-Patienten einen hohen Stellenwert. Sie kommt vermehrt bei Patienten mit viel und sehr zähem Sekret, beim instabilen Bronchialsystem und beim Schwerkranken zum Einsatz.

■ *Merke:* Beim Vorliegen eines Pneumothorax, Hämoptoe, schweren Herz- und Kreislauferkrankungen und bei einer Insuffizienz der Atemmuskulatur sollten die Ausatemgeräte, bei denen über eine längere Zeit höhere intrathorakale Drücke entstehen können (z.B. VRP1, VRP2, RC-Cornet und PEP-System), nur mit Einverständnis des Arztes angewendet werden.

Weitere Maßnahmen zur Mobilisation und Elimination des Sekretes

Erschütterungen

- Schüttelungen,
- Vibrationen,
- vertikale Erschütterungen (z.B. Trampolinspringen).

Vertieftes Ein- und Ausatmen

Lagewechsel, Umlagerungen/Lagerungsdrainage

Griffe aus der reflektorischen Atemtherapie
nach von Schmitt und Brüne

Thoraxmobilisation

2. Ventilation und Perfusion verbessern

Jede physiotherapeutische Technik, bei der vertiefte Atemzüge durchgeführt werden und/oder eine Lageveränderung vorgenommen wird, führen zu einer Verbesserung der Belüftung und zu einer Umverteilung des Blutes in der Lunge. Dadurch kommt es zu einer positiven Beeinflussung des Ventilations-/Perfusionsverhältnisses.

3. Verschiedene Atemtechniken vermitteln

H. Saemann

Einatemtechniken:

- Langsames, tiefes Einatmen durch die Nase (Abb. 6.**12**),
- schnüffelndes, schnupperndes, sakkadierendes Einatmen,
- gähnendes Einatmen bei geschlossenen Lippen.

Ausatemtechniken:

- Ausatmen auf Geräusche und Laute.
- Ausatmen zum Trainieren der exzentrischen Kraft der Inspiration:
  - Watteböllchen anpusten – dürfen sich aber nicht bewegen,
  - große Seifenblasen blasen (s. Anmerkung, S. 439),
  - Windrad anpusten, das sich kaum bewegt.
- Ausatmen zum Aktivieren der Ausatemmuskeln:
  - Watteböllchen wegpusten,
  - Windrad schnell anblasen,
  - viele kleine Seifenblasen pusten (s. Anmerkung),
  - gleich lange Ausatemzüge durch optische Darstellung für Kinder; z. B. „Atemraupe"
- Dosierte und die lange Lippenbremse.
- Hauchen.

Kombinierte Ein- und Ausatemtechnik:

- AD

Ausatemtechniken mit Geräten:

- VRP1,
- RC-Cornet,
- PEP,
- Atmen mit der Wasserflasche, Blubbern (Blow-Bottle),
- IPPB-Geräte.

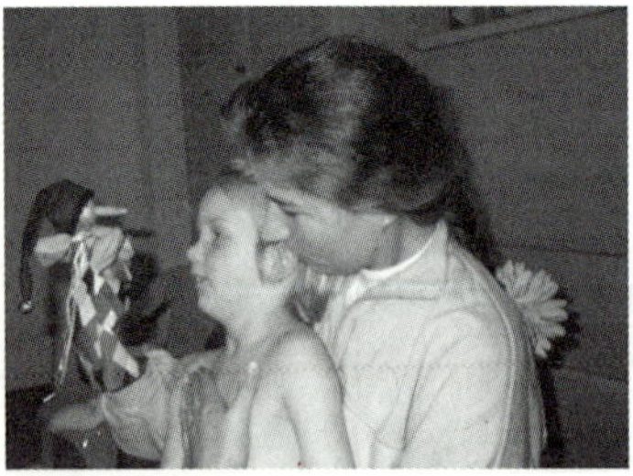

Abb. 6.**12** Die verschiedenen Atemtechniken werden durch die Handpuppe kindgerecht vermittelt. Wird die Technik z. B. gut ausgeführt, dann klatscht die Puppe in die Hände.

☐ *Anmerkung:* Beim CF-Patienten sollte aufgrund der Pseudomonasproblematik die Seifenlauge immer frisch mit abgekochtem Wasser und etwas Spülmittel zubereitet werden.

4. Thoraxbeweglichkeit erhalten und verbessern

Unter dem Oberbegriff der Thoraxmobilisation versteht man die Beseitigung aller atemhemmender Widerstände an Wirbelsäule, Thorax und Rumpfwand. Dies wird erreicht durch:

- Gleichmäßige, zügige, rhythmisch aktive Bewegungen mit und ohne Gerät,
- therapeutische Körperstellungen (z. B. „Schraube", „Rutsche", „Mond", Abb. 6.**13**),
- Übungen aus der Funktionellen Bewegungslehre nach Klein-Vogelbach (z. B. „Schere", „Schlange"),
- Übungen aus dem Klappsches-Kriechen (z. B. „Schlängeln", „Drehübung", „großer Bogen"),
- Übungen aus dem Yoga,
- Manuelle Therapie (bzw. McKenzie und das Maitland Konzept), z. B. Mobilisation der Rippen und Brustwirbelsäule und postisometrische Relaxation der verkürzten Muskeln,
- PNF (z. B. Chopping und Lifting, Skapulapattern),
- Wasserbehandlung,
- Schlingentisch,
- Funktionsanalyse nach Brügger,
- Lösungstherapie nach Schaarschuch-Haase (z. B. Dehnlagen, Packegriffe),
- Cyriax,

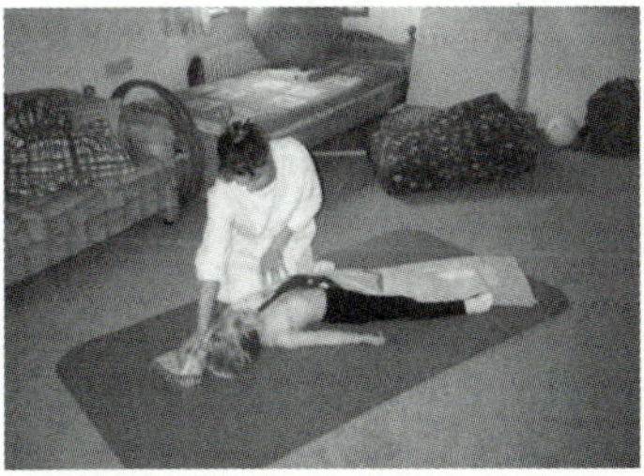

Abb. 6.**13** CF-Patientin in der Sichellage „Mond" (Hausbesuch): Während die Körperstellung ausgeführt wird, kann zusätzlich die Körperwahrnehmung (Wärme- und Druckempfinden) geschult werden, indem die gedehnte Seite mit Decken erst langsam zugedeckt und anschließend wieder aufgedeckt wird.

- passive Griffe aus der Massage zum Herabsetzen der Gewebswiderstände am Thorax,
- passive Griffe aus der Reflektorischen Atemtherapie nach Schmitt,
- tiefe Atemzüge mit und ohne manuelle Thoraxkompression.

5. Gute Hustentechnik erlernen

Zum Erlernen und Durchführen dieser Atemtechnik braucht es sehr viel Disziplin. Bei der CF ist der Reinigungsmechanismus durch Husten infolge des wasserarmen, zähen Bronchialsekrets gestört.

Die Atemwege sind durch die chronischen Entzündungen geschwächt und instabil und können beim Husten kollabieren. Dadurch wird das Sekret zurückgehalten und nicht abgehustet. Ein ineffektiver Husten (anhaltende Hustenattacke ohne Schleimabgabe) ist deshalb unbedingt zu vermeiden.

Hustenprovokation zur Sekretabgabe: Sekret, das sich im Bereich der Trachea befindet (Trachealrasseln), wird nach einer vertieften Einatmung mit 1 bis max. 3 Hustenstößen bei geschlossenen Lippen oder mit vorgehaltener Hand abgehustet. Der Therapeut kann durch eine Thoraxkompression den Patient unterstützen. Falls das Sekret sich in den tieferliegenden Lungenabschnitten befindet, muß der Hustenreiz unterdrückt werden.

Hustentechniken und Hilfen zur Vermeidung eines ineffektiven Hustens (Hustenreizunterdrückung):

- Speichel schlucken,
- ein Getränk trinken in kleinen Schlucken,
- Luft anhalten (Mund und Nase zuhalten) und den „Kitzel" aushalten,
- langsam einatmen durch die Nase, Luft kurz anhalten und dann oberflächlich weiteratmen,
- Technik wechseln,
- Aufmerksamkeit auf die Atembewegungen lenken,
- Lagewechsel (meist Hochlage),
- atemerleichternde Ausgangsstellung einnehmen,
- ist der Hustenreiz zu groß, anhusten, anräuspern gegen die geschlossenen Lippen.

Hustentechniken zur Vermeidung hoher intrathorakaler Drücke:

- Langsames, mäßig tiefes Einatmen durch die Nase, dosierte Lippenbremse und dann das Sekret mit 2–3 Hustenstößen oder Räuspern eliminieren. Beim Husten entstehen intrathorakale Drücke von bis zu 300 mm Hg. Beim Räuspern entsteht ein Druckaufbau von nur 20–30 mm Hg.

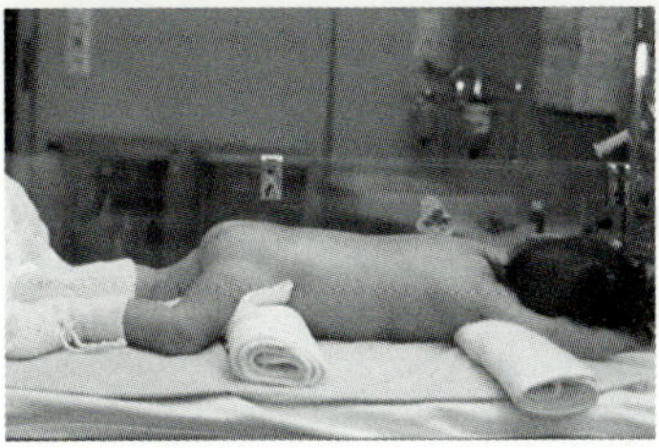

Abb. 6.**14** Lagerung eines Säuglings zur Atemerleichterung (Hängebauchlage).

- Husten gegen einen Widerstand:
  - gegen die geschlossenen Lippen oder den Handrücken,
  - in den VRP1,
  - in die PEP-Maske oder das PEP-System.
- Huffing

Hinweise:

- Sputum in einer Nierenschale sammeln, um Menge, Farbe, Konsistenz einzeln beobachten zu können.
- Hygiene einhalten, d.h. Mund zulassen, häufiger Hände waschen, gegen Taschentuch husten statt gegen Handrücken.
- Ekelempfinden bezüglich Sekret abbauen.

6. Hilfe bei erschwerter Ein-/Ausatmung in Ruhe und Belastung

für Ein-/Ausatmung in Ruhe:

- Atemerleichternde Stellungen (Abb. 6.**14**),
- langsames, entspanntes Ein-/Ausatmen, am besten in einer atemerleichternden Ausgangsstellung,
- gähnendes Einatmen,
- Ausatmen gegen eine Stenose (Lippenbremse, stimmhaftes Ausatmen, Flutter, Hauchen, PEP, Blubbern),
- Atemwahrnehmung,
- Entspannungsübung.

für Ein-/Ausatmung bei Belastung:

- Lippenbremse,
- Kopplung von Atmung und Bewegung bzw. entsprechende Übungen aus dem Qi gong, Tai chi, Yoga ..., bei denen Atmung und die Bewegungen harmonisch aufeinander eingestellt werden,

- Zählrhythmus für die Ein- und Ausatmung (z. B. 3 : 7),
- Ausatmung auf Sch-Laute.

7. Erhöhte Gewebswiderstände in Haut und Muskulatur herabsetzen

- Ausstreichen der Interkostalräume,
- Packegriffe am Thorax,
- Hautrollungen am Thorax,
- flächige Technik aus der BGM,
- Griffe aus der klassischen Massage (auch im Gesicht),
- Grifftechniken aus der „Atemmassage" der reflektorischen Atemtherapie nach Dr. Schmitt,
- Hautfalte wegatmen,
- Wärmeanwendung (Fango, Heiße Rolle),
- Querdehnen/Längsdehnen,
- Dekontrahieren,
- Cyriax,
- Myofasziale Technik.

8. Bei Atemnot Angst mindern

- Unterstützung durch den Therapeuten bzw. einer geschulten Person (Eltern, Partner):
  - ruhiges, sicheres Auftreten,
  - verbales Lenken der Konzentration des Patienten auf die Atembewegung,
  - z. B. Streichungen mit der flachen Hand über den Rücken.
- Besprechung mit dem Patienten, welche Ausgangsstellung, Atemtechnik, passive Techniken, 02-Gabe, ... seine Atemnot lindern.
- Konzentration auf die Atembewegungen. Die Eingrenzung des Bewußtseins auf das rhythmische Geschehen der Ein- und Ausatmung kann von der Angst ablenken.
- Ablenkung von der Atemnot.
- Patientengerechte Erklärung der Physiologie und Pathophysiologie des Atemapparates zum besseren Verständnis der möglichen Selbsthilfemaßnahmen, damit das Gefühl der Angst und Hilflosigkeit gemindert werden kann.

- Oberstufe des Autogenen Trainings mit entsprechenden angstmindernden Suggestiv-Formeln.

9. Allgemeine Entspannungsfähigkeit fördern

Über das Erlernen einer Entspannungstechnik soll es dem CF-Patienten ermöglicht werden, Spannungszustände körperlicher und seelischer Art zu lösen. Die bestmögliche psycho-physische Gelöstheit des gesamten Organismus kann nur erreicht werden, wenn der Therapeut verschiedene Entspannungstechniken beherrscht und mit dem Patienten zusammen die jeweils richtige auswählt. Im Hinblick auf die chronische Multiorganerkrankung der CF mit der reduzierten Lebenserwartung, sollten schon die Kleinkinder durch gezielte Ruheübungen so früh wie möglich an eine spätere Entspannungstechnik herangeführt werden. Die Entspannungstechnik kann zur Krankheitsverarbeitung und zur Persönlichkeitsentwicklung beitragen.

Elemente aus der Lösungstherapie und das Wahrnehmen der Atembewegungen mittels Basaltexten bietet sich beim CF-Patienten besonders an. Auch das Autogene Training, Progressive Muskelrelaxation nach Jakobson, Yoga, Feldenkrais eignen sich für die CF-Patienten.

10. Motorische Entwicklung fördern

A. Maurer

Durch häufig stationäre Aufenthalte kann es schon im Säuglingsalter zu Entwicklungsstörungen kommen, die neurophysiologische Behandlungstechniken (Bobath, Vojta) erforderlich machen. Die Eltern sollen durch gezieltes „Handling" im Alltag die Entwicklung des Kindes zusätzlich fördern.

Auch im Kleinkindalter kann durch Schonhaltung (z.B. bei Schmerzen, starker abdominaler oder pulmonaler Problematik und allgemeiner Dystrophie) ein motorischer Entwicklungsstillstand eintreten. Techniken aus der neurophysiologischen Behandlung oder/und aus der Psychomotorik sind dann in den Behandlungsplan mit einzubeziehen.

11. Bewegungsfreude vermitteln und Koordination fördern

H. Saemann

Der chronisch kranke CF-Patient sollte gerade wegen seiner Erkrankung nicht in seiner Eigenaktivität gebremst werden, sondern vielmehr vom Therapeuten und seiner gesamten Umgebung darin gefördert werden.

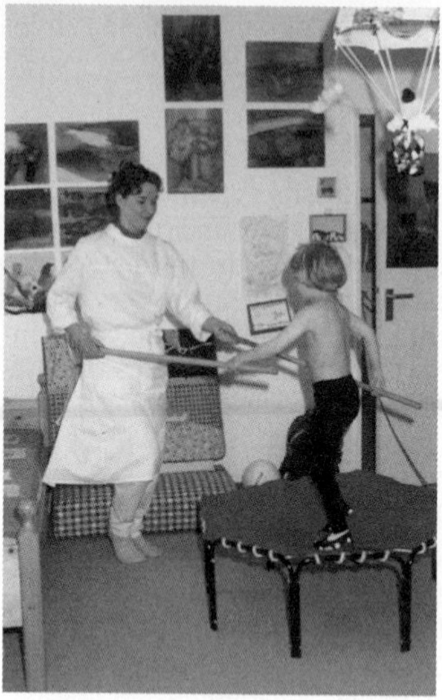

Abb. 6.**15** CF-Patient beim gemeinsamen Hüpfen mit der mobilen CF-Therapeutin beim Hausbesuch. Dazu kann z. B. „Wir wandern von einem Ort zum andern ..." gesungen werden.

Dies gilt nicht nur für den Säugling und das Kind, sondern gerade auch für den älteren Patienten, der durch seine Erkrankung eventuell schon seit Jahren erhebliche Einschränkungen erfährt. Die ständigen negativen Körperwahrnehmungen durch die erschwerte Atmung, die Schmerzen, Verspannungen, Müdigkeit über viele Jahre, prägen sein Verhalten, seine Lebenseinstellung und seine Bewegungen.

Das Vermitteln von Bewegungsfreude gerade bei einem Patienten mit reduziertem Kräftezustand ist eine wichtige Aufgabe des Therapeuten (Abb. 6.**15**).

Kenntnisse im Bereich der Psychomotorik sind insgesamt für diesen Gesichtspunkt sehr hilfreich.

12. Ausdauerleistung entsprechend der kardiopulmonalen Belastbarkeit erhalten/verbessern und zum Sport hinführen

Der allgemeine Kräftezustand des Patienten ist von besonderer Bedeutung bei der CF-Erkrankung. Patienten mit fortgeschrittener Mukoviszidose weisen schon bei geringer körperlicher Belastbarkeit wie z. B. Treppensteigen, Zeichen der Zyanose und Atemnot auf.

Regelmäßiges und vor allem richtig dosiertes Trainieren verbessert die körperliche Leistungsfähigkeit. Es kommt zudem während und nach körperlicher Belastung zu einer besseren Sekretlockerung und Sekretelimination. Durch die sportliche Betätigung werden neben der reinen Ausdauer auch die Kraft, Beweglichkeit und die Koordination verbessert. Die sportliche Aktivität soll als Ergänzung zur Atemtherapie gerade den chronisch kranken CF-Patienten schon in jungen Jahren ein Stück Unabhängigkeit von Therapeuten verschaffen. Bereits das Kind sollte deshalb möglichst früh zum Sport hingeführt werden. Angst vor körperlicher Belastung kann abgebaut werden, Akzeptanz der eigenen Möglichkeiten und Grenzen erlernt, Selbständigkeit und Selbstvertrauen gestärkt und über die psycho-sozialen Faktoren des Sports die Persönlichkeitsentwicklung positiv beeinflußt werden.

Sportliche Leistungen müssen den individuellen Leistungsvoraussetzungen angepaßt und die Belastbarkeit vom Arzt (z.B. mittels Fahrradergometrie) abgeklärt und regelmäßig kontrolliert werden. Generell sind alle Sportarten möglich, wenn sie auf den Patienten und seinen Krankheitszustand angepaßt werden können und die Thoraxmobilisation verbessern. Vorteilhaft sind daher Ausdauersportarten wie Radfahren, Wandern, Joggen, Skilanglauf und Schwimmen, deren Intensität vom Patienten selbst reguliert werden kann.

Bei Mannschaftssportarten sollten die Spielregeln auf die Belastbarkeit des Patienten hin modifizierbar eingestellt werden können. Besondere Aufmerksamkeit sollte auf die Gruppendynamik gerichtet werden.

13. Haltungsschulung/Rückenschule

Die Haltung ist das Ergebnis des Zusammenwirkens vieler körperlicher und seelischer Kräfte.

Neben anatomischer Gegebenheiten, konstitutionellen Merkmalen etc. kommt es beim CF Patienten schon aufgrund der erschwerten Atemarbeit kurzfristig und langfristig zu einer Veränderung der Haltung. Um Sekundärschäden bestmöglich zu vermeiden muß schon beim jungen CF-Patienten auf die Erhaltung und Verbesserung der Haltung großen Wert gelegt werden, damit es im Erwachsenenalter nicht zu erheblichen Defiziten im arthromuskulären System kommt.

14. Anleiten der Eltern, Partner oder des Pflegepersonals

a) zur Begleitung entsprechender therapeutischer Maßnahmen/Hilfe zur Selbsthilfe

- Die Therapie beim Säugling und Kleinkind besteht meist aus passiven Maßnahmen, die von den Eltern gelernt und jeden Tag durchgeführt werden müssen. Auch die aktiven Übungen müssen von den Eltern später individuell auf das Kind abgestimmt und in der Ausführung geprüft werden.

- Vermitteln von atemphysiologischen und atempathophysiologischen Grundkenntnissen, um die Wirkungsweise der einzelnen physiotherapeutischen Techniken besser verstehen zu können.
- Besprechung des Behandlungsplanes, d.h. wie die nächsten Behandlungen, die die Eltern alleine durchführen müssen, aufeinander abgestimmt sind, um das gesetzte Ziel zu erreichen. Es sollte z.B. mit den Eltern besprochen werden, welche Übungen wann, wo, wie oft durchgeführt werden, unter Berücksichtigung des Allgemeinzustandes des Patienten, räumlicher und zeitlicher Verhältnisse, Schulzeiten, Berufstätigkeit der Eltern oder des Patienten selbst, Familiensituation und den psychosozialen Gegebenheiten.
- Anleitung zur Desinfektion und Pflege der Therapiegeräte (z.B. der Inhaletten).
- Der jugendliche Patient soll zur selbständigen Therapie herangeführt werden, so daß er als Erwachsener in Eigenverantwortung seine Therapie durchführt und seine tägliche Behandlung bei den regelmäßigen physiotherapeutischen Behandlungsterminen mit dem Therapeuten bespricht.
- Durch die Anleitung der Eltern bzw. des Patienten soll gewährleistet werden, daß es zur größtmöglichen Unabhängigkeit vom Therapeuten kommt und dadurch die Therapie so effektiv wie möglich durchgeführt wird.

b) zum richtigen Einsatz der entsprechenden Therapiegeräte

Folgende Hilfsmittel werden in der physiotherapeutischen Behandlung eingesetzt:

- Therapiematte
- Lagerungskeil
- Pezziball
- Stab
- Sprossenwand
- Kleintrampolin
- Inhaliergerät
- VRP1/VRP2
- PEP-Maske

Tabelle 6.3

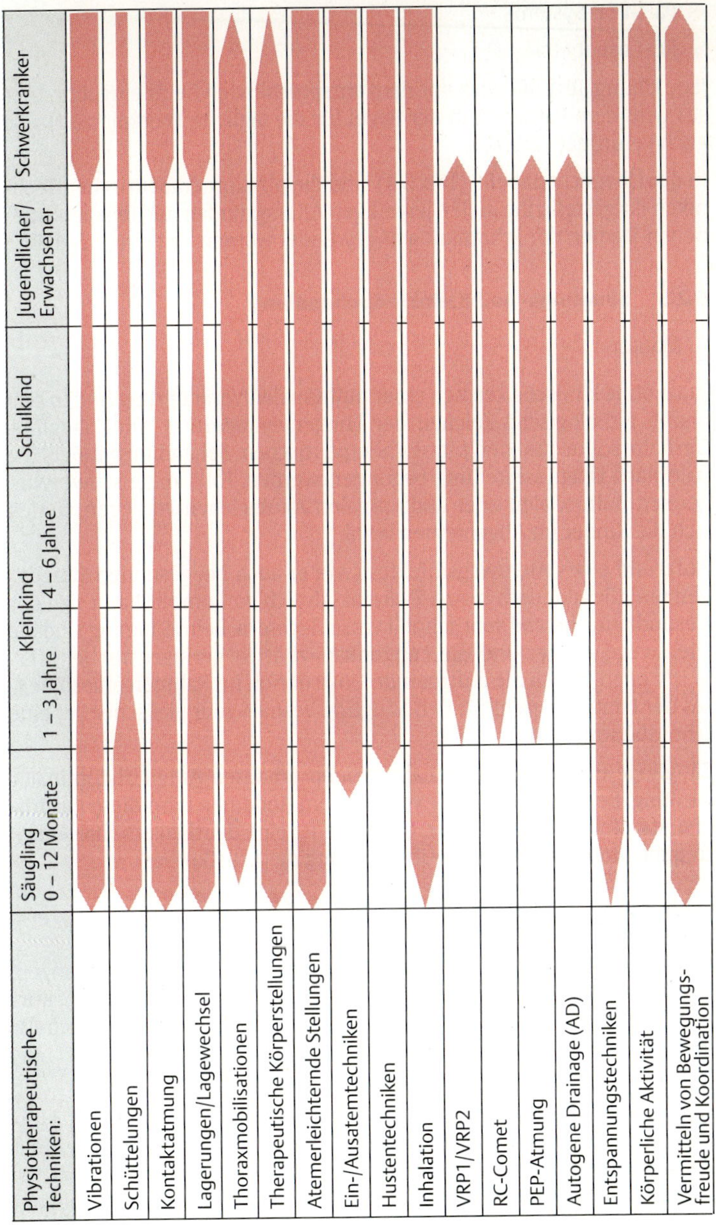
Physiotherapeutische Techniken:
Säugling 0 – 12 Monate
Kleinkind 1 – 3 Jahre
4 – 6 Jahre
Schulkind
Jugendlicher/ Erwachsener
Schwerkranker
Vibrationen
Schüttelungen
Kontaktatmung
Lagerungen/Lagewechsel
Thoraxmobilisationen
Therapeutische Körperstellungen
Atemerleichternde Stellungen
Ein-/Ausatemtechniken
Hustentechniken
Inhalation
VRP1/VRP2
RC-Comet
PEP-Atmung
Autogene Drainage (AD)
Entspannungstechniken
Körperliche Aktivität
Vermitteln von Bewegungsfreude und Koordination

- Pari-PEP-System
- RC-Cornet etc.

Jede Übung/Technik wird mit dem entsprechenden Gerät eingeübt. Dieses wird dem Patienten in der Regel für die tägliche Therapie zu Hause auch verordnet (Tab. 6.**3**).

In der Übersichtstabelle (Tab. 6.**3**) sind die physiotherapeutischen Techniken dargestellt, die in den jeweiligen Altersgruppen und den verschiedenen Stadien der Erkrankung angewendet werden können (s. S. 447).

6.2.3 Säuglings- und Kleinkindbehandlung

A. Maurer

Auch ohne klinische Zeichen einer pulmonalen Veränderung finden sich häufig radiologische Zeichen der Lungenveränderung beim Säugling. Deshalb sollte mit der physiotherapeutischen Behandlung möglichst bald nach Diagnosestellung begonnen werden. Falls keine schwerwiegenden pulmonalen oder abdominalen Akutzeichen vorliegen, fühlen sich die Kinder im Allgemeinen wohl.

Aufgrund eines Atemwegsinfektes (wie er auch bei gesunden Säuglingen und Kleinkindern bis zu 7 – 8mal jährlich vorkommt) kann sich der Gesundheitszustand sehr schnell verschlechtern. Beim Säugling sind die Atemwege kleiner und die Lungenkapazität ist geringer als beim Erwachsenen. Durch die auftretende Obstruktion im Rahmen eines Infektes der Lunge entsteht für den Säugling deshalb sehr viel schneller eine lebensbedrohliche Situation.

Säuglinge und Kleinkinder haben einen erhöhten Anteil abdominaler Atmung. Bei geblähtem oder verhärtetem Abdomen wird diese natürliche Atemform eingeschränkt. Die Folge ist eine deutlich erhöhte Atemfrequenz mit zunehmender Überblähung des Brustkorbes.

•••• Behandlungsansatz

Beim Säugling stehen zunächst die passiven Techniken (Lagerungen, Kontaktatmungen, Vibrationen, Schüttelungen/Erschütterungen, Körperstellung) im Vordergrund. Sobald eine aktive Mitarbeit möglich ist, werden die aktiven Techniken (z.B. Trampolin, Inhalation über das Mundstück usw.) in die Behandlung integriert.

Aufgrund der bestehenden Veränderungen der Lunge ist es wichtig, einem Infekt prophylaktisch entgegenzuwirken. Zudem ist die Anleitung der Eltern in den einzelnen Techniken sehr viel leichter außerhalb des akuten Stadiums durchzuführen. Bei frühzeitigem Behandlungsbeginn können sich Kind und Eltern mit der Therapie und dem Therapeuten vertraut machen. Die Häufigkeit, Auswahl und Intensität der Therapie ist abhängig vom momentanen Gesundheitszustand des Kindes. Deshalb ist eine individuelle Beratung und Begleitung der Therapie immer notwendig.

Die folgenden Grundsätze gelten für jede Behandlung:

- Die Behandlung des CF-Patienten findet mit entkleidetem Oberkörper statt.
- Die Atembewegungen von Bauch und Brustkorb sollen nicht durch enge Kleidung behindert werden. Beim Säugling muß eventuell die Windel gelockert werden.
- Der Behandlungsraum sollte frisch gelüftet und warm genug sein.
- Um Sekretmenge und Konsistenz beurteilen zu können, ist es sinnvoll, wenn der Patient sein Sekret in eine Einmal-Nierenschale abhustet.
- Der Patient sollte während der Behandlung viel trinken (keine Milch, keine kohlensäurereichen Getränke).
- Aufgrund der „Keimproblematik" muß auf eine ausreichende Hände- und Gerätedesinfektion (Ball, Matte, Inhalette etc.) geachtet werden (siehe S. 429 f).

•••• Wichtige Gesichtspunkte der Therapie

1. Mobilisation und Elimination des Sekrets aus den Bronchien
2. Erhalten und Verbessern der Thoraxbeweglichkeit, Bewußtmachen der Atmung und Vermitteln von verschiedenen Atemtechniken
3. Allgemeine Entspannungsfähigkeit fördern
4. Verschiedene Atemtechniken vermitteln
5. Vermitteln von Bewegungsfreude/Fördern der Koordination
6. Motorische Entwicklung fördern
7. Anleitung der Eltern oder des Pflegepersonals
   a) zur Begleitung der entsprechenden therapeutischen Maßnahmen
   b) zum richtigen Einsatz der jeweiligen Therapiegeräte

1. Mobilisation und Elimination des Sekrets aus den Bronchien

Lagerungen, Kontaktatmung, Vibrationen und Schüttelungen werden beim Säugling meist auf dem Schoß des Behandlers durchgeführt (zunächst mit Blickkontakt zum Behandler). Anwendung finden überwiegend acht verschiedene *Lagerungen* (Abb. 6.**16**, 6.**17**, 6.**18**).

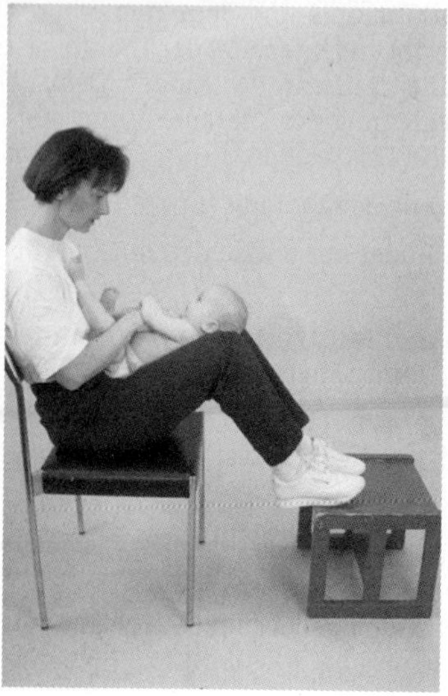
a

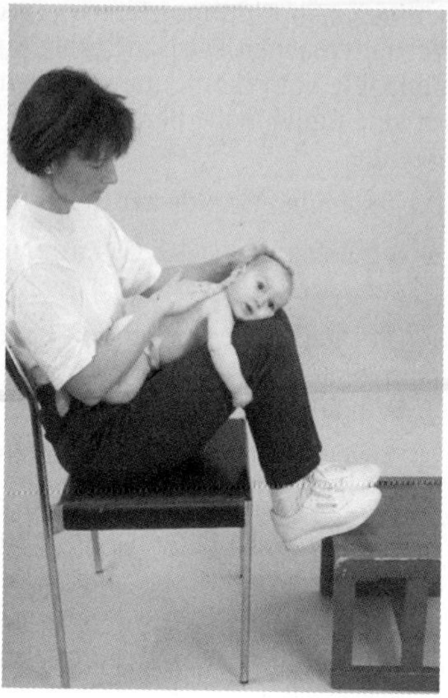
b

Abb. 6.**16** Kopfhochlage 45–60° **a** Rückenlage: Die Hand der Therapeutin liegt unterhalb der Clavicula neben dem Sternum und begleitet die Ausatembewegung des Thorax nach **unten**, hinten und zur Körpermitte; **b** Bauchlage: Die Hand der Therapeutin liegt zwischen Schulter und Nacken oberhalb des Schulterblattes und begleitet die Ausatembewegung des Brustkorbs nach **unten** und vorne

Die Behandlung von Kleinkindern erfolgt auf dem Lagerungskeil oder der Matte. Da in diesem Alter die Kinder nicht sehr lange in einer Position verweilen möchten, werden häufige *Lagewechsel* durchgeführt. Um die Ausatmung bei der Vibration zu verlängern, werden spielerisch Tierstimmen (Abb. 6.**19 a – c**) u. a. nachgeahmt.

Vertikale Erschütterungen auf dem Pezziball oder Minitrampolin bieten eine willkommene Abwechslung für das Kind und regen zur Sekretmobilisation an.

Die einzelnen Bausteine der AD (langsame vertiefte Einatmung – Atempause – lange passive/aktive Ausatmung) können schon im Alter von 2 – 3 Jahren eingeübt werden. Im Alter von 4 – 5 Jahren ist es dann möglich 5 – 10 Atemzüge mit dieser Technik durchzuführen um nach einer kurzen Pause den Atemzyklus zu wiederholen. Die hauchende Ausatmung an die vorgehaltene Hand oder an einen Spiegel erleichtert das Ausatmen mit geöffneter Glottis (Abb. 6.**20**).

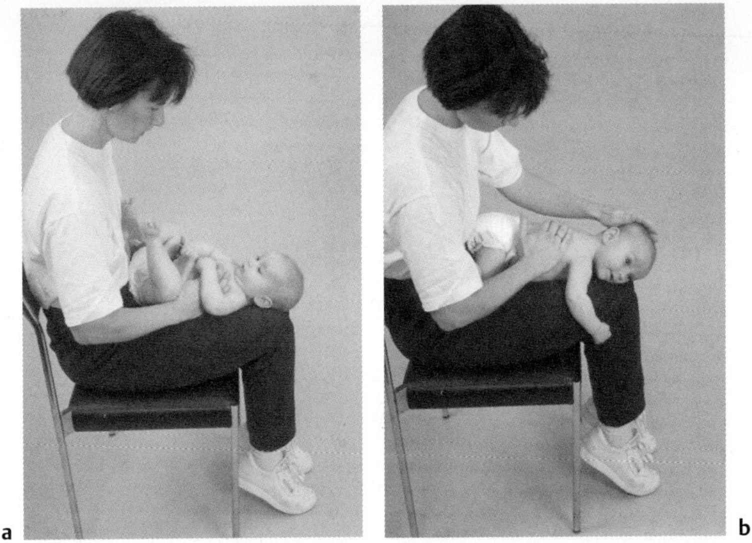

Abb. 6.**17** Horizontale Lage **a** Rückenlage: Die Hand der Therapeutin liegt im Brustbereich und begleitet die Ausatembewegung des Brustkorbs nach **hinten**, zur Körpermitte und nach unten; **b** Bauchlage: Die Hand der Therapeutin liegt auf dem mittleren Brustkorbabschnitt und begleitet die Ausatembewegung des Brustkorbs nach **vorne**, zur Seite und nach unten

Mit dem VRP1 und RC-Cornet läßt sich im Kleinkindalter auf spielerische Weise arbeiten. Sie werden repetitiv mit den anderen Blasgeräten für die Verlängerung der Ausatemphase eingesetzt. Um gleichzeitig mit dem Handkontakt die Atembewegungen unterstützen zu können, sitzt das Kind am Besten mit dem Rücken zum Behandler auf dem Schoß. Über die Spiegelkontrolle kann dem Kind visuell die optimale oder eine paradoxe Ausatmung (z.B. das Heben des Brustkorbes bei der Ausatmung) verdeutlicht werden. Eine Spiegelkontrolle kann sich als günstig erweisen.

Zur Verbesserung der Motivation bei der Sekretelimination sind Positivverstärker sehr wichtig (z.B. Aufklebebildchen ...).

Falls eine *Inhalation* erforderlich ist, muß der Säugling langsam an die Inhalationsmaske gewöhnt werden. Ob im Sitzen oder Liegen, auf dem Schoß oder im Bett inhaliert wird, richtet sich nach dem Krankheitszustand und nach den äußeren Gegebenheiten. Die Inhalation kann auch im Schlaf durchgeführt werden.

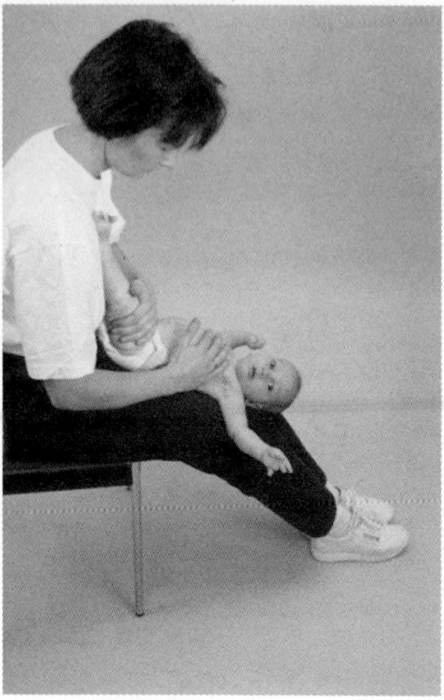

a

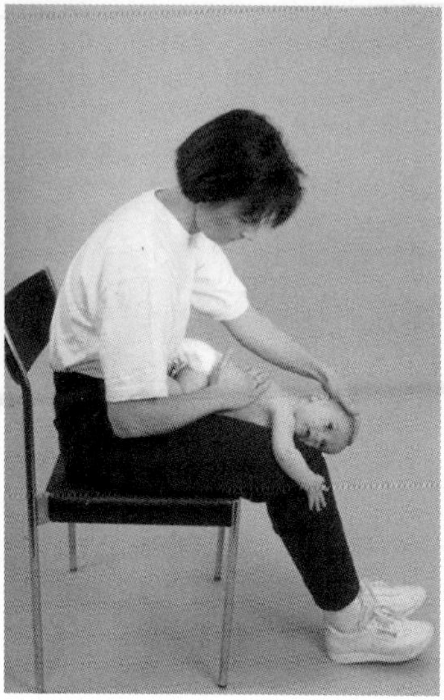

b

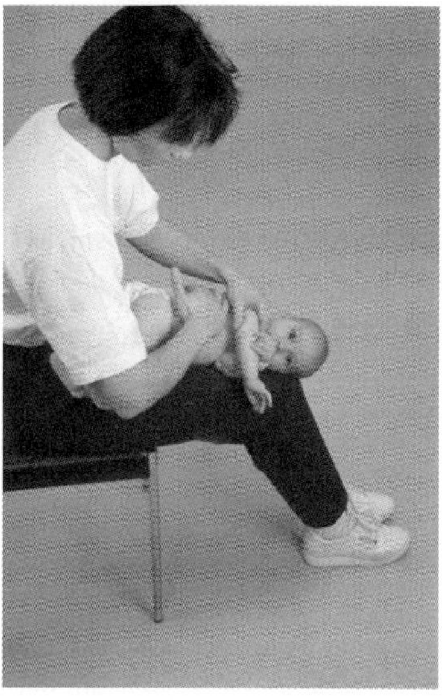

c

Abb. 6.**18** Kopftieflage 40–45°
a Rückenlage: Die Hand der Therapeutin liegt auf dem unteren Brustkorbabschnitt und begleitet die Ausatembewegung des Brustkorbs zur **Mitte**, nach unten und hinten;
b Bauchlage: Die Hand der Therapeutin liegt auf dem unteren Brustkorbabschnitt und begleitet die Ausatembewegung des Brustkorbs nach **vorne**, unten und zur Seite; **c** Seitenlage links: Die Hand der Therapeutin liegt auf dem seitlichen Brustkorbabschnitt und begleitet die Ausatembewegung des Brustkorbs nach **unten**, zur Mitte und nach vorne. Für den linken Brustkorbabschnitt wird die Behandlung entsprechend in der rechten Seitenlage durchgeführt.

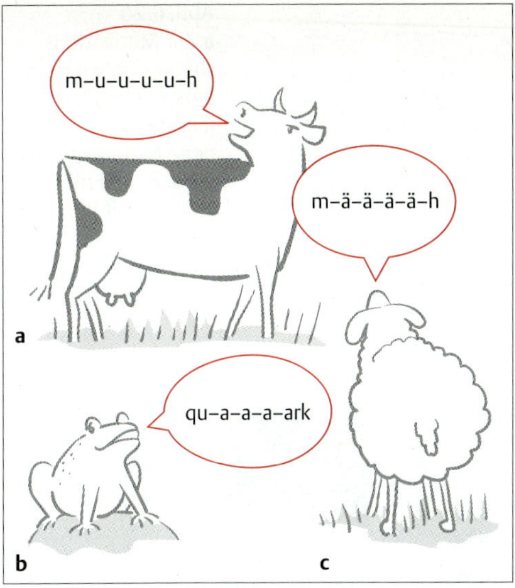

Abb. **6.19 a – c** Die Ausatmung wird durch die Imitation von Tierstimmen spielerisch verlängert.

Kontaktatmung, Vibrationen und Dehnlagerungen unterstützen zusätzlich die Sekretelimination.

Da die Inhalation mit dem Mundstück effektiver ist, wird das Kleinkind schon frühzeitig daran gewöhnt. Um Inhalationsflüssigkeit zu sparen, wird in dieser Zeit von der Dauer- auf die Intervallvernebelung umgestellt. Zu Beginn liegt oder sitzt das Kind auf dem Schoß. Der Behandler hält mit einer Hand die Inhalette (Abb. 6.**21**) und kann mit der anderen Hand die Atembewegung des Kindes führen.

Die Einübung der richtigen Inhalationstechnik erlernt das Kind wie bei der Autogenen Drainage in Teilschritten (s. S. 425 f). Ab ca. 3 – 4 Jahren kann das Kind in die Zubereitung der Medikamentenlösung und die Reinigung des Inhaliergerätes mit einbezogen werden. Dies sind die ersten Schritte zur Selbständig- und Unabhängigkeitserziehung, die sich im Schulalter verstärkt in die Behandlung integrieren lassen.

2. Erhalten und Verbessern der Thoraxbeweglichkeit

Im Säuglingsalter eignen sich besonders die *therapeutischen Körperstellungen* zur Mobilisation. Sie können auf dem Schoß oder beim Gehen und Tragen durchgeführt werden (Abb. 6.**22**).

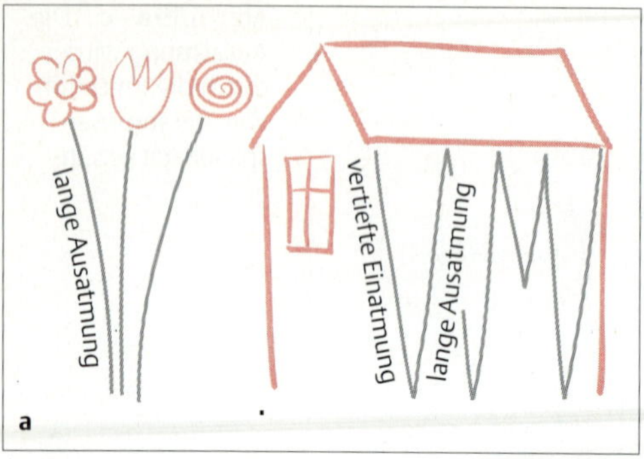

Abb. **6.20**
a Zur Motivationssteigerung werden entsprechend der Jahreszeit verschiedene Motive gezeichnet z. B. im Frühling Blumen mit langen Stielen oder im Winter Eiszapfen, die vom Hausdach herabhängen.

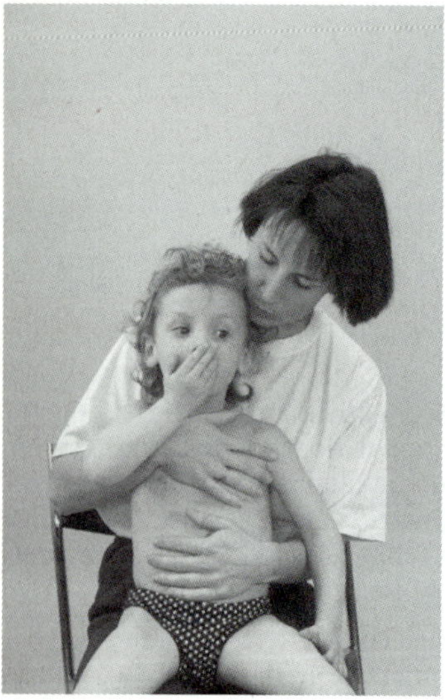

b

Abb. **6.20 b** Üben der hauchenden Ausatmung

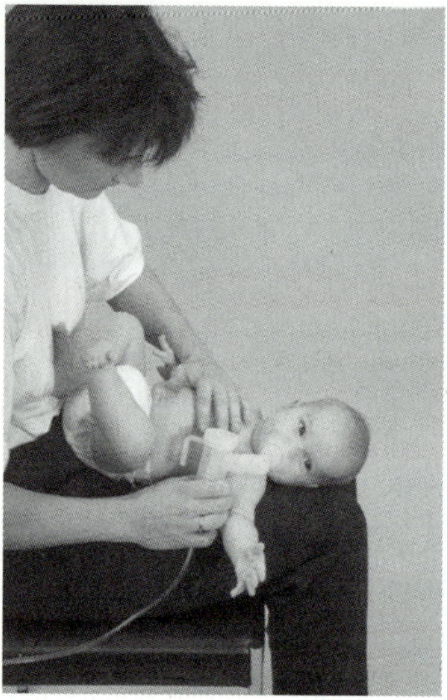

Abb. 6.**21** Mit Hilfe eines Winkelaufsatzes an der Inhalette kann mit dem Säugling im Liegen inhaliert werden

Im Kleinkindalter lassen sich solche Körperstellungen bereits aktiv einüben. Beispielsweise dreht sich das Kind in der sogenannten „Schraube“ zu einer Handpuppe nach hinten.

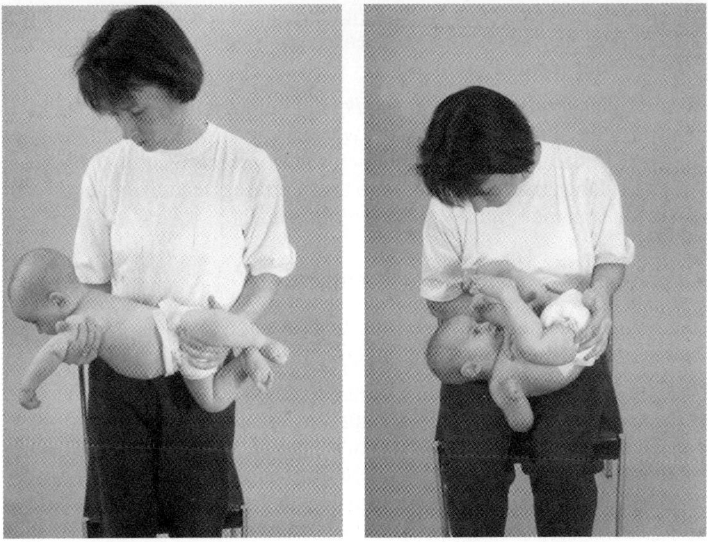

a b

Abb. 6.**22** Therapeutische Körperstellung: **a** Bauchdrehdehnlage, **b** „Überschlag"

Übungen aus dem Klappsches-Kriechen, aus der Psychomotorik- und Bobaththerapie finden in dieser Altersgruppe einen großen Anwendungsbereich. Geräte, wie Pezziball, Stab, Sprossenwand und Langbank machen den Kindern Spaß und sorgen für Abwechslung.

Die Mobilisation wird nicht nur in der Therapiezeit durchgeführt, sondern auch spielerisch in den Alltag integriert (z.B. Purzelbaum, Schubkarren fahren etc.).

3. Allgemeine Entspannungsfähigkeit fördern

Die unbewußte Entspannung läßt sich im Säuglingsalter durch Schüttelungen, Vibrationen, Singen, Wiegen im Arm, Streicheln, Kuscheln usw. erreichen. Auch die Babymassage kann diesen Effekt erzielen.

Im Kleinkindalter können wiederkehrend Entspannungssequenzen zwischen die einzelnen Techniken geschaltet werden. Dies kann z.B. durch eine „Geschichte im Urwald" erreicht werden, bei der sich das Kind verstecken und ruhig verhalten muß, um nach Tierstimmen zu lauschen.

In den *atemerleichternden Stellungen* fühlt sich das Kind wohl und kann entspannen. Hierbei können ergänzend Ausstreichungen und Packegriffe angewandt werden.

Aus der *Feldenkrais-* und *Yogatechnik* oder dem *Autogenen Training* können spezielle Übungen ausgewählt werden, die für Kleinkinder geeignet sind. Im Schulalter ist es dann möglich, die einzelnen Techniken in ihrem vollen Umfang zu erlernen. Längere Entspannungstechniken lassen sich in der Mittags- oder Zubettgehzeit einbauen.

4. Verschiedene Atemtechniken vermitteln

Die Bewußtmachung der Ein- und Ausatmung ist der erste Schritt zur Hinführung an die aktiven Techniken.

Langsame vertiefte Einatmung kann z. B. durch „intensives Riechen" an verschiedenen Blumensorten, Gewürzen, Kosmetika u. a. eingeübt werden. Tönendes Ausatmen wird durch schnelles Verschließen und Öffnen der Lippen („Indianergeheul") schon vom Säugling akustisch wahrgenommen und wiederholt. Einen „Ausflug auf den Bauernhof" mit den jeweiligen Tierstimmen verlängert die Ausatmung und macht den Kindern Spaß (s. Abb. 6.**19**).

Schon am Ende des ersten Lebensjahres können Pustespiele (z. B. Wattebausch wegblasen) und Blasen mit verschiedenen Instrumenten (Pfeifen, Tröten und Musikinstrumente) vom Kind alleine durchgeführt werden. Wichtig ist dabei die Auswahl des geeigneten Gerätes, da jedes einen unterschiedlichen Atemwiderstand besitzt. Auch die Ausatmung gegen einen Wasserwiderstand („Blubbern") sollte genau auf die Atemleistung abgestimmt werden.

Zur Motivation und zum Veranschaulichen der Atmung eignen sich vor allem optische Darstellungen (s. Abb. 6.**20 a**). Beim Malen langer Sonnenstrahlen läßt sich z. B. die verlängerte Ausatmung darstellen. Das „Atemgebirge" (Abb. 6.**23**) fügt die einzelnen Teilschritte der Autogenen Drainage zu einem Bild zusammen.

5. Vermitteln von Bewegungsfreude/Fördern der Koordination

Im Kleinkindalter wird die Ausdauer bei Fang- und Versteckspielen, Geschichtserzählungen mit Belastungs- und Ruhephasen, oder beim Trampolinspringen angeregt. Dabei sollte immer auf die richtige Atemform (Nasenatmung, Mund ist geschlossen) und Atemrichtung (abdominale Atmung) geachtet werden. Zwischen den Belastungsphasen werden Entspannungstechniken oder die atemerleichternden Stellungen durchgeführt. In der Kinderturngruppe lernt das Kind nicht nur verschiedene Sportarten kennen, sondern kann mit anderen Kindern *gemeinsam* trai-

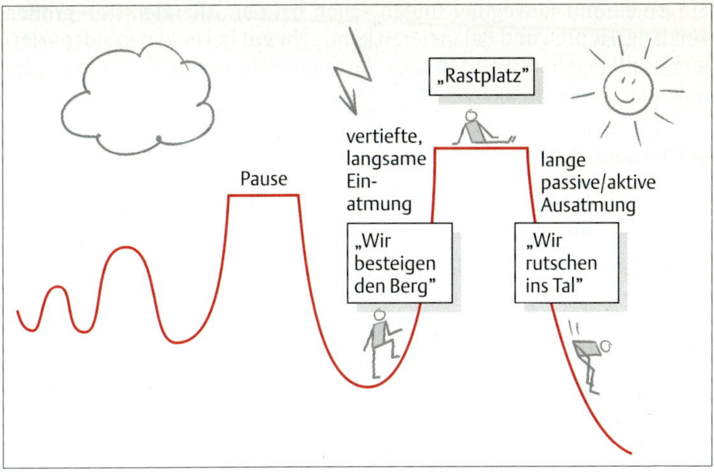

Abb. 6.**23** Atemgebirge: Eine *Wolke* wird gemalt, wenn die Pause zu kurz ist, die Einatmung zu schnell oder die Ausatmung schon zu Beginn aktiv ist. Der *Blitz* steht für frühzeitiges, uneffektives Husten. Wenn das Sekret abgegeben wird, kann die *Sonne* gezeichnet werden

nieren. Falls das Kind Freude am Bewegen im Wasser hat, sollte im Kleinkindalter mit dem Schwimmen begonnen werden (Duschräume wegen der Gefahr der Keimbesiedelung meiden). Alltagsbewegungen, wie Treppen steigen und Gehen (z.B. in den Kindergarten), fördern ebenso die Kondition wie Radfahren.

□ *Anmerkung:* Weitere Anregungen für die Praxis befinden sich am Ende des Abschnittes „Schulkindbehandlung".

6. Motorische Entwicklung fördern

Sofern keine schwerwiegenden pulmonalen oder abdominalen Probleme vorliegen, sollten die Eltern zu einem möglichst „normalen" Umgang mit dem Kind angehalten werden. Zur Förderung der Bewegungsentwicklung (Stützen, Drehen und Fortbewegen) ist es beispielsweise besser, mit dem Säugling auf der Krabbeldecke zu spielen anstatt ihn ständig umher zu tragen.

Übungen auf dem Pezziball dienen nicht nur der Mobilisation, sondern fördern auch die Koordination und Bewegungsfreude sowohl beim Säugling als auch beim Kleinkind.

Singspiele mit Bewegung finden schon bei den Allerkleinsten großen Anklang. Hüpfen und Balancieren kann sehr gut bei einem Waldspaziergang miteingebaut werden. Zur Bewegungsförderung bietet auch der Spielplatz gute Möglichkeiten.

7. Elternanleitung

Die Eltern lernen, den momentanen Gesundheitszustand ihres Kindes einzuschätzen und die Therapie individuell darauf abzustimmen.

Die Anleitung der einzelnen Techniken und deren Wirkungsweise kann anhand von Schaubildern erklärt werden (s. Leitfaden „Physiotherapie bei Mukoviszidose Hrg. Mukoviszidose e.V. Bendenweg 101, D-53121 Bonn).

Der Behandlungsplan (Häufigkeit, Intensität und Auswahl der Techniken) wird besprochen.

Die Integration der Therapie in den Alltag (Schlaf- und Eßzeiten ...) erfolgt in Absprache mit den Eltern.

Zur Hilfsmittelbenutzung und Desinfektion der Geräte erfolgt die Anleitung. Besondere Hilfestellung benötigen Eltern, deren Kinder sich in der Trotz- und Therapieverweigerungsphase befinden.

Hinweis auf die psychosoziale Situation von CF-Familien

Die Eltern werden nicht nur durch die Diagnosestellung (evtl. schon mit Krankenhausaufenthalten beginnend) stark belastet, sondern auch durch die ärztlichen und physiotherapeutischen Anforderungen. Der Therapeut sollte dies beachten und entsprechend sensibel vorgehen.

Im Hinblick auf die lebenslang begleitende Therapie sollte im Säuglings- und Kleinkindalter darauf geachtet werden, daß die Motivation zur Therapie bestehen bleibt. Das Vertrauen des Kindes zum Therapeuten ist in diesem Alter besonders wichtig. Für die Therapie müssen dem Kind klare Richtlinien gegeben werden. Die kontinuierliche und korrekte Durchführung der Therapie ist die Grundvoraussetzung für deren Erfolg.

Ein Lob oder eine kleine Belohnung helfen oft die „Therapiemüdigkeit" zu überwinden. Die kindliche Verspieltheit in Einklang mit diesen Zielen zu bringen, ist Aufgabe der Eltern und des Therapeuten.

6.2.4 Behandlung von Schulkindern

H. Saemann

Bei CF-erkrankten Kindern nehmen mit zunehmendem Alter die Zeichen der Obstruktion der Atemwege zu. Die Lunge wird mit verschiedenen Bakterien besiedelt, und es kommt zu rezidivierenden Bronchopneumonien. Als Folge dieser Infektionen verändert sich das Sekret in Farbe und Form. Oft müssen mehrmals täglich große Schleimmengen, teils gelb-grün gefärbt und gelegentlich übelriechend, erschwert abgehustet werden. Aufgrund des vermehrten zähen Bronchialsekretes und der bronchialen Instabilität kommt es häufig zu uneffektiven Hustenanfällen, die den Patienten sehr anstrengen und ermüden. Im Laufe der Jahre nimmt die Leistungsfähigkeit ab, Belastungsdyspnoe und Atemnot verstärken und Thorax- und Wirbelsäulendeformitäten manifestieren sich. Dadurch wird eine größere Therapiedauer pro Tag erforderlich und i. v.-Therapien und Krankenhausaufenthalte werden häufiger. Einige Patienten haben unabhängig vom Alter und Pseudomonas-Status sehr geringe Sekretmengen und eine gute Lungenfunktion. Sie sollten trotzdem regelmäßig physiotherapeutisch betreut werden, wobei eine solche prophylaktische Behandlung individuell angepaßt werden muß.

•••• Behandlungsansatz

Mit Beginn des Schulalters wird der CF-Patient intensiv mit allen aktiven Techniken vertraut gemacht. Der Gesichtspunkt der Sekretmobilisation und Elimination steht dabei im Vordergrund. Wird das Sekret regelmäßig und konsequent entfernt, wird hierdurch der Nährboden für die Bakterien reduziert. Das Erlernen der AD mit den verschiedenen Kombinationsmöglichkeiten, z. B. mit der Inhalation oder dem VRP1 verschafft dem Patienten im Laufe der Schulzeit die größtmögliche Unabhängigkeit vom Behandler. Ziel ist es, daß der jugendliche und erwachsene CF-Betroffene seine tägliche Therapie konsequent und in Eigenverantwortung durchführen kann.

•••• Die wichtigsten Gesichtspunkte der Therapie

1. Sekret mobilisieren und aus den Bronchien eliminieren
2. Gute Hustentechnik erlernen
3. Thoraxbeweglichkeit erhalten/verbessern
4. Erhöhte Gewebswiderstände in Haut und Muskulatur herabsetzen
5. Ausdauerleistung entsprechend der kardiopulmonalen Belastbarkeit erhalten/verbessern und zum Sport hinführen
6. Haltungsschulung/Rückenschulprogramm

7. Anleitung der Eltern, der Partner oder des Pflegepersonals
   a) zur Begleitung der entsprechenden Therapiemaßnahmen/Hilfe zur Selbsthilfe,
   b) zum richtigen Einsatz der entsprechenden Therapiegeräte.

1. Sekret mobilisieren und aus den Bronchien eliminieren

Autogene Drainage (AD)

Im Verlauf des ersten Schuljahres verbessert sich bei den meisten Kindern die Konzentration. Die AD kann jetzt zur Sekretmobilisation sowohl von der korrekten Ausführung wie auch von der notwendigen Zeiteinheit (10–20 Minuten) gezielt eingesetzt werden. Auch wenn die Kinder im infektfreien Intervall kaum Sekret aufweisen, ist es erforderlich, daß die AD regelmäßig geübt wird. Dadurch kann sie im Bedarfsfall bei einer Sekretzunahme effektiv eingesetzt werden. Die korrekte Ausführung der AD wird z. B. mit der „AD-Tierfamilie" (Abb. 6.**24**) spielerisch geübt und korrigiert.

Für die einzelnen Teilschritte (langsame vertiefte Einatmung, Atempause, lange passive und aktive Ausatmung) darf sich das Kind jeweils ein Tier aussuchen. Mit der entsprechenden Sprechblase versehen, und in den Lieblingsfarben des Kindes ausgemalt, entsteht eine individuelle „AD-Tierfamilie". Sollte z. B. die Atempause nicht eingehalten werden, wird das Kind angehalten, sich besonders auf die Eule zu konzentrieren. Die optische Führung der AD unterstützt die Konzentration und motiviert für die anstrengende Technik (s. Abb. 6.**32**, 6.**33**).

Inhalation

Die Inhalation kann mit dem VRP1, dem VRP2, dem RC-Cornet und dem Pari-PEP-System kombiniert werden. Ab dem Schulalter und bei entsprechender Vorbereitung in der Kleinkindzeit sind die Kinder in der Lage, diese koordinativ schwierigen Techniken über einen längeren Zeitraum hinweg (15–20 Min.) durchzuführen und zwar so, daß ein besserer therapeutischer Effekt erreicht wird. Durch die Kombination der Inhalation mit den Ausatemgeräten wird die Sekretmobilisation verbessert, und einem instabilem Bronchialsystem kann ein Ausatemwiderstand entgegengesetzt werden.

Durchführung:

1. Langsame, tiefe Einatmung des Inhalates über das Mundstück des Verneblers (wird z. B. in der linken Hand gehalten),
2. Atempause über 3–5 Sekunden,

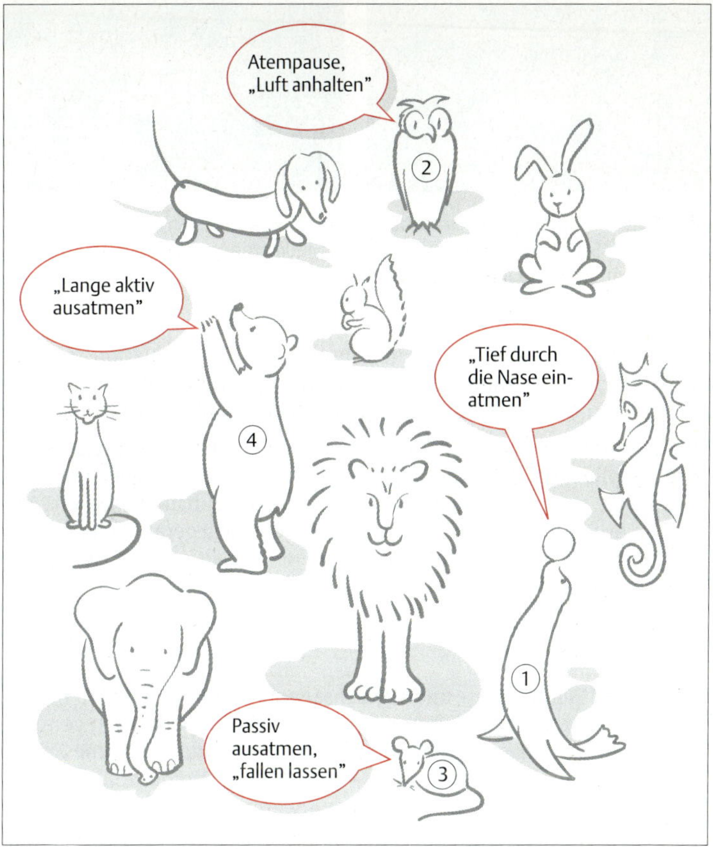
Atempause,
„Luft anhalten"
2
„Lange aktiv
ausatmen"
4
„Tief durch
die Nase ein-
atmen"
1
Passiv
ausatmen,
„fallen lassen"
3

Abb. 6.**24** „AD-Tierfamilie"

3. aktive Ausatmung
   - in das Mundstück des VRP1
     oder in das Mundstück des RC-Cornet (wird in der rechten Hand gehalten). Hier muß ein Gerätewechsel vorgenommen werden. Wenn z. B. in der Schraube inhaliert werden soll, dann läßt sich die Kombination leichter mit dem RC-Cornet durchführen, da die Funktion dieses Gerätes lageunabhängig ist.
   - in das Mundstück des Verneblers mit dem VRP2 Aufsatz oder dem aufgesetzten Pari-PEP-System. Hier muß also **kein** Gerätewechsel vorgenommen werden, da sich diese Geräte auf die Pari-Vernebler aufstecken lassen.

a 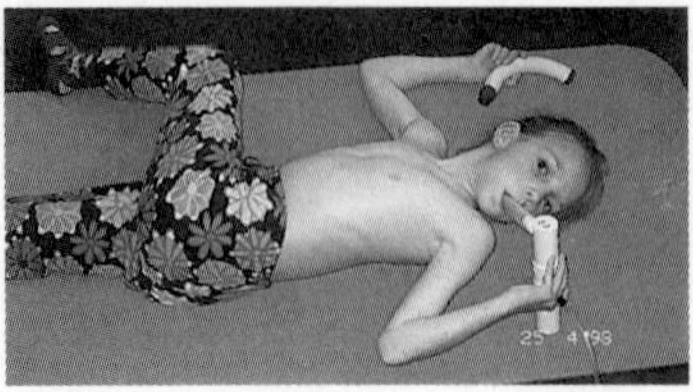 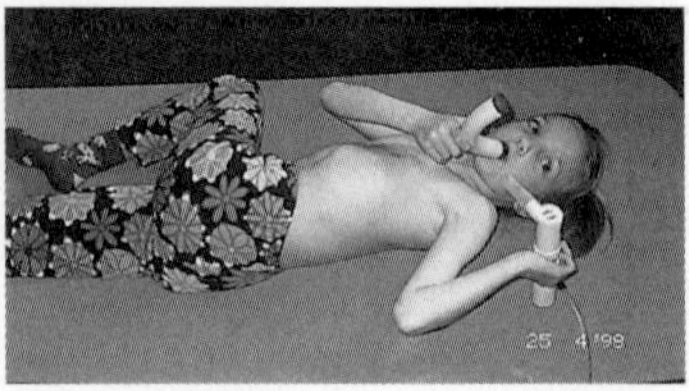 b

Abb. 6.**25** Kombination von Inhalation und RC-Cornet in der Rückendrehdehnlage ("Schraube"): **a** Einatmung des Medikaments über den Pari-LL-Vernebler, **b** Ausatmung in das RC-Cornet

Die Therapie läßt sich durch die Kombination der Inhalation mit den verschiedenen Ausatemgeräten effektiver gestalten und der zeitliche Aufwand für den Patienten deutlich reduzieren (Abb. 6.**25 a** u. **b**).

Um den Kindern die täglich gleichbleibende und konzentrativ sehr anspruchsvolle Inhalationstherapie und die autogene Drainage zu erleichtern, bietet es sich an, spielerische Elemente einzubauen. Bewährt hat sich die Arbeit mit Tieren und Fabelwesen, die dazu genutzt werden, jeden Atemzug und seine mehr oder weniger korrekte Ausführung *sichtbar* zu machen (s. Abb. 6.**34**).

Vibrationen

Auch in der Schulkinder- und Erwachsenenbehandlung werden die Vibrationen und das tönende Ausatmen zur Sekretmobilisation genutzt. Die aktiven Techniken stehen aber im Vordergrund. Das kleine Schulkind kann über das Vibrations-ABC (Abb. **26 a** u. **b**) für das tönende Ausatmen verbunden mit den Vibralien motiviert werden. Wort auf o und a bewirken eine Weitung des Kehlraumes und vermutlich reflektorisch auch eine Weitstellung des Bronchiallumens. Die Kinder dürfen sich auch entsprechende Phantasienamen ausdenken und in das Vibrations-ABC einfügen. Der Therapeut lenkt das Kind in der Wiederholung vor allem auf die Namen, die beste Effektivität für diese Technik haben. Er bemerkt das unter seiner vibrierenden Hand und kann es hören.

Der Einsatz von Sprech- und Singversen, eventuell verbunden mit Bewegungen, wirkt auf die Atemmuskulatur und wird von den Kindern gerne angenommen.

2. Gute Hustentechnik erlernen

Aufgrund des für die Mukoviszidose typischen schweren, produktiven Hustens muß der Patient so früh wie möglich mit einer guten Husten-

Vibrations-ABC

A Anna
B Berta
C Celina
D Dora, Diana
E Emma, Erna
F Frieda
G Greta
H Hanna, Hilda
I Ida, Ina
J Julia
K Klara
L Lisa, Lena, Lina, Linda
M Martha, Mama. Maria
N Nora, Nina, Nena
O Oma
P Pia, Paula
Q Q
R Rita, Rosa
S Sonja, Sina
T Thea, Tina
U Uta
V Vera
W Wilma
X X
Y Y
Z Zita

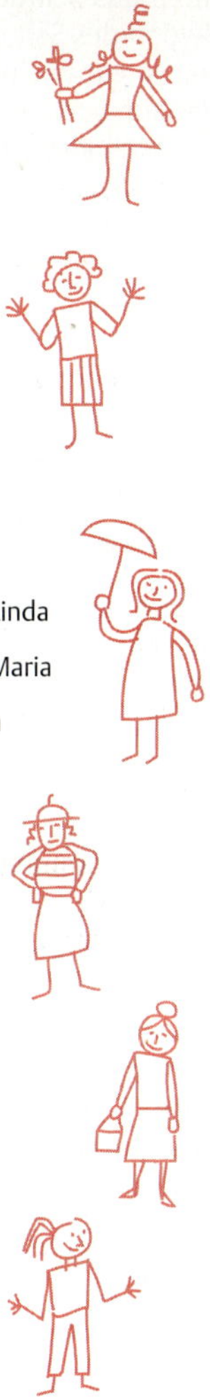

a

A Arno
B Bruno, Benno
C Carlo
D Dodo
E Endo
F Fredo
G Gino
H Hugo
I Ingo
J Jano
K Kono
L Luha
M Marco, Momo. Mario
N Nino, Nico
O Otto
P Pino, Peppo
Q Qento
R Roberto, Rezzo
S Suma
T Tino, Theo, Timo
U Udo
V V
W Weno
X X
Y Y
Z Zacharias, Zeno

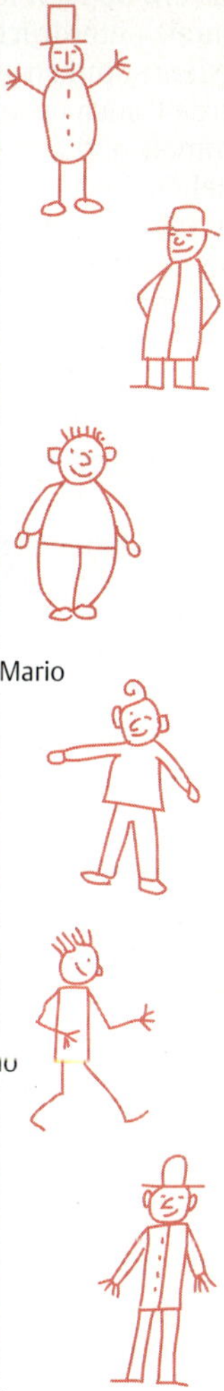

b

Abb. 6.**26** Vibrations-ABC

technik vertraut gemacht werden. Die Patienten lernen unter anderem, daß sie, wenn sie einen beginnenden Hustenreiz spüren, Saft trinken oder ein Bonbon lutschen können. Durch das Schlucken wird der Hustenreiz unterdrückt. Spätestens mit Beginn des Schulalters müssen die Hustentechniken genau besprochen und so gut wie möglich beherrscht werden, auch bei einem infektfreien Verlauf, bzw. wenn kein Sekret gesammelt und abgehustet werden kann. Dies kann z.B. spielerisch geschehen, in dem das Kind die einzelnen Maßnahmen aufzeichnet (Glas mit Saft, ein Gesicht mit einer Hand vor dem Mund) (Abb. 6.**27 a** u. **b**) oder in der Art, daß der Therapeut sich die einzelnen Techniken in Quizform vormachen läßt. Der natürliche Umgang mit dem Abhusten und dem Entsorgen des Sekretes, vor allem in der Öffentlichkeit, muß so früh wie möglich mit dem Kind und seiner Familie besprochen werden. Viele erwachsene Patienten schlucken ihr Sekret aus Angst vor negativen Reaktionen ihrer Umwelt, oder weil sie sich selbst davor ekeln.

3. Thoraxbeweglichkeit erhalten/verbessern

Gleichmäßige, zügige, rhythmische, aktive Bewegungen mit und ohne Gerät: eignen sich besonders gut für die Thoraxmobilisation im Schulalter. Kombiniert mit Musik oder eingebaut in eine Geschichte wird zudem die Bewegungsfreude und die Motivation gesteigert.

- *Beispiel 1:* Cowboy-Geschichte (Abb. 6.**28**).
- *Beispiel 2:* Die Schraube wird nach links und rechts im schnellen Wechsel 10 – 15mal hintereinander eingenommen.

Therapeutische Körperstellungen werden von der Säuglings- und Kleinkindzeit an bis zum Erwachsenenalter für die Thoraxmobilisation eingesetzt.

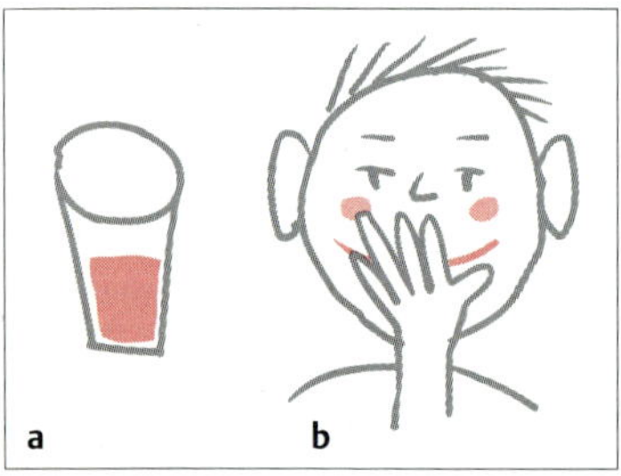

Abb. 6.**27** Durch die selbst gemalten Zeichnungen erinnert sich das Kind besser an die Hustentechniken. **a** Saftglas, **b** Gesicht mit Hand vor dem Mund

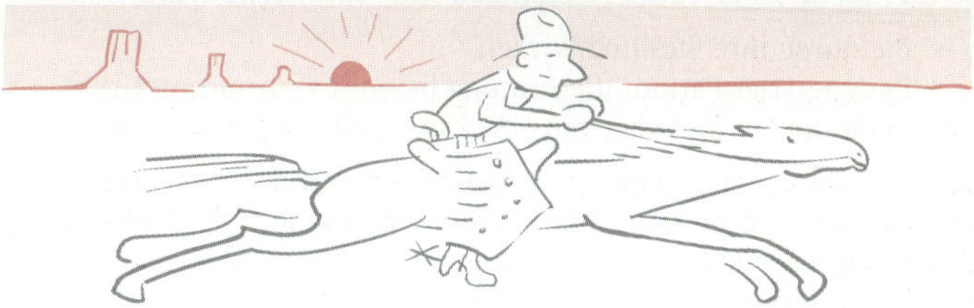

Übung:	Gechichte:	Therapeut. Ziel/Wirkung:
Sitz; mit unterschiedlichen Tempi und Sprüngen (evtl. singen: „Hopp ...Pferdchen..."	Cowboy reitet durch das Land über Hecken und Bäche, durch Wälder... Sonne strahlt...	• Koordination • Kondition • Kräftigung der Rückenmuskulatur
s.o. zusätzl. Arme in Flexion und Rotation vom Oberkörper nach links und rechts	Cowboy hat Zügel verloren, sucht sie oben, oben links und rechts	• Koordination • Kondition • Rückenmuskelkräftigung • BWS-Mobilisation → Rotation • Thoraxmobilisation
Seitlage auf Ball links und rechts (Therapeut hält Ball in leichten Schwingungen)	Indianer wollen den Cowboy abschießen, deshalb legt der Cowboy sich aufs Pferd	• Koordination/Gleichgewicht • Mobilisation der Wirbelsäule → Lateralflexion • Thoraxmobilisation
Sitz; Hüpfen und Oberkörper weit nach links und rechts im Wechsel zurückdrehen	schnell weiterreiten und sich immer wieder nach den Indianern umdrehen, ob sie den Cowboy immer noch verfolgen	• Koordination • Kondition • Rückenmuskelkräftigung • BWS-Mobilisation → Rotation • Thoraxmobilisation
Rückenlage auf Pezziball (Therapeut hält den Ball), dazu stöhnendes Ausatmen	Cowboy ist müde, legt sich entspannt aufs Pferd, dieses kennt den Weg und läuft langsam bis zur Farm zurück	• BWS-Mobilisation → Extension • Thoraxmobilisation • Bauchmuskeldehnung
Ausruhen in entspannter Ausgangsstellung, evtl. atemerleichternde Ausgangsstellung einnehmen lassen	Cowboy legt sich daheim ins Bett und träumt von der schönen Landschaft und den vielen Tieren, die er gesehen hat	• Entspannung • Atemerleichterung • Atemvertiefung • Senken der erhöhten Atemarbeit • Sekretmobilisation

Abb. 6.**28** Der Cowboy mit seinem Pferd

Die therapeutischen Körperstellungen sind Dehnstellungen,

- die durch ihre Stellung wirken,
- in denen der Patient die Atmung bewußt wahrnimmt und
- in denen der Brustkorb in eine Dehnstellung gebracht wird.

Nicht nur die Dehnbarkeit des Brustkorbes und der Weichteile (Haut, Muskulatur) wird erhalten oder verbessert, sondern auch die Zwerchfellatmung aktiviert, die Atembewegungen vergrößert, die Aufmerksamkeit auf die Atembewegungen gelenkt und vieles mehr (Durchführung und die Beschreibung der therapeutischen Körperstellungen sind im Leitfaden „Physiotherapie bei Mukoviszidose“ genau beschrieben).

Die Körperstellungen erhielten von den Kindern besondere Namen (Rückendrehdehnlage = „Schraube“, Sichellage = „Mond“). Alle therapeutischen Körperstellungen oder die entsprechenden Dehnlagen/Übungen aus dem Yoga sollen vom Kind beherrscht werden. In der jeweiligen Therapie-Stunde werden jedoch nicht alle Körperstellungen durchgeführt (Abb. 6.**29 a – c**). Solange das Kind noch gut belastbar ist,

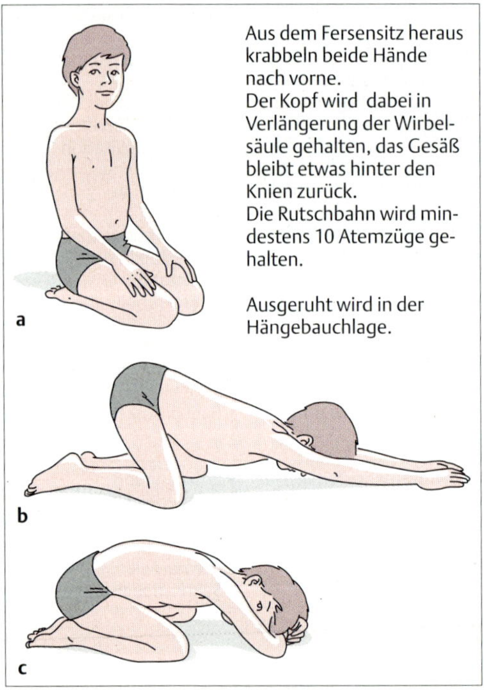

Abb. 6.**29** Beispiel „Rutschbahn nach vorne“: **a** Ausgangsstellung: Fersensitz, **b** therapeutische Körperstellung, **c** Ausruhstellung: Hängebauchlage [Leitfaden Physiotherapie bei Mukoviszidose]

sind vor allem die Übungen zu bevorzugen, die mehr Muskelkraft benötigen, z. B. die Giraffe.

■ *Merke:* Nach jeder Dehnstellung muß streng darauf geachtet werden, daß der Patient sich auch in der täglichen Therapie genügend Zeit nimmt und in die Ausgangsstellung/Ausruhstellung zurückgeht und die Atembewegungen nachspürt.
Gezieltes Dehnen verkürzter Muskeln ist unbedingt nach dem Dehnstatus vorzunehmen und darf nicht durch ein allgemeines Standard-Programm von therapeutischen Körperstellungen ersetzt werden. Bei Kindern ist darauf zu achten, daß die Dehnfähigkeit während eines Wachstumsschubes vorübergehend eingeschränkt sein kann.

Durch regelmäßiges Befunden und prophylaktisches Dehnen werden entstehende Defizite früh erkannt und bleiben in ihrer Auswirkung auf die Thoraxmobilität und die Körperhaltung so gering wie möglich. Beim Jugendlichen und Erwachsenen ist zu beachten, daß kapsuläre und ligamentäre Einschränkungen die Thoraxmobilität erheblich beeinträchtigen können. Entsprechende physiotherapeutische Behandlungstechniken sind dann gezielt und befundbezogen anzuwenden.

Die Auswahl der Übungen, Techniken und Maßnahmen richtet sich nicht nur nach dem Befund, sondern auch nach der Qualifikation des Therapeuten.

■ *Merke:* Wenige, gezielt ausgesuchte und korrekt ausgeführte Übungen sind einer unkontrollierten Übungs-/Technikvielfalt vorzuziehen (Abb. 6.**30**).

4. Erhöhte Gewebswiderstände in Haut und Muskulatur herabsetzen

Schon in der Säuglings- und Kleinkindzeit werden die Eltern zum Ausstreichen der Interkostalräume, zu den Packegriffen und den Hautrollungen am Thorax angeleitet, um sie bei Bedarf gezielt therapeutisch einsetzen zu können. Im Schulalter sind bei den meisten CF-Patienten erhöhte Gewebswiderstände in Haut und Muskulatur zu beobachten.

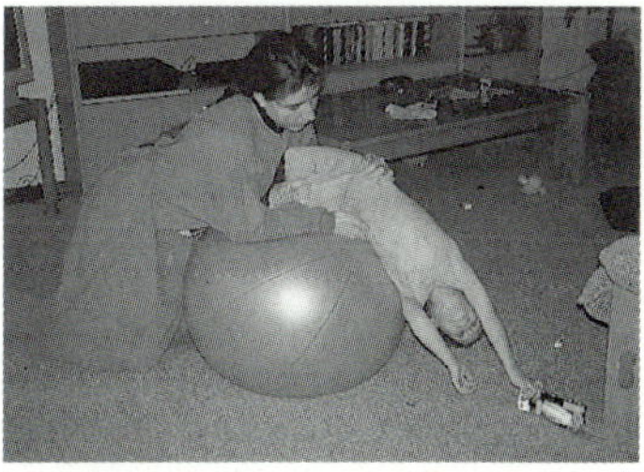

Abb. 6.**30** Seitenlage über dem Pezziball zur Thoraxmobilisation. Die Therapie wird zu Hause durch eine mobile CF-Therapeutin durchgeführt.

Alle beschriebenen Techniken und Maßnahmen unter 6.2.2 „Allgemeiner Behandlungsansatz bei Mukoviszidose", S. 421, können je nach Befund angewendet werden. Viele CF-Patienten empfinden das Ausstreichen der Interkostalräume, Packegriffe und Hautrollungen als einleitende Maßnahmen einer Therapiestunde sehr entspannend und atemerleichternd, auch wenn keine diesbezüglichen Defizite bestehen.

Erhöhte Gewebswiderstände in der Muskulatur sind durch die entsprechenden speziellen Techniken zu behandeln. Bei Muskelverkürzungen ist auf ein sorgfältiges therapeutisches Dehnen zu achten (Querdehnen, Längsdehnen).

5. Ausdauerleistung entsprechend der kardiopulmonalen Belastbarkeit erhalten/verbessern und zum Sport hinführen

Im Kleinkindalter wird über Fangspiele und Trampolinspringen die Ausdauer langsam gesteigert. Im Übergang zum Schulalter kann mit einem Intervalltraining begonnen werden. Bei spielerischer Gestaltung und abwechslungsreicher Übungsauswahl sind die Kinder sehr gut für diese Therapieeinheit zu begeistern.

- *Beispiel:* Affennummer im Zirkus
  Der erste Affe (Abb. 6.**31**) soll 10 Mal auf dem Trampolin springen (Hampelmann) und 3 Purzelbäume machen; 3 – 8 Mal wiederholen je nach Belastungszustand des Kindes. Der Affe darf auf seinen Hochstuhl zurück und der ganze Zirkus klatscht. (Pause in einer atemerleichternden Ausgangsstellung mit Nachspüren der Atembewegungen).

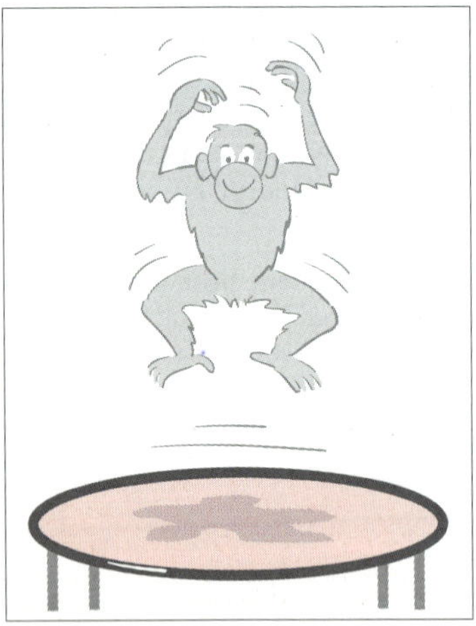

Abb. 6.**31** Affe auf einem Trampolin

Der zweite Affe soll 10 Mal Seilspringen und 3 Purzelbäume rückwärts machen usw.

Auf die richtige Atemform, Atemrichtung und eine ausreichende Pausengestaltung im Rahmen des Intervalltrainings muß dabei geachtet werden. Die Kontrollkriterien wie Atemfrequenz, Atemweg, Auftreten von uneffektiven Husten etc. sind zu beobachten und in entsprechenden Belastungstesttabellen (s. Tabelle 6.**1**, S. 419, „Belastungstest") einzutragen. Im Laufe der Zeit lernt das Kind, seine Belastbarkeit richtig einzuschätzen. Bei entsprechend gutem Gesundheitszustand und in Absprache mit dem Arzt ist das Ziel eine 30minütige Dauerbelastung. Hüpfen oder Mini-Trampolin Springen nach Musik oder Fahrradfahren auf dem Hometrainer lassen sich jeder Zeit sehr gut zu Hause durchführen. Dabei kann bei Bedarf auch eine Pulsoximeterkontrolle (Messung der O_2 Sättigung im Blut) stattfinden.

Über Ballspiele und Turnen innerhalb der physiotherapeutischen Behandlung soll beim Kind das Interesse am Sport geweckt und der Besuch einer Sportgruppe im Sportverein so früh wie möglich angestrebt werden.

6. Haltungsschulung/Rückenschulprogramm

Die Haltungsbeurteilung ist neben dem Atembefund ein wichtiger Bestandteil der physiotherapeutischen Beurteilung des CF-Patienten. Bei bestehenden Haltungsdefiziten sollte spätestens mit Beginn des Schulalters dem Kind seine Haltung vor dem Spiegel erklärt und seine Korrekturhaltung in verschiedenen Ausgangsstellungen kindgerecht eingeübt werden. Der weitere Behandlungsaufbau mit Stabilisation, Kräftigung, Haltungsschulung/Rückenschule und Gleichgewichtsschulung ist aus der Orthopädie bekannt. Im Rahmen einer Kinderrückenschule wird vor allem die korrekte Sitzposition eingeübt und die Eltern bezüglich sinnvoller Schreibtischstühle und Tische beraten. Da die meisten Patienten später eine sitzende berufliche Tätigkeit ausüben, sind die Inhalte der Rückenschule für diesen Bereich intensiv zu erarbeiten. Alle Übungen, die im Rahmen der CF Behandlung durchgeführt werden, sollen so rükkengerecht wie möglich gestaltet werden.

7. Anleitung der Eltern, Partner oder des Pflegepersonals

a) zur Begleitung der entsprechenden Therapiemaßnahmen/Hilfe zur Selbsthilfe,

b) zum richtigen Einsatz der entsprechenden Therapiegeräte.

Die Grundsätze der Anleitung aus der Säuglings- und Kleinkindzeit bleiben bestehen. Während des Schulalters soll Schritt für Schritt die Selbständigkeit und die Eigenverantwortlichkeit für die tägliche Therapie gefördert werden. Ziel ist es, daß bis zur Pubertät die Medikamenteneinnahme, die Desinfektion der Inhaletten (Vernebler) und die Physiotherapie für einige Tage eigenständig durchgeführt werden kann, so daß z.B. ein Schullandheimaufenthalt bewältigt werden kann. Die intensive Unterstützung und Begleitung der Therapie durch die Eltern und den Physiotherapeuten bleibt auch im infektfreien Intervall unerläßlich.

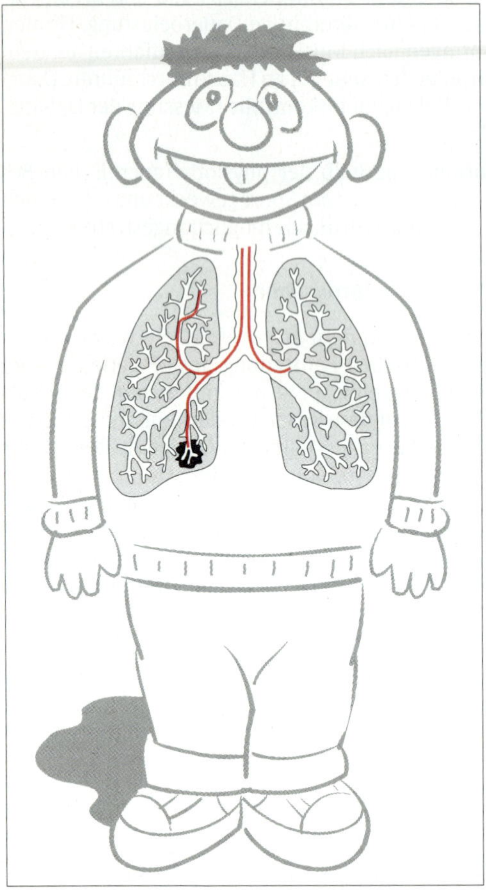

Abb. 6.**32** *1. Einsatzmöglichkeit:* Ernie mit der durchsichtigen Lunge dient dazu, den Kindern zu erläutern, wie verästelt das Lungensystem ist und daß aufgrund des Sputums ganze Lungenabschnitte von der Belüftung abgeschnitten werden können. *2. Einsatzmöglichkeit:* Während das Kind langsam vertieft einatmet, zeichnen der Therapeut bzw. die Eltern den Verlauf der Atemluft ein. Bei einer verkürzten Einatmung endet der eingezeichnete Strich evtl. schon in den Hauptbronchien. Dem Kind wird so verdeutlicht, daß nur tiefe Atemzüge das Ziel (die Alveolen) erreichen. Erst wenn die gesamte Lunge bzw. eine Lungenseite belüftet und ausgemalt ist, macht das Kind z. B. eine Pause. Somit hat es eine klare bildliche/zeitliche Vorgabe, wann die Übung beendet ist.

•••• Hinweise auf die psychosoziale Situation von CF-Familien

Die Betreuung eines an Mukoviszidose erkrankten Schulkindes bedeutet für die gesamte Familie eine große Belastung. Die tägliche Therapie mit manchmal mehreren Inhalationseinheiten, die Desinfektion der Inhaletten, Medikamentengabe, Arzt- und Physiotherapieterminen, etc. erschweren den Alltag der betreuenden Person erheblich. Vor der Schule muß in der Regel inhaliert und therapiert werden, so daß der Tag ungewöhnlich früh beginnt. Krankenhausaufenthalte und i.V.-Therapien werden nach Möglichkeit in die Ferienzeit gelegt. Eine allgemeine Erschöpfung und Überforderung der betreuenden Person/der gesamten Familie wirken sich negativ auf die Physiotherapie aus, die viel Konzentration, Motivation und Disziplin verlangt. Das gesamte CF-Team und vor allem der Physiotherapeut sollte sich dessen, vor allem bei der Erstellung des Therapieplanes, immer bewußt sein.

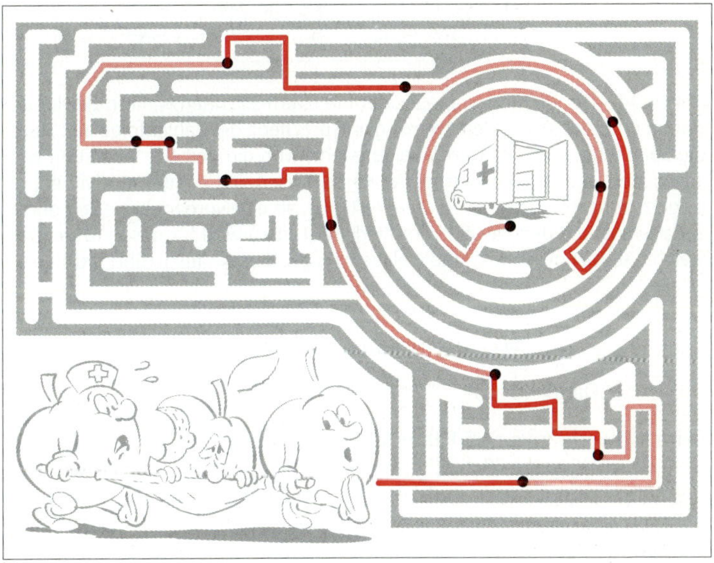

Abb. 6.**33** Die Aufgabe zum Irrgarten lautet, daß die Träger den Apfel mit möglichst wenig Verschnaufpausen (Punkte) bis zum Krankenwagen tragen sollen. Dazu muß das Kind möglichst lange vertieft ein- und ausatmen. Dabei wird dem Kind durch unterschiedliche Farben die korrekte und weniger gute Ausführung der Atemtechnik bildlich verdeutlicht.

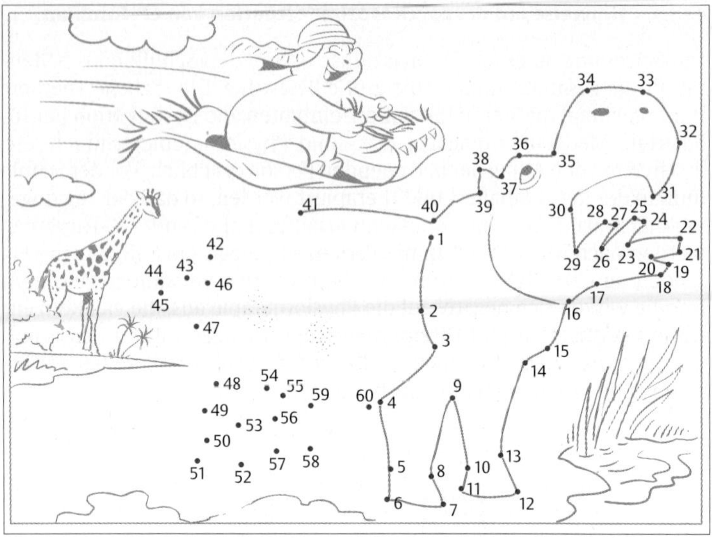

Abb. 6.**34** Der Physiotherapeut oder die Eltern zeichnen währen der Inhalationszeit für das Kind jeden Atemzug entsprechend der Zahlenfolge auf. Durch die Spannung, welches Tier dabei entsteht, wird die Zeit der Inhalation bzw. autogenen Drainage kurzweilig. Die Kinder lassen sich leichter motivieren, solange zu inhalieren, bis das Nilpferd fertig ist, als eine vorgegebene Zeit durchzuhalten. Durch den Einsatz verschiedener Farben wird für das Kind sichtbar, welche Atemzüge korrekt und welche weniger korrekt ausgeführt wurden

6.2.5 Der schwerkranke CF-Patient

A. Dautzenroth

Beim schwerkranken CF-Patienten liegt eine durch chronische Entzündungen ausgeprägte Schädigung des Lungengewebes vor. Große Teile der Lunge sind zerstört und können nicht mehr am Gasaustausch teilnehmen. Die übrigen Atemwege sind durch große Mengen zähen Sekretes verlegt oder stark eingeengt. Der Patient zeigt alle Zeichen einer schweren Obstruktion. Auf dem Röntgenbild sind die für die Mukoviszidose typischen Veränderungen zu erkennen (dichte Abschattungen, starke Überblähung, Bronchiektasen).

Als Folge der Überblähung mit Horizontalstellung des Zwerchfells weist der Brustkorb die typischen faßförmigen Veränderungen mit ausgeprägter BWS-Kyphose auf. Diese und die fibrotischen Veränderungen des Lungengewebes bedingen neben der schweren Obstruktion zusätzlich eine schwere Restriktion.

Die Lungenfunktion zeigt eine deutlich verringerte Vitalkapazität und die veränderte Fluß-Volumenkurve den niedrigen Flow bei der Ausatmung und das Kollabieren der Atemwege. In vielen Fällen, bei Hyperreagibilität des Bronchialsystems kommt es zusätzlich zur Einengung der Atemwege mit erschwerter Ausatmung.

Trommelschlegelfinger und Uhrglasnägel sind Zeichen des chronischen Sauerstoffmangels. Eine dauernde O_2-Gabe ist notwendig. Die zunehmende Ateminsuffizienz zeigt sich durch eine Dyspnoe in Ruhe, die bei Belastung zunimmt und den Patienten in seinen täglichen Aktivitäten stark einschränkt. Der hohe Energiebedarf durch die erhöhte Atemarbeit und die mangelhafte Verdauung führen zu einer starken Gewichtsabnahme.

Plötzliche Verschlechterungen durch akute Infektionen einhergehend mit Fieberschüben treten immer häufiger auf. Die medikamentöse Therapie erreicht nur noch eine Keimreduktion, keine Elimination. Die Abstände zwischen den Klinikaufenthalten werden immer geringer.

•••• Behandlungsansatz

Die pulmonalen Probleme des schwerkranken CF-Patienten erfordern neben der umfangreichen medikamentösen Therapie eine besonders intensive Physiotherapie.

Der Patient war zuvor durch das Erlernen der verschiedenen Techniken (z. B. Autogene Drainage, PEP) weitestgehend unabhängig vom Behandler. Die Aufgabe des Physiotherapeuten war es, die erlernten Techniken des Patienten zu kontrollieren, zu verbessern und diesen immer wieder erneut zu motivieren. Im schlechten Zustand braucht der Patient zunehmende Unterstützung bei der täglichen Physiotherapie. Die passiven Techniken erhalten einen größeren Stellenwert, da die aktiven Techniken für den Patienten zu anstrengend sind und abgewandelt werden müssen.

•••• Gesichtspunkte

Die wichtigsten Gesichtspunkte sind:
1. Bei Atemnot Angst mindern
2. Bei erschwerter Ein- und Ausatmung in Ruhe und bei Belastung Hilfen geben
3. Sekret mobilisieren und aus den Bronchien eliminieren
4. Erhöhte Gewebswiderstände in Haut und Muskulatur des Rumpfes herabsetzen

5. Erhalten und Verbessern der Thoraxbeweglichkeit
6. Erhalten und Verbessern der Ausdauerleistung entsprechend der kardiopulmonalen Belastbarkeit
7. Anleitung der Eltern, Partner oder des Pflegepersonals
   a) zur Begleitung der entsprechenden Therapiemaßnahmen/Hilfe zur Selbsthilfe,
   b) zum richtigen Einsatz der entsprechenden Therapiegeräte.

1. Bei Atemnot Angst mindern

In den meisten Fällen kennen sich Patient und Physiotherapeut über einen langen Zeitraum, häufig über Jahre. Allein diese Vertrautheit wirkt schon beruhigend auf den Patienten.

Streichungen mit der flachen Hand über den Rücken, ruhiges sicheres Auftreten des Behandlers tragen zusätzlich zur Entspannung bei, ebenso wie das Lenken der Konzentration auf die Atembewegungen. Der Patient darf selbst entscheiden, was ihm gut tut. Er kennt sich und seinen Körper am besten. Eingeübte Entspannungstechniken z. B. Relaxation nach Jakobsen oder Elemente aus dem Autogenen Training können in die Behandlung mit eingebaut werden.

2. Hilfen bei erschwerter Ein- und Ausatmung

Viele Maßnahmen werden in einer atemerleichternden Stellung durchgeführt. Besonders bevorzugt werden:
- der Sitz mit abgelegten Armen (Paschasitz),
- der Sitz mit nach vorn abgelegten Armen und
- die Hängebauchlage modifiziert mit leicht erhöhtem Oberkörper.

Die horizontale Lage, aber besonders eine Kopftieflage werden nur kurzfristig oder bzw. letzteres gar nicht toleriert.

Das Ausatmen durch einen Schlauch (Durchmesser ca. 0,7 – 2 cm) gegen Wasserwiderstand erleichtert und verlängert die erschwerte Ausatmung. Das PEP-System mit geringem Widerstand kann zur Erleichterung wie die Lippenbremse eingesetzt werden.

3. Sekret mobilisieren und aus den Bronchien eliminieren

Die *Autogene Drainage* muß häufig verändert werden z. B.:
- die Atempause wird verkürzt oder fällt weg
- die passive Ausatmung ist verkürzt
- die Ausatmung wird nicht passiv/aktiv sondern nur noch aktiv mit Einsatz der Lippenbremse durchgeführt.

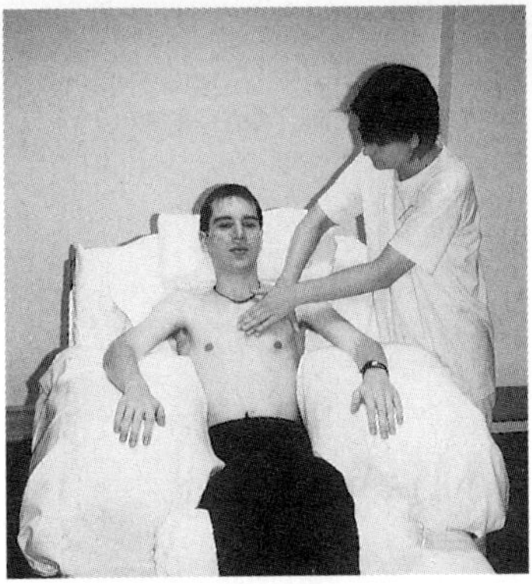

Abb. 6.**35** Lagerung mit Kontaktatmung bei einem Schwerkranken

Die Atemtechnik bei der *Inhalation* wird abgewandelt wie die AD oder aber mit dem Pari-PEP-System oder dem VRP 1 kombiniert. Die Patienten inhalieren vermehrt, da sie viele Medikamente benötigen, um das viele Sekret herauszubekommen und sich etwas freier (wohler) zu fühlen.

Die *Kontaktatmung* und *Vibration* werden bevorzugt in Kopfhochlage in Rückenlage und Seitenlage angewandt (Abb. 6.**35**). Der Druck bei der Ausatmung muß gut dosiert (sanft + kräftig) sein (beachte – Vermeiden zu hoher intrathorakaler Drucke).

Von den *Therapeutischen Körperstellungen* sind die Schraube, der Mond und die Rutschhalte einsetzbar. Diese können auch im Bett und, wenn nötig, in Hochlage ausgeführt werden. Der Patient ändert im schlechten Zustand seine Lage ungern. Die Körperstellungen bewirken einen effektiven Lagewechsel.

Das *PEP-System* wird häufig als zu anstrengend empfunden. Die lange aktive Ausatmung gegen Widerstand erfordert einen hohen Kraftaufwand. Ist der Patient mit der Methode sehr vertraut und hat sie häufig angewandt, müssen die Atemzyklen verkürzt (weniger Atemzüge hintereinander) und die Pausen länger werden. Der Widerstand sollte so gering wie möglich sein, ohne daß die Ausatemzeit zu kurz wird.

Die Kriterien für den Einsatz des *VRP1* sind die gleichen wie beim PEP-System. Zusätzlich kommt er evtl. vermehrt beim Abhusten zum Einsatz. Manche Patienten benutzen ihn auch umgedreht als Einatemstenose.

Die sekretmobilisierenden Techniken sind kraftraubend, deshalb benötigt der Patient häufige und längere Pausen.

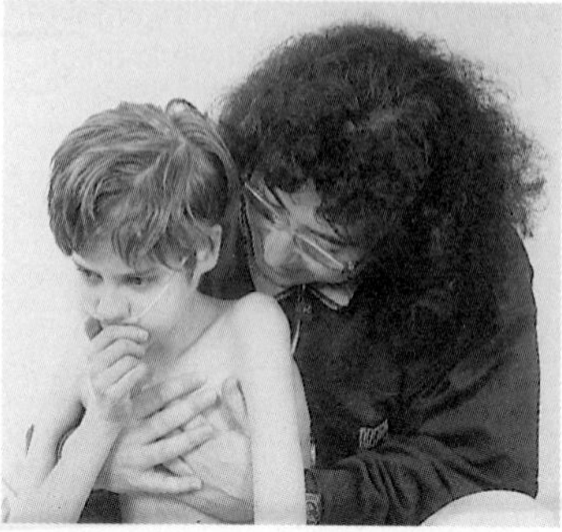

Abb. 6.**36** Abhusten mit Unterstützung

Der Therapeut kann das anstrengende Abhusten durch Fixation und Kompression des Brustkorbs erleichtern und den Patienten stützen (Abb. 6.**36**).

4. Erhöhte Gewebswiderstände in Haut und Muskulatur des Rumpfes herabsetzen

In den Pausen werden in atemerleichternden Stellungen Packegriffe, interkostale Ausstreichungen und Hautrollungen angewandt.

Wohltuend und hilfreich sind Querdehnungen des M. trapezius descendens und der Bauchmuskulatur ebenso wie eine Schulter-Nacken-Massage nach einer heißen Rolle.

5. Thoraxbeweglichkeit erhalten/verbessern

Zur Mobilisation des Brustkorbes kommen zum Einsatz:
- Körperstellungen,
- Dehnzüge von den Armen und Beinen,
- die Dehnung der seitlichen Thoraxwand über der Rolle,
- wenig anstrengende Pezziballübungen im Sitz,
- Griffe aus der Manuellen Therapie.

6. Ausdauerleistung erhalten/verbessern

Körperliche Bewegung und Aktivität finden im Rahmen des Möglichen statt.
- Kurze Gehstrecken evtl. mit Pausen,
- Treppe, wenn möglich,
- Pezziballübungen im Sitz, kleine Bewegungen von den Armen,

- Spaziergang im Rahmen des Möglichen; große Strecken werden evtl. mit dem Rollstuhl bewältigt.

7. Anleitung der Eltern, Partner oder des Pflegepersonals

a) zur Begleitung der entsprechenden Therapiemaßnahmen/Hilfe zur Selbsthilfe,

b) zum richtigen Einsatz der entsprechenden Therapiegeräte.

Der schwerkranke CF-Patient benötigt in zunehmendem Maße die Hilfe einer zweiten Person, um seine tägliche Therapie durchführen zu können. Eltern, Ehepartner und das betreuende Pflegepersonal in der Klinik werden deshalb vom Physiotherapeuten entsprechend angeleitet. Mehrere Personen können den immer aufwendiger werdenden und kraftfordernden Therapieaufwand besser bewältigen und den Patienten mit seiner schweren Erkrankung besser betreuen.

Der Einsatz eines Pulsoxymeters hat sich als besonders hilfreich erwiesen. Die Sättigung bei der Therapie sollte wenn möglich nie über längere Zeit unter 90 liegen. In Absprache mit dem Arzt kann die O_2-Gabe bei der Behandlung erhöht werden. Blutbeimengungen im Sputum können vermehrt auftreten. Findet sich frisches Blut im Sputum sollte der Patient sich entspannen und eine Zeitlang nicht husten. Als Komplikation können Lungenbluten und Pneumothorax auftreten. (Patient muß dann sofort in ärztliche Obhut).

•••• Psychosoziale Situation

Früher haben das CF-Team (Arzt, Schwestern, KG, Psychologe, Pfarrer usw.) und die Familie den schwerkranken Patienten bis zu seinem Tode begleiten können. Heute hoffen fast alle Patienten, durch eine Lungentransplantation länger und danach besser leben zu können. Diese Situation ist hoffnungsvoll, bringt aber neue Probleme mit sich z. B.:
- CF-Patienten werden bis zur erhofften Transplantation beatmet,
- Patienten stehen zwar auf der Warteliste, sterben oft aber, bevor ein Transplantat für sie da ist.

Die Hoffnung bis zum Ende erschwert das Sterben!

■ Die physiotherapeutische Behandlung von Patienten mit Mukoviszidose ist für den Behandler eine ganz besondere Herausforderung. Neben umfassenden Kenntnissen über das Krankheitsbild, die Physiologie und Pathophysiologie der Lunge muß der Behandler eine Vielzahl von Behandlungstechniken beherrschen und vermitteln können. Die Betreuung vom Säugling bis zum Erwachsenen erfordert zusätzlich ein hohes Maß an Kreativität und Einfühlungsvermögen.

In der Pädiatrie kann neben der Mukoviszidose auch bei folgenden Krankheitsbildern eine Atemtherapie indiziert sein:

- Pneumonie,
- obstruktive Bronchitis,
- Asthma bronchiale,
- Kartagener-Syndrom,
- beatmete Patienten,
- Herzfehler (prä- und postoperativ),
- Frühgeborene mit pulmonalen Problemen.

Die beschriebenen physiotherapeutischen Techniken/Maßnahmen können dann entsprechend dem Befund und den sich daraus ergebenden Gesichtspunkten eingesetzt werden.

6.3 Physiotherapie bei Kindern mit angeborenen Herzfehlern – prä- und postoperative Behandlung

H. Roßbacher-Gnan

6.3.1 Klinik

•••• Allgemeines

Ein angeborener Herzfehler stellt eine Fehlbildung dar, die aufgrund einer Entwicklungsstörung in der frühen Embryonalphase zustande kommt. Der Zeitpunkt der Störung liegt in einem Zeitrahmen von ca. 4–8 Wochen nach der Konzeption. Ursächlich werden sowohl genetische, als auch exogene Faktoren verantwortlich gemacht.

Das Spektrum von Art und Ausmaß der Fehlbildungen ist breit gefächert. Es läßt sich in drei Gruppen einteilen:

- Herzfehler mit geringen hämodynamischen Beeinträchtigungen, die spontan ausheilen oder lebenslang ohne schwerwiegende Konsequenzen für den Betroffenen bleiben.
- Herzfehler mit erheblichen hämodynamischen Störungen, die das Kind beeinträchtigen und zu irreversiblen Schädigungen an Herz, Gefäßen, Lunge und Organen führen können. Die operative Therapie mit dem Ziel einer Korrektur ist unumgänglich, der Zeitpunkt richtet sich nach dem Krankheitsverlauf.
- Herzfehler mit frühzeitigen akut lebensbedrohlichen Störungen der Herz-Kreislauf-Funktion wie schwere Zyanose, Herzinsuffizienz, kardiogener Schock. Sie müssen sofort diagnostiziert, intensivmedizinisch und operativ behandelt werden.

Durch eine Operation können in den meisten Fällen annähernd normale Kreislaufverhältnisse geschaffen werden, die mit einer Normalisierung oder deutlichen Verbesserung der Situation einhergehen im Hinblick auf Prognose, Belastbarkeit, Wohlbefinden und Lebensqualität. Allerdings sind je nach Herzfehler im weiteren Verlauf möglicherweise Reoperationen erforderlich, ebenso können auch Jahre später noch Herzrhythmusstörungen auftreten. Deshalb sind für die meisten Patienten lebensbegleitende Kontrolluntersuchungen indiziert. Die häufigsten Herzfehler sind: Ventrikelseptumdefekt, Atriumseptumdefekt, Fallot-Tetralogie, Transposition der großen Arterien, Aortenstenose und Aortenisthmusstenose.

•••• Symptome und Diagnostik

Klinische Symptome eines Herzfehlers können sein:

Herzgeräusch, Zyanose, Trinkschwäche, Dystrophie, Dyspnoe, Tachypnoe, verminderte Belastbarkeit, Unruhe, starkes Schwitzen, häufige Infekte, Stridor, Husten, auffällige Venenzeichnung, Hypotonie, Ödeme, äußerlich sicht- oder tastbare Pulsation über dem Brustkorb sowie sehr starke, schwache oder fehlende periphere Pulse.

Weiterführende diagnostische Maßnahmen sind:

Elektrokardiogramm (EKG), Sonographie, Dopplerverfahren, Röntgen, Computertomographie (CT), Magnetresonanz (NMR) sowie Herzkatheteruntersuchung mit Angiokardiographie.

•••• Physiologie/Pathophysiologie

Fetaler Kreislauf

Vor der Geburt bildet die Plazenta das Atmungsorgan des Kindes. Aus der Plazenta fließt über die Nabelvene sauerstoffreiches Blut in die untere Hohlvene und vermischt sich mit dem sauerstoffarmen Blut aus dem Körperkreislauf des Kindes. Ein Teil dieses Mischblutes gelangt aus dem rechten Vorhof über ein Loch im Vorhofseptum, das Foramen ovale, direkt in den linken Vorhof, in den linken Ventrikel und in die Aorta.

Ein anderer Teil des oxigenierten Mischblutes gelangt aus dem rechten Vorhof in den rechten Ventrikel, in die A. pulmonalis und über eine Gefäßverbindung, den Ductus arteriosus *(Ductus Botalli)*, unter Umgehung des Lungenkreislaufs direkt in die Aorta. Aus der Aorta zweigt die Nabelarterie ab und führt zurück zur Plazenta.

Der Lungenkreislauf wird über die rechte und linke Lungenarterie mit einem für die Entwicklung der Lungengefäße ausreichenden Volumen versorgt (Abb. 6.**37**).

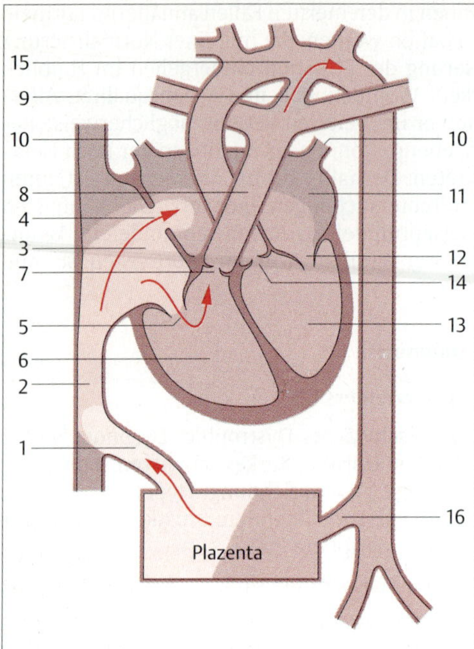

Abb. 6.**37** Das kindliche Herz und der fetale Kreislauf (1. Nabelvene, 2. V. cava inferior, 3. rechter Vorhof, 4. Foramen ovale, 5. Trikuspidalklappe, 6. rechter Ventrikel, 7. Pulmonalklappe, 8. A. pulmonalis, 9. Ductus arteriosus, 10. Vv. pulmonales, 11. linker Vorhof, 12. Mitralklappe, 13. linker Ventrikel, 14. Aortenklappe, 15. Aorta, 16. Nabelarterie)

Durch diese Kreislaufanordnung werden die Auswirkungen selbst schwerwiegender Herzfehler häufig so erfolgreich kompensiert, daß eine völlig ungestörte fetale Entwicklung möglich ist.

Kreislaufumstellung nach der Geburt

Durch die Entfaltung der Lungen und Lungengefäße nach der Geburt sinkt der Lungengefäßwiderstand und somit auch der Arbeitsdruck im rechten Herzen. Im linken Herzen steigen die Druckverhältnisse durch den wesentlich höheren Gefäßwiderstand im Körperkreislauf an. Das Foramen ovale wird ventilartig verschlossen und wächst zu.

Im Lauf der nächsten Tage verkümmert der Ductus arteriosus und verschließt sich. Somit sind Körperkreislauf und Lungenkreislauf komplett voneinander getrennt.

Bei Herzfehlern, bei denen die Lungendurchblutung oder die Durchblutung des großen Kreislaufs vom Offenbleiben des Ductus arteriosus abhängig ist, kommt es zur lebensbedrohlichen Notfallsituation, wenn sich der Ductus nach der Geburt verschließt.

•••• Wichtige Herzfehler

Ventrikelseptumdefekt (VSD)

Ein Ventrikelseptumdefekt ist ein Defekt in der Ventrikelscheidewand, bereits oxygeniertes Blut fließt aus dem linken Ventrikel wieder zurück in den rechten Ventrikel. Man spricht vom Links-rechts-Shunt (Abb. 6.**38**). Bei größeren Defekten kommt es zu Lungenüberflutung, pulmonalem Hochdruck mit der Gefahr der Lungengefäßschädigung (Eisenmenger-Reaktion), Herz- und Ateminsuffizienz. Jedoch ist ein Spontanverschluß möglich.

Atriumseptumdefekt (ASD)

Beim Atriumseptumdefekt handelt es sich um einen Defekt in der Vorhofscheidewand, Blut fließt vom linken in den rechten Vorhof zurück (Links-rechts-Shunt). Es kommt zur Volumenüberlastung des rechtens Herzens (Abb. 6.**39**). Folgende Typen werden unterschieden:

- ASD I oder auch „Partieller AVSD“: Der Defekt liegt kaudal im Vorhofseptum auf Höhe der Atrioventrikularklappen, ein Segel der Mitralklappe kann gespalten sein. Es führt neben der Volumenbelastung des rechten Herzens zur Klappeninsuffizienz und Volumenüberlastung des linken Ventrikels.
- ASD II: Der Defekt liegt etwa in der Mitte des Vorhofseptums.

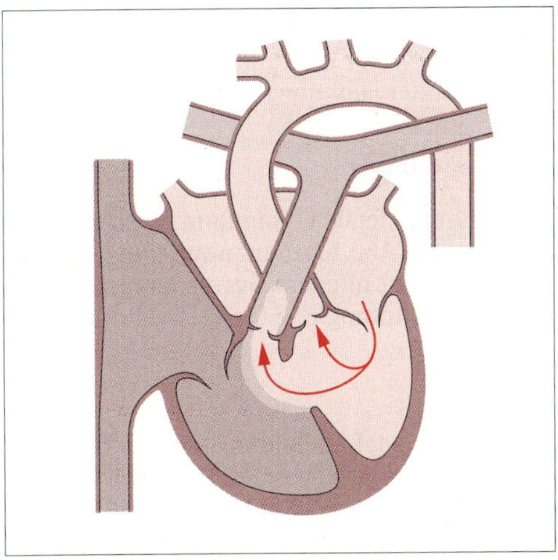

Abb. 6.**38** Ventrikelseptumdefekt

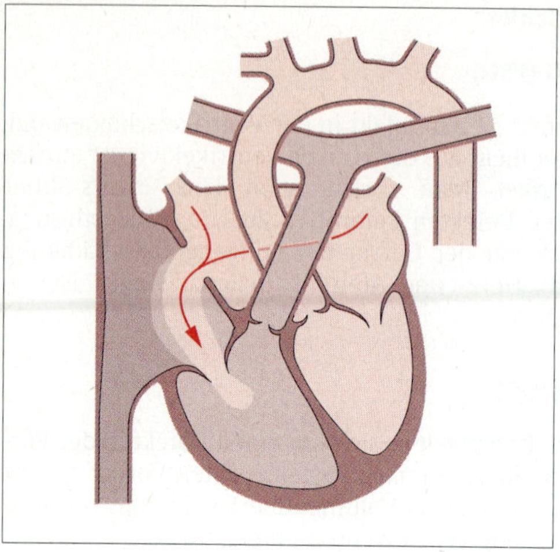

Abb. 6.**39** Artriumseptumdefekt

- Sinus-venosus-Defekt: Zusätzlich zum hochsitzenden Vorhofseptumdefekt liegt noch die Fehleinmündung der rechten Lungenvenen in den rechten Vorhof vor.

Atrioventrikulärer Septumdefekt (AVSD)

Ein Atrioventrikulärer Septumdefekt erstreckt sich von den Vorhöfen bis in die Ventrikel („im Kreuz des Herzens"), die Atrioventrikularklappen sind oft fehlgebildet, und es existiert nur eine gemeinsame Klappe für beide Seiten mit u. U. eingeschränkter Funktion (Abb. 6.**40**).

Persistierender Ductus arteriosus (PDA)

Der Ductus arteriosus, die gefäßartige fetale Verbindung zwischen Aorta und Arteria pulmonalis, bleibt offen (Abb. 6.**41**), man spricht vom persistierenden Ductus arteriosus. Bei weit offenem Ductus kommt es zum Links-rechts-Shunt mit Lungenüberflutung und Lungenhochdruck.

Aortenisthmusstenose (AOIST)

Die Aortenisthmusstenose ist eine Gefäßfehlbildung, bei der die Aorta im Isthmus-Bereich verengt ist. Es kommt zu vermehrter Pumparbeit im linken Ventrikel, der Blutdruck in der oberen Körperhälfte ist höher als in der unteren (Abb. 6.**42a**). Eventuell können Kollateralkreisläufe aus den Aortenbogengefäßen gebildet werden. Eine lebensbedrohliche Not-

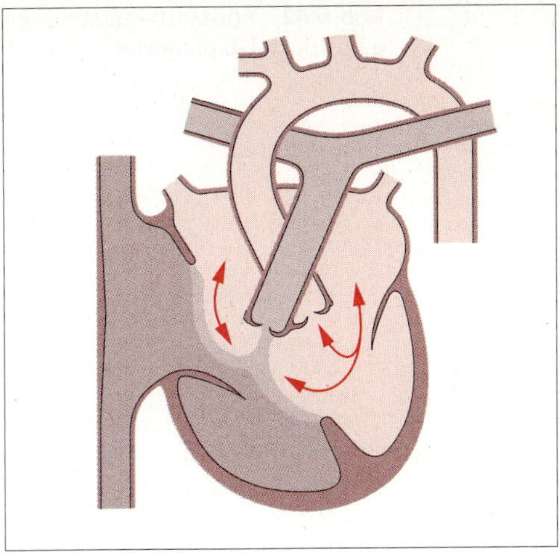

Abb. 6.**40** Atrioventrikulärer Septumdefekt

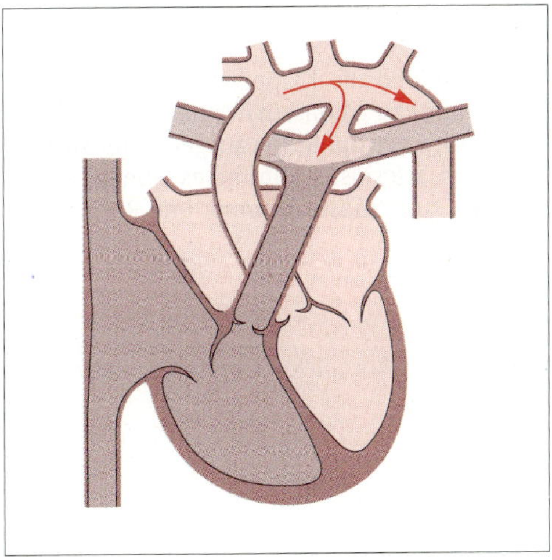

Abb. 6.**41** Persistierender Ductus arteriosus

fallsituation kann entstehen, wenn die Stenose oberhalb der Ductuseinmündung liegt und sich der Ductus nach der Geburt verschließt (Abb. 6.**42 b**). Die untere Körperhälfte ist dann extrem unterversorgt, und es kann zum Organversagen kommen.

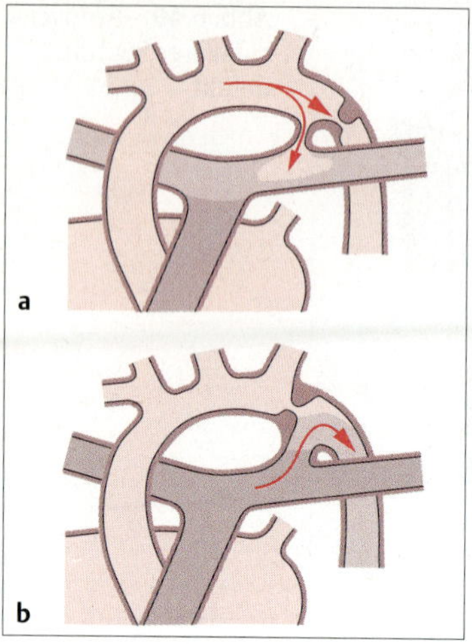

Abb. 6.**42** Aortenisthmusstenose: **a** postduktal, **b** präduktal

Pulmonalklappenstenose

Bei der Pulmonalklappenstenose sind die Klappensegel verdickt und öffnen sich unvollständig. Es kommt zu erhöhtem Arbeitsdruck im rechten Ventrikel und zur Rechtsherzhypertrophie. Bei ausgeprägter Stenose und dem Verschluß des Ductus arteriosus kommt es infolge eingeschränkter Lungendurchblutung zu Zyanose, Atemnot und Rechtsherzinsuffizienz.

Fallot-Tetralogie

Die Fallot-Tetralogie (Abb. 6.**43**) ist ein komplexer Herzfehler, der zu Zyanose führt. Die Komponenten sind:

- Großer VSD,
- ausgeprägte progrediente Pulmonalstenose,
- „reitende Aorta" (Die Aorta entspringt zu weit rechts aus dem Herzen und „reitet" über dem VSD. Sie wird mit Mischblut aus linken und rechten Ventrikel versorgt.)
- Hypertonie und Hypertrophie des rechten Ventrikels (Es herrscht der gleiche Arbeitsdruck wie im linken Ventrikel).

Es liegt ein Rechts-links-Shunt vor. Bei ungenügender Entwicklung der Lungengefäße bleibt die Zyanose auch postoperativ bestehen. Die Progredienz der Pulmonalstenose bestimmt den Krankheitsverlauf.

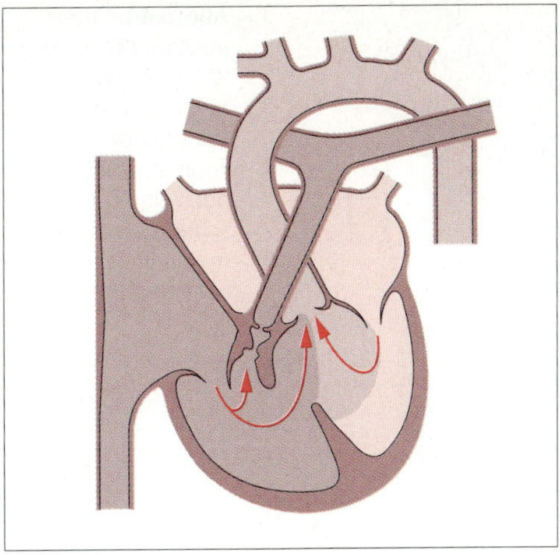

Abb. 6.**43** Fallot-Tetralogie

Aortenklappenstenose

Bei der Aortenklappenstenose sind die Klappensegel verdickt oder die Aortenwurzel ist unterentwickelt. Es kommt zu erhöhtem Arbeitsdruck im linken Ventrikel und zur Hypertrophie. Bei kritischen Stenosen wird die Versorgung des großen Kreislaufs ungenügend.

Transposition der großen Arterien (TGA)

Bei der Transposition der großen Arterien sind die Ursprünge von Aorta und Pulmonalarterie vertauscht. Die Aorta entspringt aus dem rechten Ventrikel, die Pulmonalarterie aus dem linken Ventrikel (Abb. 6.**44**). Bei der Umstellung vom fetalen zum postpartalen Kreislauf schließen sich Foramen ovale und Ductus arteriosus, es kommt zu einer lebensbedrohlichen Notfallsituation: in den Körperkreislauf gelangt nur sauerstoffarmes Blut aus dem rechten Herzen, in den Lungenkreislauf nur sauerstoffreiches aus dem linken Herzen. Ohne schnelles ärztliches Eingreifen ist das Kind nicht überlebensfähig.

Komplexe Herzfehler

Komplexe Herzfehler sind selten und werden hier nicht im einzelnen beschrieben. Es zählen dazu der Double outlet rigth ventricle (DORV) und eine Gruppe von Fehlbildungen, bei denen nur ein voll funktionstüchtiger Ventrikel vorhanden ist, z. B. univentrikuläres Herz bei Trikus-

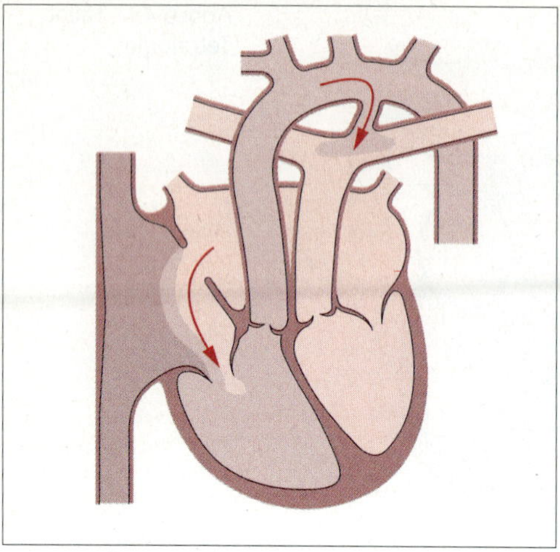

Abb. 6.**44** Transposition der großen Arterien – Vor dem Verschluß von Ductus arteriosus und Foramen ovale ist noch eine Durchmischung sauerstoffarmen und sauerstoffreichen Blutes möglich

pidalklappenatresie und verschiedene Formen des singulären Ventrikels.

•••• Kardialer Husten

Bei starker Lungenüberflutung und/oder Stauung im kleinen Kreislauf kommt es zu folgenden, die Atmung schwer beeinträchtigenden Veränderungen:

- Lungenödem durch Übertritt von Flüssigkeit aus den Lungengefäßen ins Interstitium und in die Alveolen,
- Abnahme der Lungendehnbarkeit und
- Bronchialspasmus mit vermehrter Sekretion.

Die Folge sind Dyspnoe, vermehrte Atemarbeit und häufige Atemwegsinfektionen.

6.3.2 Schwerpunkte in der physiotherapeutischen Behandlung

•••• Präoperative Behandlung/Ziele

In der unmittelbar präoperativen Phase sind wichtige Ziele:

- Kontaktaufnahme zwischen Kind, Eltern und Behandler,
- Kennenlernen der aktiven und passiven Atemtechniken,

- Anleitung zur selbständigen Durchführung der Techniken durch das Kind und die Eltern,
- eine möglichst gute Lungensituation im Rahmen der Belastbarkeit erreichen durch:
  - Sekretmobilisation,
  - Sekretelimination,
  - verbesserte Lungenbelüftung und
  - verbesserte Lungendurchblutung,
- eine möglichst gute allgemeine Ausdauer im Rahmen der Belastbarkeit erreichen,
- entwicklungsfördernde sensomotorische Behandlung bei vorhandenen Defiziten sowie
- Verhaltensschulung, um ungünstige Verhaltensweisen zu vermeiden.

•••• Postoperative Behandlung/Ziele

Zu den Zielen der postoperativen Behandlung gehören die:

- Pneumonieprophylaxe,
- Thromboseprophylaxe,
- Mobilisation,
- allgemeine Ausdauer und Kraft im Rahmen der Belastbarkeit zu fördern,
- adäquate Einschätzung der eigenen Möglichkeiten und Grenzen vermitteln sowie
- sensomotorische Entwicklungsbehandlung bei bestehenden Defiziten – angepaßt an die Erfordernisse und die Belastbarkeit des Patienten.

6.3.3 Maßnahmen/Behandlungsdurchführung

•••• Untersuchung

Vor der Behandlung sind Informationen über den Zustand des Kindes, die bevorstehende Operation, Medikamente einzuholen. In die Anamnese gehen die Entwicklung des Kindes, frühere Operationen, die aktuelle Situation, psychosoziale Aspekte und besondere Probleme ein. Zu Beginn der Behandlung wird ein Anfangsbefund erhoben, der vor jeder weiteren Behandlung kurz aktualisiert wird, insbesondere beim Eintritt in die postoperative Phase. Beurteilt werden der Allgemeineindruck, der Atem- und der Tastbefund.

Allgemeineindruck

- Gesichtsausdruck: offen, freundlich, ängstlich, angespannt, abwehrend etc.,
- Kontaktaufnahme: Bereitschaft zu verbaler oder nonverbaler Kommunikation, Blickkontakt,
- Körperhaltung: entspannt, angespannt, vorsichtige Bewegungen,
- Ernährungs-/Kräftezustand: Dystrophie, Hypotonie,
- Hautbeschaffenheit: Farbe, auffallende Venenzeichnung, Marmorierung,
- Zeichen chronischer Zyanose: Uhrglasnägel, Trommelschlegelfinger,
- andere Beeinträchtigungen körperlicher, psychomentaler, perzeptiver Art.

Atembefund

- Atemarbeit: ruhige oder angestrengte, erschwerte Atmung, Dyspnoe,
- Atemweg: Nase/Mund/beide,
- Atemform: Atembewegung nach kostosternal/kostoabdominal,
- Schonhaltungen, Asymmetrien, vermindert bewegte Bereiche, evtl. Schmerzen,
- Atemfrequenz: Tachypnoe,
- Atemrhythmus: regelmäßig/Verhältnis der Einatmung zur Ausatmung,
- Atemhilfsmuskulatur: inspiratorisch Hals- und Nackenmuskulatur, exspiratorisch Bauchmuskulatur,
- Zwerchfellaktivität: symmetrisch/einseitig/fehlend,
- inspiratorische Einziehungen: interkostal, sternal, jugular, im Bereich des Zwerchfellansatzes (Harrison Furche),
- Thoraxform: Faßthorax, Glockenthorax, vorgewölbtes/tiefliegendes Sternum (Kielbrust, Trichterbrust), Asymmetrien,
- Atemgeräusche: inspiratorisches Giemen, exspiratorischer Stridor, rasselndes Sekret, Husten,
- Bauch: atemsynchron bewegt oder paradox, auffallende Venenzeichnung, gespannt, gebläht, inspiratorische Atemerschwernis.

Tastbefund

Der Tastbefund ist nur zu erheben soweit es die Schmerzsituation zuläßt.

- Ausmaß der thorakalen, abdominalen und lumbalen Atembewegung, vermindert bewegte Bereiche,
- Erspüren von reibenden, rasselnden, blubbernden Sekretansammlungen durch die Thoraxwand,
- Gewebespannung, Verhaftungen, Hautverschieblichkeit,
- Temperatur,
- Feuchtigkeit.

•••• Zeichen der Überbelastung

Die Zeichen der Überbelastung müssen sofort erkannt und die Behandlung adäquat darauf abgestimmt werden. Diese können sein:

- Stimmungsverschlechterung (sie kann sich äußern z.B. als plötzliches Unbehagen, Unleidlichsein, Weinen, Angst, Anspannung und Abwehr in Gestik und Mimik),
- vermehrte Lippenzyanose und Blässe des Gesichtes, livides Munddreieck,
- vermehrtes Schwitzen und Kälte der Extremitäten, Marmorierung,
- Tachypnoe, Dyspnoe,
- Tachykardie, Bradykardie,
- Blutdruckanstieg oder Abfall,
- Aufmerksamkeitsminderung, Rückzug des Kindes (kann jedoch auch verhaltensbedingt sein).

Hilfreich für die Behandlungsdosierung ist eine Unterscheidung zwischen azyanotischen und zyanotischen Herzfehlern. Bei den azyanotischen Herzfehlern kommt es trotz Herz-, Lungen- und Organüberlastung zu einer ausreichenden Oxygenierung des Blutes im großen Kreislauf, während bei den zyanotischen zusätzlich eine mangelhafte Oxygenierung des Blutes vorliegt, was die Belastbarkeit noch mehr einschränkt.

•••• Präoperative Behandlung

Durch die präoperative Behandlung sollen Kind und Eltern an die postoperative Behandlung herangeführt werden. Sie erlernen die selbständige Ausführung der Techniken und erreichen damit eine gewisse fachliche und persönliche Kompetenz und Sicherheit, die es ihnen ermöglicht, aktiv an der Genesung des Kindes mitzuwirken.

Präoperative Behandlung beim Säugling

Die Atemtherapie erfolgt durch passive Maßnahmen:

- Gegebenenfalls Inhalation
- Drainagelagerungen auf dem Schoß,
  - Mögliche Ausgangsstellungen: Rückenlage, Seitlage links, Seitlage rechts, Bauchlage mit erhöhtem Oberkörper, flachem Oberkörper und in Kopftieflage, dabei sollten möglichst gegensätzliche Positionen einander folgen – jedoch immer in Abhängigkeit von der Belastbarkeit des Kindes (s. „Zeichen der Überbelastung", S. 489). U. U. müssen Kopftieflage, Bauchlage oder Seitlage links weggelassen werden.
- Kombination der Drainagelagerungen mit kontinuierlicher Vibration oder Vibration und Kompression während der Ausatmung, bei sehr schneller Atmung jeden 2. Atemzug nutzen,
- Kontaktatmung: Atmen gegen Handkontakt in alle Richtungen zur reaktiven Vergrößerung der Atembewegung,
- Dehnlagerungen auf dem Schoß, z. B. Sichellage in Seitlage über ein Bein des Behandlers oder im Sitz auf dem Schoß, Drehdehnlage in Rückenlage und Bauchlage,
- Dehnzüge von Armen oder Beinen aus z. B. in Seitlage oder im Sitz auf dem Schoß,
- 1. Phase Reflexumdrehen aus dem Vojta-Prinzip, wenn das Kind daran gewöhnt ist.

Zur Entwicklungsförderung orientieren wir uns am Entwicklungsstand und den Erfordernissen des Kindes. In der handlungsorientierten Auseinandersetzung mit der Umwelt und unter Ausnutzung der Motivation des Kindes versuchen wir, eventuellen Defiziten entgegenzuwirken. Kraft und Ausdauerförderung sind davon nicht zu trennen. Unbedingt muß auf die Belastbarkeit des Kindes geachtet werden (s. „Zeichen der Überbelastung", S. 489).

Präoperative Behandlung beim größeren Kind

Auch hier sollte gegebenenfalls die Inhalation der Therapie vorausgehen. Die passiven Atemtechniken werden auf dem Schoß oder im Bett durchgeführt. Als aktive Techniken kommen hinzu:

- Kontaktatmung als Richtungshilfe zur Bewußtmachung und Vergrößerung der Atembewegung in alle Richtungen: Das Kind wird aufgefordert, die aufgelegte Hand des Behandlers oder die eigene Hand zu spüren, somit wird die Aufmerksamkeit in die betreffenden Bereiche gelenkt. Anschließend soll es versuchen, die Bewegung der Hand über eine bewußte vertiefte Atmung zu vergrößern. Zur besseren Verständigung kann auch ein Stofftier o. ä. aufgelegt werden, das sich atemsynchron bewegen soll. Ebenfalls kann frei im Sinne der Basaltexte über Verbalisation gearbeitet werden.
- Bewußtmachen und Vergrößern der Ausatmung durch Ausatemtechniken: Lippenbremse, phonisches-aphonisches Ausatmen, Blasespiele wie Seifenblasen, Wattepusten, Blubberflasche etc. Dabei ist langsames und gleichmäßiges Ausatmen sinnvoller als stoßweises schnelles, da eine größere Atemtiefe erreicht und übergroßer Druckaufbau vermieden wird. Durch den Wasserstand in der Blubberflasche läßt sich der Ausatemwiderstand regulieren.
- Bewußtmachen und Vergrößern der Einatmung und Zwerchfellaktivierung: Einatemtechniken wie schnüffelndes Einatmen und Nasenstenose, hier sind evtl. auch Hilfsmittel wie z. B. Monoflo sinnvoll. Auf langsame und gleichmäßige Einatmung achten.
- Eine weitere Möglichkeit zur Bewußtmachung und Vergrößerung der Atembewegung bietet die graphische Darstellung der Atmung in Form des „Tausendfüßlers“ oder „Gebirges“ (s. S. 457) etc.
- Zur Erleichterung des Hustens wird das selbständige Halten des Brustkorbes geübt.

Die allgemeine Ausdauer- und Kraftverbesserung erfolgt angepaßt an den Entwicklungsstand und die Bedürfnisse des Kindes auf spielerische Art in Abhängigkeit von der Belastbarkeit („Zeichen der Überbelastung“, S. 489). Statische Muskelarbeit und übergroße Anstrengungen müssen vermieden werden. Sinnvoll sind z. B. leichte Ballspiele, Luftballonspiel, Seifenblasenfangen etc. In der präoperativen Phase sind geringe Behandlungserfolge zu erwarten. Vorrang vor Übungsdisziplin sollte deshalb Spaß am Spiel und Lebensfreude haben.

Zur Verhaltensschulung gehört als wichtigster Punkt das Erkennen der eigenen Grenzen und der eigenen Möglichkeiten durch das Kind und das rechtzeitige Einlegen von Pausen. Weiterhin soll das Vermeiden von Atempressen z. B. bei Lagewechseln oder bei anstrengenden Tätigkeiten erarbeitet werden.

•••• Behandlung in der postoperativen Phase

Durch die Operation, die damit verbundene mediale oder laterale Thorakotomie, die liegenden Saugdrainagen kann das Kind trotz Analgesie zeitweise Schmerzen empfinden. Es kommt zu Schonhaltungen mit verminderter Brustkorbbeweglichkeit und minderbelüfteten Lungenabschnitten, die Atmung ist flach, der Sekretabtransport mangelhaft. Infolge der Narkose kommt es zu einer erhöhten Sekretproduktion und einer gestörten mukoziliären Clearance. Die Immobilisierung führt zur Homöostase im Kreislauf und verstärkt die insuffiziente Atmung. Häufig trifft man das Kind ängstlich und abwehrend an, zunächst muß eine Vertrauensbasis entstehen, damit das Kind Berührung zuläßt und sich auf die Behandlung einlassen kann.

Postoperative Behandlung beim Säugling

- Die Inhalation sollte der Behandlung vorausgehen.
- Die Drainagelagerungen werden je nach Möglichkeit und Befinden des Kindes im Bett oder auf dem Schoß durchgeführt.
- Kontaktatmung, vorsichtige Vibration und Kompression können durchgeführt werden unter Aussparung des OP-Gebietes und Berücksichtigung der Schmerzen.
- Zur Hustenunterstützung ist eine sehr sanfte Thoraxkompression erlaubt, wenn sie vom Kind toleriert wird.
- Dehnlagen und Dehnzüge sind in der frühen postoperativen Phase nur sehr vorsichtig einzusetzen, bei linksseitiger Thorakotomie nur an der rechten Rumpfseite und den rechten Extremitäten, bei medialer Thorakotomie nur vom Becken bzw. den Beinen aus.

Im weiteren postoperativen Verlauf kommen zur Atemtherapie entwicklungsfördernde Angebote hinzu. Je nach Entwicklungsstand, Erfordernissen und Belastbarkeit des Kindes wird z. B. die Wahrnehmungsentwicklung, die Greiffunktion, die Fortbewegung und die Vertikalisierung mit in die Behandlung einbezogen. Meist ist der Thorax nach 10–14 Tagen wieder ausreichend stabil. Vor der Entlassung sollte eine Beurteilung der Entwicklung erfolgen, um gegebenenfalls eine weiterführende Behandlung einzuleiten.

Postoperative Behandlung beim größeren Kind

- Auch hier ist die Inhalation vor der Behandlung sinnvoll.
- Zur passiven Atemtherapie sind Lagewechsel im Sinne der Drainagelagerungen angezeigt. Sie können im Bett oder auf dem Schoß durch-

geführt und je nach Toleranz des Kindes mit Handkontakt, Vibration und Kompression, Ausstreichen der Interkostalräume und Gewebetechniken kombiniert werden.

- Zur aktiven Atemtherapie werden die bereits präoperativ erlernten Atemtechniken angewandt. Sie werden zunächst vorsichtig dosiert eingesetzt in Abhängigkeit von der Schmerzsituation des Kindes und, falls nötig, im weiteren postoperativen Verlauf gesteigert.
- Zur Thromboseprophylaxe und zur Mobilisation wird das Kind je nach Alter zu spielerischen oder klassischen kreislaufanregenden Bewegungen aufgefordert, immer in Abhängigkeit von der Belastbarkeit (s. „Zeichen der Überbelastung", S. 489). Zur spielerischen Anregung kann z. B. ein Stofftier am Fuß des Kindes befestigt werden und eine hartnäckig immer wiederkehrende Wattewolke vertreiben etc. Beim Seifenblasenfangen oder Luftballonspiel sollten anfangs Bewegungen der Arme über 90° Anteversion vermieden werden, sind aber erlaubt, wenn das Kind sie von sich aus durchführt. Pausen sind wichtig und können zur Atemtherapie genutzt werden.
  Durch die Kreislaufanregung kommt es reaktiv zur Atemvertiefung, der Sekrettransport wird verbessert.
- Als Hustenerleichterung soll das Kind selbständig den Brustkorb fixieren.
- Im weiteren postoperativen Verlauf kann die Mobilisation in Rücksprache mit dem Arzt je nach dem Befinden des Kindes gesteigert werden durch Sitz im Bett, Sitz an der Bettkante, Stehen vor dem Bett, Gehen im Zimmer und außerhalb. Ebenso können Intensität und Belastungsdauer allmählich gesteigert werden. Die Motivation und die Bedürfnisse des Kindes sollten unbedingt berücksichtigt werden. Das Kind gewinnt Zutrauen in seine neuen Möglichkeiten, es lernt sich selbst einzuschätzen und seine Grenzen zu erkennen.
- Die Körperhaltung des Kindes sollte beurteilt und nötigenfalls korrigiert geschult werden.

6.3.4 Ausblicke

Je nach ärztlicher Vorgabe kann ca. 6 Monate nach der OP mit Schulsport begonnen werden. Die Teilnahme an einer speziellen Herzsportgruppe für Kinder ist mancherorts bereits möglich. Gruppenziele sind hier u. a. die Verbesserung von Koordination und Geschicklichkeit, das Erleben von Bewegungsfreude und Integration in der Gruppe, gezielte Entspannung und das Erlernen einer adäquaten Einschätzung der eigenen Möglichkeiten und Grenzen anhand von Parametern wie Puls, Sauerstoffsättigung, Blutdruck und Befindlichkeit. Die Belastungsgrenzen werden individuell vom Arzt festgelegt. Belastungsformen, die mit übergroßer kardiopulmonaler Belastung einhergehen, sollten vermieden werden (Krafttraining und Schnelligkeit, Wettkampfspiele). Eine milde Ausdauerbelastung kann durchgeführt werden.

6.4 Hirntumoren

D. Wenzel

Die Hirntumoren sind nach den Leukämien die zweithäufigsten Tumorformen des Kindesalters. Im Gegensatz zum Erwachsenenalter besteht eine bevorzugte infratentorielle Tumorlokalisation (etwa 60 – 75 %). Die meisten kindlichen Hirntumoren entstehen in oder nahe der Mittellinie (d. h. Chiasma, Hypothalamus, Mittelhirn mit Aquädukt, Pons, Medulla und Kleinhirn). Folge dieses biologischen Verhaltens ist eine sich rasch entwickelnde Liquorpassagestörung mit einer Hirndrucksymptomatik.

Klinisches Bild: Die Symptomatik läßt sich in Hirndruck und lokalisatorische Symptome gliedern. Je jünger das Kind ist, um so stärker treten die Kardinalsymtpome des erhöhten Hirndrucks (Kopfschmerzen, Erbrechen und Stauungspapille) in den Hintergrund, da durch Auseinanderweichen der Schädelnähte eine Druckentlastung möglich ist. Eine Stauungspapille vor dem 4. – 6. Lebensjahr ist deshalb eine Seltenheit.

Die allgemeinen Hirndrucksymptome: Kopfschmerzen, Erbrechen und Stauungspapille treten erst ab dem Schulalter auf. Jüngere Kinder zeigen als Reaktion auf Kopfschmerzen häufig vermehrte Reizbarkeit, allgemeine Unruhe, Berührungsempfindlichkeit und Schreckhaftigkeit. Erbrechen tritt meist als Nüchternerbrechen frühmorgens auf und erfolgt ohne vorausgehende Übelkeit. Papillenödem und Stauungspapille sind Spätzeichen. Eine Röntgen-Übersichtsaufnahme zeigt dann vermehrte Impressiones digitatae, erweiterte Schädelnähte oder eine Nahtsprengung. Bei weiter anhaltendem erhöhtem intrakraniellem Druck treten Spätsymptome mit Bewußtseinsstörungen, Bradykardie und angespannten Pulsen sowie Atemstörungen auf.

Außer den Frühsymptomen sind psychoorganische Veränderungen wie Konzentrationsstörungen, Müdigkeit und Antriebsschwäche, Wesensveränderungen sowie Nachlassen von Schulleistungen üblich. Der normale Bewegungsablauf ist häufig gestört mit Gangunsicherheit, gestörter Feinmotorik, Kopfschiefhaltung und Koordinationsstörungen. Ebenso zählen Augensymptome wie Sehstörungen, Doppelbilder, Visuseinbuße oder Nystagmus zu den Frühzeichen.

Die lokalisatorischen Symptome richten sich nach dem Sitz des intrazerebralen Tumors.

Tumore im Bereich der Großhirnhemisphären zeigen Hemisyndrome, epileptische Anfälle, Gesichtsfeldausfälle und Sehstörungen sowie sensorische Sprachstörungen. Bei Prozessen in der hinteren Schädelgrube bestehen zerebelläre Ausfälle mit Ataxie, Hypotonie, Dysdiakinese und Gangabweichung. Typisch ist hier die Kopfschiefhaltung. Tumore im Bereich des Stammhirns sind durch Frühauftreten der Hirnnervenausfälle auffällig sowie Blickparesen und Sprechstörungen.

Diagnostik: Die Diagnostik bei einem Verdacht auf intrakranielle Raumforderung ergibt sich aus der Anamnese, einer eingehenden neurologischen und kompletten ophthalmologischen Untersuchung. Als Zusatzuntersuchungen EEG, Röntgenaufnahme sowie bildgebende Verfahren wie CT, Kernspintomographie und ggf. Angiographie. Die Durchführung einer Lumbalpunktion ist immer sehr gefährlich, da durch Druckveränderungen eine „Einklemmung" basaler Hirnanteile durch den Tentoriumschlitz nach unten eintreten kann.

Bei differentialdiagnostischen Überlegungen sind alle Krankheitsbilder zu berücksichtigen, die mit einer Erhöhung des intrakraniellen Druckes einhergehen wie entzündliche Erkrankungen, Hirnabszesse, aber auch vaskuläre Prozesse wie subdurales Hämatom und vaskuläre Fehlbildungen sowie allgemeine Liquorzirkulationsstörungen. Die DD-Abgrenzung ist in der Regel aufgrund des unterschiedlichen klinischen Verlaufs, der nichtinvasiven neuroradiologischen Diagnosemöglichkeiten (CT, NMR) und einer umfassenden Liquordiagnostik unproblematisch. Langsam progrediente zerebrale Allgemein- und fokale Symptome sind auch bei prozeßhaften neurometabolischen Erkrankungen sowie bei neuroektodermalen Dysplasien möglich, insbesondere die Louis-Barr-Erkrankung führt häufig zur Fehldiagnose, Kleinhirntumor.

Prognose: Nur eine vollständige chirurgische Tumorentfernung gewährleistet eine Dauerheilung. Bei bösartigen Prozessen können Teilentfernungen oder auch druckentlastende Operationen (Shuntimplantation) Remissionen bzw. Beseitigung der subjektiven Beschwerden bringen. Die Prognose hängt in erster Linie vom biologischen Charakter der Geschwulst ab und ist natürlich bei malignem und infiltrativem Wachstum trotz Radiotherapie und Chemotherapie ungünstig. Die Lokalisation entscheidet für den Neurochirurgen die Möglichkeit der Totalexstirpation, die bei Hemisphärentumoren und beim Kleinhirnastrozytom häufig möglich ist, beim Medulloblastom oder Hirnstammgliom fast nie. Mit neurologischen und neuropsychologischen Restsymptomen muß fast immer gerechnet werden. Die Prognose ist aber auch vom Zeitpunkt der Diagnosestellung abhängig; die möglichst frühe Diagnose, die heute durch Computertomographie und Kernspintomographie wesentlich erleichtert wird, verbessert die Spätprognose erheblich.

•••• Medulloblastom

Das Medulloblastom ist der häufigste Hirntumor im Kindesalter mit invasivem und raschem Wachstum, der von undifferenzierten neuralen Zellen (sog. Medulloblasten) meist vom Dach des 4. Ventrikels ausgeht (nach neuerer Klassifikation PNET: primitiv neuroektodermaler Tumor). Vom Dach des 4. Ventrikels wächst der Tumor gewöhnlich gegen den Kleinhirnwurm und in den 4. Ventrikel hinein und blockiert so die Liquorpassage. Metastatische Absiedlungen in den Subarachnoidalraum und in die spinalen Meningen sind häufig. Aufgrund des raschen Wachstums dauert es von den ersten klinischen Symptomen bis zur Diagnosesicherung nur wenige Wochen oder Monate.

Klinisches Bild: Klinisch kombinieren sich die Zeichen des erhöhten intrakraniellen Drucks wie nackenbetonte Kopfschmerzen und Nüchternerbrechen mit lokalisatorischen Zeichen wie Kopfschiefhaltung und einer Gang- und Standataxie. Als Fernzeichen ist der häufig anzutreffende Strabismus convergens zu werten, der auf einer Abduzensparese beruht und durch die Abduzenskompression bei erhöhtem Hirndruck hervorgerufen wird. Zur Vermeidung störender Doppelbilder nehmen die Kinder dann eine kompensatorische Kopfschiefhaltung ein. Die Muskulatur ist hypoton, die Muskeleigenreflexe abgeschwächt. Durch Abtropfmetastasen in den Spinalkanal kann es zu Nervenwurzelinfiltrationen mit Schmerzen oder sogar zur Paraplegie kommen. Eine Lumbalpunktion ist hier besonders gefährlich (Nachweis von Rückenmarksmetastasen) und sollte erst nach Druckentlastung durch Shuntimplantation erfolgen.

Diagnostik: Die Diagnose kann rasch mit Hilfe der Tomographie, ggf. der Kernspintomographie gestellt werden. Der Nachweis einer spinalen Metastasierung gelingt heute auch mit Hilfe der spinalen Kernspintomographie.

Therapie: Neurochirurgische Entfernung des Tumors mit dem Versuch der Totalexstirpation; bei Verschluß-Hydrozephalus zunächst Einlage eines Liquorshuntsystems zur Druckentlastung. Postoperative Radiotherapie und anschließende kombinierte Chemotherapie. Die Prognose ist durch die hohe Strahlensensibilität nicht mehr so ungünstig; Remissionen können erzielt werden, aber es besteht eine hohe Rezidivneigung besonders bei Säuglingen und Kleinkindern. Die Überlebenszeit wird durch die kombinierte Therapie einschließlich Chemotherapie länger, nicht selten bleiben aber körperliche und geistige Defekte zurück, wahrscheinlich als Folge der Bestrahlung.

•••• Kleinhirnastrozytom (Spongioblastom)

Das Kleinhirnastrozytom ist etwa gleich häufig wie das Medulloblastom und gehört zu den gliösen Tumoren mit der geringsten Wachstumstendenz. Es entsteht meist in Kleinhirnmitte und befällt gelegentlich auch beide Kleinhirnhemisphären. Die lange Anamnese weist auf ein sehr langsames Wachstum hin.

Klinisches Bild: Die allgemeinen Hirndruckzeichen entwickeln sich erst nach mehreren Monaten und Jahren. Lokalsymptome wie Stand- und Gangataxie, erschwerte Grob- und Feinmotorik bei insgesamt hypotoner Muskulatur mit abgeschwächten Reflexen sowie Kleinhirnzeichen mit horizontalem Nystagmus, Dysdiachokinese, Dysmetrie und Intentionstremor sind oft vorhanden. Das Kleinhirnastrozytom wächst häufig in eine Hemisphäre und hat die Tendenz der Zystenbildung, die häufig größer ist als der solide Tumoranteil. Durch das langsame Wachstum kann ein ausgeprägter Hydrozephalus entstehen.

Therapie: Die neurochirurgische Totalexstirpation bringt bis zu 90% Heilung. Die Prognose ist insgesamt gut, eine Bestrahlung ist nicht erforderlich (entsprechend dem histologischen Bild muß anhand des sog. „Gratings" die Indikation zu einer postoperativen Bestrahlung, ggf. sogar Chemotherapie diskutiert werden).

•••• Hirnstammgliome

Bei den Tumoren, die in Medulla oblongata, Pons und Mittelhirn lokalisiert sind, handelt es sich meist um Medulloblastome, Spongioblastome und Ependymome. Sie unterscheiden sich durch die klinische Symptomatik mit vorwiegend lokalen Hirnnervenläsionen und ihre Bösartigkeit.

Klinisches Bild: Aufgrund der Lokalisation im Hirnstamm, wo das Ursprungsgebiet der Hirnnerven und das Durchzugsgebiet der langen auf- und absteigenden sensomotorischen Bahnen liegt, zeigt der Patient früh Herdsymptome und nur ausnahmsweise oder erst spät allgemeine Hirndrucksymptome. Sitzt der Tumor in der Medulla oblongata, steht eine progrediente bulbäre Symptomatik mit Schwindel und Erbrechen (durch direkten Vagusreiz) im Vordergrund. Außerdem kann es zu Lähmungen der Hirnnerven IX und X kommen, die zu Schluckstörungen, Stimmstörungen mit Heiserkeit und Stridor sowie Zungenparesen führen.

Bei den häufigeren Tumoren im Ponsgebiet beginnt die Symptomatik meist mit Schielen und Doppelbildern (Abduzensparese als lokales Zeichen) und Auftreten horizontaler Blickparesen mit freier vertikaler Blickwendung. Facialis- und Trigeminusparesen kommen hinzu. Durch den Mitbefall der zerebellären Bahnen treten Hypotonie, leichte Ataxie und gelegentlich auch Pyramidenbahnsymptome auf. Oft ist die pontinomedulläre Symptomatik bei Krankheitsbeginn einseitig oder seitenunterschiedlich ausgeprägt. Typisch ist der langsam progrediente Verlauf.

Diagnostik und Prognose: Die Diagnose wird mit Hilfe der Computertomographie eingegrenzt; eine Probebiopsie kann die Diagnose sichern. Operative Behandlungen sind meist nicht möglich, weitere Therapie ist die Hochvoltbestrahlung und je nach Histologie und Wachstumsbiologie, die Chemotherapie. Die Prognose ist insgesamt schlecht und liegt bei etwa 5 Jahren Überlebenszeit.

Therapie: Neurochirurgisch wird stets versucht, den Tumor total zu exstirpieren. Dies ist aufgrund der Membranen und der Lokalisation häufig schwierig und mit einem hohen Operationsrisiko verbunden. Postoperative Radiotherapie wird immer durchgeführt; je nach hypophysärer/hypothalamischer neuroendokriner Funktion müssen die entsprechenden Hormone ggf. substituiert werden.

•••• Kraniopharyngiom

Im Schulalter ist das *Kraniopharyngiom* der häufigste mittelliniennahe Tumor. Sein Wachstum ist recht langsam progredient, der Sitz meist in der Supraselläregion (Rest der Rathke-Tasche). Die Kompression der vorderen Sehbahn (Chiasma opticum) führt zu Gesichtsfeldausfällen (meist bitemporale Hemianopsie), am Augenhintergrund ist eine Optikusatrophie mit blassen Papillen deutlich und es kommt zu einer Visuseinbuße. Die Hypophysenfunktion ist häufig gestört, was sich in einer verzögerten Skelettentwicklung und mangelnder sexueller Reifung zeigt. Hypothalamische Störungen können Müdigkeit, Gewichtszuwachs und Diabetes insipidus bewirken. Gesteigerter intrakranieller Druck kann bei Verschluß der Foramina monroi erst nach Jahren auftreten. Die *Kraniopharyngiome* sind meist multizystisch und mit Kalkeinlagerungen versetzt. Sie lassen sich im Röntgenbild häufig suprasellär nachweisen.

•••• Tumoren der Großhirnhemisphäre

25–30% aller Hirntumoren im Kindesalter liegen im Bereich der Großhirnhemisphäre. Histologisch handelt es sich meist um Astrozytome und Ependymome, seltener um Glioblastome, Oligodendrogliome, Meningeome und Sarkome.

Klinik: Abhängig vom Sitz des Tumors und seinem Zentrum treten fokale Zeichen auf, wie kontralaterale spastische Paresen und Sensibilitätsstörungen, Gesichtsfeldausfälle, Aphasien, Apraxien und häufig fokale epileptische Anfälle, insbesondere bei temporalem Sitz. Temporallappentumoren werden häufig durch psychomotorische epileptische Anfälle deutlich.

Diagnostik: Erst mit Hilfe der Kernspintomographie hat sich eine frühzeitige Diagnose ermöglichen lassen, da im Computertomogramm die basalen temporalen Abschnitte schwer zur Darstellung gebracht werden können. Diagnostisch ist, neben der Anamnese und der genauen neurologischen Untersuchung, das Hirnstrombild (EEG) bei Großhirntumoren fast immer pathologisch. Meist finden sich auf der Tumorseite langsame polymorphe Wellen oder beim rindennahen Sitz fokale hypersynchrone Entladungen („Krampfpotentiale"). Die Diagnose kann dann durch neuroradiologische Untersuchungen wie CT und Kernspintomographie gesichert werden.

Therapie: Wie bei allen Hirntumoren ist auch hier die neurochirurgische Exstirpation anzustreben und je nach histologischer Bewertung eine weitergehende Strahlentherapie und/oder Chemotherapie anzuschließen.

Prognose: Die Prognose ist abhängig von Größe, Sitz und Malignität des Tumors.

6.5 Physiotherapie in der Onkologie

U. Röslmair

Einleitung

Worin bestehen die wichtigsten Unterschiede zu anderen Gebieten in der Pädiatrie?

- Die Symptomatik ist sehr vielfältig, daher sind die Behandlungsansätze sehr unterschiedlich und oft weit entfernt von konventioneller Krankengymnastik.
- Im Behandlungsplan müssen manchmal von heute auf morgen völlig andere Schwerpunkte gesetzt werden.
- „Therapie" kann auch bedeuten, daß man das Kind „nur" besucht, oder evtl. mit einer Massage beruhigt. Es kann Zeiten während der Chemotherapie geben, in der das Kind nicht aktiv sein kann.
- Die Behandlung ist erschwert und begrenzt durch Dauerinfusionen.

Indikationen

Die wichtigsten Beispiele therapeutisch relevanter Symptomatik

1. Orthopädische Indikationen nach Operationen, z.B. Umstellungs-Osteotomie bei Osteosarkom, Amputationen usw.
2. Neurologische Indikationen nach Operationen von Hirntumoren.
3. Immobilisierung (z.B. durch Infusionen, bei Knochenmarkstransplantationen).

4. Zervikale Schonhaltung nach Hickman-Implantation. (Spezieller, zentralvenöser Katheter für Infusionen und Blutabnahme, seine Vorteile sind eine lange Verweildauer im Körper, ca. 1 Jahr. Durch zwei Lumen können größere Mengen an Infusionen laufen und die ständig notwendige Venenpunktion entfällt. Die Austrittstelle liegt ca. Handbreit unterhalb der Clavicula, meist auf der rechten Körperseite.)
5. Durch Immunsuppression bedingte Erkrankungen, wie Pneumonien.
6. Entwicklungsverzögerung bzw. -hemmung bei Säuglingen und Kleinkindern, zu der es während der Chemotherapie (Dauer ca. 1 Jahr) kommen kann.
7. Als mögliche Nebenwirkung eines bestimmten Zytostatikums kann es zum Auftreten einer Fußheberschwäche und damit Verkürzung der Achillessehne kommen.
8. Begleiten im Finalstadium.

•••• Therapieziel

Hinführen zum positiven Erleben des Körpers, um das Kind bei der Krankheitsbewältigung zu unterstützen. Es soll Vertrauen in den eigenen Körper zurückgewinnen und natürliche Freude und das Bedürfnis zur Bewegung behalten.

•••• Prinzipien der Behandlung

Durch das, was mit den Kindern geschieht, sind sie oft sehr verängstigt. Sie spüren die Betroffenheit und Angst der Eltern, verstehen aber selber nicht alle Zusammenhänge. Dadurch klammern sie sich natürlich mehr an die Eltern und sind um so vorsichtiger gegenüber fremden Personen. Die Kinder benötigen eine längere Kennenlernzeit, um Vertrauen zu gewinnen.

- Während der Chemotherapie fühlen sich die Kinder oft körperlich und psychisch sehr schlecht. Deshalb sollte in diesem Stadium nur zurückhaltende Krankengymnastik gemacht werden. Aus Erfahrung weiß man aber, daß sie sich nachher schnell erholen. Erst nach Beendigung der Chemotherapie ist eine objektive Beurteilung des körperlichen Zustandes möglich. Die psychische Erholungsphase der Eltern dagegen dauert wesentlich länger, was für den Umgang mit den Eltern für uns Therapeuten von Bedeutung ist.

- Während der Zeit der Behandlungsblocks muß über die Kinder sehr viel bestimmt werden. Deshalb sollten sie während der Physiotherapie möglichst viel selbst bestimmen dürfen.

- Die Kontinuität der Behandlung ist oft durch Nebenwirkungen (Übelkeit usw.) der Chemotherapie nicht möglich. Trotzdem ist ein beständiger Kontakt für das Kind sehr wichtig.

- Vor dem Behandeln muß man sich erkundigen, wie viele Thrombozyten das Kind gerade hat. Zytostatika können die Thrombozytenzahl vermindern, was zur Blutungsneigung führt und deshalb für den Therapeuten wichtig ist zu wissen.
- Manchmal sind die Kinder apathisch und sehr schwer zu motivieren. Dafür braucht der Therapeut viel Zeit und Ausdauer.
- Der Austausch im Team (Erzieher, Schwestern, Psychologen und Ärzte) ist unerläßlich.

•••• Behandlungsgesichtspunkte

Generell ist beim Behandeln auf den Hickman-Katheter zu achten! Es darf kein Dauerzug ausgeübt werden, und er erschwert die Bauchlage.

Während des üblichen Krankenhausaufenthaltes: Bei orthopädischen und neurologischen Indikationen bitte im jeweiligen Kapitel nachschlagen.

- Angst vermindern.
- Körpergefühl vermitteln.
- Hilfestellung bzw. Starthilfe bei der „Wiedereroberung der Umwelt" geben.

Bei einer Knochenmarktransplantation: Dabei ist das Kind über eine längere Zeit total von anderen Kindern isoliert. Es ist wichtig, das Kind vorher schon kennenzulernen. Dann ist eine Basis vorhanden, die den Umgang mit dem Kind in schwierigen Phasen erleichtert, z. B. der Zeitpunkt in dem sich die Schleimhäute lösen, Fieber auftritt.

- Pneumonie und Thromboseprophylaxe.
- Allgemein mobilisieren und die Muskelkraft erhalten.
- Erhalt der Gelenkbeweglichkeit.

Im Finalstadium: Es ist ein *Begleiten* und Unterstützen von Kind und Familie. Auch wenn nicht viel „gemacht" werden kann, hilft oft das „Dasein", nicht Davonlaufen vor dem Schrecklichen.

- Eine veränderte Lagerung kann eine große Erleichterung bewirken.
- Massage bringt Wohlbefinden und Entspannung.
- Wenn Atmungsprobleme auftauchen, gibt es viele erleichternde Ausgangsstellungen, oft beruhigt Kontaktatmen.
- Durch passives Bewegen wird der Körper wieder anders empfunden und wahrgenommen.
- Angehörige sind in der Zeit entlastet und können etwas für sich tun.
- Beste Voraussetzung ist, wenn man Patient und Familie bereits kennt.

6.6 Physiotherapie bei juveniler chronischer Arthritis

M. Spamer

Kinder, die an einer juvenilen chronischen Arthritis erkrankt sind, haben die Chance einer Remission und können die Erkrankung überwinden. In der Zeit der Krankheitsaktivität stellen sich beim Kind jedoch vielfältige Probleme.

Bewegungseinschränkungen beeinträchtigen den natürlichen Bewegungsdrang und gleichzeitig die körperliche und psychosoziale Entwicklung. Aus anfangs scheinbar harmlosen Schonhaltungen können sich rasch Funktionsbehinderungen, fixierte Fehlstellungen und Wachstumsstörungen entwickeln.

Für das Ziel, die Erkrankung zu überwinden und bleibende Gelenkschäden zu vermeiden, sind alle Berufsgruppen gefordert. Ärzte, Physiotherapeuten, Ergotherapeuten, Eltern, sozialer Dienst und das gesamte häusliche Umfeld müssen für einen langfristigen Erfolg zusammenarbeiten.

- *Merke:* Das krankengymnastische Behandlungsziel besteht im Erhalten bzw. Verbessern der Gelenkbeweglichkeit und dem Verhindern bzw. Vermindern von Gelenkfehlstellungen.

Fehlstellungen entwickeln sich an allen Gelenken in einem Teufelskreis nach dem gleichen Prinzip. Es entstehen jedoch je nach Biomechanik und Belastung der einzelnen Gelenke sehr unterschiedliche, aber gelenkspezifische Fehlstellungen. Für einen genauen Befund und die gezielte Behandlung dient die Kenntnis dieser Vorgänge als Grundlage (Abb. 6.**45**).

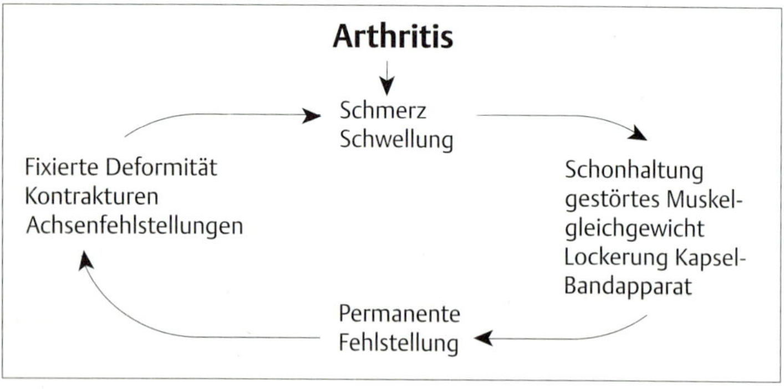

Abb. 6.**45** Entwicklung von Achsenfehlstellungen bei juveniler chronischer Arthritis

•••• Entwicklung von Fehlstellungen

Kinder mit Arthritis klagen selten über Schmerzen. Je kleiner die Kinder, desto mehr muß man auf die nonverbalen Schmerzäußerungen achten. Dazu gehören vor allem die gefürchteten Fehlstellungen. Auf den Schmerz reagiert das Kind mit einer schmerzentlastenden *Schonhaltung*, die reflektorisch zu einer *Änderung des Muskelgleichgewichtes* führt. Die Muskeln, die das Gelenk in die Schonhaltung ziehen, werden hyperton, die Antagonisten dagegen hypoton und inaktiv.

Im Alltag werden nun alle Tätigkeiten unbewußt in dieser Schonhaltung ausgeführt. Durch die ständige Wiederholung des falschen Bewegungsmusters werden *pathologische Bewegungsabläufe* gebahnt und eingeschliffen. Die Muskeldysbalance nimmt zu, da die Gelenke nun stärker fehlbelastet werden. Es drohen *fixierte Fehlstellungen* mit Kontrakturen und Veränderungen des Kapsel-Band-Apparates.

Sie werden begünstigt durch destruktive Veränderungen an Knorpel, Knochen und Bändern. Zwar sind diese seltener als beim Erwachsenen, dennoch kann es auch bei Kindern je nach Verlauf und Dauer der Erkrankung zu fortschreitenden Gelenkzerstörungen kommen. Hier sind vor allem Hand- und Hüftgelenke gefährdet. Dagegen ist das Kniegelenk, das insgesamt am häufigsten betroffen ist, relativ widerstandsfähig. Je stärker die Funktionseinschränkung, desto größer ist auch die Gefahr der Destruktion. Eine gute Gelenkfunktion dagegen kann das Gelenk vor destruktiven Veränderungen schützen. Gelenkfunktion und Struktur stehen in einem ständigen Wechselspiel.

Sekundäre Fehlstellungen

Durch die pathologischen Bewegungsabläufe werden auch nicht erkrankte Nachbargelenke ständig fehl- oder überbelastet. Hier können sich zunächst Fehlhaltungen, bei längerem Verlauf aber auch fixierte sekundäre Fehlstellungen ausbilden.

Wachstumsstörungen

Die Arthritis kann im Kindesalter zu lokalen Wachstumsstörungen führen. Sie entwickeln sich altersabhängig und gelenkspezifisch. Bei Kleinkindern bewirkt die Entzündung zunächst ein Mehrwachstum, das vor allem an betroffenen Knie-, Finger- und Zehengelenken zur Geltung kommt. Bei größeren Kindern jedoch beobachtet man häufig ein vermindertes Wachstum und einen vorzeitigen Schluß der Epiphysenfugen mit entsprechender Verkürzung, die besonders an den Phalangen auffällt.

Sekundär kann es im Wachstumsalter durch verminderten Gebrauch oder unphysiologische Belastung zu Wachstumsverzögerungen kommen. Dies gilt vor allem für den Unterkiefer bei betroffenen Temporomandibulargelenken sowie für Hände und Füße, wenn ein oder mehrere Gelenke einer Extremität erkrankt sind.

Entwicklung von Fehlstellungen am Beispiel des Kniegelenks

Die Arthritis des Kniegelenkes führt reflektorisch zu einer schmerzentlastenden Schonhaltung in leichter Knieflexion (Abb. 6.**46**). Durch den permanenten Zug der Knieflexoren und den verminderten Tonus des M. quadriceps wird das Muskelgleichgewicht gestört. Die passive Knieextension ist zu Anfang noch möglich.

Ständiges Gehen, Rennen und Spielen in dieser unbewußten Schonhaltung verstärkt die Muskeldysbalance zunehmend und ist Ursache der fixierten *Flexionsfehlstellung*. In diesem Stadium sind die Knieflexoren kontrakt und der M. quadriceps meist deutlich atrophiert.

Da vor allem der M. biceps femoris verkürzt, der außenrotatorisch wirkt, geht die Flexionsstellung im Knie häufig mit einer *Außenrotationsfehlstellung* des Unterschenkels gegen den Femur einher. Dies wird begünstigt durch Instabilität des Kapsel-Bandapparates. Oft kompensieren die Kinder eine Außenrotationsfehlstellung im Knie mit einer Innenrotation des Hüftgelenkes. Diese scheinbare Valgisierung im Kniegelenk wird *Pseudovalgusstellung* genannt (Abb. 6.**47**).

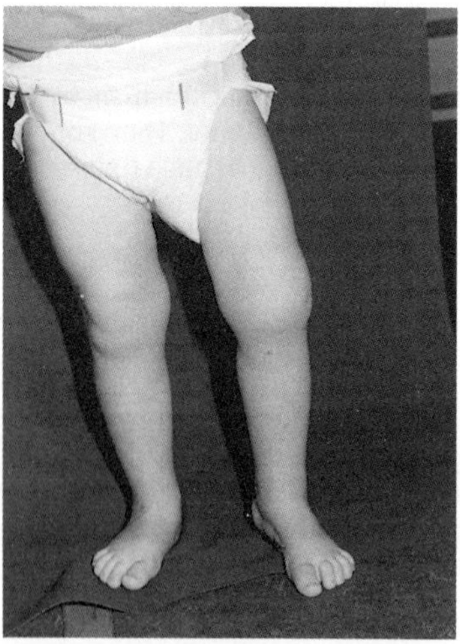

Abb. 6.**46** Reflektorische Schmerzschonhaltung des Kniegelenks in Knieflexion

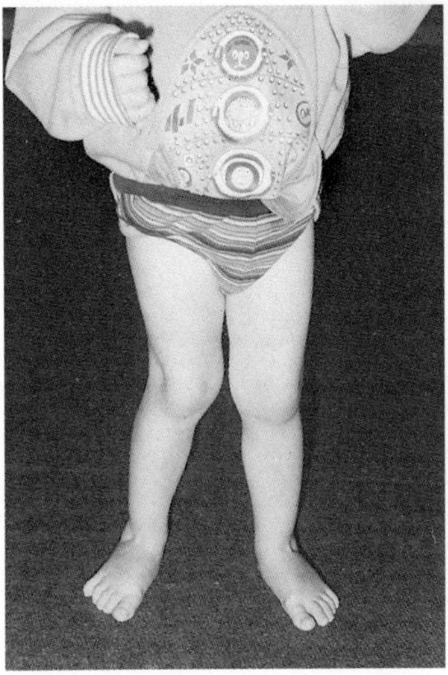

Abb. 6.**47** Pseudovalgusstellung: Kompensation der Außenrotationsfehlstellung des Unterschenkels durch Innenrotation im Hüftgelenk

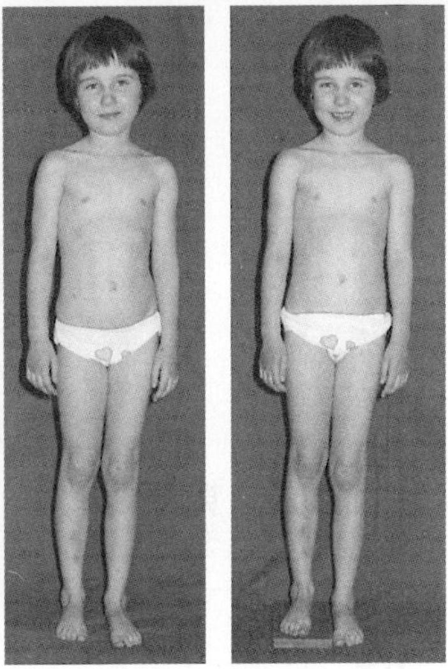

a b

Abb. 6.**48** Beinlängendifferenz durch beschleunigtes Wachstum bei Kniegelenksarthritis links, **a** ohne Ausgleich, **b** mit Ausgleich

Der starke Zug der Knieflexoren kann außerdem eine *Subluxation des Tibiakopfes* nach dorsal bewirken.

Bei einseitig betroffenem Kniegelenk ergibt sich durch die entzündungsbedingte Wachstumsbeschleunigung häufig eine *Beinlängendifferenz* (Abb. 6.**48**). Sie kann die Fehlstellungen im Knie verstärken sowie sekundär zu Beckenschiefstand und Wirbelsäulenfehlhaltung bzw. -fehlwachstum führen.

Eine effektive Therapie setzt eine genaue Befundaufnahme voraus. Die Kenntnis der gelenkspezifischen Bewegungseinschränkungen und Fehlstellungen bilden hierzu die Grundlage (Tabelle 6.**4**).

•••• **Untersuchung** (Tabelle 6.**5**)

Gelenkinspektion: Begonnen wird mit der gezielten Gelenkinspektion. Sie erfaßt neben Schmerzen und Schwellungen auch Tenosynovitiden und Bursitiden.

Tabelle 6.**4** Bewegungseinschränkungen und Fehlstellungen (obere Extremität)

	Erste Anzeichen	Typische Bewegungseinschränkungen	Fehlstellungen
Kiefer	endgradig eingeschränkte Mundöffnung	Mundöffnung seitliche Kieferbewegung	unphysiologischer Biß Mikrogenie
HWS	verstärkte kompensatorische Augenbewegungen	alle Bewegungsrichtungen	Flexionsstellung obere HWS
Schulter	vorzeitige Skapulamitbewegung bei Flexion	v. a. Abduktion und aktive Außenrotation	Schultergürtelprotraktion Hochstand und Innenrotation des Humerus
Ellenbogen	endgradig eingeschränkte Extension	v. a. Extension endgradige Flexion	Flexionsstellung
Handgelenk	unphysiologischer Handstütz mangelnde aktive Dorsalextension	v. a. Dorsalextension, auch Supination	Ulnardeviation, Handskoliose volare Subluxation des Karpus
Finger	unvollständige kleine Faust unvollständiger „Stern" (s. Abb. 6.**59**)	sehr unterschiedlich	Knopfloch, Schwanenhals Flexionsstellung aller Fingergelenke
Daumen	90°-Abduktion, Reposition, Extension eingeschränkt	v. a. Abduktion und Extension	Subluxation im MCP Hyperextension im IP

Bewegungseinschränkungen und Fehlstellungen (untere Extremität)

	Erste Anzeichen	Typische Bewegungseinschränkungen	Fehlstellungen
Hüfte	endgradig eingeschränkte Flexion mangelnde aktive Extension	alle Bewegungsrichtungen	Flexions-, Adduktions- und Innenrotationsstellung
Knie	mangelnde aktive Extension unvollständiger Fersensitz	v. a. Knieextension	Flexionsstellung, Außenrotationsstellung des Unterschenkels dorsale Subluxation der Tibia
Sprunggelenke	unvollständiger Zehenstand	Plantarflexion	Valgus calcaneus, Pes planum
Fußgelenke		Vorfußpronation	Varus calcaneus, Pes cavum rheumatischer Hackenfuß
Großzeh	Krallen des Großzehs in Belastung	Extension im MTP	Hallux flexus, Hallux valgus
Zehen	Gaenslen Test positiv Zehenstand schmerzhaft	Flexion im MTP Extension im PIP	Krallen- und Hammerzehen
Iliosakralgelenk		Beckenkippung, LWS-Lordose	aufgerichtetes Becken, LWS-Abflachung BWS-Kyphose

Tabelle 6.**5**

Untersuchung:
Gelenkinspektion – Schmerzen, Schwellung
Überprüfen aller Gelenke auf ihre freie Beweglichkeit
Messen der eingeschränkten Gelenkfunktion nach modifizierter Neutral-Null-Methode
Muskelbefund – Muskeltonus, Atrophie
Dokumentation der Achsenfehlstellungen
Bewegungsanalyse
Information über Krankheitsaktivität und Röntgenbefunde

Beweglichkeit: Anschließend werden alle Gelenke auf ihre freie Beweglichkeit überprüft. Spezifische Untersuchungen ermöglichen es, sich in kurzer Zeit einen guten Überblick zu verschaffen (Tabelle 6.**6**). Die jeweiligen Gelenkbewegungen und das Endgefühl sollte man zur Kontrolle immer im Seitenvergleich testen. Das altersentsprechende *größere Bewegungsausmaß von Kindern* muß berücksichtigt werden, um auch endgradige Bewegungseinschränkungen zu erkennen. Bei der Hüftflexion z. B. sollten Kinder mit dem Oberschenkel den Bauch erreichen, was ca. 160° Hüftflexion entspricht. Mit dem Normmaß Erwachsener von 140° wäre die Hüftbeweglichkeit deutlich eingeschränkt. Betroffene Gelenke werden zur Verlaufskontrolle nach der Neutral-0-Methode gemessen.

Muskelbefund: Für den Muskelbefund wird der Muskeltonus getastet und werden Atrophien beschrieben. Muskelumfangmessungen im Seitenvergleich sind hilfreich bei asymmetrischer Arthritis. Die gelenkumgebende Muskulatur ist immer ein Spiegel des Gelenkes. Das heißt, eine floride Arthritis geht immer mit einer Muskeldysbalance einher. Am Kniegelenk z. B. zeigt sich dies in einem verminderten Tonus bzw. einer Atrophie des M. quadriceps. Umgekehrt lassen Muskelatrophien häufig auf eine noch nicht zur Ruhe gekommene Arthritis schließen oder sie sind Folge endgradiger Bewegungseinschränkungen. Widersprechen sich die Befunde, sollte die Untersuchung sorgfältig wiederholt und auf Kompensationsbewegungen geachtet werden.

Gelenkfehlstellungen: Liegen Gelenkfehlstellungen vor, werden diese genau *dokumentiert*. Ihre Korrekturmöglichkeiten, aktiv und passiv sowie in Belastung untersucht, gibt Auskunft über die Schwere der Fehlstellung.

Bewegungsanalyse: Die Bewegungsanalyse vervollständigt den Befund. Es werden Bewegungsabläufe wie Stützen, Greifen, Gehen, Aufstehen, Hinsetzen, Aus- bzw. Anziehen sowie die Körperhaltung beurteilt. Fehlstellungen im Anfangsstadium sind oft nur durch sehr genaues Beobachten der Bewegungsabläufe zu erkennen.

Bei kleinen und ängstlichen Kindern ist die Bewegungsanalyse zunächst die einzige Möglichkeit, einen Befund zu erheben. Angst und die daraus resultierende Abwehrspannung verhindern eine detaillierte Gelenkun-

Tabelle 6.**6**

Testbewegungen zur Untersuchung der Gelenkbeweglichkeit:	
Kiefer:	Mundöffnung 3 Querfinger (Breite von 3 Fingern)
HWS:	Extension: Kopf fast in waagrechter Position Seitneige: im Seitenvergleich
Schulter:	Flexion: Oberarme ohne Ausweichbewegung neben die Ohren, ca. 180° Außenrotation: 90° Innenrotation: 70°
Ellenbogen:	Flexion: die Finger erreichen problemlos die Schulter ca. 150° Extension: mindestens 0°, die meisten Kinder überstrecken 10°
Handgelenk:	Dorsalextension: 90°, normaler Handstütz Plantarflexion: 80 – 90° Supination: 90°
Finger:	Flexion: kleine und große Faust Extension in Verbindung mit Handextension „Stern" (Abb. 6.**59**)
Daumen:	90° Abduktion/Reposition/Extension
Hüftgelenk:	Flexion: Oberschenkel bis zum Bauch 150 – 160° Außenrotation: bei kleinen Kindern bis 90° Innenrotation: ca. 50 – 60°
Kniegelenk:	Flexion: Ferse zum Gesäß, ca. 150 – 160° Extension: Ferse hebt im Langsitz bei aufliegender Kniekehle ab, 5 – 10° Überstreckung
Sprunggelenk:	Plantarflexion: Fußrücken und Tibia bilden eine Linie, gleichzeitig erscheinen tiefe Falten cranial des Calcaneus, ca. 60 – 70° Vorfußpronation mit fixiertem Calcaneus 30 – 40° Funktion in Belastung: Zehenstand seitengleich mit tiefer Faltenbildung cranial des Calcaneus und gleichmäßiger Zehenballenbelastung
Großzeh:	Extension im MTP ca. 60 – 70°
WS:	LWS-Entfaltbarkeit 4 – 6 cm, je nach Größe des Kindes (Schober) BWS-Entfaltbarkeit 2 – 3 cm, je nach Größe des Kindes (Ott)

tersuchung. Erst wenn das Kind Vertrauen zum Therapeuten gefaßt hat, läßt sich eine aussagekräftige Befunderhebung durchführen.

Wenn möglich sollte die Untersuchung in der zweiten Tageshälfte erfolgen. Bei Kindern mit ausgeprägter Morgensteifigkeit überlagern diese Anlaufbeschwerden sonst den tatsächlichen Gelenkbefund.

•••• Behandlung

Beginnende Bewegungseinschränkungen und Fehlstellungen lassen sich leichter und effektiver behandeln als fixierte Fehlstellungen. Je früher der Schmerzkreis (s. Abb. 6.**45**) unterbrochen wird, desto größer ist die Chance, die Gelenkbeweglichkeit und die Gelenkachsen zu erhalten. Voraussetzung ist jedoch immer eine wirksame schmerz- und entzündungshemmende medikamentöse Therapie.

Allgemeine Behandlungsprinzipien (Tabelle 6.**7**)

Die physiotherapeutische Behandlung erfordert vom Kind und den Eltern ein hohes Maß an Vertrauen. Dieses muß vom Therapeuten erst langsam gewonnen werden. Solange das Kind Angst hat, wird es während der Therapie eine Abwehrspannung aufbauen, die verstärkt in die Schon- bzw. Fehlhaltung zieht. Nur ein entspanntes Kind kann effektiv behandelt werden. Wird bei der Therapie auch nur einmal die Schmerzgrenze überschritten, verhindern Angst mit Vertrauensverlust und Abwehrspannung oft für lange Zeit eine weitere Behandlung.

Bei kleinen Kindern muß die Therapie spielerisch gestaltet werden, sollte sich jedoch am Behandlungskonzept orientieren, um effektiv zu bleiben (Tab. 6.**8**). Während passiver Übungen können der Therapeut oder die Eltern das Kind durch Vorlesen, Spielen, Kuscheln etc. ablenken (Abb. 6.**49**). Aktive Übungen lassen sich gut mit Spielgeräten durchführen oder in Geschichten einbinden. Der Phantasie des Therapeuten sind keine Grenzen gesetzt.

Tabelle 6.**7**

Allgemeine Behandlungsprinzipien:
Vertrauensverhältnis aufbauen.
Unterhalb der Schmerzgrenze behandeln.
Behandlung kindgerecht.
Die physiotherapeutischen Techniken modifizieren.
Gelenkentlastende Ausgangsstellung wählen.
Die häufig wechselnden Gelenkbefunde beachten.

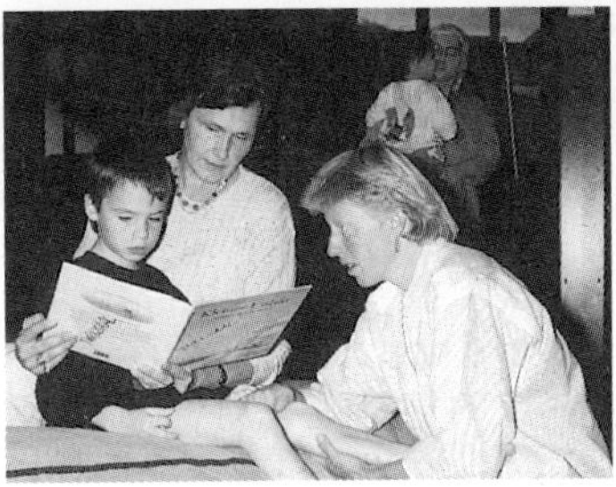

Abb. 6.**49** Ablenken durch Vorlesen. Passives Bewegen des Kniegelenkes mit gelenknahem Griff unter den Tibiakopf

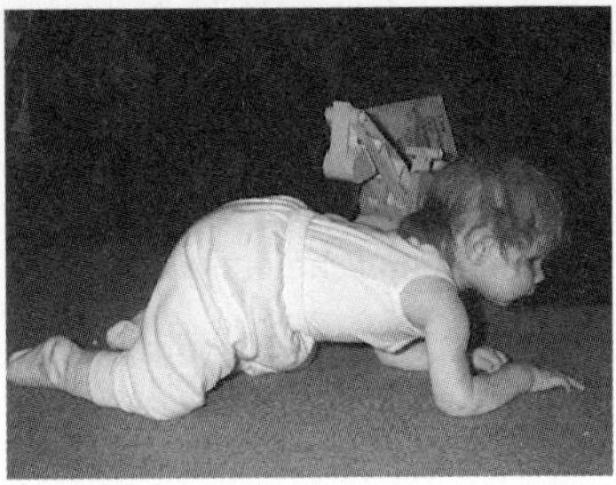

Abb. 6.**50** Krabbeln im Unterarmstütz aufgrund ausgeprägter Arthritis in den Handgelenken

Der körperliche *Entwicklungsrückstand* kleiner Kinder mit Arthritis beruht auf einer Dysfunktion der Gelenke und dem oftmals schlechten Allgemeinzustand, nicht jedoch auf einer neurologischen Störung. Eine Arthritis im Handgelenk z.B. zwingt kleine Kinder gelegentlich dazu im Unterarmstütz zu krabbeln, obwohl sie es vielleicht schon im Handstütz könnten (Abb. 6.**50**). Die Therapie muß daher direkt am Gelenk ansetzen.

Erst mit verbesserter Gelenkfunktion können u.U. neurophysiologische Techniken zur Bahnung von Bewegungsabläufen angewandt werden. Wie bei allen anderen Techniken müssen jedoch gelenkbelastende Ausgangsstellungen vermieden und der Gelenkschutz beachtet werden. Normalerweise holen die Kinder Entwicklungsrückstände mit Besserung der Gelenksituation von alleine wieder auf.

Generell können die meisten *physiotherapeutischen Techniken* nur modifiziert eingesetzt werden. Andernfalls werden die Gelenke überlastet oder weichen in die Fehlhaltung ab.

Zum Schutz der erkrankten Gelenke dürfen während der Behandlung intraartikulär keine Schmerzen auftreten. Muskeldehnschmerzen dagegen sind bei älteren Kindern, je nach Toleranz und Mitarbeit, zu verantworten.

Die Gelenksituation kann bei rheumatischen Erkrankungen täglich oder auch innerhalb des Tages wechseln. In der Behandlung muß dies berücksichtigt werden.

Behandlungsgesichtspunkte und Maßnahmen

Aus dem Schmerzkreis (s. Abb. 6.**45**) ergibt sich das Behandlungskonzept (Tab. 6.**8**).

Entspannung, Schmerzlinderung:

Bevor die gezielte Mobilisation der Gelenke beginnen kann, muß zunächst die hypertone Muskulatur entspannen. Dies gelingt mittels physikalischer Anwendungen und passivem Bewegen.

Physikalische Maßnahmen: Unter den physikalischen Maßnahmen haben sich folgende in der Kinderrheumatologie bewährt:

- Aus der Elektrotherapie wirkt der *Interferenzstrom* besonders muskelrelaxierend, die *TENS* (Transkutane elektrische Nervenstimulation) dagegen vor allem schmerzlindernd.
- Die *heiße Rolle* detonisiert erheblich besser als *warme Packungen* oder *Fango*, ist jedoch sehr zeitaufwendig in der Durchführung.
- *Kälte* wird in der Kinderrheumatologie überwiegend zur *Entzündungshemmung*, d.h. mit einer Einwirkungsdauer von 10–15 min, eingesetzt. Sie wird unabhängig von der physiotherapeutischen Behandlung appliziert. Eine kürzere Anwendungsdauer zur Schmerzlinderung verursacht immer eine Hyperämisierung mit überschießender Erwärmung. Dies ist für akut entzündete Gelenke weniger geeignet.
- Aus dem Bereich der *Hydrotherapie* wird vor allem das *Bewegungsbad* mit einer Wassertemperatur von 30–32° eingesetzt. Die Kinder lieben das Herumtoben im Wasser, da der Auftrieb die Bewegungen erleichtert. Gleichzeitig lockert das warme Wasser die Muskulatur. Spezielle Übungen werden im Wasser in der Regel nicht durchgeführt.

Tabelle 6.**8**

Behandlungskonzept:
• **Entspannung, Schmerzlinderung:** Physikalische Maßnahmen Passives Bewegen
• **Bewegungserweiterung:** Dehnen verkürzter Strukturen Aktivieren der hypotonen Muskulatur
• **Wiedererlernen physiologischer Bewegungsabläufe**
• **Hilfsmittelversorgung**
• **Elternanleitung**

- Eine weiche *Massage* trägt zur Muskelentspannung bei und kann mit speziellen Griffen auch Faszienverklebungen lösen.

Passives Bewegen: Das passive Bewegen unter Abnahme der Schwere sollte zur Entspannung der hypertonen Muskulatur am Anfang jeder Behandlung stehen. Mit flächigem, gelenknahem Griff werden die erkrankten Gelenke langsam und vorsichtig aus der Fehlhaltung heraus bewegt. Anfangs ist oft nur ein geringer Bewegungsausschlag möglich. Durch die gleichmäßige, unterstützte Bewegung läßt jedoch die Muskelspannung nach und gleichzeitig verringern sich die Schmerzen. Entsprechend verbessert sich nach mehrmaliger Wiederholung die Beweglichkeit, oft auch die Gelenkachse.

Diese passiven Bewegungsübungen können und sollen auch im akuten Krankheitsschub durchgeführt werden. Der Therapeut muß dann besonders einfühlsam auf die Schmerzreaktionen des Kindes achten (s. S. 522).

Bewegungserweiterung

Nach Entspannung und Schmerzlinderung kann mit der gezielten *Bewegungserweiterung* begonnen werden. Der erste Schritt ist die *Dehnung* der verkürzten Muskeln und Gelenkstrukturen. Dies geschieht aus der bestmöglich korrigierten Stellung. Subluxationsgefährdete Gelenkanteile, z. B. der Karpus oder die Tibia, müssen gut unterstützt werden. Hebelwirkung und Gelenkinnendruck sollten möglichst niedrig bleiben.

Die Gelenkanteile, die an der Dehnung beteiligt sind, müssen immer unterstützt sein oder aufliegen. Ein frei hängendes Bein z. B. können die Kinder niemals locker lassen.

Bei kleinen Kindern wird überwiegend passiv gedehnt. Da die Dehnung über einen längeren Zeitraum gehalten werden muß, benötigt der Therapeut ein enormes Improvisationstalent, um die Kinder bei Laune zu halten. Mit älteren Kindern kann man auch gut aktiv arbeiten.

Bewährt hat sich die Dehnung mittels *Antagonistenhemmung*. Diese Technik hat den Vorteil, daß gleichzeitig die hypotonen Antagonisten aktiviert werden. Auch der Gelenkinnendruck steigt in den meisten Fällen weniger an als bei der *postisometrischen Relaxation*. Bei Flexionskontrakturen des Hüftgelenkes z. B. werden die Hüftflexoren mittels Antagonistenhemmung durch statische Muskelarbeit der Hüftextensoren entspannt und anschließend gedehnt.

Die postisometrische Relaxation erhöht den Gelenkinnendruck bei Anspannung des M. iliopsoas aufgrund des ungünstigen Hebels um ein Vielfaches und sollte deshalb nicht durchgeführt werden.

Zur Dehnung des Kapselbandapparates kann evtl. die *manuelle Therapie* eingesetzt werden, jedoch gilt hier besondere *Vorsicht*:

- Rheumatische Gelenke setzen eine genaue Kenntnis über die entzündlichen Vorgänge sowie ausreichend Erfahrung in der Technik voraus.
- Es darf keine Mobilisation in eine subluxationsgefährdete Richtung durchgeführt werden.
- Geschwollene Gelenke vertragen keine Dauertraktion oder forcierte Mobilisation.
- Bei Kapselbandinstabilität ist eine manuelle Gleitmobilisation kontraindiziert.
- Im Kindesalter sind manche Gelenkebenen anders ausgerichtet als beim Erwachsenen. Zusätzlich können sie durch die Entzündung verändert sein, was vor allem für den Handgelenksbereich gilt.

Werden diese Punkte beachtet, ist in der Regel an Schultern, Ellenbogen und Hüften eine Traktion oder Gleitmobilisation bis Stufe II möglich.

Noch während der Dehnung kann das *Aktivieren der hypotonen Muskulatur* beginnen. Jeweils am Ende des erreichten Bewegungsausmaßes sollen die Kinder die Stellung durch statische Kontraktion halten. Auf diese Weise lernen sie, die inaktiven Muskeln wieder zu spannen und die Fehlstellung aktiv auszugleichen.

Verbessert sich die Gelenksituation, kann zunehmend auch mit dynamischen Bewegungen begonnen werden. Ein Abweichen aus der Gelenkachse heraus sowie Kompensationsbewegungen müssen jedoch sofort korrigiert werden.

Hat sich die passive und aktive Gelenkbeweglichkeit verbessert und die Gelenkachse weitgehend aufgerichtet, ist der nächste Schritt das *Wiedererlernen physiologischer Bewegungsmuster.*

Wiedererlernen physiologischer Bewegungsmuster

Mittels kleiner und *einfacher Bewegungsabläufe* trainieren die Kinder, ihr wiedergewonnenes Bewegungsausmaß physiologisch einzusetzen. Sobald sie die einfachen Übungen beherrschen, ohne in die Fehlhaltung zurückzufallen, können diese physiologischen Bewegungsmuster in *komplexe Alltagsbewegungen* integriert werden. Ständiges Wiederholen und der Einsatz von Hilfsmitteln ist notwendig, um diese für das Kind neuen Bewegungsabläufe zu bahnen und zu automatisieren.

Bei Arthritis im Fußbereich z. B. lernen die Kinder, nach dem Erarbeiten der Plantarflexion und Vorfußpronation, die physiologische Belastung des Großzehenballens. Begonnen wird unbelastet und teilbelastet im Sitzen, weitergeführt mit voller Belastung im Stand. In Schrittstellung schließlich üben sie die Aufsetz- und Abstoßphase. Erst wenn die Plantarflexion richtig eingesetzt wird und der Abdruck über den Großzehenballen erfolgt, werden die einzelnen Gangphasen in das normale Gehen integriert. Zur Schmerzreduktion oder zur Korrektur von Fuß- und Zehenfehlstellungen sind sehr häufig spezielle Einlagen notwendig, die zur Gangschulung in entsprechenden Schuhen getragen werden sollen. Erst ständiges Wiederholen und Korrigieren der einzelnen Gangphasen wird den Kindern auch im Alltag zu einem physiologischen Gangbild verhelfen.

Sobald die Gelenke wieder richtig eingesetzt und belastet werden, stellt sich das Muskelgleichgewicht wieder ein. Gleichzeitig verbessert sich auch die Muskelkraft. Ein *Krafttraining* gegen Widerstände oder mit Gewichten *ist nicht notwendig* und nicht im Sinne des Gelenkschutzes. Es belastet die Gelenkstrukturen und verursacht häufig Gelenkschmerzen.

- *Merke:* Physiologische Bewegungsmuster schützen das Gelenk vor Fehlbelastung und Fehlstellung und sie unterstützen den Aufbau der Muskulatur.

Ergänzende Hilfsmittel: Die Versorgung mit Hilfsmitteln ist notwendig, um die Gelenkachsen zu erhalten oder wiederherzustellen. Außerdem fördern die Hilfsmittel den physiologischen Einsatz der Gelenke und schützen vor Fehl- und Überbelastung.

Für Hand-, Finger- und Daumengelenke werden verschiedene Funktions- und Lagerungsschienen eingesetzt (s. S. 521). An Knie- und Ellenbogengelenken unterstützen selbstangefertigte Gipslagerungsschienen die Behandlung von Flexionskontrakturen. Eine Arthritis im Fußbereich oder sekundäre Fußfehlstellungen erfordern je nach Befund weiche korrigierende oder bettende Einlagen. Gelegentlich können auch orthopädische Schuhe notwendig werden.

Die optimale Anpassung dieser Hilfsmittel verlangt eine gute Zusammenarbeit aller beteiligten Berufsgruppen und viel Erfahrung. Schienen und Einlagen, die nicht passen, werden auch nicht getragen!

Sind Gelenke der unteren Extremität betroffen, sollten diese teilentlastet werden. Dadurch läßt sich das unphysiologische Gangmuster unterbrechen sowie die Schmerzen und in Folge die Muskeldysbalance vermindern. Unter Entlastung kommt auch die Gelenksentzündung schneller zur Ruhe.

Für kleine Kinder eignen sich Schedepferdchen (Abb. 6.**51**) und Dreirad, für die größeren der Therapieroller (Abb. 6.**52**). Die Jugendlichen benützen Unterarmstützen oder für längere Strecken das Fahrrad. Der Roll-

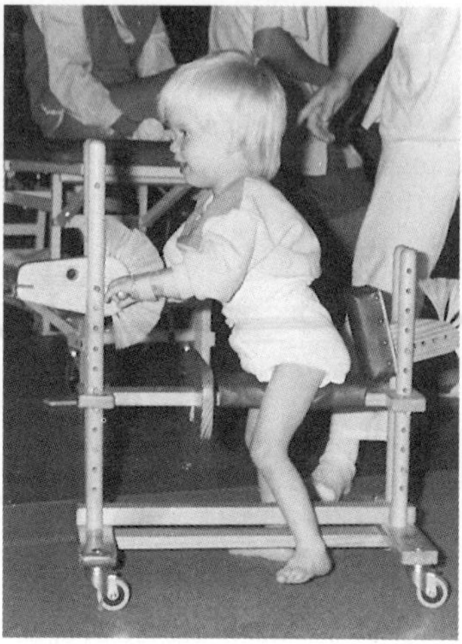

Abb. 6.**51** Schedepferdchen zur Teilentlastung der unteren Extremität für Kinder bis 3 Jahre

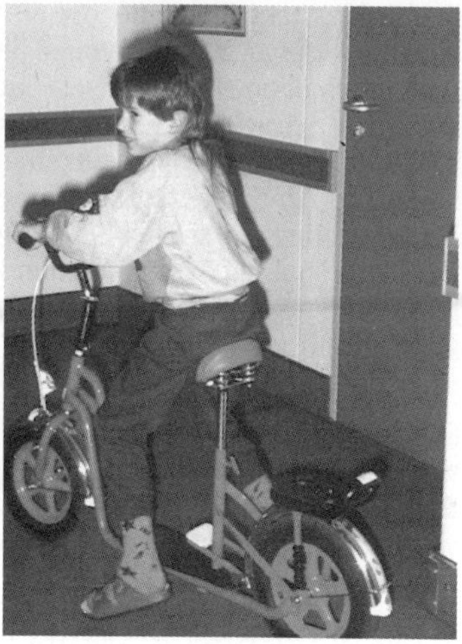

Abb. 6.**52** Therapieroller mit aufgeschweißtem Sitz zur Teilentlastung, besonders geeignet in der Altersgruppe der 6- bis 12jährigen

stuhl ist zur Entlastung nicht geeignet. Er fördert durch die Beugestellung der Gelenke Flexionskontrakturen und durch das inaktive Sitzen die Unselbständigkeit der Kinder.

Die Akzeptanz der Hilfsmittel ist sehr stark abhängig davon, ob Eltern und Kinder den Sinn der Anwendung verstanden haben und ob die Kinder den Umgang mit den Hilfsmitteln gut trainiert haben.

Elternanleitung: Ähnlich anderer chronischer Erkrankungen im Kindesalter sind die Eltern ein wichtiger Partner für die tägliche Therapie zu Hause. Sie sollten über Anatomie, Bio- und Pathomechanik, sowie Schutzmaßnahmen für die betroffenen Gelenke informiert werden (Abb. 6.**53**). Mehrmaliges Eintrainieren der einzelnen Griffe und Bewegungen ist notwendig, damit richtiges, selbständiges Üben zu Hause gewährleistet ist. Die Eltern müssen Sicherheit im Umgang mit den entzündeten Gelenken gewinnen und lernen, auf die häufig wechselnden Befunde zu reagieren.

Physiotherapie am Beispiel des Kniegelenks

Im Vordergrund der Behandlung steht aus Gründen der Fehlbelastung beim Stehen und Gehen das *Erarbeiten der Knieextension.* Die Flexion stellt sich mit Abklingen der Arthritis meist von selbst wieder ein.

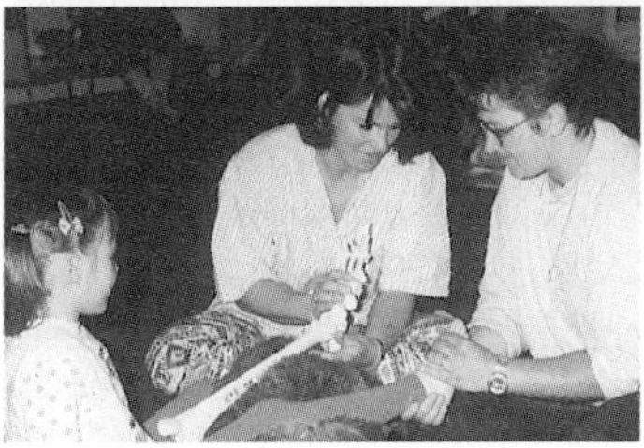

Abb. 6.**53** Elternanleitung

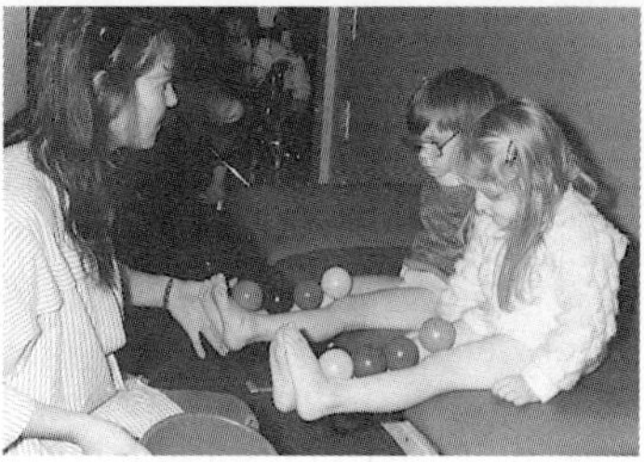

Abb. 6.**54** Aktivieren des M. quadriceps bei aufliegendem Oberschenkel durch Festhalten bunter Bälle

Zur *Entspannung der Knieflexoren* wird mit dem passiven Bewegen unterhalb der Schmerzgrenze in die Knieextension begonnen. Der weiche gelenknahe Griff unter dem Tibiakopf ermöglicht das Tasten der Flexorenspannung und beugt einer Subluxation der Tibia nach dorsal vor.

Hat sich der Tonus der *Knieflexoren* vermindert, können sie gezielt *gedehnt* werden. Dies geschieht in gelenkentlastenden Ausgangsstellungen, am besten im Liegen oder Sitzen und unter Korrektur der Außenrotationsfehlstellung. Die passive *Dehnung* wird über einen längeren Zeitraum gehalten. Spannen die Kinder jedoch dagegen, sollte die Dehnung unterbrochen werden. Zur aktiven Dehnung der Flexoren ist – aufgrund der Hebelwirkung am Kniegelenk – die postisometrische Relaxation der Antagonistenhemmung vorzuziehen.

Im Anschluß an die physiotherapeutische Behandlung werden selbstangefertigte *Gipsschienen* für ca. 20 min angelegt, um die erreichte Dehnstellung für längere Zeit zu halten. Da die Schienen immer der maximalen Extensionsstellung entsprechen sollen, müssen sie des öfteren erneuert werden.

Nach dem Dehnen der Kniebeuger wird der *M. quadriceps* mittels statischer Kontraktion in der passiv erreichten Knieextension *aktiviert.*

Festhalten eines Stofftieres unter der Kniekehle, Balancieren von Bällen auf den gestreckten Beinen mit aufliegendem Oberschenkel (Abb. 6.**54**) oder ein gemaltes Gesicht auf dem Knie, dessen Mund bei Kranialbewegung der Patella lacht, motiviert auch kleine Kinder zur aktiven Mitarbeit.

Größeren Kindern erleichtert u. U. ein leichter Führungswiderstand an der Patella das isometrische Spannen des M. quadriceps.

Ist die passive und aktive Extension weitgehend erarbeitet und die Arthritis im Abklingen, werden zunehmend *Bewegungsabläufe* geübt. Begonnen wird mit einfachen Bewegungen ohne Belastung; z.B. Heben und Senken eines zwischen den Füßen gehaltenen leichten Balles oder Wegkicken eines Luftballons, jeweils mit aufliegendem Oberschenkel.

In der *Gangschulung* schließlich lernen die Kinder, ihr Kniegelenk auch unter Belastung wieder physiologisch einzusetzen. Bei jedem Schritt werden Knie- und Fußbewegung geführt und korrigiert. Auf die maximale Knieextension während der Standbeinphase und auf das richtige Abrollen des Fußes wird im Besonderen geachtet (Abb. 6.**55**).

Als letzter Schritt wird das schnelle Muskelzusammenspiel geschult, wie es beim Rennen notwendig ist. Sehr effektiv und gelenkschonend kann dies beim Strampeln in der Luft oder im Wasser geübt werden.

Unterstützend zur Therapie sollen die Kinder ihre Kniegelenke teilentlasten. Je früher und konsequenter die *Entlastung* erfolgt, desto weniger ausgeprägt entwickelt sich die Schonhaltung bzw. desto leichter läßt sie sich verbessern.

Bei sekundären Fußfehlstellungen oder ausgeprägten Achsenabweichungen der Kniegelenke sollten die Kinder mit weichen Einlagen versorgt werden.

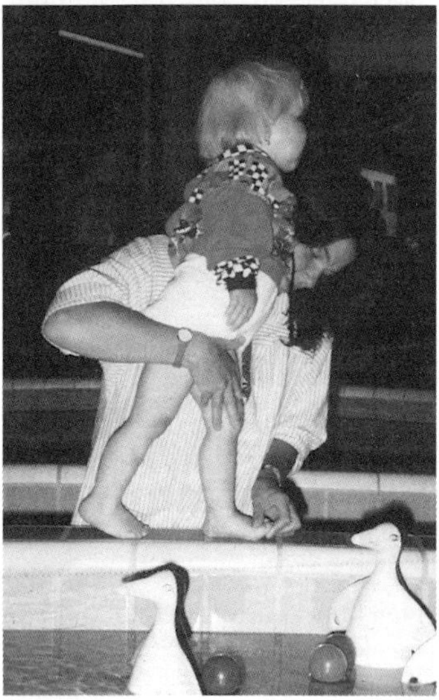

Abb. 6.**55** Gangschulung mit Korrektur der Kniestellung und des Fußeinsatzes beim Abrollen

Eine Beinlängendifferenz muß bis zur optimalen Becken- und WS-Stellung durch Sohlenerhöhung ausgeglichen werden (s. Abb. 6.**48**).

Physiotherapie am Beispiel des Handgelenks

Die wesentlichen Handfunktionen sind Stützen, Greifen und Tasten. Eine Arthritis des Handgelenkes stört diese Funktionen, bei kleinen Kindern auch deren motorische Entwicklung.

Schmerzen und Kapselbandinstabilität durch Schwellung führen zu einer *reflektorischen Schmerzschonhaltung in Volarflexion und Ulnarabduktion.* Diese Stellung wird durch verstärkte Spannung des M. flexor carpi ulnaris und gleichzeitig nachlassenden Tonus der Handextensoren verursacht.

Anfangs ist diese Schonhaltung noch passiv korrigierbar. Da jedoch alle Tätigkeiten in dieser Achsenabweichung ausgeführt werden, verstärkt sich das Muskelungleichgewicht zunehmend. Es entwickelt sich eine nicht mehr korrigierbare Fehlstellung in *Ulnardeviation der Mittelhand* (Abb. 6.**56**). Begünstigt durch Lockerung des Kapselbandapparates kann sich auch eine *Subluxation des Karpus* entwickeln (Abb. 6.**57**).

Für die Physiotherapie steht das *Erarbeiten der Dorsalextension* bei neutraler Mittelhandachse im Vordergrund.

Der Griff soll hierzu sehr gelenknah sein und muß die ulnare Abweichung korrigieren. Gleichzeitig soll durch Unterstützung des Karpus von volar einer Subluxation vorgebeugt werden (Abb. 6.**58**).

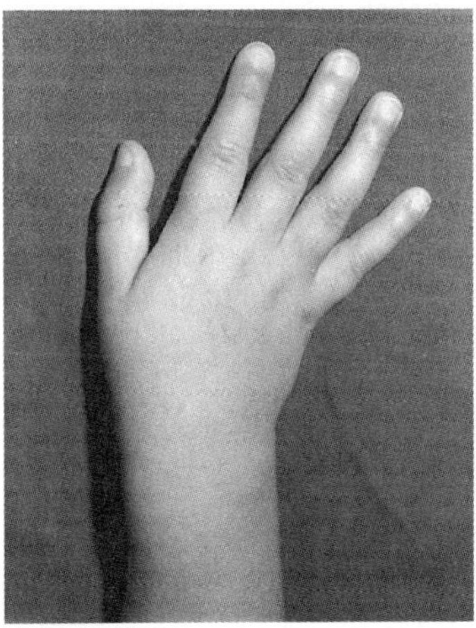

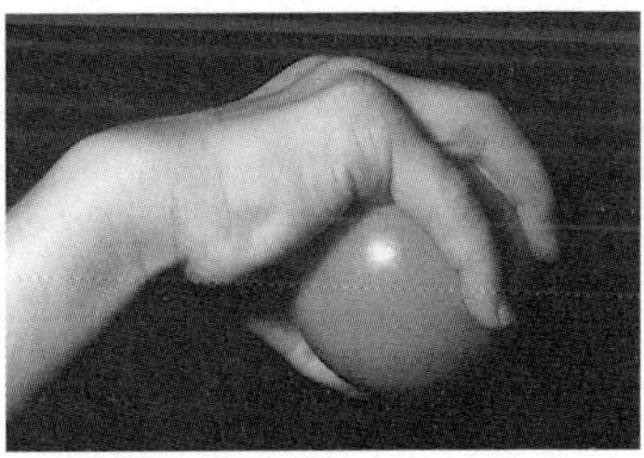

Abb. 6.**57** Subluxation des Karpus nach volar. Beim Greifen vergrößert sich häufig die Stufe zwischen Unterarm und Handkarpus

◀ Abb. 6.**56** Ulnardeviation der Mittelhand

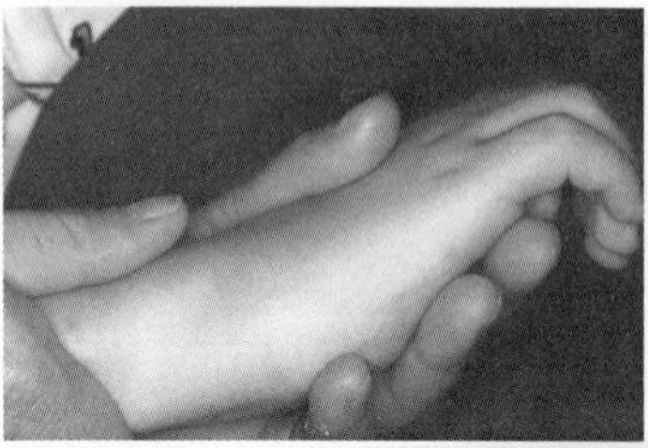

Abb. 6.**58** Flächiger, gelenknaher Griff mit Unterstützung des Handkarpus von volar

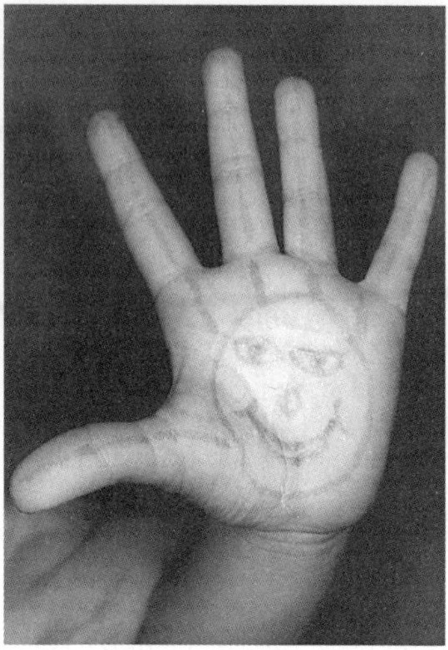

Abb. 6.**59** „Stern“: Handextension ▶ mit Fingerextension und 90° Daumen Abduktion/Reposition/Extension

Nach langsamem, passivem Bewegen in die Dorsalextension zur *Entspannung* kann mit gleicher Griffhaltung der *M. flexor carpi ulnaris gedehnt* werden.

In der erreichten Dorsalextension werden die *Handextensoren* durch statische Kontraktion *aktiviert.* Ausweichbewegungen der Finger in Hyperextension können durch eine lockere Faust vermieden werden.

Mit Besserung des Gelenkbefundes sollen die Kinder die Bewegung zunehmend aktiv durchführen. Der „Stern“ (Abb. 6.**59**) ist eine der schwierigsten Aufgaben. Bei Greifübungen fallen die Kinder häufig in die Ulnardeviation, ihr altes Bewegungsmuster, zurück. Ständige Kontrolle und Korrektur ist daher notwendig. Kann das Kind die Korrektur nicht halten, ist die Übung noch zu schwierig.

Die physiotherapeutische Behandlung der Hand wird durch gezielte *Ergotherapie* ergänzt. Beim Spielen oder bei handwerklichen Tätigkeiten, wie z. B. Töpfern und Korbflechten, wird die neu gewonnene Beweglichkeit praktisch eingesetzt und die physiologische Handstellung trainiert.

Eine *Stimulation der Handinnenfläche* wird durch Malen am Spiegel mit Rasierschaum oder Fingerfarben erzielt. Dieser Handflächenkontakt ist für ein normales Wachstum der gesamten Hand notwendig und ist der erste Schritt, um das Stützen wieder zu erlernen. Jedoch erst wenn die volle Dorsalextension erreicht ist und das Handgelenk nicht mehr schmerzt, darf das normale Stützen geübt werden. Die Belastung wird dabei nur langsam gesteigert.

Kleine Kinder beginnen von alleine wieder zu krabbeln, sobald das Handgelenk dies zuläßt. Eine entwicklungsfördernde Behandlung ist in der Regel nicht notwendig.

Damit die physiologische Handstellung bei allen Tätigkeiten auch außerhalb der Therapie erhalten bleibt, werden kurze *Handschienen* angefertigt (Abb. 6.**60**).

Zum Schutz vor Subluxation des Karpus sollte die Schiene 30° Dorsalextension nicht überschreiten und den Karpus von volar gut unterstützen: Der Handteller darf von der Schiene nur soweit bedeckt werden, daß eine große Faust und die Opposition von Daumen und Kleinfinger noch möglich sind.

Sind Finger und Daumengelenke mitbetroffen wird in langen Schienen zusätzlich jeder Finger entsprechend seiner Fehlstellung korrigiert gelagert. Die Kinder sollen diese Lagerungsschienen stundenweise oder nachts tragen.

Die Orthesen werden entweder in der Ergotherapie oder von einem Orthopädietechniker hergestellt. Mehrere Anproben und häufig auch Änderungen sind unerläßlich, bis die Schienen nicht mehr drücken und dennoch bestmöglich korrigieren.

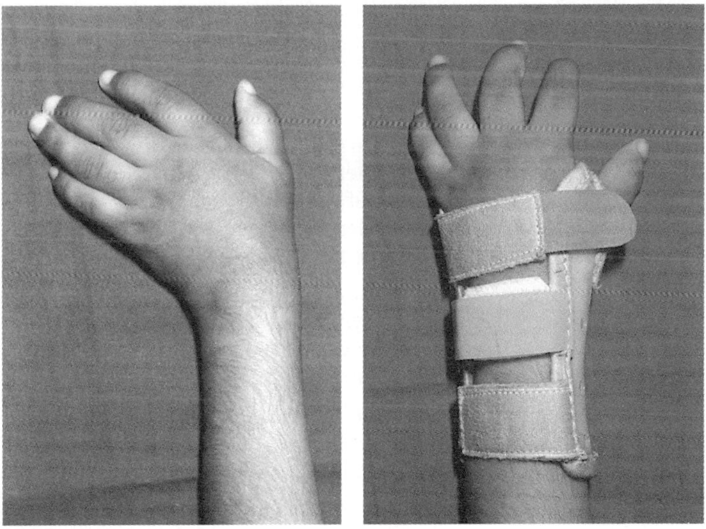

a b

Abb. 6.**60** Hand mit ausgeprägter Ulnardeviation, **a** ohne Schiene, **b** mit einer kurzen Schiene bestmöglich korrigiert

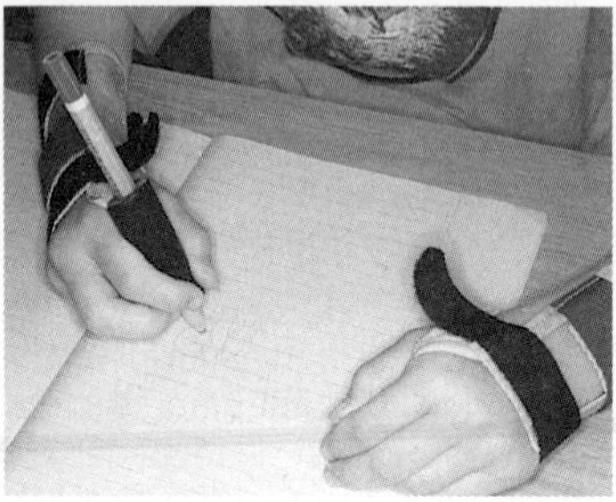

Abb. 6.**61** Schreibtraining mit kurzen Handschienen zum Erlernen des neuen Bewegungsablaufes

Von wesentlicher Bedeutung ist das intensive *Eintrainieren* der *Alltagsaktivitäten mit den kurzen Schienen.* Diese Aufgabe übernimmt die Ergotherapie. Die *neuen Bewegungsabläufe* werden z. B. beim Malen, Schreiben, Handwerken oder auch beim Kochen erlernt und *geübt* (Abb. 6.**61**).

Leichtes Material und attraktive Farben erleichtern die Akzeptanz der Schienen, für kleine Kinder selten ein Problem. Sie spüren die Schmerzerleichterung und Funktionsverbesserung ohne weiter nachzudenken. Ältere Kinder und Jugendliche dagegen genieren sich oft, die Handschienen als sichtbare Stigmata in der Öffentlichkeit zu tragen. Hier müssen Kompromisse gefunden werden – z. B. Benutzung der Handschienen nicht in der Schule, aber zu den Hausaufgaben und anderen häuslichen Tätigkeiten.

Behandlung im akuten Schub

Je nach Rheumaform sind im akuten Schub einzelne, mehrere oder auch alle Gelenke deutlich geschwollen und überwärmt. Ausgeprägte Schmerzschonhaltungen lassen auf erhebliche Schmerzen schließen, auch wenn die Kinder nicht direkt darüber klagen. Auch ihr Gesichtsausdruck, ihre Bewegungsarmut und eine allgemeine Unlust sind Zeichen des Schmerzes.

Besonders ausgeprägt sind diese Symptome bei Kindern, die im Schub fiebern. Sie sind dann sehr berührungsempfindlich mit Muskel- und Gelenkschmerzen vom Kiefer bis zum Großzeh.

Zur Schmerzlinderung und Kontrakturprophylaxe ist gerade in diesem Fall die *richtige Lagerung* sehr wesentlich.

Alle betroffenen Gelenke werden mit Kissen, Handtüchern und Polstern soweit unterstützt, bis sie weitgehend schmerzfrei aufliegen können (Abb. 6.**62**).

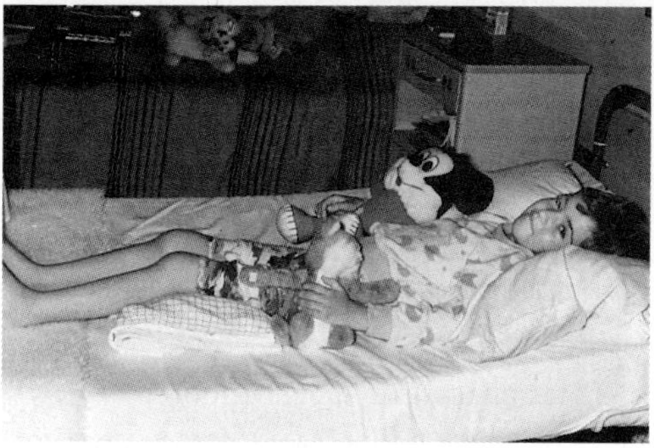

Abb. 6.**62** Lagerung im Krankheitsschub zur Schmerzlinderung und Kontrakturprophylaxe

Die Füße sind gegen ein weiches Polster gestellt, so daß sie nicht nach unten hängen. Die Knie werden so hoch unterlagert, bis Knie und Hüftflexoren lockerlassen können. An der oberen Extremität können Hände und Unterarme mit Stofftieren unterstützt werden.

So gelagert sind die Kinder in der Regel schmerzfreier und die Muskelgruppen, die die Gelenke in der Schmerzschonhaltung fixieren, lassen in ihrer Spannung nach.

Mit dem gleichen Ziel wird die stundenweise Lagerung einzelner akut entzündeter Gelenke in Gipsschienen durchgeführt.

Gleichzeitig jedoch müssen mehrmals täglich die betroffenen Gelenke sehr vorsichtig aus der Schmerzschonhaltung heraus passiv bewegt werden (s. S. 513).

Falls möglich, soll das Kind die erreichte Gelenkstellung aktiv halten, um das Gefühl für die hypotone Muskulatur wiederzugewinnen.

Verbessert sich der Befund, richtet sich das weitere Vorgehen nach den beschriebenen Behandlungsgesichtspunkten (s. S. 512).

Geht der akute Schub mit einer Herzbeteiligung einher, muß durch Rücksprache mit dem Arzt die Belastbarkeit abgeklärt werden. Der Behandlungsplan muß sich daran orientieren.

•••• Behandlungsschwerpunkte

Für die einzelnen Gelenke stehen in der Regel die folgenden Behandlungsschwerpunkte im Vordergrund: Diese Aufstellung beruht auf Erfahrungswerten. Der individuelle Befund bildet jedoch immer die Grundlage für den Behandlungsplan. Im Einzelfall können andere Schwerpunkte im Vordergrund stehen.

Kiefer: Gleitmobilisation des Unterkiefers nach kaudal und kaudal-ventral.

- Aktives anguläres Bewegen nach ventral und nach lateral.

HWS: Achtung, zwischen einzelnen Wirbeln können sich knöcherne Überbrückungen bilden.

Vorsichtiges passives oder aktiv assistives Bewegen unter Abnahme der Schwere in alle Bewegungsrichtungen.

Dehnen des oberen Trapeziusrandes.

Schulter: Erarbeiten v.a. der Flexion und der Außenrotation.

Gleitmobilisation eines hochstehenden Humeruskopfes nach kaudal.

Aktivieren der Rotatorenmanschette.

Bahnen des Skapulo-humeralen-Rhythmus.

Ellenbogen: Achtung, häufig ist die Fossa olecrani mit Entzündungsgewebe ausgefüllt.

Vorsichtiges Erarbeiten der Extension.

Dehnen der Flexoren in Unterarmmittelstellung.

Aktivieren des M. triceps brachii.

Handgelenk: Erarbeiten der Dorsalextension.

Dehnen des M. flexor carpi ulnaris

Aktivieren der Handextensoren.

Bahnen des physiologischen Handeinsatzes.

Daumen: Erarbeiten der Abduktion, Reposition und Extension.

Finger: Je nach Befund.

Hüfte: Mobilisation in alle Bewegungsrichtungen, vor allem in die Extension.

Dehnen der Flexoren und Adduktoren.

Aktivieren der Glutealmuskulatur.

Unbelastetes Üben in der Schlinge.

Knie: Erarbeiten der Knieextension.

Dehnen der Knieflexoren.

Aktivieren des M. quadriceps.

Gangschulung.

Sprunggelenk: Erarbeiten der Plantarflexion vom Kalkaneus geführt und der Vorfußpronation mit fixiertem Kalkaneus.

Dehnen des M. tibialis anterior.

Aktivieren des M. triceps surae und M. peronaeus longus.

Bahnen des physiologischen Abrollvorganges.

Fußzehen: Je nach Befund.

Iliosakralgelenk: Erhalten oder Erarbeiten der Beckenkippung.

Vorsichtige direkte Mobilisation nur nach Probehandlung ohne folgende Schmerzreaktion.

•••• Vorsicht – Fehler vermeiden

Zur Vermeidung möglicher Therapiefehler sind folgende Punkte zu beachten:

- *Keine* forcierte Mobilisation entzündlicher Gelenke, sonst Schmerzen und verstärkte Entzündungsreaktionen.
- *Beachten* der kindlichen Schmerzsignale, sonst Behandlung über die Schmerzgrenze hinaus und verstärkte Abwehrspannung und Fehlhaltung.
- *Beachten* der Bio- und Pathomechanik der Gelenke, sonst unnötige Hebelwirkung auf die Gelenke und unnötige intraartikuläre Druckerhöhung.
- *Kein* zu frühes aktives Üben, sonst aktive Achsenkorrektur noch nicht möglich und Verstärkung der Fehlhaltung.
- *Ständige Korrektur* der Gelenkachsen bei passivem und aktivem Üben, sonst keine Verbesserung durch die Behandlung evtl. sogar Verschlechterung.
- *Kein* Üben aus gelenkbelastenden Ausgangsstellungen wie Vierfüßlerstand, Fersensitz.
- *Keine* gelenkbelastenden Übungen wie Kniebeugen, Trampolinspringen, Krafttraining mit Gewichten, sonst Überlastung oder Fehlbelastung der betroffenen Gelenke.
- *Ausführliches Anleiten* zum selbständigen Üben, sonst falsch oder nicht durchgeführte Therapie zu Hause.
- *Intensive Kontrolle* der Hilfsmittelherstellung, sonst schlecht angepaßte Hilfsmittel, fehlende oder unzureichende Wirksamkeit, geringe Akzeptanz.

6.7 Infektionskrankheiten

U. Heininger

Krankheit	Erreger, Viren	Infektionsweg	Inkubationszeit	Symptome	Infektiosität	Komplikationen	Besonderheiten/ Impfung
Masern/ Morbilli		Tröpfcheninfektion	9 – 12 Tage	Grippeähnliche Symptome und Fieber vor Auftreten eines großfleckigen Ausschlags	Prodromalphase: 2 Tage vor bis 2 Tage nach Auftreten des Exanthems	Otitis media, Bronchopneumonie, Myokarditis, Enzephalitis	Impfung mit Masern-Mumps-Röteln-Kombinationsimpfstoff ab dem 15. Lebensmonat; 2. Impfung ab 6. Lebensjahr
Röteln/ Rubella	Rötelnvirus	Tröpfcheninfektion	14 – 16 Tage	Gelenkschmerzen und Fieber; Ausschlag aus ganz feinen Flecken	1 Woche vor Exanthembeginn bis 10 Tage nach Exanthemende	Rötelnembryopathie bei Erkrankung der Mutter	s. Masern; Auffrischimpfung für Mädchen ab dem 10. Lebensjahr
Exanthema subitum/3-Tage-Fieber	Humanes-Herpes-Virus-6 (HV6)	Tröpfcheninfektion	5 – 15 Tage	Hohes Fieber, Unruhe, Kopf- und Bauchschmerzen; dann Fieberabfall und sich schnell ausbreitendes Exanthem		Fieberkrämpfe, Begleithepatitis, Meningoenzephalitis	

Windpocken	Varizella-Zoster-Virus (VZV)	Tröpfcheninfektion	14 – 17 Tage	Fieber, Gliederschmerzen; dann Ausschlag aus flüssigkeitsgefüllten Bläschen, die mit Krusten abheilen	2 Tage vor Krankheitsbeginn bis eine Woche nach dem letzten Exanthemschub	Hautinfektionen, Varizellenpneumonie	Impfung bei Immundefizienz und Kontakt mit immunsupprimierten Patienten bzw. Neugeborenen
Mononukleosis infectiosa/ Pfeiffer Drüsenfieber	Epstein-Barr-Virus (EBV)	orale Übertragung („kissing disease“)	Kinder: 10 Tage Jugendliche: 30 – 50 Tage	Müdigkeit, Abgeschlagenheit, Hals- und Kopfschmerzen, leichtes Fieber; dann Fieber, Lymphknotenschwellung, Tonsillopharyngitis, Monozytenangina, Milz- und Leberschwellung		Hepatitis, Milzruptur, Meningitis, Myokarditis	
Poliomyelitis/Kinderlähmung	Polioviren	fäkal-oral	7 – 14 Tage	Symptome eines grippalen Infekts; Latenzphase; meningitisches Stadium; paretisches Stadium		Bakterielle Entzündungen der Luftwege, Aspiration, Myokarditis	2 Schluckimpfungen mit 1. und 3. Diphtherie-Impfung, Abstand mindestens 6 Wochen, 3. Impfung 2. Lebensjahr, Auffrischimpfungen ab dem 10. Lebensjahr alle 10 Jahre

Fortsetzung S. 528

Krankheit	Erreger, Viren	Infektionsweg	Inkubationszeit	Symptome	Infektiosität	Komplikationen	Besonderheiten/ Impfung
Hepatitis A	Hepatitis-A-Virus (HAV)	fäkal-oral	25 – 30 Tage	Fieber, dunkler Urin, helle Stühle etc. bei Kindern meist antikterischer Verlauf Hauptsymptom Hepatomegalie	2 Wochen vor bis 2 – 3 Wochen nach Krankheitsbeginn	selten	
Hepatitis B	Hepatitis-B-Virus (HBV)	über Blut und Körpersekrete Größte Gefahr für Neugeborene einer Hepatitis-B-positiven Mutter	1 – 6 Monate				
Mumps/ Parotitis epidemica		Tröpfchen- und Kontaktinfektion	17 – 21 Tage	Erst Abgeschlagenheit, leichtes Fieber, Kopf-, Hals- und Ohrenschmerzen; Parotitis mit Schwellung, Kauschmerzen und hohem Fieber			siehe Masern

Frühsommer-meningo-enzephalitis	FSME-Virus	Zeckenbiß	7 – 14 Tage	1. Phase: Bild eines grippalen Infekts; Fieberfreies Intervall; 2. Phase: Infektion des Nervensystems; plötzlicher Beginn, hohes Fieber, zerebrale Symptome		Bronchopneumonie, degenerative Myokardveränderungen	Bei Urlaub oder Aufenthalt im FSME-Endemiegebiet Impfung möglich
HIV-Infektion (prä- und perinatal)	Humanes Immunschwächevirus (HIV)	transplazentar, perinatal und über die Muttermilch, ansonsten über Blut und Körperflüssigkeiten	meist wird die Infektion bei den Kindern im 9. Monat erkannt	Bei symptomatischem Verlauf: Fieber, Gedeihstörungen, Gewichtsverlust, Leber-, Milzvergrößerung, Lymphknotenschwellung, Diarrhö		Folgeerkrankungen: progrediente neurologische Symptome, interstitielle Pneumonie, sekundäre Infektionskrankheiten, maligne Tumoren	

Fortsetzung S. 530

Krankheit	Erreger, Viren	Infektionsweg	Inkubationszeit	Symptome	Infektiosität	Komplikationen	Besonderheiten/ Impfung
Diphtherie	Corynebacterium diphtheriae	Tröpfcheninfektion	2 – 6 Tage	Abgeschlagenheit, Übelkeit, Hals- und Schluckbeschwerden, Bauch- und Gliederschmerzen; leichtes, später ansteigendes Fieber; kann mit Husten und Heiserkeit oder eitrigem Nasensekret einhergehen	gesunde Kontaktpersonen mit Diphtheriekranken müssen antibiotisch und durch Auffrischimpfung behandelt werden	Myokarditis, neurologische Störungen, toxische Hepatopathie, toxische Nephropathie	DPT-Dreifachimpfung 3mal im Abstand von 4 Wochen ab 3. Lebensmonat; 4. Impfung im 2. Lebensjahr; Auffrischung ab 10. Lebensjahr mit Td-Impfstoff
Scharlach	A-Streptokokken	Tröpfcheninfektion	2 – 4 Tage	plötzliches hohes Fieber, Kopf-, Hals- und Schluckbeschwerden Enanthem: dunkelroter Rachen, Zungenbelag erst grau, dann himbeerrot Exanthem: dichtstehende kleine Flecken, später Schuppung der Haut	während des akuten Krankheitsstadiums	Rheumatisches Fieber, Glomerulonephritis	weitere Erkrankungen von Streptokokkus-A hervorgerufen: Tonsillitis, Pharyngitis, Tonsillopharyngeitis, Scharlach, Impetigo contagiosa, Erysipel, Phlegmone häufigster bakterieller Erreger kindlicher Infektionen

Pertussis/ Keuchhusten	Bordetella pertussis	Tröpfcheninfektion	7 – 14 Tage	Niesen, Schnupfen, Heiserkeit, dann typische Anfälle von Keuchhusten	Vom Ende der Inkubationszeit bis 4 – 5 Wochen nach Krankheitsbeginn	Atelektasen mit Emphysem, Pneumonie, Bronchitis; eitrige Otitis media, Tracheobronchitis, Keuchhustenenzephalose	Impfung mit DPT-Dreifachimpfstoff s. Diphtherie
Tetanus/ Wundstarrkrampf	Clostridium tetani (Tetanospasmin)	Bakterium tritt durch Wunden ein	4 – 14 Tage	Unruhe, Schreckhaftigkeit, Mattigkeit, Frösteln, Kopfschmerzen, Schweißausbrüche; dann tonische Muskelkrämpfe und Muskelspasmen			Impfung mit DPT-Dreifachimpfstoff s. Diphtherie; Auffrischimpfung ab 10. Lebensjahr
Tuberkulose	Mycobacterium Tuberculosis	Tröpfcheninfektion	3 – 8 Wochen	Verschiedene Formen der Tbc bekannt; am häufigsten Bronchial- oder Hiluslymphknoten-Tbc: Müdigkeit, Verstimmung, Appetitlosigkeit, Kopfschmerzen, uncharakteristischer Husten			

7 Kinderorthopädie, Neuroorthopädie, Kinderchirurgie

7.1 Fixierte Wirbelsäulenfehlhaltungen bei Heranwachsenden

H. Hirschfelder

Die Haltung des Heranwachsenden ist einem dauernden Wechsel unterworfen, eine „Idealhaltung" gibt es nicht. Steht im Kleinkindesalter die Aufrichtung zum Zweifüßlergang mit Ausbildung der physiologischen Lordosierung an Hals- und Lendenwirbelsäule und der physiologischen Kyphose an der Brustwirbelsäule im Vordergrund, so entwickeln sich im Schulalter neben dem „Normalrücken" Haltungsfehlformen wie Rund-, Hohlrund-, oder Flachrücken. Charakteristikum für diese Fehlformen ist die aktive und passive Korrigierbarkeit. Im Gegensatz dazu besteht eine solche Korrekturmöglichkeit bei fixierten Fehlhaltungen der Wirbelsäule nicht mehr, sie sind somit als pathologische Haltungsbilder zu werten.

Die wesentlichen fixierten Fehlhaltungen des Heranwachsenden können in etwa nach dem chronologischen Ablauf beschrieben werden. Ganz bewußt wird dabei die (meist gutartige) Säuglingsskoliose von der ganz anderen Gesetzen gehorchenden Skoliose getrennt.

7.1.1 Muskulärer Schiefhals

Wesen der Erkrankung

Beim muskulären Schiefhals liegt eine angeborene Verkürzung des M. sternocleidomastoideus vor. Die Erkrankung ist meist einseitig.

Ursache

Patienten mit muskulärem Schiefhals sind häufig aus Steißlage geboren worden. Dabei scheint während des Geburtsvorganges die Gefahr eines intramuskulären Hämatoms im M. sternocleidomastoideus besonders groß zu sein. Im Rahmen der Organisation dieses Hämatoms kommt es über Narbenentwicklung zu der Verkürzung des Muskels. Es wird auch eine primäre Fehlentwicklung des Muskels diskutiert, gelegentlich wird über eine familiäre Häufung berichtet.

Klinisches Bild

Der betroffene Muskel ist verkürzt und stark angespannt. Dadurch wird der Kopf schief gehalten mit Fehlneigung zur Seite des verkürzten Muskels und Fehlrotation zur Gegenseite. Im Laufe der weiteren Entwicklung kommt es durch ungleichmäßige Belastung der Wachstumszentren an der Schädelbasis zu ausgeprägt asymmetrischem Wachstum des Gesichtsschädels mit Gesichtsskoliose. Die konvexe Gesichtshälfte erscheint schmaler und verlängert, die konkave Gesichtshälfte – immer auf der Seite der Muskelverkürzung – verbreitert und verkürzt. Diese Fehlentwicklung verstärkt sich bei unbehandeltem Schiefhals im Laufe des weiteren Wachstums.

Die Hals- und obere Brustwirbelsäule entwickelt eine Ausgleichskoliose, teilweise einbogig, aber auch zweibogig. Die Schulter der Schiefhalsseite steht regelmäßig höher als die der Gegenseite.

Differentialdiagnose

Bei knöchernen Aufbaustörungen der Halswirbelsäule (isoliert oder im Rahmen eines Klippel-Feil-Syndroms) kann es zu Zwangsfehlhaltungen des Kopfes kommen. Ein angeborener Schulterblatthochstand (Sprengel-Deformität) kann einen Schiefhals vortäuschen. Einseitige Probleme beim Sehen oder Hören können mit einer Drehhaltung des Kopfes kompensiert werden; über solche langandauernde Fehlstellungen kann sich dann eine fixierte Fehlhaltung entwickeln.

Therapie

Die Therapie ist primär physiotherapeutisch konservativ mit aktiver und passiver Dehnung des Muskels von den ersten Lebenstagen an. Die Eltern müssen auf eine entsprechende Lagerung und Übungsrichtung hingewiesen werden. Falls der Erfolg ungenügend bleibt, kommen operative Verfahren in Frage. Durchgesetzt hat sich heute die biterminale Tenotomie des M. sternocleidomastoideus mit anschließender passiver Fixierung in Überkorrekturstellung. Die Operation sollte wegen Rezidivgefahr nicht vor Ende des ersten Lebensjahres durchgeführt werden. Eine konsequente postoperative physiotherapeutische Behandlung ist unabdingbar.

Prognose

Bei früheinsetzender Physiotherapie ist der muskuläre Schiefhals meist vollständig oder zumindest weitgehend korrigierbar. Operative Durchtrennungen des Muskels sind daher in den letzten Jahren seltener geworden. Je früher die Fehlstellung der Halswirbelsäule korrigiert ist, umso geringer prägen sich Sekundärphänomene wie Gesichtsskoliose und Schulterhochstand aus.

7.1.2 Säuglingsskoliose

Wesen der Erkrankung

Es handelt sich um eine fixierte Skoliose im Säuglingsalter. Meistens fehlt eine gleichzeitige Rotationskomponente.

Ursache

Die Säuglingsskoliose wird heute als neurophysiologische Reifungsstörung gedeutet. Durch ein seitendifferentes Muster wird eine Vorzugslage gefördert, so daß die Schräglagedeformität heute als Folge und nicht als Ursache der Säuglingsskoliose diskutiert wird.

Klinisches Bild

Die Skoliose ist typischerweise c-förmig und betrifft die gesamte Wirbelsäule. Eine Rotation ist nicht oder nur gering vorhanden. Die klinische Untersuchung zeigt eine seitunterschiedliche Umkrümmbarkeit der Wirbelsäule, die im Umkrümmungsröntgenbild objektiviert werden kann. Der Säugling bevorzugt eine Seitlage. Häufig finden sich zusätzliche Zeichen der Schräglagedeformität (Beckenasymmetrie, Hinterhauptabflachung, Schiefhals, Abspreizbehinderung der Hüften, thorakolumbale Kyphose, Fußdeformität).

Differentialdiagnose

Eine angeborene Skoliose kann auch Zeichen einer knöchernen Mißbildung an der Wirbelsäule sein wie z.B. isolierter Halbwirbel oder komplexe Aufbaustörung, teilweise mit oder ohne metamerer Segmentverschiebung. Eine Skoliose bei spastischer Zerebralparese kann sich auch schon im Säuglingsalter manifestieren.

Therapie

Eine intensive Physiotherapie auf neurophysiologischer Basis ist die Grundlage der Therapie. Passive Umkrümmung, besonders passive Lagerungshilfen werden heute wegen ungenügender Wirkung abgelehnt. Es sollte dagegen versucht werden, den Säugling gegen die Skolioserichtung zu aktivieren, hierzu müssen den Eltern Hinweise für die günstigste Korrektur (Lagerung, Übungsbehandlung) gegeben werden.

Prognose

Die Prognose ist unter intensiver Physiotherapie gut, mit einer folgenlosen Ausheilung nach dem ersten Lebensjahr ist in aller Regel zu rechnen. Kontrollen sind in den Folgejahren empfehlenswert, um eine – seltene – Entwicklung zu einer prognostisch ungünstigen infantilen Skoliose nicht zu übersehen.

7.1.3 Skoliose

Wesen der Erkrankung

Die Skoliose ist als fixierte oder teilfixierte Seitkrümmung der Wirbelsäule mit gleichzeitiger Rotation definiert.

Durch asymmetrische Druckverteilung auf die Wachstumszonen der Wirbelkörper kommt es auf der Konkavseite der Krümmung zu einer Wachstumsbremsung. Somit ist beim Kind und Jugendlichen mit weiterem Wachstum ohne Behandlung eine Progredienz zu befürchten.

Ursache

Bei 80% der in Mitteleuropa behandelten Skoliosen ist die Ursache nicht eindeutig klar (sog. „idiopathische Skoliose"), eine familiäre Häufung ist bekannt. Nur ein geringer Teil der Skoliosen ist angeboren, dabei liegt dann eine knöcherne Fehlbildung des Achsenskelettes unterschiedlicher Ausprägung vor (osteopathische Skoliosen). Bei Fehlsteuerung der Innervation der Rückenmuskulatur (z.B. Zerebralparese, Poliomyelitis) kommt es zu neuropathischen Skoliosen, bei primären Muskelerkrankungen (z.B. Muskeldystrophie) zu myopathischen Skoliosen. Übermäßige Bindegewebsschwäche (z.B. Marfan-Syndrom) oder ausgeprägte einseitige Narbenbildung (z.B. nach Herzoperationen im Kleinkindesalter) können ebenfalls zu strukturellen Skoliosen führen.

Klinisches Bild

Entsprechend dem Beginn der Skoliose wird in infantile Skoliose (bis 6 Jahre), in juvenile Skoliose (bis 10 Jahre) und in Adoleszentenskoliose (über 10 Jahre) unterschieden. Eine andere Einteilung geht nach der Form der Krümmung: c-förmig oder s-förmig. Je nach Lokalisation wird die Skoliose thorakal, thorakolumbal oder lumbal bezeichnet.

Die typische idiopathische Skoliose betrifft Mädchen zehnmal häufiger als Jungen, zeigt den Beginn der Skoliose im präpubertalen Wachstumsschub, die Ausprägung der Skoliose ist dabei thorakal mit der Konvexität nach rechts. Es besteht ein ausgeprägter Flachrücken, eine Kyphose wird durch den Rippenbuckel (als Zeichen der Rotation) vorgetäuscht.

Der Beginn ist schleichend. Zunächst sind nur indirekte Zeichen wie Beckenschiefstand, Asymmetrie der Taillendreiecke und/oder Schulterblatthochstand erkennbar. Ist im Stand schon eine skoliotische Form der Dornfortsatzreihe erkennbar, ist diese Skoliose als mittelschwer einzustufen, beim Heranwachsenden ist dann meist Korsettpflicht gegeben (s. unten). Unbehandelt kann die Skoliose zu grotesken Wirbelsäulenverkrümmungen führen mit deutlicher Verkürzung des Rumpfes, unter Umständen auch mit einer Dekompensation der Schwerpunktlage des Körpers. Durch die Rumpfdeformierung wird die Rippenatmung eingeschränkt, zusätzlich entstehen Totraumvolumina der Lunge, so daß sich eine respiratorische Ateminsuffizienz entwickeln kann. Die zunehmende Druckerhöhung im kleinen Kreislauf läßt im Endstadium ein Cor pulmonale („Cor kyphoscolioticum") entstehen, was zu einer Einschränkung der Lebensqualität und der Lebenserwartung führt. Typischerweise bestehen im Wachstumsalter keine Schmerzen, erst im späteren Erwachsenenalter kann die Fehlbeanspruchung der Bewegungssegmente besonders im lumbalen Bereich zu vermehrter Schmerzentwicklung führen.

Die Diagnose wird klinisch gestellt, der Früherkennung kommt entscheidende Bedeutung zu. Zur Objektivierung des Ausmaßes der Krümmung ist das Röntgenbild unerläßlich. Hiermit kann das Ausmaß der Skoliose quantitativ gemessen und über regelmäßige Nachkontrollen eine Progredienz rechtzeitig erkannt werden.

Differentialdiagnose

Von der fixierten strukturellen Skoliose muß die reversible skoliotische Fehlhaltung unterschieden werden. Häufigste Ursache hierfür ist ein Beckenschiefstand oder eine schmerzbedingte Schonhaltungsskoliose bei Lumboischialgie.

Therapie

In der Vergangenheit wurden viele Therapieformen wie passive Streckung, Lagerung in Nachtliegeschalen oder Redression in Rumpfgipsen versucht, aber weitgehend wieder verlassen. Heute hat sich ein Stufenkonzept mit Physiotherapie als Grundlage, bei Bedarf wachstumslenkende Rumpforthesen oder operative Korrekturen durchgesetzt.

Bei der Physiotherapie wird die Kräftigung, aktive Aufrichtung und Stabilisierung sowie die Atemgymnastik in den Vordergrund gestellt. Am Ende des Wachstums kommt es physiologischerweise zu einer spontanen Minderbeweglichkeit der Bewegungssegmente an der Wirbelsäule, die für die Stabilisierung der Skoliose genutzt wird. Eine Mobilisierung der Wirbelsäule sollte daher nach dem pubertalem Wachstumschub vermieden werden, da eine lockere Wirbelsäule auf Dauer eher zu einer Progredienz neigt.

Bei *Krümmungen über 20°* in der Meßmethode nach Cobb ist eine stabilisierende Physiotherapie meist ungenügend. Wenn noch Wachstum zu erwarten ist, wird eine wachstumslenkende Rumpforthese angelegt. Heute hat sich die Derotationsorthese mit Abstützung unterhalb der Schultern durchgesetzt, so daß den Kindern das Milwaukee-Korsett nach dem Dreipunktprinzip mit dem kosmetisch störenden Halsring erspart werden kann. Unabdingbar ist die weitere Physiotherapie auch bei Korsettversorgung. Das Korsett muß bis zum Wachtumsende getragen werden. Eine Normalisierung der Wirbelsäule ist in aller Regel nicht zu erreichen, Ziel der Korsettbehandlung ist die Vermeidung einer weiteren Progredienz der Skoliose.

Bei *Krümmungen über 50°* nach Cobb wird die operative Aufrichtung und Versteifung des betroffenen Wirbelsäulenabschnittes empfohlen, da Langzeituntersuchungen aufzeigten, daß diese Skoliosen auch nach Wachstumsabschluß eine weitere Progredienz besitzen. Bei langbogigen Skoliosen wird heute die dorsale dreidimensionale Korrektur mit Wirbelsäulenimplantaten angestrebt, wobei bei rigider Befestigung der Implantate an den Wirbeln auf eine postoperative Fixierung im Gips verzichtet werden kann. Bei starken und sehr fixierten Skoliosen erfolgt präoperativ eine passive Mobilisierung, wofür sich die Halo-Schwerkraftextension bewährt hat. Kurzbogige, vornehmlich lumbale und thorakolumbale Krümmungen sind auch über einen ventralen Zugang unter Ausschneiden der Bandscheiben und anschließender Korrektur mit einem Schrauben-Stangen-Komplex zu stabilisieren. Unabhängig vom Ausmaß der Krümmung sollte bei osteopathischen, neuropathischen oder myopathischen Skoliosen mit nachgewiesener Progredienz schon eine Frühoperation erwogen werden, da bei diesen Formen regelmäßig mit einer weiteren Progredienz zu rechnen ist.

Prognose

Je später die Skoliose in Erscheinung tritt, umso geringer bleibt ihr bei weiterem Wachstum die Möglichkeit der Progredienz. Man darf davon ausgehen, daß eine Progredienz nach Wachstumsabschluß nicht mehr zu erwarten ist, wenn eine thorakale Krümmung 50° nach Cobb, eine lumbale Krümmung 40° nach Cobb nicht überschritten hat. Bei einer stärkeren Ausprägung sind auf Dauer Rückwirkungen auf das Herz-Kreislaufsystem zu befürchten, so daß daher die Operation empfohlen wird.

Die Belastbarkeit der Wirbelsäule des Jugendlichen ist trotz der Skoliose nicht eingeschränkt, d. h. sportliche Betätigung im Rahmen von Schulsport und Freizeitsport sind ohne Einschränkung möglich. Nur bei dem Wunsch nach Leistungssport sollte eine Absprache mit dem Sportarzt erfolgen. Im späteren Leben sollte bei der Berufswahl eine Tätigkeit mit langer statischer Belastung der Wirbelsäule oder ein Arbeitsplatz mit ungünstiger Körperhaltung vermieden werden.

7.1.4 Kyphose

Wesen der Krankheit

Die Kyphose des Jugendlichen ist eine fixierte Rundrückenbildung der Wirbelsäule. Es kann sich eine kompensatorische lumbale Hyperlordose entwickeln.

Ursache

Bei der Juvenilen Kyphose entwickelt sich durch chronische Überlastung (Haltungsinsuffizienz, reversibler Rundrücken) der Wachstumsfugen an den Wirbelkörpern im Scheitelbereich der physiologischen Kyphose eine Wachstumsbremsung an den vorderen Wirbelabschnitten mit nachfolgender Ausbildung einer Keilwirbelstruktur.

Ein anderer Mechanismus liegt beim Morbus Scheuermann vor: Im Rahmen einer aseptischen Nekrose an den Deck- und Bodenplatten von Wirbeln kommt es zu sekundärer Störung der Wachstumsfugen mit Ausbildung einer meist tiefsitzenden Kyphose. Eine familiäre Häufung ist bekannt.

Klinisches Bild

Die Kyphose betrifft mehr Jungen als Mädchen, der Beginn der Krankheit ist selten vor dem pubertalen Wachstumsschub. Entsprechend sind die Auswirkungen der Kyphose für das spätere Leben lange nicht so dramatisch wie bei der Skoliose, so sind Auswirkungen auf das Herz-Kreislaufsystem nicht zu befürchten. Im Gegensatz zur Skoliose kann es beim Morbus Scheuermann in der akuten Krankheitsphase zu Schmerzen kommen, die unter konservativer Behandlung gut therapiert werden können. Im Verlauf der Erkrankung kann sich eine lumbale Hyperlordose entwickeln, die im späteren Erwachsenenleben zu einer Überlastung der Bewegungssegmente besonders an den Wirbelgelenken mit Entwicklung von Beschwerden führen kann. Rückenschmerzen durch die im Kyphosebereich überdehnten Muskelzüge sind besonders nach ungenügendem Muskeltraining zu finden, ohne daß sie zu einer Invalidisierung führen.

Zur Diagnostik wird die Extensionsmöglichkeit der Wirbelsäule abschnittsweise überprüft. Eine Unterscheidung zwischen Juveniler Kyphose und Morbus Scheuermann ist klinisch nicht sicher möglich, hierfür wird das Röntgenbild benötigt.

Differentialdiagnose

Die fixierte Kyphose muß von der reversiblen Haltungsfehlform Rundrücken unterschieden werden. Ein Rippenbuckel im Rahmen einer Skoliose darf nicht als Kyphose mißgedeutet werden. Knickförmige Kyphosen lassen den Verdacht auf einen Tumor (z. B. Vertebra plana bei eosinophilem Granulom) oder auf eine Entzündung aufkommen und müssen entsprechend abgeklärt werden.

Therapie

Die Therapie ist primär physiotherapeutisch ausgerichtet. Die aktive aufrichtende Physiotherapie muß gleichzeitig auf die Vermeidung einer lumbalen Hyperlordose ausgerichtet sein, die im späteren Erwachsenenleben häufig mehr Probleme bereitet als die Kyphose selbst. Bei Schmerzen ist eine Wärmetherapie und auflockernde Massage als Muskelpflege sinnvoll, auf Dauer muß auf die Erhaltung eines stabilen Muskelkorsettes zur Vorbeugung von schmerzhaften Zuständen geachtet werden.

Wachstumslenkende Orthesen wie bei der Skoliose sind nur in Ausnahmefällen bei sehr rigider, progredienter Kyphose angezeigt. Ebenso werden operative Aufrichtungen der Kyphose durch ventrale Bandscheibendiszision mit folgender dorsaler aufrichtender Spondylodese in Anbetracht der günstigen Prognose die Ausnahme bleiben.

Prognose

Die Langzeitprognose ist günstig, eine andauernde Muskelpflege sollte auch im Erwachsenenalter erfolgen. Mit Ausnahme von schmerzhaften Perioden im Rahmen des Morbus Scheuermann besteht keine Einschränkung der Sporttauglichkeit, lediglich kyphosierende Sportarten (Rudern, Rennradfahren) sollten reduziert werden. Bei der Berufswahl muß auf genügenden Bewegungsausgleich unter Vermeidung von Arbeiten in Zwangshaltung geachtet werden.

7.2 Sogenannte Säuglingsskoliose

D. v. Aufschnaiter, J. Tolks

Definition: Die sogenannte Säuglingsskoliose ist eine nicht fixierte Achsenabweichung der kindlichen Wirbelsäule in mindestens 2 Bewegungsebenen, die durch eine neuronale Fehlsteuerung bedingt ist. Es gibt bei den Wirbelsäulen der Säuglinge keine Torquierung und in der Regel bei noch nicht vertikalisierten Säuglingen/Kindern auch keine Mehrfachbögen (wie z.B. bei S- oder Trippelskoliosen). Es handelt sich um eine unechte Skoliose. Strukturell bedingte Skoliosen werden in diesem Kapitel nicht berücksichtigt.

•••• Physiotherapeutische Untersuchung und Befund

Spontanmotorik

Rückenlage

Ein Säugling mit der o.g. Diagnose liegt immer asymmetrisch, d.h.:

- die HWS ist in mindestens einer Ebene (meist der Frontalebene) asymmetrisch, der Kopf wird geneigt gehalten, auch bei Kindern, die über 3 Monate alt sind;
- der Schultergürtelbereich wird dorsal asymmetrisch belastet;
- das Gesichtsfeld wird sich auf der Konvexseite deutlicher erweitern;
- die dem Gesicht zugewandte Hand wird schneller als Greifhand entdeckt;
- der Rumpf liegt nicht mittig, sondern eher auf der Dorsalseite der konvexseitigen Rückenfläche auf;
- das Becken wird auf der Hinterhauptseite (Konkavseite) nach kranialventral gezogen;
- die Hüftgelenksentwicklung wird in Abhängigkeit zum Haltungshintergrund (Wirbelsäule) unterschiedlich verlaufen. Die Strampelmotorik entwickelt sich auf der Gesichtsseite ungestört, so daß sich dies Hüftgelenk durch die zunehmend differenzierte Beweglichkeit erwartet gut entwickeln wird. Das Hüftgelenk auf der gesichtsabgewandten Seite kann nicht selten bis zur Luxation herausgehebelt werden: Adduktion ohne Außenrotation lassen den Kopfkern nach lateral-kranial aus der Pfanne „wandern“.

Dieser Entwicklungsverlauf zeigt in seiner Dynamik auffallende Ähnlichkeiten mit folgenden Erkrankungen:

- Torticollis myogenes (s. S. 548),
- Hüftdysplasie, -Luxation,
- Plexusparese,
- spastische Hemiparese.

☐ *Anmerkung:* Es gibt auch immer wieder Säuglingsskoliosen, die eher unabhängig von einer asymmetrischen HWS-Beweglichkeit entstanden sind.

Jeder „lokale" Schaden bedeutet für ein sich entwickelndes Kind immer eine globale zunehmend asymmetrische Entwicklungstendenz des ganzen Körpers. Die Einzelsymptome bedingen einander.

Hier bei der sogenannte Säuglingsskoliose scheint das Hauptproblem im Rumpf, genauer in der Wirbelsäule zu liegen. Alle diese Kinder zeigen jedoch nach kranial und kaudal ebenso wie nach distal immer einen asymmetrischen Entwicklungsverlauf in Haltung und Bewegung aller beteiligten Gelenke. Eine besonders wichtige Funktion in dieser Haltungs- und Bewegungsentwicklung hat die tiefe medial gelegene kurze (autochthone) Wirbelsäulenmuskulatur, die für die Feinabstimmung der Wirbelsäulenbewegungen verantwortlich ist.

Insbesondere die Mm. rotatores longi et breves, die Mm. multifidi und die Mm. levatores costarum sind für die Steuerung der einzelnen Wirbelsäulensegmente zuständig. Erfolgt eine unterschiedliche, nicht seitengleiche Entfaltung und Funktionsdifferenzierung dieser Muskeln (besonders wichtig im ersten Lebenshalbjahr), so wird keine optimale Wirbelsäulenfunktion möglich. Je nach Ausprägung dieser muskulären Dysbalance in der autochthonen Muskulatur wird der asymmetrische Rumpf bzw. die Wirbelsäule funktionelle Mängel nach distal im Verlauf der sich entwickelnden Haltungs- und Bewegungsfähigkeiten nach sich ziehen (s. 7.2 Torticollis myogenes, S. 548).

Der symmetrische Haltungshintergrund einer differenziert beweglichen Wirbelsäule ist also bedeutsam für die Extremitätenentwicklung und bedingt diese.

Bauchlage

Die Bauchlage (Abb. 7.**1**) eines Kindes mit asymmetrischer Wirbelsäule ist mit der eines Kindes mit Torticollis myogenes vergleichbar. In einigen Fällen verlaufen HWS und übrige Wirbelsäule konvex gegenläufig. Deshalb gilt immer: hinschauen.

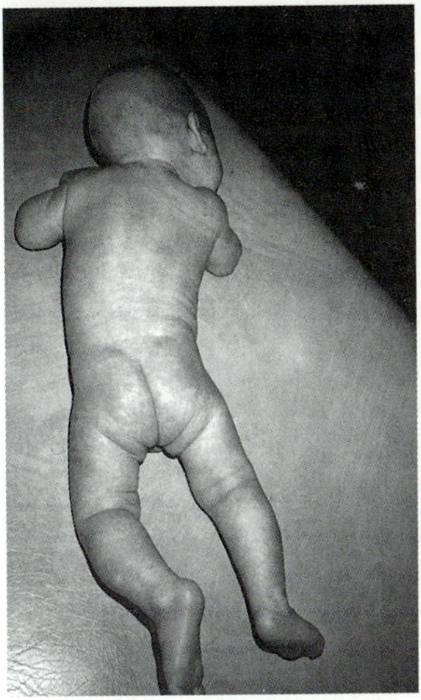

Abb. 7.**1** Junger Säugling mit sogenannter Säuglingsskoliose

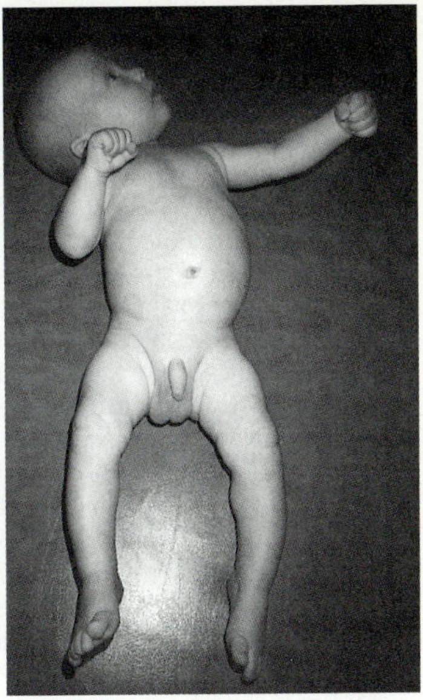

Abb. 7.**2** Kind mit asymmetrischer Entwicklung: Ist die Ursache eine sogenannte Säuglingsskoliose oder eine KISS-Störung?

Passive Untersuchung

Um die Achsabweichung genau zu verifizieren, werden u.U. folgende Untersuchungen nötig:

HWS

In der HWS wird die Rotationsfähigkeit untersucht. Ist sie nicht seitengleich, so muß an folgende Differenzialdiagnosen gedacht werden:

- Kopfgelenk induzierte Symmetrie-Störung (KISS) (Abb. 7.**2**),
- Torticollis myogenes,
- Syndrom: z.B. Klippel-Feil.

Eine exakte segmentale Untersuchung ist den Therapeuten bei jungen Säuglingen in der Regel nicht möglich.

Mittlere BWS

Lagereaktionen (z.T. modifiziert):

1. **Landau**: Die schwebende Ventralsuspension ermöglicht einen Blick über die Dorsalfläche des Säuglingsrückens von kaudal nach kranial. Die Rotationsabweichung (maximale Konvexität der Wirbelsäule), erwartet bei der sogenannten Säuglingsskoliose etwa in Höhe von Th9, kann durch die Dorsalverschiebung der Wirbelkörper im Scheitelpunktbereich der Skoliose ausgemacht werden. Der Kopf des Säuglings ist dabei exakt mittig zu halten. Der Thorax erscheint auf der Konvexseite schmaler und (halb-)runder nach dorsal gewölbt, während die Konkavseite flacher und breiter imponiert.
2. **Vojta-Seit-Kipp-Reaktion:** Einerseits wird der Seitenunterschied bei der Entwicklung zwischen den Extremitäten deutlich, andererseits wird der Haltungsunterschied in bezug auf die Muskelspannung an der Wirbelsäule und am Rumpfes sehr klar fühl- und z.T. auch sichtbar. Der kindliche Rumpf fällt in der Regel, auf der Konkavseite gehalten, viel schlaffer (mit der Schwere) über die Hand der Physiotherapeutin als auf der konvexen Seite (Abb. 7.**3**). (Mehrere Male weich hintereinander durchführen, besonders bei diskreten Abweichungen.)
3. Im Kopf-Abhang-Versuch nach **Peiper-Isbert** wird die Asymmetrie in der Regel sehr deutlich.
4. Um die Abweichung der Wirbelsäule bei größeren Kindern genau zu erfassen, werden diese mit fixierten Oberschenkeln/Knien passiv an die Tischkante gesetzt (Gesicht zur Physiotherapeutin), beide Arme werden in ca. 160° Flexion in den Schultergelenken nach oben genommen, der Kopf wird symmetrisch mittig eingestellt. Der Blick der Physiotherapeutin von kranial nach kaudal über die dorsale Fläche des Kinderrückens läßt die Rotationsabweichung der Wirbelsäule klar erkennen.

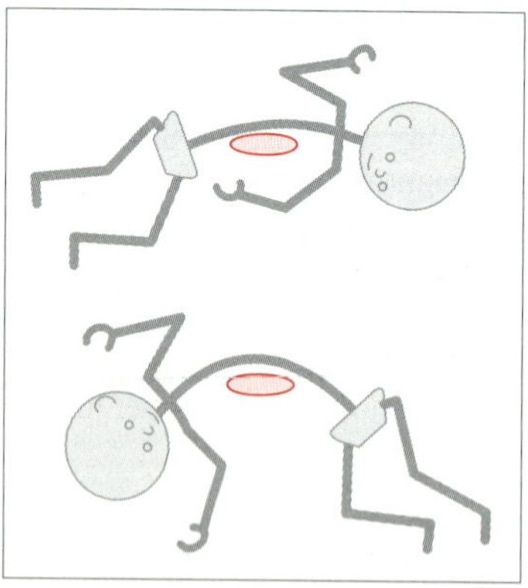

Abb. 7.**3** Die muskuläre Dysbalance der das Axisorgan haltenden Muskulatur wird in der Seitkipplage besonders deutlich.

LWS-Becken-Hüftgelenksregion

Wenn passive Beweglichkeitsunterschiede im Rechts-Links-Vergleich auftreten, muß an folgendes gedacht werden:

- ISG-Blockierung (bei „schiefen" Säuglingen besteht immer ein funktionell-dynamischer Zusammenhang zwischen hochzervikal und iliosakral),
- Hüftgelenksproblem,
- Syndrom mit strukturellen Veränderungen.

Reflex-Prüfungen

Es werden die Reflexe untersucht, die dem Ausschluß möglicher Differentialdiagnosen dienen. (Die Kinder mit konstanter HWS-Asymmetrie zeigen sehr oft auch ein asymmetrisches Reflexverhalten.)

Röntgenbild

Ein Röntgenbild ist in der Regel nicht erforderlich, da es sich bei der sogenannten Säuglingsskoliose um ein funktionelles Problem handelt. Die Diagnose wird üblicherweise klinisch gestellt. Bei Fortbestehen der Asymmetrie trotz physiotherapeutischer Intervention, wird der manualtherapeutische Spezialist immer ein Röntgenbild anfertigen.

•••• Ziele

Erreichen symmetrischer, also seitengleicher, Funktionsdifferenzierung aller Strukturen, insbesondere der die Wirbelsäule und den Rumpf steuernden Muskelketten, damit die sensomotorische Entwicklungsdynamik entsprechend der gesunden motorischen Ontogenese stattfinden kann.

•••• Gesichtpunkte der Physiotherapie

Für eine seitengleiche, symmetrische, wohlkoordinierte, zunehmende Entwicklungsdifferenzierung (in Haltung und Bewegung) sind die funktionstüchtigen, symmetrisch arbeitenden Muskelketten die Voraussetzung. Funktion bestimmt die Form: Leichte HWS-Asymmetrien im Sinne einer defizitären hochzervikalen Bewegungsdifferenz können durch die Provokation physiologischer Muskelspiele sehr erfolgreich therapiert werden.

•••• Maßnahmen

Lagerung

Ob in Rückenlage, Bauchlage oder Seitlage gelagert wird, entscheidet das Kind.

Wichtig sind eine festere Matratze und kein Kopfkissen.

■ *Merke:* Jede künstliche passive Lagerung wie Wippe, Maxi-Cosi, Hängematte, Knautschsack, Sofaecke, etc. sind für junge Säuglinge haltungsschädigend.

Bei Säuglingen mit sehr ausgeprägter Asymmetrie und damit starker Lateralverschiebung der Auflagefläche in Rückenlage - fast immer ist es die konvexe Dorsalseite der Rückenfläche - kann die Matratze vorübergehend auf der konvexen Seite etwas angehoben werden. Dadurch belastet das Kind seinen Rücken mittiger und kann in der Regel seine Kopfbewegungen und das Gesichtsfeld zur Hinterhauptseite erweitern.

In Seitlage wird unter Umständen eine Fixierung nötig. Ein quer unter den Rumpf gelegtes langes Tuch wird vorn unter die Matratze gesteckt (Abb. 7.**4**).

Handling

Lagern

s. oben

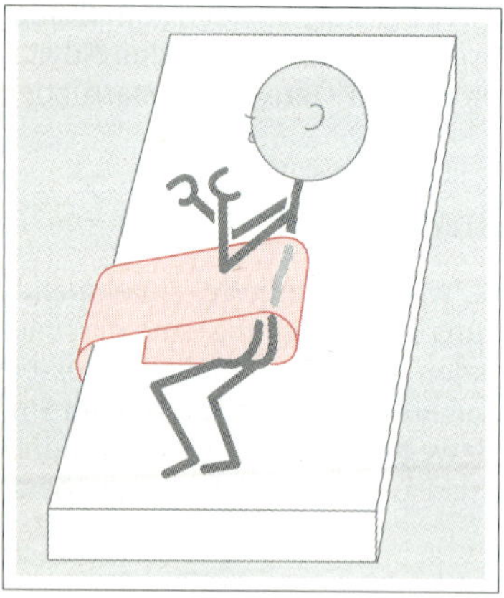

Abb. 7.**4** Um die Seitlagerung zu sichern, kann ein langes Tuch quer unter den Säuglingskörper gelegt und vorne unter die Matratze gesteckt werden

Tragen

s. 7.3 Torticollis myogenes, S. 548

Es muß immer auf die Symmetrie mit gestrecktem Axisorgan geachtet werden.

Aktivierende Physiotherapie

Gemäß der kranio-kaudalen, proximo-distalen idealen Entwicklungsdynamik sollten die einzelnen Therapieschritte diesem Entwicklungsverlauf entsprechen. D.h. konkret:

1. Provokation/Motivation/Locken zu seitengleicher Kopf-/HWS-Beweglichkeit. (Ist in der gesunden Entwicklung kurzfristig mit 6 Wochen, konstant mit 3 Monaten beobachtbar.)
   Entsprechend der einzelnen Entwicklungsschritte werden globale Muster mit dem Ziel der funktionellen, muskulären Balance aller an der Entwicklung beteiligten Muskelspiele - insbesondere der Wirbelsäulenmuskulatur - angewendet. Es eignen sich dazu:
   - die entwicklungsorientierende *Bobath-Therapie*,
   - die die Muskelspiele der gesunden Entwicklung provozierende *Vojta-Therapie* und
   - Teilbereiche aus dem *Brunkow-Programm.*
2. Aktivierung der Wirbelsäulen- und Rumpfmuskulatur in 3 Bewegungsebenen entsprechend dem Entwicklungsalter.
3. Aktivierung der Becken- bzw. Hüftgelenksmuskulatur gemäß dem Entwicklungsalter.

Um direkt auf das autochthone System Einfuß zu nehmen, sind bestimmte Widerstände, am Kopf des Säuglings angesetzt, unverzichtbar. Therapeutisch besonders schwer zu erreichen sind die oberen BWS-Abschnitte - auch da haben sich Widerstände am Kopf bewährt, manchmal sind vorsichtige weiche manualtherapeutische Grifftechniken hilfreich (nur für Kenner und Könner).

■ *Beispiel:* Ein Kind wird im Alter von 11 Wochen mit der Diagnose sogenannte Säuglingsskoliose geschickt. Das klinische Bild entsprach weitgehend den in diesem Kapitel aufgezeigten Asymmetrien, hier mit extremer Links-Konvexität der Wirbelsäule. Die Prüfung der frühkindlichen Reflexe ergaben für die Diagnose einen ungewöhnlichen Befund: Handgreif-Reflex: rechts +, links +++, Fußgreif-Reflex: rechts +, links -, Galant-Reflex: rechts +, links -.
Bei den Lagereaktionen ergab sich in Bezug auf den Rumpf die (erwartete) Asymmetrie; in Bezug auf die oberen Extremitäten war die Antwort links stets eine steife Beugung des Armes mit Faust. An den unteren Extremitäten zeigten sich ungewöhnliche Differenzen. Die

genaue Beobachtung der doch deutlichen spontanmotorischen Rechts-Links-Unterschiede an den Extremitäten und weitere Tests ließen nicht nur an eine schiefe Wirbelsäule, sondern auch an eine hemiparetische Entwicklung links denken; dieser Verdacht wurde später bestätigt.

- *Merke:* Erst alle 3 Untersuchungsgänge lassen eine Aussage über den wahrscheinlichen Entwicklungsverlauf zu.

7.3 Torticollis myogenes (frühkindliche Form)

D. v. Aufschnaiter, J. Tolks

- *Definition:* Unter dem Begriff Torticollis myogenes wird der muskuläre Schiefhals verstanden (lat.: torquere = drehen, collum = Hals, myogenes = vom Muskel ausgehend). Der *schiefe* und *gedrehte* Hals, der durch Verkürzung einer der beiden Mm. sternocleidomastoidei zustande kommt, hat eine typische Kopfstellung zur Folge: Der Kopf ist zur Seite des verkürzten Muskels geneigt, die Halswirbelsäule (HWS) leicht überstreckt und das Gesicht zur Gegenseite gedreht (Abb. 7.**5**). Die Neigungskomponente ist bestimmend für die Bezeichnung eines rechts- bzw. linksseitigen Schiefhalses.

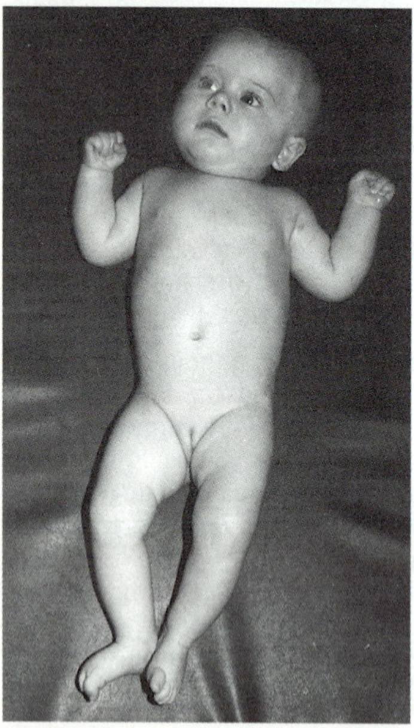

Abb. 7.**5** Säugling mit linksseitigem Torticollis myogenes. Die Auswirkungen dieser HWS-Asymmetrie auf die Körperhaltung und die Hüftgelenke sind im 2. Trimenon sehr deutlich

In Fachkreisen wird auch die Meinung vertreten, daß es keinen muskulären Schiefhals im eigentlichen Sinne mit konstanter Auswirkung auf die HWS gibt. Die dreidimensionale Asymmetrie der HWS sei nicht durch den zur Verkürzung neigenden M. sternocleidomastoideus bedingt, sondern immer durch eine hochzervikale Dysfunktion "Blockierung", Hypomobilität bzw. Dyskinese der beiden oberen Kopfgelenke C0 - C1 und C1 - C2. Diese müsse von einem manualtherapeutisch ausgebildeten Spezialisten behandelt werden (Biedermann 1996). Dennoch sei der Behandlungsweg für ein Kind mit Torticollis myogenes hier dargestellt.

•••• Pathophysiologie

Es gibt einige Theorien über die Ätiologie des muskulären Schiefhalses. Die ischämische Kontraktur des M. sternocleidomastoideus ist die bekannteste.

Bei dieser Pathogenese kommt es während des Geburtsvorganges zur Dehnung oder Zerrung des Muskels. Auch die Zwangslage in utero - eine nach lateral und ventral gedrehte und geneigte Kopfstellung - können diese Ischämie verursachen, d. h. auch durch Sektio entbundene Kinder können einen traumatisierten M. sternocleidomastoideus haben.

Durch die Ischämie entsteht eine unspezifische Entzündungsreaktion mit Transsudat im Perimysium internum. Die Fibrozyten werden aktiviert und zu Fibroblasten umgewandelt. Letztere wiederum produzieren die präkollagenen Fasern im perizellulären Raum bzw. in der extrazellulären Flüssigkeit. Dieser ödematöse Vorgang stranguliert im prall gefüllten Raum des Perimysium externum die blutversorgenden Kapillaren und die Muskelfasern. Dadurch entsteht eine fortdauernde Hypoxie im betroffenen Muskelbereich, die eine gesteigerte Azidose zur Folge hat. Die Azidose verstärkt die unspezifische Entzündung noch zusätzlich. Auf diese Weise etabliert sich etwa 8 Tage nach der Geburt der tastbare Knoten im M. sternocleidomastoideus.

Die geschilderten Vorgänge im Muskel bedingen, daß er sich in einer *myogenen* Kontraktur befindet. Die ischämische Kontraktur als Folge der Muskelanoxie ist gut bekannt.

•••• Ursachen

- Zerrung/Verletzung eines der beiden M. sternocleidomasteoideus (s.oben),
- Geburtsmanipulation: Zug (manuell), Zange,

- durch eine unphysiologische Lage des kindlichen Kopfes mit Druck z.B. eines Unterkieferknochens auf den M. sternocleidomastoideus kann es bereits in utero zur Ischämie kommen.

•••• Therapeutisch relevante Symptome und Probleme

Im folgenden wird die physiotherapeutische Untersuchung eines Säuglings mit linksseitigem Torticollis myogenes beschrieben.

Spontanmotorik

Rückenlage

- Das Fixieren (nach der 4.–6. Lebenswoche) gelingt in der Regel gut, aber mit konstant asymmetrisch gehaltenem Gesicht.
- Das Gesicht verändert sich im Laufe von Wochen: Die aufliegende Seite (rechts) schiebt sich nach ventral vor und erscheint schmaler als die flachere, breitere linke Gesichtshälfte. Bei nichtkorrigierter Muskelkontraktur stellen sich Augachse und Ohrenstellung ebenso auf diese Einseitigkeit ein (Abb. 7.**6**).
- Der Kopf liegt dauerhaft auf der rechten Okzipitalseite. Diese einseitige Auflagefläche auf dem Hinterkopf der nichtbetroffenen rechten Seite bedingen das Entstehen einer platten, asymmetrischen *Liegeglatze*.
- Die zwanghafte Kopfdrehung und -neigung bedingen eine Entwicklung in die Asymmetrie. Der Einfluß der Teilmuster von primitiven Reflexen wie z.B. dem Körper-Stell-Reflex wird länger bestehen bleiben und die asymmetrische Gesamtentwicklung mit verursachen. Das bedeutet, daß aus einem lokal umschriebenen Problem eine Störung der gesamten Entwicklung erwächst (Abb. 7.**7**).
- Die HWS wird aus Gründen der myogenen Sternokleidomasteoideus-Kontraktur in leichter Überstreckung und Seitneigung zur betroffenen Seite eingestellt bleiben.
- Die Schultergürtelachse erscheint auf der Tortikollis-Seite durch die Pars descendens des M. trapezius nach kranial hochgezogen. Im Laufe der Entwicklung werden sich, wenn nicht therapeutisch interveniert wird, auch die Mm. scaleni (besonders der vordere) auf der betroffenen Seite und der M. splenius capitis der kontralateralen Seite verkürzen und insuffizient werden. Das bedeutet, daß die Neugeborenen-Henkelstellung, besonders auf der betroffenen Seite, (links) länger bestehen bleibt und die Hand-Hand-Koordination – physiologisch mit 8 Lebenswochen – verspätet erscheint. Die differenzierteren Greifleistungen werden an der rechten Hand zu beobachten sein.

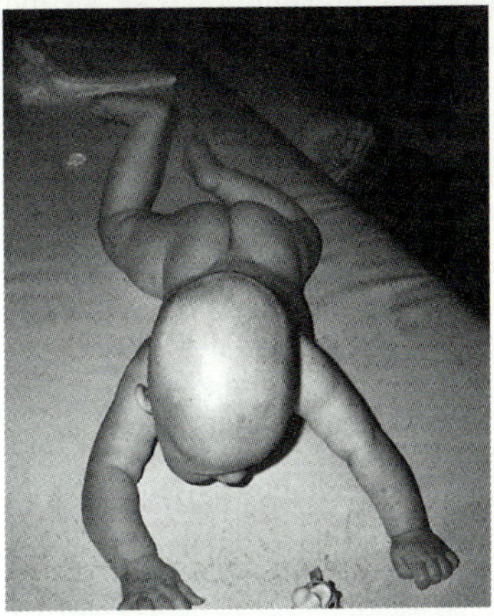

Abb. 7.**6** Die konstant asymmetrisch belastete Hinterkopfpartie läßt die dem Torticollis myogenes abgewandte Gesichtshälfte nach ventral vorgeschobener, die betroffene Seite breiter erscheinen.

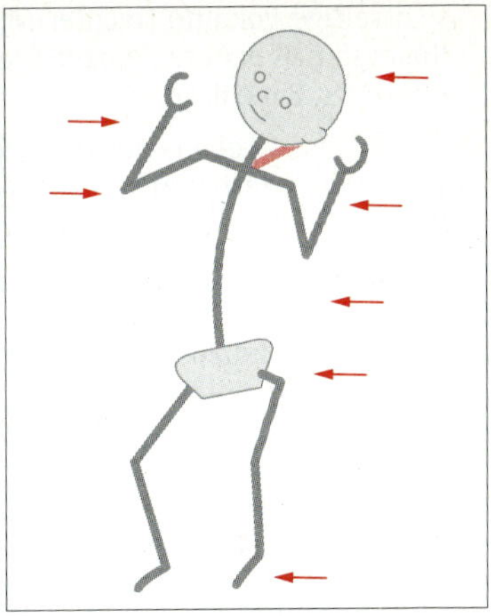

Abb. 7.**7** Das sogenannte (modifiziert betrachtete) Siebener-Syndrom (Mau 1981)

- Durch diese sich zunehmend rechts-rotiert fixierende Kopfstellung erfährt das Kind (durch Handlungsdefizite) vollkommen asymmetrische Afferenzen. Bewegungserfahrung und körpereigene Wahrnehmung (Körperschema) können sich nicht symmetrisch entwickeln.
- Die Rechtskonvexität der HWS setzt sich in der gesamten Wirbelsäule fort: Es entwickelt sich eine C-förmige skoliotische Verbiegung mit dem Scheitelpunkt etwa bei Th 9 (Mau 1981).
- Daraus entwickelt sich ein Beckenschiefstand: Die Tortikollis-Seite wird in der Frontalebene nach kranial und in der Transversalebene nach ventral gezogen.
- Die Beckenschiefstellung erzwingt die Entwicklung einer Hüftreifestörung: Das Hüftgelenk auf der linken Seite zeigt zunehmend Flexions-/Adduktions-/Innenrotationsstellung. Der Femurkopf wandert nach lateral und kranial, in ausgeprägten Fällen bis in die Luxationsstellung.
- Die Strampelmotorik verläuft asymmetrisch: Das gesichtseitige Bein entwickelt eine differenzierte Beweglichkeit, während die Strampelmotorik auf der betroffenen Seite häufig länger primitiv bleibt. Da das Kind in der Regel global nach rechts rotiert liegt, belastet es die ge-

sichtseitige Pohälfte (rechter M. glutaeus maximus) stärker als die linke, so daß erstere demzufolge platter erscheint (analog zum Hinterkopf, s. Bauchlage).

- Das ab dem 4. Lebensmonat reifere Inversionsgreifen wird häufig erst verspätet - oder gar nicht - beobachtet. Die Entstehung eines Knickfußes auf der betroffenen Seite kann so begründet werden.

Die schiefe Kopfstellung ist also ursächlich dafür verantwortlich, daß sich die symmetrisch erwarteten Handlungsfähigkeiten wie z.B. Greifen, Drehen, Gartenzwerglage weder zeit- noch seitengleich entwickeln.

Bauchlage

Das Kind mit linksseitigem Torticollis myogenes wird in Bauchlage sein Gesicht nach rechts rotiert legen, da die freie Rotation zu beiden Seiten nicht möglich ist. Die aufliegende betroffene Gesichtseite wird nun auch durch den Auflagedruck breit und flach erscheinen, so daß der Kopf durch den stets gleichwirkenden Diagonaldruck verformt wird (Abb. 7.**8**).

Die Schultergürtelachse steht asymmetrisch, auf der betroffenen Seite deutlicher nach ventral gedreht als auf der dem Gesicht zugewandten Seite, auf der sich die Stütz- und Aufrichtemöglichkeiten des Kopf-Schultergürtel-Bereiches reduziert entwickeln werden. Die Gesichtsseite wird die greifende Seite werden (Abb. 7.**9**). Um hier die Stützfähigkeit optimal entwickeln zu können, wird die Phasik der betroffenen Seite notwendig; welche jedoch deutlich verzögert ist. Das globale Haltungsmuster ist also gestört. Die seitendifferente Bewegungsentwicklung initiiert die Entwicklung einer Skoliose und einer Hüftdysplasie (Abb. 7.**10**).

Die Körpermitte liegt rotiert, so wird sich die Auflage- und später die Stützfläche nicht mittig, sondern nach links (in der Transversalebene)

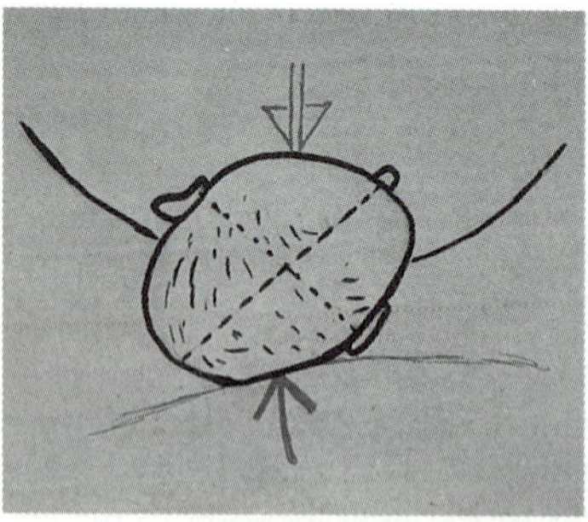

Abb. 7.**8** Der stets in gleicher Weise auf den Schädel einwirkende Diagonaldruck verformt diesen in typischer Weise.

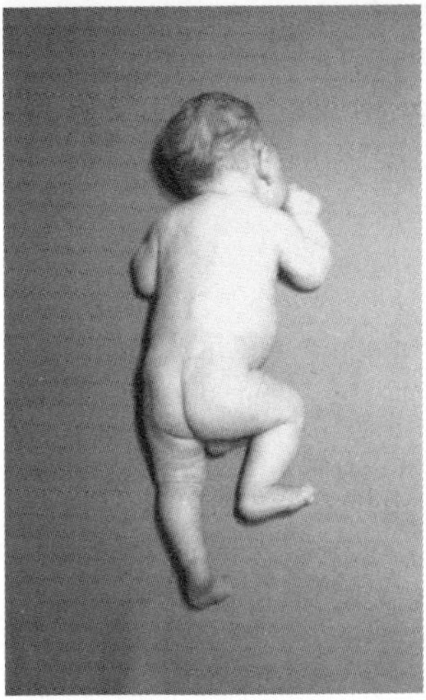

Abb. 7.**9** Sehr junger Säugling mit linksseitigem Torticollis myogenes in Bauchlage. Die fatale Entwicklungstendenz bezüglich der Wirbelsäule und der Schlüsselgelenke ist bereits zu erkennen.

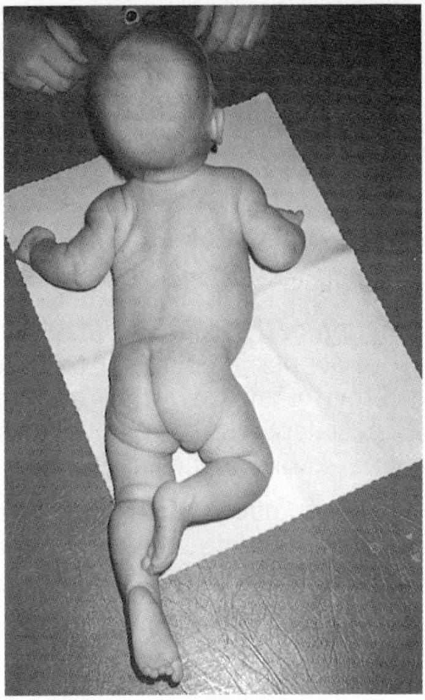

Abb. 7.**10** Kind mit linksseitigem Torticollis myogenes: Das linke Hüftgelenk droht komplett zu luxieren.

verlagert entwickeln. Hinsichtlich der Wirbelsäulen-Abweichungen auf der Frontalebene finden wir unterschiedliche Krümmungen. Spätestens in der Vertikalisierungsphase (8./9. Monat ab der sicheren – hier – Linksseitlage) wird sich die Krümmung der Wirbelsäule häufig im Bereich der BWS als thorakale konvexe Verbiegung auf der betroffenen Seite präsentieren. Dieser pathologische Prozeß wird solange unterhalten, wie das Kind den betroffenen Arm zum Stützen und die gesichtseitige Hand als die Greifhand benutzt. Durch die mangelhafte Stützfunktion kann sich der Säugling in Bauchlage nur erschwert in seiner Umwelt orientieren. Das hat zur Folge, daß ihm die Bauchlage mißfällt, er protestiert und wird von der Mutter auf den Rücken gelegt. In dieser Lage verstärken sich jedoch die Asymmetrien: Die ausbleibende HWS-Symmetrie - in der gesunden Ontogenese mit 3 Monaten konstant - unterliegt und unterhält den Primitivreflexeinfluß. Besonders seien hier die asymmetrisch tonischen Nackenreflexe und die Körper-Stell-Reflexe genannt. Infolgedessen wird die physiologische Fortbewegungsentwicklung verzögert, erschwert und mit nicht-seitengleichen Mustern stattfinden.

Wenn sich das Kind in die Vertikale hochgezogen hat, wird - ohne Therapie - die Wirbelsäule eine Gegenkrümmung entwickeln.

Wenn Gelenkbewegungen in der Spontanmotorik nicht seitengleich beobachtet werden, muß eine palpatorische, passive Prüfung angeschlossen werden.

Passive Untersuchung

Die HWS wird in allen 3 Bewegungsebenen untersucht. Es wird die Funktion des Sternokleidomastoideus im Rechts-Links-Vergleich überprüft. Bei der Rotation zur betroffenen und bei der Lateralflexion zur nichtbetroffenen Seite muß mit einem vorzeitigen, annähernd weichen, leicht federnden Endgefühl gerechnet werden. Die 3. Ebene (Sagittalebene) ist in der Regel passiv frei.

Wenn das Endgefühl hart imponiert (besonders wenn die Palpation eines Knotens im distalen Abschnitt des M. sternocleidomastoideus nicht eindeutig gelingt) muß an folgendes gedacht werden:

- KISS (Kopfgelenk induzierte Symmetriestörung),
- Syndrom mit strukturellen Veränderungen (im Knochen): z. B. Klippel-Feil-Syndrom.

Wenn eine konstante HWS-Asymmetrie ohne fühlbaren Knoten vorliegt, muß an folgendes gedacht werden:

- KISS-Symtomatik,
- zentrale Koordinationsstörung,
- armbetonte Störung in der Entwicklungsdynamik.

•••• Ziel

Das Erreichen der vollen Beweglichkeit der HWS in allen 3 Ebenen. Für die Startstufe der motorischen Ontogenese ist das von entscheidender Bedeutung.

•••• Gesichtspunkte der Physiotherapie

Segmental

- Optimierung der Durchblutung im betroffenen Areal,
- Rückbildung des Haematoms, Abtransport des Transsudats (im Knoten),
- Entspannung des sich in unelastischer Verkürzung (Dauerkontraktion) befindlichen Muskels.

Polysegmental

Da der verursachende M. sternocleidomastoideus die zwanghafte Kopfstellung zur Folge hat, sind alle halsumgebenden Muskeln mitbetroffen (im Sinne gestörter Koordination), besonders:

- M. splenius capitis der nichtbetroffenen Seite (befindet sich in unphysiologischer konstanter Annäherung).
- Beide Mm. scaleni (befinden sich konstant in asymmetrischem Zustand).
- M. trapezius, besonders die Pars descendens (das Zusammenspiel mit den übrigen Hals-Nacken-Muskeln ist nicht optimal, wird als Ersatzmuskel bei mangelnder Armhebung sofort eingeschaltet).
- Kurze Nackenmuskeln:
  - M. rectus capitis posterior major und minor,
  - M. rectus capitis lateralis,
  - M. obliquus capitis superior und inferior.

Aus diesem Grund müssen sie in die Behandlung mit einbezogen werden.

Weitere Gesichtspunkte

Ungestörter seitengleicher Entwicklungsverlauf, besonders hinsichtlich:

- freier Kopfbeweglichkeit in allen 3 Bewegungsebenen, seitengleich, symmetrisch,
- aktive automatische symmetrische Haltungskontrolle,
- Aufrichtung und koordinierte Fortbewegung mit symmetrischen, zielgerichteten (phasischen) Bewegungen; darin enthalten sind Gleichgewichtsregulation und Wahrnehmung des eigenen Körpers.

•••• Maßnahmen

Lagerung

Im Schlaf kann das junge Tortikollis-Kind auf die betroffene Seite gelegt werden. Um die Seitneigungskomponente versuchsweise zu korrigieren, eignet sich ein unter den Kopf (Ohr) gelegtes festes Polster, das die HWS in der Frontalebene in Nullstellung bringt.

Im Wachzustand:

1. Bei einem jungen Säugling kann die Lagerung der Nacht (s. oben) übernommen werden (Seitenlage).

2. Rückenlage: Anregende, zur optischen Fixierung verlockende Reize (Mutter, Spielzeug, Lichtquelle) werden dem Kind von der betroffenen Seite her angeboten, obwohl bei sehr eingeschränkter HWS-Beweglichkeit Ausweichbewegungen nicht verhindert werden können, u.U. durch häufiges Animieren zum Hinwenden sich sogar noch (schneller) verdeutlichen.
3. Bauchlage: Um das Stützen und das Greifen möglichst wechselseitig anzuregen, sollten sich die Spielzeugangebote vor dem Kind (in entsprechendem Abstand) in einem Winkelausschnitt von ca. 60° auf der betroffenen Seite und ca. 20° auf der Gesichtseite (von der Körperlängsachse ausgehend) befinden (Abb. 7.**11**).

Handling

Lagern (s. oben)

Füttern

Geeignet ist bei kleinen (nicht gestillten) Kindern das Schoßfüttern in Rückenlage, da die optische Orientierung am besten mittig ist.

Tragen

1. Bauchlage: Bei einem linksseitigen Torticollis myogenes wird das Kind quer gehalten (kindlicher Kopf rechts). Die kaudale (linke) Hand der Mutter oder der Physiotherapeutin greift zwischen die Säuglingsbeinchen und hält das Kind am ventralen Brustkorb, während der

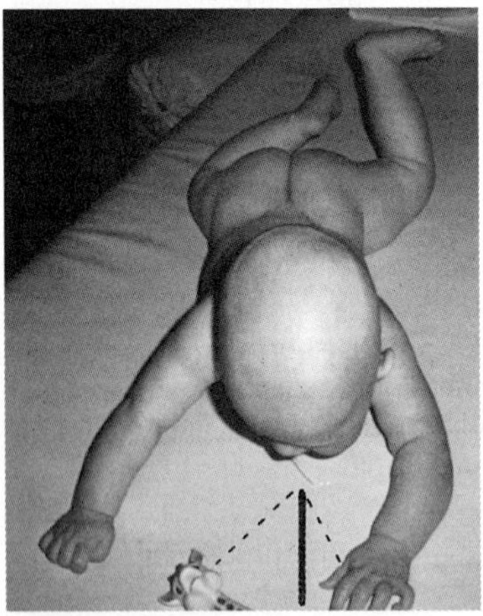

Abb. 7.**11** Kind mit rechtsseitigem Torticollis myogenes: mit Spielzeugangebot. (Beachten Sie den Winkelausschnitt.)

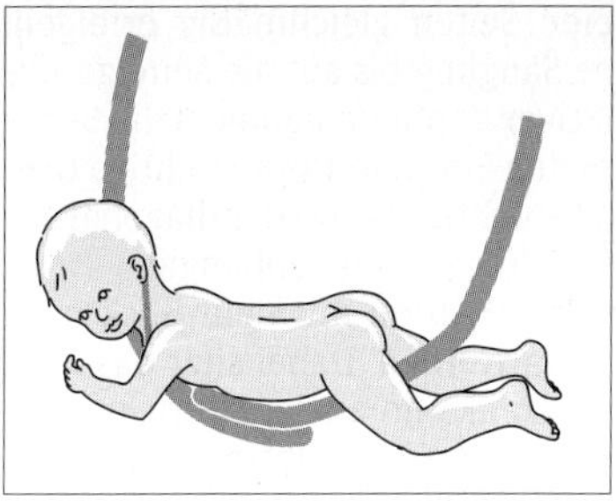

Abb. 7.**12** Linksseitiger Torticollis myogenes: eine passiv leicht korrigierende Tragemöglichkeit

kraniale (rechte) Unterarm, zwischen Kopf und Schulterdach geschoben wird. Die gleichseitige Hand stützt die ventrale Thoraxpartie, so daß das Kind im Rumpf mittig gehalten wird und gleichzeitig zum Gucken in die reduzierte Rotationsrichtung (nach links) veranlaßt wird (Abb. 7.**12**).

2. Der Säugling kann auch auf der mütterlichen Schulter im „Bauchlagenhang" getragen werden, so daß die betroffene Seite direkt neben dem Kopf der Mutter liegt. Ihr Körper sprich: Halswärme kann sich auf den kindlichen muskulären Tortikollis-Bereich positiv auswirken. Junge Säuglinge, deren Rotation zur betroffenen Seite noch sehr gering ist, können sich gut optisch orientieren. Säuglinge, bei denen die Drehfähigkeit der HWS deutlich über die Mittellinie hinüber möglich ist, sollten so auf der Schulter getragen werden, daß die Tortikollis-Seite lateral des mütterlichen Halses ist: Das Kind wird versuchen sich mit Korrekturrotation zu orientieren.
3. Drehen auf den Bauch wird - für die Eltern meist gut nachvollziehbar - häufiger über die betroffene Seite erfolgen. Ein leicht nach kaudal gerichteter Zug der den kindlichen Rumpf umfassenden Hände in der labilen Seitlage (während des Drehens von Rückenlage in Bauchlage) läßt durch die veränderten Dehnungsafferenzen das Kind den Kopf spontan seitlich anheben und zum Boden drehen (geduldig probieren). Somit lassen sich die beiden imponierenden Symptome der Lateralflexion und der Rotation zur Gegenseite im täglichen Handhaben oft korrigieren.
4. Während des Tages können die Eltern ihr Kind immer wieder in Seitlage quer auf den Schoß legen. Liegt das Kind auf der nichtbetroffenen Seite, wird der kaudale Anteil des Hinterkopfes unterstützt, und die Mutter versucht, das Kind zum direkten Kontakt mit ihr anzuregen. (Dazu muß das Kind in die Korrekturdrehung kommen.) Liegt der Säugling auf der betroffenen Seite, wird die Korrektur von Seitneigung und Rotation unter Verwendung akustischer, optischer und auch taktiler Stimuli versucht. (Vorsicht bei KISS-Kindern!)

5. Das Hochnehmen sollte über beide Seiten gleichmäßig erfolgen; beim Hochnehmen sollte der junge Säugling bis auf die Seite gerollt werden, um dann mit möglichst aktiver Kopfbeteiligung in die Senkrechte gehoben zu werden. Die von den Eltern initiierte richtige Drehung oder Neigung des kindlichen Gesichtes ist von der diagonal angesetzten Verlagerung der kindlichen Körpermitte abhängig.
6. Größere Kinder können in aufrechter Position mit dem Blick nach vorn (Rücken zu den Eltern) getragen werden. Dabei sitzt das Kind mit dem Po wechselseitig auf den Beckenkämmen der Eltern, und erhält so eine Basis für die Aufrichtung. Kinder, die selbständig die Vertikale entdeckt haben (schräger Sitz, Langsitz, Stand), kompensieren ihre schiefe Kopfhaltung mit Ausweichbewegungen im Rumpf, so daß sich korrigierendes Handeln erübrigt.

Passive Techniken

Die Behandlung kann mit einer vorbereitenden Massage beginnen (kombiniert mit Wärme, die über einen feuchtwarmen Waschlappen appliziert werden könnte), um eine Durchblutungsförderung, Stoffwechselanregung und Entspannung zu erreichen. (Echte KISS-Kinder zeigen übrigens eine hohe taktile Empfindlichkeit im Nackenbereich. Dies sollte aufmerksam getestet werden.) Die passive Maßnahme muß sehr vorsichtig und langsam erfolgen. Es darf nicht ruckartig gearbeitet und dabei nur soweit gedehnt (u. U. bis in Überkorrektur) werden, wie vom Kind kein Widerstand entgegengesetzt wird. Anschließend an die vorbereitende Massage werden aktive Übungen durchgeführt.

Passive Korrekturgriffe für die HWS müssen bei einem Kind mit echtem Torticollis myogenes entfallen, da

- der zu kurze Muskel gedehnt werden müßte - die stimulierte Muskelspindel würde daraufhin gerade diesen Muskel zur stärkeren Kontraktion anregen. Sinnvoll könnte eine lange, mehr als 30 Sekunden dauernde Dehnung bei totaler Entspannung sein. Aber: jeder Säugling wehrt sich sofort.
- die globale Entwicklungsdynamik des von einem Torticollis myogenes betroffenen Kindes keineswegs in physiologische Bahnen gelenkt würde.

Aktivierende Physiotherapie

Es werden beispielhaft aus den beiden bekannten neurophysiologischen Behandlungskonzepten nach Bobath und Vojta Möglichkeiten vorgestellt.

Das Prinzip des Bobath-Konzeptes beruht darauf, die Körpermitte durch die Hände der Physiotherapeutin zu verlagern und durch die veränderten Afferenzen (in der Regel Dehnungsafferenzen) das Kind zur Bewegung in die Korrekturrichtung(en) zu veranlassen. Gutes Beobachten ist erforderlich. Es werden zudem optische, akustische und taktile Verstärker eingesetzt. Bei einem Tortikollis-Kind wird versucht, möglichst alle 3 Bewegungskomponenten des Halses zu korrigieren - z. T. bis in die Überkorrektur. Gut auf Ausweichbewegungen achten.

■ *Beispiele:*

- Säugling im 1. Trimenon: Der Säugling liegt in Rückenlage, die Physiotherapeutin umfaßt von lateral-dorsal flächig das Becken von beiden Seiten. Jetzt wird die Körperauflagefläche durch Anheben des Beckens mit leichtem Zug kranialwärts verlagert. Nach erfolgter passiver Nackenflexion (aus der Hyperextension bis in die Nullstellung) wird der kindliche (seitgeneigte) Kopf in kleinen Bewegungen hin und her gerollt bis das Kind aktiv die Drehung in die Mitte und darüberhinaus mitmacht.
- Schiefhals-Kind (linksseitig) im 3. Trimenon: Hochkommen aus Rückenlage über die linke Seite, wobei die rechte Kinderhand veranlaßt wird, den eigenen rechten Unterschenkel weit distal zu umfassen; die linke Hand der Physiotherapeutin greift sichernd über die Kinderhand. Die rechte Hand der Physiotherapeutin umfaßt von oben her den Schultergürtel mit leichtem Kaudaldruck (Ausschalten der Mm. trapezius und scaleni). Der gleichseitige Unterarm oder die laterale Handkante sichern den kindlichen linken Unterarm bzw. die linke Hand. Beim initiierten schrägdiagonalen Hochkommen wird nun die kindliche Kopfstellung durch das entsprechend postierte Gesicht der Physiotherapeutin, Spielzeug o. ä. in die Korrekturstellung des betroffenen Halses gelockt. (Einer Ausweichbewegung des Rumpfes in die Kyphose und Lateralflexion ist besondere Aufmerksamkeit zu widmen.) Das seitlich schräge Hochkommen zum halben Sitz wird auf der anderen Seite in der Grifftechnik variiert: Die Hand der Physiotherapeutin auf der linken Schulter der betroffenen Seite bleibt, während ihre 2. Hand lediglich den rechten Ellbogen des Kindes auf der Unterlage fixiert. Das lockende Gesicht der Physiotherapeutin motiviert das Kind in die bestmögliche Korrekturstellung.

Das Prinzip der Vojta Reflexlokomotion ist das Abrufen bereits im ZNS verankerter Muster. Durch extramyotatische Reize, wie sie z. B. im Rahmen der globalen Muster der Reflexlokomotion auf den betroffenen Muskel wirken, läßt die myotatische Kontraktion des traumatisierten Muskels nach. Auf verschiedenen Wegen werden nicht nur die segmentalen, sondern auch die polysegmentalen Probleme ebenso wie die gesamte gestörte Entwicklung positiv beeinflußt. Beim Tortikollis werden aus modifizierten Ausgangsstellungen, in Abhängigkeit von der HWS-Beweglichkeit, Muster der idealmotorischen Entwicklung provoziert. Die segmentale Anspannung des gesunden M. sternocleidomastoideus erzeugt eine aktive Dehnung und Entspannung des betroffenen Muskels; dessen isometrische Anspannung - der Bewegungsweg von einer zur anderen Seite wird immer wieder gebremst - mit dem Wirkprinzip der postisometrischen Relaxation, garantiert den Wiedergewinn der vollen Elastizität im betroffenen Muskel mit physiologischer Kontraktionsgröße, so daß die Rotation nach 3 Wochen frei sein sollte.

Polysegmetal werden alle den Hals und Schultergürtel haltenden und bewegenden Muskeln in physiologischer Weise angesprochen. D.h., daß der Kopf - in die Körperlängsachse eingestellt - zu beiden Seiten gleichweite Bewegungen vollzieht und daß der Schultergürtel auf beiden Seiten muskulär nach kaudal-dorsal gesichert wird.

Die negativen Auswirkungen eines Tortikollis auf den ganzen Körper werden durch die Bahnung der globalen Muster der Reflexlokomotion beseitigt, die mittige Ausrichtung des Axisorgans und die gesunde Entwicklung beider Hüftgelenke garantiert.

- *Beispiele:* Mit dem *Reflexumdrehen 1. Phase* kann begonnen werden. Das Kind wird auf den Brustzonenreiz rechts zunächst aktiv den Nakken langstrecken, dabei den ungeneigt gehaltenen Kopf zur unbekannten linken Seite drehen, zwischen isotonischer und isometrischer Kontraktionsform wird das Zusammenspiel der haltungsgebenden Muskulatur aktiviert. Die Rückbildung des Knotens im betroffenen M. sternocleidomastoideus sowie die volle Elastizität aller Muskeln ist die Folge dieser Aktivierung, die früh erfolgen sollte (ca. ab 3. Lebenswoche). Außerdem wird der Schultergürtel bei aktiv adduzierten Schulterblättern auf die Unterlage gepreßt (diese Fähigkeit erscheint bei einem bewegungsgesunden Kind vollendet im Alter von 3 Monaten), werden beide Beine bis ca. 90° in den Hüft-, Knie- und oberen Sprunggelenken gezogen, was die Umstellung des Beckens aus der Flexion bis in die Nullstellung bedeutet (eine Fähigkeit des bewegungsgesunden Kindes mit gut 3 Monaten). Beide Hüftgelenke werden aktiv durch die physiologische Einstellung der Femurköpfe tief in die Pfannen zentriert. Die aktivierte autochthone Rückenmuskulatur im koordinierten Zusammenspiel mit der ventralen Kette bedingt die seitengleiche hochdifferenzierte Beweglichkeit der einzelnen Wirbelsäulensegmente untereinander: Die schiefe Wirbelsäule streckt sich, wichtigste Voraussetzung für endgradige aktive Rotation in der Körperlängsachse.

Die Grifftechnik wird auf beiden Seiten unterschiedlich sein müssen.

Zusammenfassend sollte darauf hingewiesen werden, daß sowohl die Hyperextension als auch die Rotationsfehlstellung der Halswirbelsäule bei einem Tortikollis-Kind um so schneller frei werden, je früher die Physiotherapie beginnt. Die Lateralflexion ist die hartnäckigste Komponente, die gutes Überwachen der Kinder auch in späteren Wachstumsschüben erfordert. Eine operative Verlängerung oder Ablösung des Ansatzes des betroffenen M. sternocleidomastoideus ist nur selten erforderlich.

Wenn nach 3–4 Wochen der physiotherapeutischen Betreuung kein oder nur sehr geringer Erfolg zu beobachten ist, muß in der Tat an eine KISS-Störung gedacht und das Kind einem manualtherapeutisch tätigen Spezialisten vorgestellt werden.

7.4 Hüftgelenkerkrankungen

7.4.1 Hüftgelenksdysplasie

Definition: Bei der *Hüftgelenksdysplasie* - der häufigsten angeborenen Fehlbildung - handelt es sich um eine Fehlentwicklung des Hüftgelenks besonders im Bereich der Hüftgelenkpfanne (Pfannendysplasie). Die *Hüftgelenksluxation* ist eine Störung des Gelenkschlusses mit Subluxation oder Luxation des Femurkopfes.

Ätiologie

- Teratologische bzw. kongenitale Hüftgelenkluxationen (2%),
- mechanische Faktoren vor der Geburt: intrauterine Zwangslage, Bekkenendlage,
- mechanische Faktoren nach der Geburt: z. B. Einstellung der Hüftgelenke in Streckstellung durch Wickelung auf ein Wickelbrett (wie bei den Inuit),
- endogene Faktoren vor der Geburt: Hormonelle Faktoren betreffen nur die Mädchen.

Pathogenese

Bei der Geburt ist in den meisten Fällen zunächst nur eine Instabilität festzustellen, die sich in 80% spontan zurückbildet. Bleibt die Instabilität bestehen, kommt es zu morphologischen Veränderungen am Hüftgelenk, die im weiteren Verlauf zu einer Luxation führen können.

Klassifikation

Es gibt mehrere Systeme, nach denen die Hüftgelenkdysplasie eingeteilt wird. Heutzutage ist die Einteilung nach der sonographischen Untersuchung die gängigste. Die Dysplasie wird von Grad I - IV eingeteilt, wobei Grad II a noch im Normbereich (physiologisch) liegt.

Klinik

Bei den Neugeborenen ist die Instabilität mit Subluxierbarkeit des Femurkopfes (Ortolani-Zeichen) zu beobachten. Ein vollständiges Aus- und Einrenk-Phänomen heißt Barlow-Zeichen. Eine Abspreizhemmung des betroffenen Gelenks entsteht auch bei geringer Dezentrierung des Femurkopfes in der Pfanne. Bei bestehender Luxation kommt es zu einer Faltenasymmetrie und zu einer Längendifferenz der beiden Oberschenkel.

Diagnostik

Die klinische und sonographische Untersuchung führen meist in den ersten Lebenstagen bis -wochen zur Diagnose. Es kann zur Absicherung nach dem 3. Lebensmonat auch eine Röntgenbild erstellt werden.

Therapie

Im Säuglingsalter ist ein Spreizhosenbehandlung angezeigt, wenn die Instabilität über die ersten Lebenswochen hinaus anhält. Bei bereits bestehender Abspreizbehinderung mit Kontrakturen ist eine physiotherapeutische Therapie parallel notwendig. Bei vollständiger Luxation muß das Gelenk zunächst manuell oder mit Hilfe von Bandagen oder Apparaten wieder eingerenkt werden. Danach muß der Femurkopf in der Pfanne retiniert werden bis die sekundären morphologischen Veränderungen sich zurückgebildet haben.

Nach Abschluß des 2. Lebensjahres und ausgeprägter Restdysplasie muß operativ eingegriffen werden. Hierbei werden mit Hilfe einer Beckenosteotomie oder Pfannendachplastik die Femurkopfüberdachung verbessert und die Pfannendysplasie beseitigt.

7.4.2 Perthes-Erkrankung

- *Definition:* Die Perthes Erkrankung ist eine aseptische Osteochondrose der Femurepiphyse, die zwischen dem 5. und 7. Lebensjahr auftritt und deren Ursache bis heute nicht geklärt ist.

Pathogenese

Der Verlauf inst von der Ausdehnung der aseptischen Osteonekrose abhängig und wird röntgenologisch in Stadien eingeteilt:

1. *Initialstadium* (Gelenkspaltverbreiterung),
2. *Kondensationsstadium* (Knochenverdichtung),
3. Fragmentationsstadium (Auflösung des Femurkopfkerns),
4. *Reparationsstadium* (Wiederaufbau des Femurkopfkerns),
5. *Ausheilungsstadium.*

Wird in der Phase der verminderten Belastbarkeit zu viel belastet, kann der Femurkopf deformieren (Coxa plana/magna, Pilzform).

Klinik

Selten kommt es zu typischen Hüftschmerzen. Hinken und Knieschmerzen sind üblicherweise Frühzeichen der Perthes-Erkrankung.Entsprechend der Schwere der Erkrankung können Einschränkungen der Abspreiz- und Drehbeweglichkeit (positives Viererzeichen) auftreten.

Diagnostik

Röntgenologisch können die Stadien und die Ausdehnung des Femurkopfbefalls erkannt werden.

DD: Coxitis fugans.

Therapie

Das Ziel der Behandlung ist die Verhinderung der Femurkopfdeformierung während der Phase der verminderten Belastbarkeit (entlastende Apparate, Gehstützen) sowie die Wiederherstellung der Kongruenz bei bereits eingetretener Verformung (Umstellungsosteotomien).

7.4.3 Coxitis fugax

Definition: Bei der Coxitis fugax handelt es sich um eine flüchtige abakterielle Hüftgelenksentzündung.

Klinik

Im Kleinkindesalter kommt es vor allem nach infektiösen Erkrankungen zu Schmerzen in der Hüfte, im Oberschenkel oder im Kniegelenksbereich, häufig besteht ein Schonungshinken. Es finden sich fast immer Bewegungseinschränkungen (positives Vierer-Zeichen).

Diagnostik

Klinische Untersuchung und Serologie führen zur Diagnose. In der Sonographie kann eine Ergußbildung und/oder Kapselschwellung nachgewiesen werden.

Therapie

Bei geringer klinischer Symptomatik muß üblicherweise keine Therapie eingeleitet werden. Das Hüftgelenk sollte jedoch in regelmäßigen Abständen (wöchentlich) auf eine normale Rückbildung der Symptomatik hin untersucht werden. Bleiben die Syptome bestehen, muß eine andere Diagnose in Betracht gezogen werden.

7.4.4 Epiphysiolysis capitis femoris

- *Definition:* Bei der Epiphysiolysis capitis femoris handelt es sich um eine Dislokation der proximalen Femurepiphyse, die vorwiegend im pubertären Alter bei Jungen 3 mal häufiger als bei Mädchen auftritt.

Ätiologie

Zunächst kommt es bei dieser Erkrankung zu einer Auflockerung der Epiphysenfuge am Femurkopf (Epiphysiolosis incipiens). In dieser Phase kann es bei einer einmaligen starken Belastung (Sturz, Schulsport etc.) zum plötzlichen Abrutschen des gesamten Femurkopfes mit der Gefahr der Hüftkopfnekrose kommen (Epiphysiolysis capitis femoris acuta). In den meisten Fällen (60%) ist der Verlauf jedoch sehr langsam (Epiphysiolysis capitis femoris lenta).

Klinik

Die Lentaform wird aufgrund der geringen Symptomatik häufig übersehen. So müssen Beschwerden im Hüft- und Kniegelenk im typischen Alter besonders ernst genommen werden. Ist das Krankheitsbild ausgeprägt, beobachtet man eine Außendrehung und Verkürzung des betroffenen Beines. Bei der akuten Form der Epiphysenlösung kommt es zu den gleichen Symptomen wie bei einer Schenkelhalsfraktur.

Diagnostik

Die Diagnose wird mit Hilfe der Röntgenaufnahmen in 2 Ebenen gesichert.

Therapie

Das Ziel der Therapie besteht darin, das Abrutschen der Epiphyse zu verhindern oder aufzuhalten. Je nach Schwere des Befundes reichen die Maßnahmen von einer Belastungsverminderung (z.B. Schulsportverbot) mit regelmäßigen Kontrolluntersuchungen bei Verdacht auf eine Epiphysiolysis capitis femoris bis zu einer vollständigen Entlastung und operativen oder manuellen Reposition mit Fixation der dislozierten Epiphyse nach akutem Abrutschen. Nach Wachstumsabschluß kann unter Umständen eine Korrekturosteotomie angezeigt sein.

7.5 Fehlhaltungen und Fehlstellungen des Hüftgelenkes im Säuglings- und Kleinkindalter

D. v. Aufschnaiter

Bei einem gesunden reifgeborenen Kind verändern die Hüftgelenke physiologischerweise im Verlaufe der Entwicklung ihre Winkelstellungen. Das Hüftgelenk ist ein Nußgelenk mit vielen definierbaren Freiheitsgraden, die sich insbesondere im 1. Lebensjahr deutlich vergrößern (s. 1.2.3 Idealmotorische Entwicklung, S. 11).

Bei einem reifgeborenen Säugling zeigt sich bei der Überprüfung der aktiven und passiven Beweglichkeit der Hüftgelenke alternierende Strampelmotorik ohne endgradige Streckung, gut 110° Beugung, aktiver Maximalabduktion von ca. 45° (immer mit Flexion gekoppelt) und geringgradige aktive Außen- und Innenrotation. Im Alter von ca. 5 Monaten beobachten wir das Maximum an Abduktion: Das Kind zeigt Fußsohlenkoordination in Vollendung - wiederum bei gleichzeitiger Flexion in Hüft- und Beingelenken. Das Maximum an aktiver Außenrotation bei gleichzeitiger Flexion demonstriert das Kind am Anfang des 3. Trimenon: Es zeigt die Hand-Fuß-Mund-Koordination in Rückenlage, während in Bauchlage bei o-förmiger Beinhaltung beide Unterschenkel/Füße zu diesem Zeitpunkt abgelegt werden (können). Die Differenzierung der hüftumgebenden Muskulatur ist mit dem aktiven Krabbeln und Sich-Hinstellen beinahe abgeschlossen: Alle Muskeln können den Kopf in der Pfanne zentrierend bewegen, und es kann zum Vertauschen von Punctum mobile Oberschenkel mit dem Punctum fixum Pfanne/Becken kommen. Das Kind kann z.B. auf der lateralen Beckenpartie in unterschiedlichen Beugewinkeln des Hüftgelenkes im Seitsitz stützen, es kann sich vom Seitsitz in die Krabbelstellung hochdrücken, und es kann bei Krabbelschrittgrößen von ca. 120° Flexion im Hüftgelenk den Stütz auf der medialen Knievorderseite übernehmen. Dabei wird die Pfanne auf dieser Stützseite drehgleitend über den Femurkopf bewegt. Bei einer Fortbewegung wie dem Krabbeln bedeutet das zyklisch-reziproke Kontrahieren von Hüft-, Becken- und Bauchmuskeln in drei Bewegungsebenen. Erst diese raumgreifenden Bewegungen von Pfanne und Kopf ermöglichen die optimale Einstellung beider Gelenkpartner zueinander mit sich verändernden, aber physiologischen Winkeln. Sonographisch werden der α- und der β-Winkel ermittelt. Der AC-(Pfannendach-), der CE-(Spina iliaca anterior inferior-Centrum-), der CCD-(Centrum-Collum-Diaphysen-) sowie der Antetorsionswinkel werden röntgenologisch erfaßt. Die Winkelangaben sind bestimmten Altersangaben zuzuordnen, z.B.:

- Im 2. Embryonalmonat: Retrotorsion von ca. 20°,
- bei der Geburt: Antetorsionswinkel von ca. 30°,
- bei 3- bis 6jährigen: Antetorsionswinkel von ca. 20°,
- bei Erwachsenen: Antetorsionswinkel von 14–12°.

Betrachten wir die CCD-Winkel-Entwicklung, finden wir

- bei der Geburt: ca. 150°,
- bei 3jährigen: ca. 145°,
- bei Erwachsenen: ca. 128°,
- beim Greis: 120°.

Das klinische Bild und die ermittelten Winkelabweichungen bestimmen das therapeutische Prozedere. Hüftprobleme, denen wir im Säuglings-/Kleinkindalter begegnen, sind folgende:

- Hüftdysplasie,
- Hüftreifestörung,
- verzögerte Kopfkernentwicklung,
- Erkerdefekt,
- vergrößerter AC-Winkel sowie
- infektiöse Coxitis (durch Staphylokokken verursacht).

Die Coxa valga et vara, der Perthes und die juvenile Epiphysenfugenlösung sind Band 7 zu entnehmen und werden deshalb hier nicht berücksichtigt.

7.5.1 Physiotherapie bei Hüftdysplasie

Definition: Die Hüftdysplasie ist die Folge einer Reifestörung vor dem Hintergrund einer neuronalen Fehlsteuerung. Es kommt zu einer muskulären Dysbalance aufgrund derer sich eine Fehlstellung und eine Fehlform eines oder beider Hüftgelenkpartner entwickeln. In der Regel bedeutet die Diagnose Dysplasie die Fehlform der Pfanne.

Wir unterscheiden kongenitale (primäre) und sekundäre Dysplasien, obwohl der Entstehungsmechanismus der kongenitalen auch durch eine neuronal bedingte Fehlsteuerung - hier während der intrauterinen Entwicklungszeit - erklärt werden kann.

•••• Physiotherapeutische Untersuchung und Befundinterpretation

Spontanmotorik

Rückenlage

Der in der Regel junge, häufig unter 2 Monaten alte Säugling liegt (meist noch) asymmetrisch in Rückenlage. Zu einem hohen Prozentsatz bleibt die anfänglich (bis ca. 6 Wochen postpartal) physiologische Asymmetrie der HWS, der Körperlagesteuerung und der Schlüsselgelenke länger bestehen. Durch Reifung, größere Vigilanz und unstillbare Neugier wird die Entwicklung fortdauernd in Gang gehalten, in Quantität und Qualität differenzierter und symmetrischer. Unter „Symmetrie" verstehen wir jedoch nicht die Fähigkeit zur statischen Mitte, sondern die sich entwickelnde, beidseitige rechts und links gleichgroße Haltungs- und Handlungsfähigkeit und -häufigkeit; hierbei ist die Mitte als Bewegungssequenz des Weges von rechts nach links zu verstehen.

Der 3 Monate alte, bewegungsgesunde Säugling zeigt eine sicher gesteuerte Rückenlage, hält dabei seine leicht abduzierten und geringgradig außenrotierten Hüftgelenke bei ca. 90–100° gebeugt, ebenso die Kniegelenke.

Bei nicht-optimaler Entwicklung kann z. B. eine konstante Rotationshaltung der HWS (also ein annähernd beständig zur einen Seite gedrehtes Gesicht) eine globale Entwicklungsasymmetrie nach sich ziehen, wie sie bei Kindern mit einem Torticollis myogenes oder einer Plexusparese zu beobachten ist.

Die Fehlentwicklung zeigt sich in der Regel auf der gesichtabgewandten Seite. Dieses Hüftgelenk tendiert zur Adduktions-, Innenrotations- und Flexionshaltung, letzteres sowohl vom distalen als auch vom proximalen Hebelarm bedingt. (Ausnahme: In manchen Fällen frühkindlicher Fast-Luxation finden sich abduzierte Oberschenkel.)

- Die untere quere Bauchfalte erscheint auf der Dysplasieseite kranialer ausgezogen.
- Die Leistenbeuge erscheint tiefer und steiler nach lateral ausgezogen.
- Die Vulva wirkt schmaler und nach kranial verschoben.
- Die Kniescheiben stehen nicht auf gleicher Höhe, ebensowenig wie die Fersen.
- Das betroffene Bein erscheint kürzer (Abb. 7.**13**).

Die häufig unterschiedlich angelegten Adduktoren-(Speck-)fältchen an der Innenseite der Oberschenkel sind kein sicherer Hinweis für das Vorliegen einer Dysplasie.

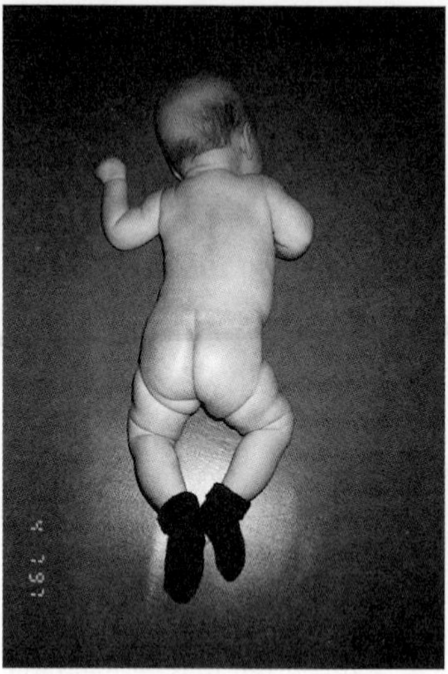

Abb. 7.**13** Die Entwicklung einer Funktionsstörung im Hüftgelenk hat bereits begonnen.

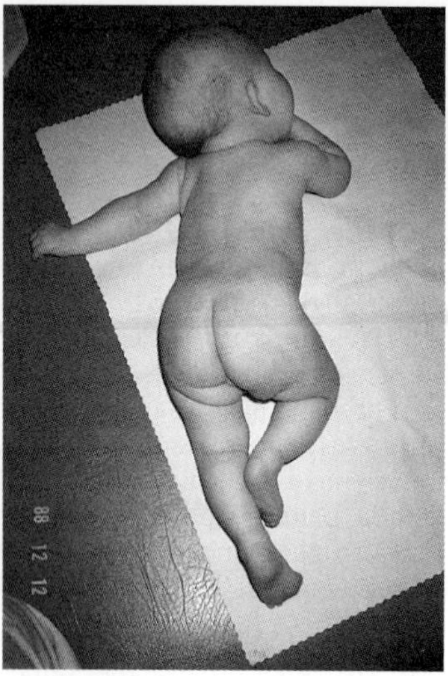

Abb. 7.**14** Kind mit dysplastischem Hüftgelenk auf der gesichtabgewandten Seite

Bauchlage

In Bauchlage präsentiert sich der junge Säugling immer, der ältere (über 3 Monate) sehr häufig mit hoher HWS-Gesichts-Rotationstendenz zu nur einer Seite; die Drehfähigkeit zur anderen Seite ist unbekannt, funktionell eingeschränkt oder nur erschwert möglich. Da das Axisorgan auf der Gesichtseite in der Transversalebene dorsalwärts rotierend gesteuert wird, muß die Funktionsstörung auf der Hinterhauptseite erwartet werden (Abb. 7.**14**). Der Oberschenkel wird - wie schon in Rückenlage - nahe der Nullstellung gehalten. Die Aktivität der hüftgelenkumgebenden Muskulatur erscheint reduzierter. Die queren Glutealfalten stehen auf unterschiedlicher Höhe wie übrigens alle anderen Orientierungspunkte an der Beinrückseite auch: Kniekehlen, Wadenmaximum, mediale Maleoli und Fersen stehen sich nicht genau in der Transversalebene gegenüber. Kinder, die sich drehen können, verhalten sich ebenso wie solche, die z.B. eine Hemiplegie entwickeln, eine Plexusparese oder einen Torticollis haben. Da vielfach eine HWS-Rotationseinschränkung vorliegt - aus welchen Gründen auch immer –, drehen sie über die „schlecht" rotierende (HWS-) Seite. Bei optischem Bemühen zur unbekannteren Seite wird nämlich der Körper undifferenziert irradiiert, und die Drehbewegung des Rumpfes „gelingt" demzufolge schneller. Aus diesem Grund drehen die Kinder mit einer zunehmenden Entwicklungsasymmetrie über die betroffene, meist gesichtabgewandte Seite, hier also über die dysplastische Hüftgelenksseite.

Die Prüfung der Reflexe und der Lagereaktionen werden im erforderlichen Umfang den Befund komplettieren. Das auf bestimmte Lagereaktionen verzichtet werden muß (Axillarabhang, Vojta-Seitkipp-Reaktion) und das andere, wie z. B. der vertikale und der horizontale Collisabhang ebenso wie der Kopfabhang nach Peiper-Isbert grifftechnisch modifiziert werden müssen, versteht sich von selbst.

Passive Beweglichkeit

Die passive Beweglichkeitsprüfung bei Hüftkindern wird in Rückenlage durchgeführt. Dazu wird eine Hand der Physiotherapeutin quer-diagonal über das kindliche Becken gelegt: Daumen auf das Tuber ossis ischii des betroffenen Hüftgelenks, Mittelfinger auf die gleichseitige Spina iliaca anterior superior, während der proximale Teil der Hand die Becken-Oberschenkelpartie der kontralateralen Seite sichert. Die 2. Hand der Physiotherapeutin umfaßt den Oberschenkel knienah von ventral und prüft die Abduktion und Außenrotation bei flektiertem Hüft- und Kniegelenk vorsichtig, weich, sanft in verschiedene Abduktions-Außenrotations-Richtungen. Das Gesicht des Kindes sollte dabei in der Körperlängsachse nach vorn gerichtet sein (Abb. 7.**15**), weil jede Asymmetrie im kranialen Körperabschnitt asymmetrische Muskelspannungen im kaudalen Abschnitt erzeugt. Auch das 2. Hüftgelenk wird so überprüft und die gefühlten Bewegungsweiten werden verglichen. Wenn ein Femurkopf nicht optimal zentriert ist, müssen wir eine Hemmung, eine Verminderung der Abduktionsgröße erwarten. Die Dezentrierung von Femurköpfen vollzieht sich ja immer in gleicher Weise: zunächst Wanderung des Femurkopfes nach lateral, dann nach lateral-kranial, weiter nach lateral-kranial-dorsal bis u. U. zur kompletten Luxation. Dieser Verlauf erklärt übrigens auch die optisch erscheinende Beinlängendifferenz

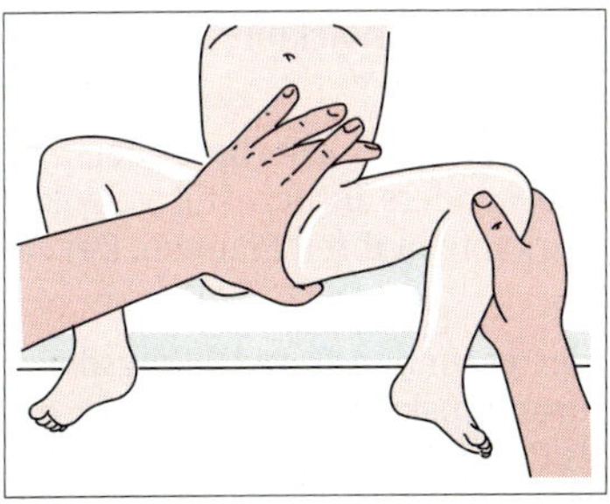

Abb. 7.**15** Physiotherapeutische Grifftechnik bei passiver Prüfung der Hüftgelenksbeweglichkeit

und das scheinbar deutlichere, rundere Profil des M. glutaeus medius, der in Annäherung geschoben wird, während der M. glutaeus maximus eher flach imponiert.

Bevor die aktivierende Physiotherapie beginnen kann, müssen mit den Eltern die Gründe für die Physiotherapie, die An- und Ablegetechnik sowie die Tragekonsequenz von (evtl.) Spreizhilfe besprochen werden. Der ärztlichen Anordnung ist diesbezüglich unbedingt Folge zu leisten. An Spreizhilfen begegnen wir in der Praxis:

- Aktiv-Spreizhose nach Becker/Mittelmeier,
- Düsseldorfer Schiene, mit und ohne Konsole,
- Tübinger Hüftbeugeschiene nach Bernau,
- Hoffmann-Daimler-Schiene,
- Pavlik-Bandage,
- Lörracher Beuge-Spreiz-Schiene mit Kniefixation nach Behrens,
- Münsteraner Kondylenspreizhose,
- Eppendorfer Spreizschale,
- Sitzhockorthese nach Fettweis,
- Coxaflex-Orthese,
- Nena-Spreizhalter.

•••• Ziel

Die (Wieder-) Herstellung idealer Gelenkverhältnisse auf der Basis einer idealen Gesamtentwicklung, d. h. von Kopf bis Fuß muß sich eine seitengleiche Haltungs- und Bewegungsfähigkeit entwickeln.

•••• Gesichtspunkte

- Seitengleiche, symmetrische Haltung- und Beweglichkeitsfähigkeit des Axisorgans,
- physiologische Extension des Beckens (am Entwicklungsalter orientierend),
- volles Bewegungsausmaß in den Schlüsselgelenken (besonders Abduktion und Außenrotation), hier: besonders in den Hüftgelenken mit optimaler Zentrierung der Femurköpfe in ihren Pfannen. Der *Femurkopf* ist dabei *Punctum mobile*,
- Funktionsdifferenzierung gemäß der gesunden Entwicklungsdynamik provozieren: d. h. mit koordinierter Muskelaktivität im Sinne der funktionellen Umkehr *die Pfanne* als *Punctum mobile* bewegen lassen

(wie bei allen Lokomotionsformen erforderlich). Möglichst in physiologischen, reziproken Mustern aktivieren.

In der Physiotherapie haben wir die Möglichkeit, über die Aktivierung der muskulären und damit auch der propriozeptiven Mittel auf die Gesamt- und die Hüftgelenksentwicklung im besonderen Einfluß zu nehmen. Die Tatsache, daß die Funktion die Form bestimmt, darf uns nicht dazu verleiten, nur das betroffene Hüftgelenk zu betrachten - es muß stets das ganze Kind in seiner Entwicklungsdynamik gesehen und behandelt werden.

In der idealmotorischen Entwicklung zeigt das Kind nach der 6. Lebenswoche zunehmend, ab 13. Lebenswoche vollendet, die volle Rotationsfähigkeit des Gesichtes ohne Lateralflektion und Hyperextension in der HWS. Die Hüftbehandlung muß am Kopf – dem Cranum! – beginnen. Denn nur wer sich in der Körperlagesteuerung symmetrisch/seitengleich verhält, kann gesunde Hüftgelenke entwickeln. Auf absolut seitengleiche und seitenhäufige Beweglichkeit bzw. Bewegungen der HWS kommt es an.

•••• Maßnahmen

Handling

Das andersartige Umgehen mit einem von Hüftdysplasie betroffenen Säugling muß der Mutter gezeigt und zur Selbstverständlichkeit werden.

■ *Merke:* Bei allen Handlungen am Kind sollten Adduktion und Extension vermieden werden.

Tragen

1. Kleiner Säugling: quer vor dem Mutterbauch, in Bauchlage. Die Mutter schiebt die kaudale Hand-/Unterarm-Partie zwischen die kindlichen Oberschenkel und stützt den Körper von ventral. Die kraniale Hand kann dabei helfen oder notwendige Handgriffe wie Tür öffnen, Flasche holen etc. durchführen (s. 7.2 Torticollis myogenes)
2. Im „Bauchlage-Hang“ über der mütterlichen Schulter; das Becken wird bei gut abduzierter, flektierter Oberschenkelhaltung von der Mutter gesichert, dabei sollte von ventral kein Druck auf die Oberschenkelvorderseite ausgeübt werden.
3. Größere Kinder im wechselnden Jockey-Sitz seitlich auf dem mütterlichen Becken.
4. In Sitz-Hock-Position mit Blick nach vorn, (größeres) Kind mit Rücken an den mütterlichen Bauch gehalten.

Drehen (von Rückenlage in Bauchlage)

1. Eine Hand der Mutter faßt einen Oberschenkel von lateral-dorsal, die 2. Hand faßt den kontralateral kindlichen Oberschenkel von lateral-ventral. Jetzt Oberschenkel-Beckenpartie in der Spreizhaltung anheben und über eine Schulterpartie drehen - der Drehweg ergibt sich durch den Griff von selbst (Abb. 7.**16**).
2. Von außen Oberschenkel-Beckenpartie umfassen, diesen Bereich sanft nach kaudal vom Tisch ziehen und mit dem Griff vom 1. Drehen; wieder hinaufschieben auf den Tisch.
3. Bei sicherem Griff der Oberschenkel, proximal und von lateral, kann das Kind sogar in der Sagittalebene „über den Kopf" gedreht werden. (Den Kopf vom Körpergewicht entlasten.)

Wickeln

Nicht unter einem Oberschenkel hindurch an das kontralaterale Bein greifen, sondern den Oberschenkel des (schwerer) betroffenen Hüftgelenks von außen proximal in der erforderlichen Abduktion umfassen, anheben - Windel drunter - ablegen (Abb. 7.**17**).

Aktivierende Physiotherapie

Das Bobath Konzept orientiert sich an der kindlichen Entwicklung gesunder Kinder unter der Berücksichtigung aller Einflüsse und Faktoren der Beeinflussung und Beeinflußbarkeit dieser Entwicklung (s. 3.1 Bobath-Konzept, S. 77). Aus Bauchlage und Rückenlage werden durch Körperschwerpunktverlagerungen Diagonaldehnzustände auf der Ventralseite (Hüftbeuger und M. obliquus abdominis internus und externus) gesetzt, daß das Kind von sich aus aktiv das entsprechende Bein über die Abduktion und Außenrotation seitlich beugt. Taktile Stimuli können

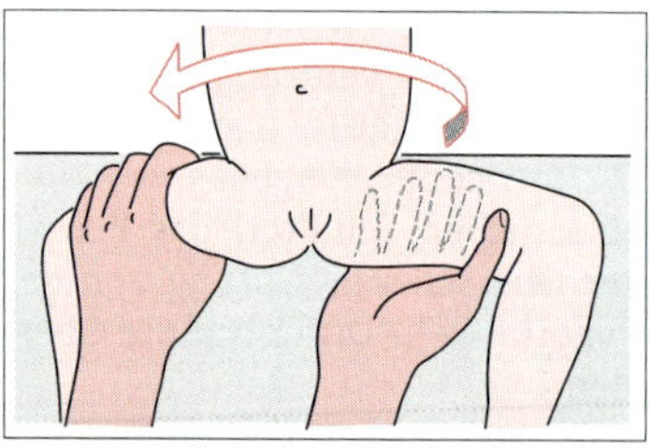

Abb. 7.**16** Drehtechnik (von der Rückenlage in die Bauchlage) bei Kindern mit Hüftproblemen

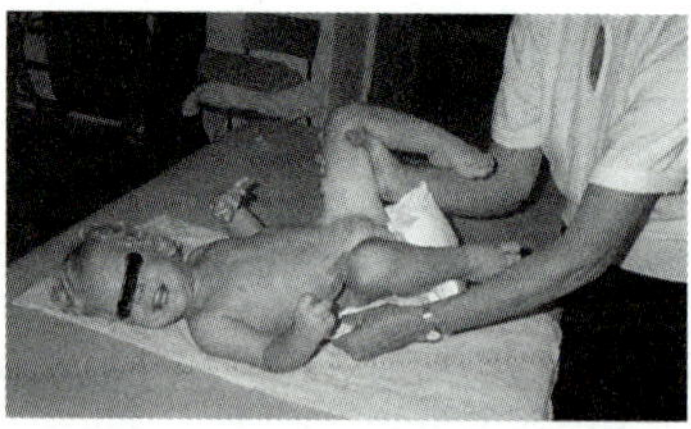

Abb. 7.**17** Die richtige Wickeltechnik

verstärkend eingesetzt werden (an der Oberschenkelaußenseite, vorsichtig an der Leistenbeuge, der Fußsohle).

- *Beispiele aus dem Bobath-Programm:*

  Der Säugling wird in Rückenlage auf einen Therapieball gelegt, die Physiotherapeutin am Kopfende stehend, umfaßt von kranial beide Kinderschultern: Daumen dorsal, Zeigefinger zeigen auf der Thoraxvorderseite nach kaudal-medial, Mittelfinger sind lateral am Rumpf. Wenn jetzt der Säugling kranial-lateralwärts auf dem mitrollenden Ball bewegt wird, wird er bei einer bestimmten Sequenz beide Beinchen anbeugen. Die Größe der Abduktion im betroffenen Hüftgelenk kann durch Diagonal-lateral-Rollen „gelockt" werden.

  Der Oberkörper des Kindes liegt in Bauchlage bis zur queren Spina-iliaca-anterior-superior-Linie auf dem Tisch. Eine Hand der Physiotherapeutin umfaßt den nicht bzw. weniger betroffenen Oberschenkel weit proximal in leichter Hüftabduktion, -außenrotation und ca. 80° Flexion. Das Knie und der Fuß dieser Seite bleiben bei jungen Säuglingen frei hängend, bei älteren Kindern kann, dem Befund (s. unten) und ihrer Entwicklungsontogenese angemessen, der Fuß der nichtbetroffenen Seite auf einen Oberschenkel der Physiotherapeutin aufgestellt werden (Abb. 7.**18**). Die 2. Hand der Physiotherapeutin befindet sich an der Oberschenkel-/Knie-Innenseite der betroffenen Seite. Durch lockendes dezentes, passiv die Abduktion vergrößerndes

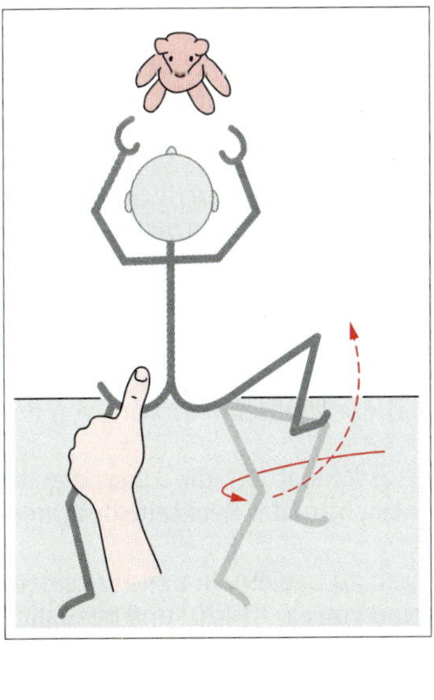

Abb. 7.**18** Eine Möglichkeit, durch Veranlassen zum Auf-den-Tisch-Klettern die Abduktion, Außenrotation und Flexion im dysplastischen Hüftgelenk zu fördern.

Stimulieren wird der Säugling zur Kletterbewegung auf den Tisch veranlaßt. Die dabei gewünschte Abduktion erscheint, wenn die Physiotherapeutin diese durch ihre mediale Hand steuert. Erst wenn diese phasische Bewegung, die auch über die Amphibienreaktion initiiert werden kann und auf dem Behandlungstisch, dem Ball oder dem Schoß möglich ist, sehr gut, weiträumig und „rund" abläuft, darf der Fuß dieser betroffenen Seite auf den Oberschenkel der Physiotherapeutin plaziert werden. (Funktionelle Umkehr: Punctum fixum ist nun der Oberschenkelkopf.)

☐ *Anmerkung:* Die Größe der Abduktion ist von der Entwicklungsreife und dem Befund abhängig. Keine „Gewalt" anwenden.

Da auf die Zentrierung des Femurkopfes in der Pfanne in dieser Weise nur sehr begrenzt Einfluß genommen werden kann, findet das Bobath-Konzept nur bei leichten Hüftreifestörungen Anwendung. Bei deutlichen Dysplasien (Typ IIb, IIc stabil/instabil, III und IV nach Graf) ist der Vojta-Therapie unbedingt der Vorzug zu geben.

Das Vojta-Konzept (s. 3.2 Vojta-Konzept S. 86) findet bei deutlichen Dysplasien (IIb und schlechtere Befunde) erfolgreiche Anwendung, da

- die provozierten Muster Ganzkörpermuster sind (entsprechend der idealmotorischen Entwicklung),
- diese Muster physiologisch zusammengesetzt sind,
- die vorhersagbaren provozierten Muskelmuster sowohl des Beckens mit der Pfanne als auch des Oberschenkels mit dem Femurkopf eine Zentrierung garantieren,
- die gebahnten Synergien vom Kind aktiv vollzogen werden und somit Bestandteil ihres Bewegungrepertoires werden können.

■ *Beispiele aus dem Vojta-Programm:*

Beispiel 1 1. Phase des Reflexumdrehens. Bei dem in Rückenlage befindlichen Säugling wird auf der gesichtzugewandten Seite zwischen der 6. und 7. Rippe, senkrecht unter der Brustwarze, ein adäquater Reiz in die Tiefe in Richtung des Schulterblattes der Hinterhauptsseite gegeben. Das Kind versucht daraufhin

- das Gesicht bei sich in die Körperlängsachse einstellender HWS auf die andere Seite zu drehen. Diese Drehtendenz wird von der Physiotherapeutin gebremst;
- beide Schulterblätter nach dorsal-kaudal auf die Unterlage zu pressen, die BWS zu strecken und sich auf der Rückseite des Oberkörpers abzustützen;
- beide Beine zunächst symmetrisch zu beugen. In den Hüftgelenken sehen wir dabei Außenrotation von ca. 10 – 20° und bezüglich der Abduktion etwa 30 bis maximal 45°, aktiv vollzogen;

- die Unterschenkel bei ungefähr 90° Knieflexion aktiv gegen die Schwere zu halten. Das gelingt nur, wenn der Oberkörper gut stützt. OSG und USG werden vom Kind aktiv in die Nullposition eingestellt;
- das Becken mit simultaner, zunächst konzentrischer, im Laufe der Aktivierung mit zunehmend differenzierter, von kaudal nach kranial-diagonal gerichteter Spannung in die Extension und in die leichte Schrägstellung mit Rotationsbeginn (zur Hinterhauptsseite) zu ziehen.

□ *Anmerkung:* Die Reihenfolge der Bewegungsantworten ist individuell und wird nur hier zum besseren Verfolgen in eine Ordnung gebracht.

Die Beckenextension (mit gleichzeitigem Stütz des gestreckten Oberkörpers) ist bei Hüftkindern extrem wichtig. Erstens steht in der Regel das Becken nur bei sehr jungen Säuglingen physiologischerweise in der Flexion und zweitens wird es bei deutlichen Hüftgelenksbefunden andererseits zunehmend verstärkt nach ventral gekippt. Das bedeutet, daß sich die Pfanne nicht an ihrer ihr zugedachten Position befindet, sondern daß sie zu stark aus der Funktionsebene nach ventral kaudal herauskippt. Durch die Provokation der Muskelspiele der 1. Phase der Reflexlokomotion wird das Becken zunächst in die physiologische mittlere Frontalebene eingestellt und damit die jeweils proximalen Gelenkpartner des Hüftgelenks in ihre optimale Position gebracht. Wohlgemerkt: aktiv vom Kind selbst.

Die provozierte Hüftflexion, die unter den Händen der Physiotherapeutin erscheint – läßt wieder etwas nach - erscheint wieder aktiv – läßt nach und so fort. Der Hüftkopf dreht sich als Punctum mobile dreidimensional tief in die Pfanne hinein - denn die drei Bewegungsrichtungen (Flexion, Abduktion und Außenrotation) laufen synergistisch, also gemeinsam ab. Wenn die Oberschenkel in der Transversalebene nach lateral bewegt und gehalten werden, arbeiten die Außenrotatoren mit den Adduktoren zusammen, in gleicher Weise wie in der gesunden Motorik beim Umdrehen von der Rückenlage in die Bauchlage.

Diese in der Therapie von Hüftkindern so wichtige 1. Phase des Reflexumdrehens bedeutet die gleiche Einstellung der Femurköpfe in die Pfannen, wie wir sie von der Sitzhockposition nach Fettweis bzw. der Coxaflex-Orthese her kennen - hier in der Physiotherapie wird die tiefe Einstellung des Femurkopfes allerdings aktiv und dynamisch ausgeführt. Die 1. Phase des Reflexumdrehens mit ihren Muskelspielen, die über den ganzen Körper zu beobachten sind und Analogien zur gesunden Bewegungsentwicklung erkennen lassen, ist eben wegen dieser „Ganzkörpermusterung" von Bedeutung.

In Abbildung 7.**19** sind die Folgen einer ausschließlich passiven Spreizbehandlung deutlich: Sowohl die Bauchmuskeln als auch die Adduktoren - unverzichtbare Antigravitatoren des Beckens - erscheinen vollkommen ausgeschaltet aus der Funktion.

Beispiel 2 Der 2. Komplex der Reflexlokomotion ist das sogenannte Reflexkriechen (Abb. 7.**20**). Aus unterlagerter Bauchlage - je nach Deutlichkeit des Befundes - werden im Grundmuster dieses Kriechens wenigstens 2 externe Stimuli gebraucht und am Kalkaneus und am Kondylus humeri medialis eingesetzt. Daraufhin wird das Kind aktiv „zum Davonkriechen" starten:

- Es dreht den Kopf von der Ausgangsstellung weg mit zunehmend symmetrisch gesteckter HWS über die Mitte hinaus auf die andere Seite - was die Physiotherapeutin durch weich angesetzten Widerstand bremst;
- es stemmt das Axisorgan von der Ferse weg in die Vorwärts-aufwärts- und leichte Seitwärtsbewegung. Dieser Fortbewegungstendenz wird ein Widerstand entgegengesetzt, sodaß die Ferse zuverlässig als Fixpunkt, also als Abstützpunkt eingesetzt werden kann;
- im Beckenbereich wird eine Extension beobachtbar: Die Bauchmuskeln sind wiederum zunächst konzentrisch aktiviert und werden mit dem Iliopsoas zusammen aufrichtend gegen die Schwere wirken. Auf dieser stemmenden Seite wird die Hüftpfanne dreidimensional über den Kopf bewegt, während
- der Femurkopf in der Vorwärtsbewegung im Hüftgelenk der Gesichtsseite eine weiträumige Drehbeugebewegung vollzieht. Über die Außenrotation, Abduktion und Flexion bei gleichzeitiger Aktivierung der Adduktoren - es wird jeder Körper nach vorwärts-auf-

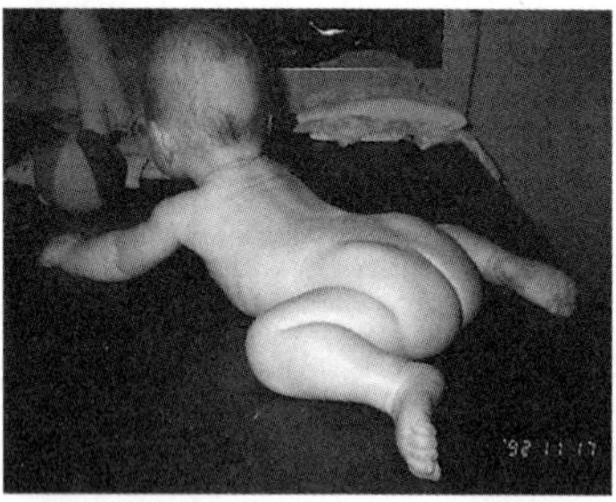

Abb. 7.**19** Die „Haltungsfolgen" eines Kindes nach Spreizhosenbehandlung ohne Physiotherapie

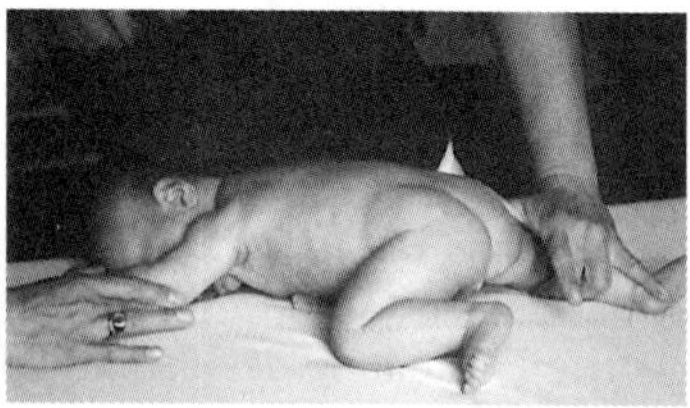

Abb. 7.**20** Die Reflexlokomotion nach Vojta in der Anwendung, hier das Reflexkriechen

wärts bewegt - dreht sich wiederum der Hüftkopf als Punctum mobile tief in die Pfanne hinein.

Da die provozierten Muskelspiele und die entstehenden hochdifferenzierten Bewegungen dem idealmotorischen Verhalten entsprechen, wird verständlich, daß erst die phasische Bewegung frei bis zu einer Abduktion-Außenrotation und seitlicher Flexion von ca. 120° durchlaufen muß, bevor das betroffene Hüftgelenk in der Stützphase auf dem Knie belastet werden darf. Ob und ggf. wieviel unter dem Babybauch während der Anwendung der Reflexlokomotion unterlagert werden muß, ist abhängig vom

- Alter des Säuglings,
- seiner Abduktionsfähigkeit im betroffenen Hüftgelenk,
- von der Gesamttonuslage des Säuglings. Ein „auseinanderfließender" schlaffer Säugling kann häufig perfekt das betroffene Bein seitlich anbeugen - aber eben nur in der Frontalebene ohne jede Aufrichtung, ohne jeden zentrierenden Effekt. Der Hüftkopf muß sich tief hineindrehen in die Pfanne, damit eben über die physiologische Funktion der synergistischen Adduktoren-, Außenrotatoren- und Abduktorentätigkeit eine formverändernde Wirkung auf die dysplastischen Strukturen erreicht wird.

In der Regel werden die Hüftbefunde bis zum Typ IIb bzw. IId nach Graf (Vorsicht bei IIc-instabil) zur begleitenden Physiotherapie geschickt. Die IIIer- und gar IVer-Hüftbefunde müssen erfahrenen Therapeuten vorbehalten bleiben. Bei diesen schwerwiegenden Dysplasien muß der Stützpunkt Kalkaneus verlassen und ein proximal gelegener Fixpunkt unter Beachtung verschiedener Parameter gewählt werden. Wenn die konzentrische seitliche Beinbeugephase auf der Gesichtsseite bei einer IIIer-Hüfte wegen der Lateral-kranial-Position des Femurkopfes nicht durchläuft, muß die Physiotherapeutin vorsichtigen Zug in sehr differenzierter Weise anwenden. Diese subtilen grifftechnischen Modifikationen müssen den erfahrenen Kollegen überlassen werden. Liegt laut Arztbefund eine deutliche Antetorsionsfehlstellung vor, ist die Außenrotation geringgradig, nahe der Nullstellung zu provozieren.

Entlassen werden die Kinder, wenn

- im Sonogramm mindestens eine Ib-Hüfte vorliegt,
- der Hüft-Kopfkern zu erkennen ist,
- eine symmetrisch-seitengleiche gesunde Gesamtentwicklung zu beobachten ist.

7.6 Fehlhaltungen und Fehlstellungen des Fußes im Säuglings- und Kleinkindalter

Krankheit	Ursache	Klinik	Diagnostik	Therapie	Prognose
Pes equino-varus, exavatus et adduktus (angeborener Klumpfuß)	– Erblich bedingt – Defekt der Differenzierung im Fußbereich – Neuromuskuläre Ursachen – Durchblutungsstörungen im Bereich des medialen Fußrandes – Intrauterine Lageanomalien	**4** Komponenten: – Spitzfuß – Extreme Supinationsstellung des unteren Sprunggelenks – Sichelfuß – Hohlfuß	Klinische Untersuchung: – Festlegung des Schweregrades aufgrund der manuellen Redressierbarkeit (Grad 1 – 3) und desaktiven Muskeltonus – Häufig begleitende Hüftgelenks und Wirbelsäulendeformitäten – Röntgen	– Manuelle Redression mit kleinen Kräften über lange Zeiträume mit Etappengipsbehandlung – Behandlungsbeginn in den ersten Lebenstagen – Später u. U: operative Korrektur der Restfehlstellung	Schwere Mißbildung: – unbehandelt progredient – Behandelt ist die Prognose abhängig von der Rigidität des Fußes (Schweregrad) und dem Redressionsergebnis. Im besten Fall bleibt eine verminderte Belastbarkeit des Fußes mit verschmächtigter Wade

Pes adduktus (Sichelfuß)	– Angeborene Mißbildung – erblich bedingt	– Calcaneus in Neutral- oder Valgusstllung – Keine Spitzfußstellung – Metartarsale in Varusstellung mit fixiertem Fehlwachstum der Fußwurzelknochen	Klinische Untersuchung und Röntgenaufnahme zur Festlegung des Schweregrades Diffentialdiagnose: Achsenfehlstellungen im Hüft- oder Kniegelenk, Gewohnheitshaltung	Die Therapie reicht von manueller Redression durch die Mutter bis zur Etappengipsbehand-lung anschließend evtl. Innenschuh	In der Regel leichte Verläufe. ■ *Merke:* Fehlhaltungen im Sinne von Sichelfuß und Kletterfuß (Pes supinatus) werden oft miteinander verwechselt. Beim Kletterfuß handelt es sich in der Regel um eine leichte Varusstellung (Inversion) des gesamten Fußes. Diese Fehlhaltungen können durch Platzmangel in den letzten Schwangerschaftswochen oder auch durch exzessive Bauchlagerung entstanden sein. Sie sind aktiv voll ausgleichbar. Die Prognose ist sehr günstig.

Fortsetzung S. 580

Krankheit	Ursache	Klinik	Diagnostik	Therapie	Prognose
Pes calcanaeus (Hackenfuß)	– Neuromuskuläre Ursache (Lähmung oder Schwäche der Wadenmuskulatur) – Überkorrektur eines spastischen Spitzfußes	– Verstärkte Dorsalflexion im oberen Sprunggelenk – Die Füße können oft der vorderne Tibiakante anliegen.	– Bei der Geburt zu erkennen – Später am Besten bei der Ganganalyse zu diagnostizieren – Kraft der Plantarflexoren und die passive Beweglichkeit	– Redressionen – Selten Gipsbehandlung – Später Orthesenversorgung – Selten operative Korrektur	– Harmlose Verläufe

7.6.1 Physiotherapie bei angeborenen Fußfehlhaltungen, -fehlstellungen und Deformitäten

R. Hartmannsgruber

Die folgende Therapie beschränkt sich auf den Zeitraum Säuglingsalter bis frühes Kleinkindalter.

Ziele

- Vollständige Korrektur bei Fehlhaltungen.
- Optimale Korrektur und Funktion bei Fehlstellungen und Deformitäten.

Merke: Bei der Behandlung von Fußfehlhaltungen reichen in der Regel aktive Maßnahmen aus, um eine vollständige Korrektur zu erreichen, selten ist eine Unterstützung durch Tapen oder Bandagieren nötig.
Bei Fußdeformitäten kann die optimale Funktion nur mit Schienen, Gipsverbänden und häufig nur durch Operationen erreicht werden.

Gesichtspunkte der Behandlung

1. Dehnung/Mobilisation der kontrakten, verkürzten Strukturen (Muskeln, Bänder, Kapsel).
2. Aktivierung und Kräftigung der korrigierenden Muskelgruppen.
3. Anbahnen, Verbessern, Schulen des Stehens und Gehens

Maßnahmen

- Manuelle Redression
- Techniken aus der Manuellen Therapie
- Dehnen der durch die Fehlstellung verkürzten Muskeln

Merke: Genaue Kenntnisse der pathologischen Anatomie sind erforderlich (Abb. 7.**21**).

Beispiele: Beim Klumpfuß muß der Calcaneus manuell fixiert werden, das Cuboid ist der Drehpunkt zur Korrektur des Vorfußes.
Beim Pes adductus muß die gesamte Fußwurzelreihe mitfixiert werden, die Metatarsen werden nach lateral bewegt.

- Taktile Stimuli wie Reiben, Streichen, Tapping.
- Propriozeptive Stimuli wie Zug, Druck und Vibrationen. Wichtig dabei: Optimale Korrekturposition vorgeben und Ausweichbewegungen benennen.

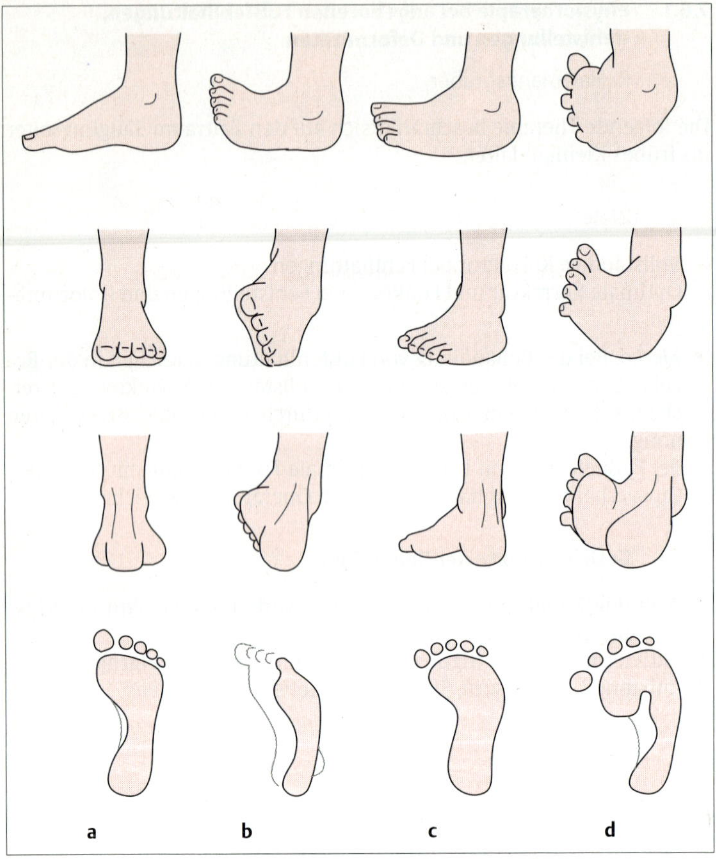

Abb. 7.**21** Fußdeformitäten: **a** Normalfuß, **b** Kletterfuß, **c** Sichelfuß und **d** Klumpfuß

- Nutzen von Stemm- und Stützreaktionen,
- Gleichgewichtsreaktionen,
- Reflexkriechen und Reflexumdrehen,
- Ausnützen altergemäßer Bewegungsmuster,
- die Mitarbeit des Kindes spielerisch anbahnen.

■ *Merke:* Stets in korrigerter Stellung antizipierend üben, d. h., der Entwicklung vorausdenkend, z. B. Üben mit Teil-, Halb oder Vollbelastung.

- Stehen in korrigierter Position mit Abnahme des Gewichts durch Rolle, Ball, Tischchen, Polster, gestapelte Matratzen. Dabei die Muskulatur durch taktile Stimuli aktivieren.
- Gewichtsverlagerungen, z.B. durch Gleichgewichtsreaktionen üben,
- Aufstehen in korrigierter Fußstellung,
- Belastung auf einem Bein üben,
- Treppensteigen,
- ... auch Bobbycar und Dreirad fahren macht Spaß und nützt.

7.7 Physiotherapie bei multiplen Mißbildungen Beispiel: Arthrogryposis

B. Jung-Kappeler

Sowohl für die klassische Arthrogrypose wie auch für den arthogrypotischen Symptomenkreis ist eine frühe und fachgerechte Physiotherapie die *erste* Rehabilitationsmaßnahme.

7.7.1 Klassische Arthrogryposis multiplex congenita

Die *klassische Arthrogryposis multiplex congenita (AMC)* ist eine seltene neuromuskuläre Erkrankung. Ungefähr 0,3% aller Neugeborenen kommen mit dieser Krankheit zur Welt. Dabei scheint eine geschlechtsspezifische oder familiäre Häufung nicht vorzuliegen.

Die Krankheit ist bereits bei der Geburt nachweisbar und zeigt sich in meist symmetrischen Kontrakturen von mindestens zwei Gelenken verbunden mit segmentalen Muskelatrophien. Die Haut über den oft schwer entstellten Gelenken ist faltenlos und kaum verschiebbar. Zur klassischen Form der Erkrankung gehören keine sensiblen Störungen und keine inneren Fehlbildungen.

•••• Ursachen

Die neurogene Ätiologie ist die häufigste, es wird von der *AMC neurologica* gesprochen. Eine Verringerung der Neuronenzahl in den Vorderhörnern des Rückenmarks wurde als Ursache für einen intrauterinen Bewegungsmangel festgestellt. Die intrauterinen Bewegungen, besonders während des dritten Schwangerschaftsmonats, sind für die Gelenkbeweglichkeit unerläßlich.

Bei myogener Ätiologie wird von *Arthromyogryposis* gesprochen. Diese Form ist selten und wird durch Degenerationserscheinungen an den Muskelfasern nachgewiesen.

7.7.2 Arthrogrypotische Formen

Im Unterschied zur klassischen Form wird der Begriff Arthrogrypose auch für zahlreiche und unterschiedliche angeborene Fehlbildungssyndrome benutzt, die symmetrische Gelenkkontrakturen aufweisen. Diese *arthrogrypotische Formen* werden nach verschiedenen Kriterien gegliedert.

- Der *distalen Typ* stellt sich überwiegend durch distal liegende Kontrakturen dar, z. B. Beugekontrakturen der Finger oder Klumpfuß.
- Es gibt die Gruppe der *embryonalen Fehlbildungen.*
- Eine weitere Gruppe bilden die *arthrogrypotischen Syndrome.*
  Für die Physiotherapie sind die Ursachen unwesentlich.

■ *Merke:* Die Physiotherapie orientiert sich an den Symptomen und am Entwicklungsstand des Kindes.

• • • • Symptome der AMC und der arthrogrypotischen Formen

Der intrauterine Bewegungsmangel führt zu einer Immobilisation und Disbalance der Muskeln. Die Folge sind Bewegungseinschränkungen. Bänder, Gelenkkapseln und Muskeln verändern sich ebenso unter dem Bewegungsmangel, das führt zu sekundären Knochendeformitäten.

Das Symptomenspektrum (Bauer, Cohen, Corell 1996):

- Kopf: typische Facies mit tiefliegenden Bulbi, Sattelnase, evertierte Nasenöffnung, Mikrogenie, Ohrmuscheldysplasie, Hypomimie, hoher Gaumen.
- Rumpf: generalisierte Muskelhypotrophie, Hypotonie, kurzer Hals, evtl. Pterygien, Kyphoskoliose, Glockenthorax.
- Obere Extremität: symmetrische Flexions-Adduktions-Kontrakturen in den Schultergelenken, Beugekontrakturen in den Ellbogengelenken (manchmal auch Streckkontrakturen), Klumphände in Pronationsstellung und Ulnardeviation, Flexionskontrakturen der Fingergelenke.
- Untere Extremität: Beugekontrakturen in den Hüftgelenken (häufig in Adduktionsstellung), teratogene Hüftluxation, Beuge- und Streckkontrakturen in den Kniegelenken, Klumpfüße oder Plattfüße.

7.7.3 Untersuchung und Behandlung

• • • • Physiotherapeutische Untersuchung

1. Inspektion: aus Rücken- oder Bauchlage, je nach Entwicklungsstand auch aus anderen Ausgangsstellungen. Dabei Asymmetrien und Fehlstellungen der peripheren Gelenke und der Wirbelsäule beurteilen. Die Farbe der Haut, Einziehungen, Grübchen und Muskelatrophien geben dem Therapeuten wesentliche Informationen zu den Fehlhaltungen.

2. Palpation: Spannung des Gewebes über den Gelenken beurteilen. (Haut, Unterhaut, Fett- und Bindegewebe, Sehnen und Muskeln)

3. Motorik: Es ist wichtig, Haltung und Bewegung in Beziehung zu den krankheitsbedingten Grenzen zu sehen. Beurteilen, ob Kompensationen sinnvoll sind oder hemmend wirken. Auch die Hand- und Mundmotorik sowie die Augenbewegungen beachten.

4. Gelenk- und Muskelstatus.

5. Psychomotorische und neurologische Entwicklungstests: unter Berücksichtigung der Beeinträchtigung durch die Kontrakturen.

6. Untersuchung des orofacialen Trakts bei Bulbärsymptomatik (z.B. n. C. Morales, s.S. 118 ff).

7. Medizinische Befunde z.B. aus bildgebenden Verfahren und der Auswirkungen auf die Therapiemöglichkeiten mit dem Arzt besprechen und berücksichtigen.

•••• Behandlungsgesichtspunkte

- Fördern der altersgerechten Entwicklung,
- Fördern der altersgerechten Fortbewegung und Vertikalisierung,
- Erreichen einer stabilen Sitzposition und damit fördern der Spielentwicklung,
- Erreichen von Selbständigkeit.

■ *Merke:* Es handelt sich um eine Langzeittherapie. Nur im interdisziplinären Team und in enger Zusammenarbeit mit den Eltern kann dem betroffenen Kind optimal geholfen werden.

Frühtherapie

Die Therapie beginnt sofort nach der Geburt. Da die Behinderung durch einen Bewegungsmangel entstanden ist, gilt es, das Neugeborene zur Eigenaktivität anzuregen und die Kontrakturen regelmäßig zu behandeln. Dafür empfehlen sich Bewegungs- und Dehnübungen im warmen Bewegungsbad oder in der Badewanne (Wassertemperatur: 35 °C). Gemeinsam mit den Eltern muß ein Bewegungsprogramm ausgearbeitet werden, das im häuslichen Alltag gut zu realisieren ist.

Gute Resultate ergeben sich mit der Therapie nach dem Vojta- oder nach dem Bobath-Konzept.

Lagerungen und Umlagerungen sind bereits beim Neugeborenen unerläßlich. In Zusammenarbeit mit Arzt und Ergotherapeuten wird über Lagerungsschienen schon im Säuglingsalter beraten, die während der Schlafphasen getragen werden sollen. Korrekturgipse und Seriengipse werden mit Zurückhaltung angewandt. Ist eine Gipsbehandlung zur Kontrakturbehandlung unumgänglich, muß der Gipsverband oft gewechselt werden, die Physiotherapie wird währenddessen fortgesetzt. Es gibt auch spezielle Wickeltechniken, die teilweise Gipsverbände ersetzen können.

Müssen die Kinder wegen Problemen im orofacialen Bereich mit einer Sonde ernährt werden, braucht es Mund- und Eßtherapie (z. B. nach C. Morales oder nach Müller, Bobath-Konzept). Absprachen mit dem Hals-Nasen-Ohren-Arzt, mit Kieferorthopäden und den Anästhesisten sind notwendig.

Ausgeprägte Störungen der Handfunktion werden im Team (Ergotherapeuten, Physiotherapeuten, Eltern, Früherzieher) beraten und z. B. mit speziell angepaßtem Spielzeug therapiert. Ziel ist, die Spielentwicklung trotz der erschwerten Umstände zu fördern.

Kind und Eltern sollen besonders in der Frühtherapie nicht allzu vielen Therapien und Therapeuten ausgesetzt werden.

Therapie des heranwachsenden Kindes

■ *Merke:* Es ist sehr wichtig, stets zu bedenken, daß AMC-Kinder über eine normale Intelligenz verfügen, und deshalb so früh wie möglich ihr Bewegungsdefizit und der Mangel an Bewegungslernen durch geistiges Handeln ersetzt werden müssen. Das akademische Lernen ist für diese Kinder äußerst wichtig.

Aktivieren der Muskulatur: Das Kind braucht eine Physiotherapie auf neurophysiologischen Grundlagen unter Berücksichtigung funktioneller Zusammenhänge. Es hat durch seine Behinderung sehr wenig Sinneserfahrungen im taktil-kinästhetischen Bereich. In der Therapie kann es das nachholen.

Verbessern der Beweglichkeit: Passives, dehnendes Bewegen, Traktionen und Halten der Endstellungen sind wichtig. Dabei sollen die Griffe des Therapeuten stets gelenknah sein, falls notwendig gut fixieren und die Haut schonen.

Ständige Physiotherapie, besonders während des Wachstums, kann die Spätfolgen wie z. B. Kyphosen und Skoliosen eindämmen und den Kindern Operationen ersparen. Lagerungsschienen werden zur Sicherung erreichter Beweglichkeit oder für Dehnlagen genutzt. (In der Regel Bestandteil der Ergotherapie.)

Verbessern der Handfunktion: Die Funktion der Hand hängt von der Funktion des gesamten Armes ab. Ohne die Behandlung des Schulter- und Ellbogengelenks nutzen z. B. Dehnungen im Bereich der Fingergelenke nichts. Das Kind muß die Hand nutzen können. Es muß zum Gesicht, zur anderen Hand, zu einem Gegenstand greifen können.

Hilfsmittelversorgung: Notwendig sind häufig Orthesen, orthopädische Schuhe, spezielle Unterarmstützen, Gehhilfen usw. um Stehen und Gehen zu ermöglichen. Die Auswahl muß im interdisziplinären Team und mit den Eltern getroffen werden.

Zur Fortbewegung braucht das Kind z.B. ein Bauchliegewägelchen, ein angepaßtes Dreirad und einen Rollstuhl.

Zu den Hilfsmitteln gehören auch Alltagshilfen, um das Essen, Trinken, An- und Ausziehen und das zur Toilette gehen zu erleichtern.

In der Schule sind Hilfsmittel zum Sitzen, Schreiben, Zeichnen oft unentbehrlich. Das Nutzen von Computern kann viele schulische Probleme lösen.

Sport: Abhängig von der Lokalisation und vom Schweregrad der Krankheit sind alle Sportarten zu empfehlen.

Operative Therapie: Sorgfältig geplante Operationen sollen dem Kind einen funktionellen Nutzen bringen. So können z.B. Operationen im Bereich des Ellbogengelenks die Handfunktion (Hand zum Mund, An- und Ausziehen) verbessern.

Oft können Physiotherapeuten sehr gut einschätzen, welchen Vorteil eine Operation bringen könnte. Sie kennen nicht nur die Funktionen und die Funktionsdefizite eines Kindes genau, sondern auch dessen Bedürfnisse und Grenzen. Postoperativ werden möglicherweise hinzugewonnene Funktionen verbessert und geübt.

■ *Merke:* Physiotherapie bei Kindern mit AMC ist eine therapeutische Herausforderung. Nicht das Erreichen der Norm ist das Ziel, sondern die verbesserte Funktion. Dafür ist eine Langzeittherapie in enger Zusammenarbeit mit dem gesamten interdisziplinären Team erforderlich.

Literatur

Kapitel 1

Aufschnaiter D v. Vojta: A neurophysiological Treatment. In: Forssberg H, Hirschfeld H, Hrsg. Movement disorders in Children. Berlin: Karger Verlag; 1992

Ayres AJ. Bausteine der kindlichen Entwicklung. 2. Auflage, Berlin: Springer Verlag; 1982

Bernard K. Bewegungsvarianten eines Säuglings. Orientierungshilfen für Befund und Therapie im Bobath-Konzept. Krankengymnastik. 1995; 47: 157 – 162

Bernard K. Bewegungsanalytische Aspekte in der Entwicklung von Säuglingen und deren Bedeutung für die Therapie. In Viebrock H., Brandel, N. Vereinigung der Bobath –Therapeuten Deutschlands e. V. (Hrsg.). Neurophysiologie cerebraler Bewegungsstörungen und Bobath-Therapie. 1996. Berlin: Kongressband: 83 – 88

Karch D, Michaelis R, Rennen-Althoff B, Schlack HG. Normale und gestörte Entwicklung. Berlin: Springer Verlag; 1989

Matura HR, Varela FJ. Der Baum der Erkenntnis. München: Scherz Verlag; 1987

Mumenthaler M. Neurologische Differentialdiagnostik. Stuttgart: Thieme Verlag; 1980

Prechtel HFR, Beintema DJ. Die neurologische Untersuchung des reifen Neugeborenen. 2. Auflage, Stuttgart: Thieme Verlag; 1976

Vojta V, Peters A. Das Vojta-Prinzip. 2. Auflage, Berlin: Springer Verlag; 1992

Kapitel 3

Affolter F. Spielen, Bewegen, Lernen. Berlin: Springer Verlag; 1991

Ayres J. Bausteine der kindlichen Entwicklung. Berlin: Springer Verlag; 1984

Ayres J. Lernstörungen. Berlin: Springer Verlag; 1979

Bernard K. Bewegungsvarianten eines Säuglings. Orientierungshilfen für Befund und Therapie im Bobath-Konzept. Krankengymnastik. 1995; 47: 157 – 162

Bernard K. Bewegungsanalytische Aspekte in der Entwicklung von Säuglingen und deren Bedeutung für die Therapie. In Viebrock H., Brandel, N. Vereinigung der Bobath –Therapeuten Deutschlands e. V. (Hrsg.). Neurophysiologie cerebraler Bewegungsstörungen und Bobath-Therapie. 1996. Berlin: Kongressband: 83 – 88

Castillo Morales R, u. Mitarb. v. Brondo JJ, Haberstock B. Die Orofaziale Regulationstherapie. München: Pflaum Verlag; 1998

Cottam PJ. Sutton: Conductive Education. London: Croom Helm; 1986

Frostig M. Entwicklungstest der visuellen Wahrnehmung. Weinheim: Beltz Test Gesellschaft; 1982

Frostig M. Wahrnehmungsprogramm. Dortmund: verlag modernes lernen; 1975

Kiphard EJ. Motopädagogik. Dortmund: verlag modernes lernen; 1980

Piaget J. Theorie der geistigen Entwicklung. Stuttgart: Klett; 1985

Piaget J. Das Erwachen der Intelligenz beim Kind: Stuttgart: Klett; 1969

Vojta V. Die zerebralen Bewegungsstörungen im Säuglingsalter. 5. Auflage, Stuttgart: Enke Verlag; 1985

Vojta V, Peters A. Das Vojta-Prinzip. 2. Auflage, Berlin: Springer Verlag; 1992

Aufschnaiter D v. Vojta: A neurophysiological Treatment. In: Forssberg H, Hirschfeld H, Hrsg. Movement disorders in Children. Berlin: Karger Verlag; 1992

Kapitel 4

Nöcher-Ribaupierre M. Frühgeborene und ihre Eltern in der Klinik. Bundesverband das Frühgeborene Kind e.V., Hrsg. Heidelberg

Sarimski K. Frühgeborene in den ersten Lebenswochen. Bundesverband das Frühgeborene Kind e.V., Hrsg. Heidelberg

Sarimski K. Frühgeborene nach der Entlassung. Bundesverband das Frühgeborene Kind e.V., Hrsg. Heidelberg

Sarimski K. Entwicklungsprognose frühgeborener Kinder. Bundesverband das Frühgeborene Kind e.V., Hrsg. Heidelberg

Steidinger J, Uthick KJ. Frühgeborene: Von Babys, die nicht warten können. Reinbek: Rowohlt Taschenbuch Verlag; 1989

Nilsson L. Ein Kind entsteht. München: Mosaik Verlag; 1990

Kapitel 5

Aly M. Die therapeutische Begleitung eines kleinen MMC-Kindes. 268–280, 282–284

Aufschnaiter D. Zur Lagerung der geburtstraumatischen Plexusparese. Der Kinderarzt. 1986; 80–3

Aufschnaiter D v. Vojta: A neurophysiological Treatment. In: Forssberg H, Hirschfeld H, Hrsg. Movement disorders in Children. Berlin: Karger Verlag; 1992

Bänsch S. Atemtherapie bei neuromuskulären Erkrankungen. Krankengymnastik. 1992; 44

Bauer H, Vojta V. Die Behandlung der geburtstraumatischen Plexusparese. Sozialpädiatrie. 1984; 6: 596–602

Benz H. Zur Physiotherapie bei der geburtstraumatischen Plexusparese im Säuglingsalter. Physiotherapeut. 1981: Sonderdruck: Nationaler Kongress 1980; 69–71

Bernard K. Bewegungsvarianten eines Säuglings. Orientierungshilfen für Befund und Therapie im Bobath-Konzept. Krankengymnastik. 1995; 47: 157–162

Bernard K. Bewegungsanalytische Aspekte in der Entwicklung von Säuglingen und deren Bedeutung für die Therapie. In Viebrock H., Brandel, N. Vereinigung der Bobath –Therapeuten Deutschlands e.V. (Hrsg.). Neurophysiologie cerebraler Bewegungsstörungen und Bobath-Therapie. 1996. Berlin: Kongressband: 83–88

Biedermann H. KISS-Kinder: Ursachen, (Spät-)Folgen und manualtherapeutische Behandlung frühkindlicher Asymmetrie. Stuttgart: Enke; 1997

Bobath B. Abnormale Haltungsreflexe bei Gehirnschäden. 3. Auflage. Stuttgart: Thieme Verlag; 1976

Bobath B, Bobath K. Die motorische Entwicklung bei Zerebralplaresen. Stuttgart: Thieme; 1977

Bobath B, Bobath K. Die motorische Entwicklung bei Zerebralparesen. 3. Auflage. Stuttgart: Thieme; 1977

Cotta H, Heiperts W, Hüter-Becker A, Rompe G. Krankengymnastik, Band 9: Neurologie. Stuttgart: Thieme Verlag; 1983

Crutchfield CA, Barnes MR. motor control and motor learning in rehabilitatio. Stokesville Publishing Company, Atlanta 1993

Dubowitz V. Atlas der Muskelerkrankungen im Kindesalter. Stuttgart: Enke Verlag; 1991

Enders A, Ohrt B. Zerebralparesen. In: Reinhardt D (Hrsg.). Therapie der Krankheiten im Kindes- und Jugendalter. Berlin: Springer; 1997

Feldkamp M. Krankengymnastische Behandlung der infantilen Zerebralparese. 4. Auflage. München: Pflaum Verlag; 1989

Ferrari A. Hilfsmittelversorgung der Spina bifida. Unveröffentlichter Vortrag, Stresa (Italien) 1985

Ferrari A, Cioni G (Hrsg.). Infantile Zerebralparese: Spontaner Verlauf und Orientierungshilfen für die Rehabilitation. Berlin: Springer Verlag; 1998

Freivogel S. Motorische Rehabilitation nach Schädelhirntrauma. München: Pflaum; 1989

Fröhlich A. Basale Stimulation. Düsseldorf: Verlag selbstbestimmtes Leben; 1991

Fröhlich A, Haupt U. Förderdiagnostik mit schwerstbehinderten Kindern. Dortmund: Verlag modernes lernen; 1983

Gentile AM. The nature of skill acquisition: therapeutic implications for children with movement disorders. In: Forssberg H., Hirschfeld, H (Hrsg.). Movement disorders in children, 1992; Med Sport Sci. Basel: Karger, vol. 36: 31 – 40

Gerstenbrand F. Das traumatische apallische Syndrom. Wien: Springer; 1967

Harnack GA v, Koletzko B (Hrsg.). Kinderheilkunde. 10 Auflage, Berlin: Springer Verlag; 1997

Hirschfeld H. On the Integration of posture, locomotion and voluntary movement in humans normal and impaired development. Stockholm: Repro Print; 1992

Holtz R. Therapie- und Alltagshilfen für zerebralparetische Kinder. München: Pflaum; 1997

Jani L, Hochstetter A von. Die geburtstraumatische Plexusparese beim Kind. Physiotherapeut. 1981: Sonderdruck: Nationaler Kongress 1980; 69 – 71

Kalbe U. Die Cerebral-Parese im Kindesalter. Stuttgart: Fischer Verlag; 1981

Karch D, Michaelis R, Rennen-Althoff B, Schlack HG. Normale und gestörte Entwicklung. Berlin: Springer Verlag; 1989

Kendall FP, Kendall Mc Creary E. Muskeln: Funktionen und Test. Stuttgart: Fischer; 1972

Klein-Vogelbach S. Funktionelle Bewegungslehre. Berlin: Springer; 1984

Michael T, Moers A von. Die Habilitation von Kindern mit Meningomyelocele

Michaelis R, Niemann G. Entwicklungsneurologie und Neuropädiatrie. Stuttgart: Hippokrates; 1995; 63

Mumenthaler M. Klinische Untersuchung und Analyse neurologischer Syndrome. Stuttgart: Thieme Verlag; 1988

Mumenthaler M. Neurologische Differentialdiagnostik. Stuttgart: Thieme Verlag, 1980

Mumenthaler M. Neurologische Differentialdiagnostik. Stuttgart: Thieme Verlag, 1988

Ohrt B, Enders A. In: Reinhardt D. (Hrsg.): Therapie der Krankheiten im Kindes- und Jugendalter. 6. Auflage. Heidelberg: Springer; 1977

Ohrt B. Überlegungen zur Pathogenese einzelner neurologischer abnormer Befunde als Basis für krankengymnastische Behandlung des Säuglings. Krankengymnastik. 1987; 14: 374 – 379

Ohrt B. Entwicklungsdiagnostik und frühe Förderung aus der Kenntnis der cerebralen Organisation motorischen und kognitiven Lernens. In: Peterander F, Speck O. (Hrsg.). Frühförderung in Europa. München: Rheinhardt; 1996; 68 – 79

Parsch K, Schulitz KP. Das Spina-bifida-Kind. Klinik und Rehabilitation. Stuttgart: Thieme; 1972

Platzer W. dtv-Atlas der Anatomie: Bewegungsapparat. Stuttgart: dtv, Thieme Verlag 1979

Pikler E. Laßt mir Zeit. München: Pflaum Verlag; 1988

Poeck K. Neurologie. 9. Auflage, Berlin: Springer Verlag; 1994

Preisler B. Swivel Walker: Eine noch wenig verbreitete Steh- und Gehorthese für Querschnittgelähmte und Patienten mit neuromuskulären Erkrankungen. Krankengymnastik 1992; 44: S. 290, 292–296

Preisler B, Neirich U, Schmitt M. Der Parawalker. Krankengymnastik. 1992; 19: 297

Reinhardt D. (Hrsg.). Therapie der Krankheiten im Kindes- und Jugendalter. Heidelberg: Springer, 1997

Röder R. Elektromyographische Befunde bei Kompensations- und Regenerationsprozessen nach peripherer Nervenschädigung. Krankengymnastik. 1994; 46: 1346–1354

Schoberth H. Orthopädie des Sitzens. Heidelberg: Springer; 1989

Shanks K. LSU-Reziproke Gehorthese. Basko Healthcare. Basko Hamburg

Thom H. Die infantilen Zerebralparesen. 2. Auflage. Stuttgart: Thieme Verlag; 1982

Vojta V. Die zerebralen Bewegungsstörungen im Säuglingsalter. 5. Auflage. Stuttgart: Enke Verlag; 1985

Vojta V, Peters A. Das Vojta-Prinzip. 2. Auflage, Berlin: Springer Verlag; 1992

Weiss S, Naumann T, Jeschke HA. Duchenne-Patienten: Eine Randgruppe in der krankengymnastischen Versorgung. Krankengymnastik. 1990; 17

Weimann G. Neuromuskuläre Erkrankungen. Grundlagen, Krankengymnastik, Physikalische Therapie – Ergotherapie. München: Pflaum Verlag; 1994

Kapitel 6

Altenbockum C von, Hilber M, Spamer M, Truckenbrodt H. Juvenile chronische Arthritis. München: Hans Marseille Verlag; 1993

Arbeitskreis Physiotherapie des Mukoviszidose Bundesverbandes e. V. Physiotherapie bei Mukoviszidose: Leitfaden. Bonn; 1994

Borst MM, Göhring H. Erkrankungen der Atemwege und der Lungen. Hüter-Becker A, Schewe H, Heipertz W (Hrsg.). Physiotherapie, Innere Medizin, Band 10. Stuttgart, Thieme Verlag; 1997

Brocke M, Ehrenberg H, Bertel D. Atemtherapie für Säuglinge und Kinder. München: Pflaum Verlag; 1995

Brüne L. Reflektorische Atemtherapie. 3. überarbeitete und erweiterte Auflage. Stuttgart: Thieme Verlag; 1994

Celga UH, Bautz, Fröde, Werner. Physiotherapie bei Patienten mit COAD und tracheobronchialer Instabilität: Prospektivstudie. Thieme Verlag

Celga UH, Hüls, Hupert. Ein neues Physiotherapiegerät in der Pneumologie: VRP1 Desitin. Desitin Arzneimittel

Dockter G, Lindemann H, Tümmler B. Mukoviszidose. Stuttgart: Thieme Verlag; 1997

Donhauser-Gruber U, Mathies H, Gruber A. (Hrsg.). Lehrbuch für Physiotherapeuten. München: Pflaum Verlag; 1995

Edel H, Knauth K. Atemtherapie. 5. Auflage. Berlin: Ullstein Mosby; 1993

Ehrenberg H. Atemtherapie in der Physiotherapie/Krankengymnastik. München: Pflaum Verlag; 1998

Häfner R, Spamer M. Non-surgical rehabilitation of Children with rheumatic disorders. In Maddison PJ, Isenberg DA, Woo P (Hrsg.). Oxford Textbook of Rheumatology, 2nd edition (in Druck)

Kirchner, P. Physiotherapeutische Techniken in der Atemtherapie. Hüter-Becker A, Schewe H, Heipertz W (Hrsg.). Physiotherapie, Untersuchungs- und Behandlungstechniken, Band 4. Stuttgart, Thieme Verlag; 1996

Lewin MAG. Herzfehler bei Kindern. Stuttgart: Gustav Fischer; 1994

Lindemann H. Zum Stellenwert der Physiotherapie mit dem VRP1-Desitin Flutter, Thieme Verlag

Netter FH. Atlas der Anatomie des Menschen. Stuttgart: Thieme; 1997

Saemann H, Bremer W. Mein Inhalator und ich. CF-Selbsthilfe Bundesverband e.V. (Hrsg.), Achim

Schmalz AA, Singer H. (Hrsg.): Herzoperierte Kinder und Jugendliche. Stuttgart: Wissenschaftliche Verlagsgesellschaft mbh; 1944

Singer H (Hrsg.). Herzerkrankungen im Kindes- und Jugendalter. Erlangen: perimed-Verlag;1989

Truckenbrodt H, Hälfner R, Spamer M. Gelenkfehlstellungen bei juveniler chronischer Arthritis. Deutsches Ärzteblatt. 1996: 2356 – 2361

Kapitel 7

Adams JC. Heidelberger Taschenbücher: Orthopädie. Heidelberg: Springer Verlag; 1982

Aufschnaiter D v. Methodische Anwendung der Krankengymnastik bei Haltungsschwächen und –deformitäten und ihre Zielsetzung am Beispiel der Vojta-Therapie. In: Bernau A (Hrsg.). Praktische Orthopädie, Band 29: Wirbelsäule und Statik. Stuttgart: Thieme Verlag; 1997

Aufschnaiter D v, Frenkel H. Die krankengymnastische Behandlung der dysplastischen Hüfte. Krankengymnastik, Sonderdruck. 1986; 38: 270 – 278

Bauer H, Cohen M, Corell J, Winkler C. In: Corell J, Gebrande R, Umber C (Hrsg.). Report der interdisziplinären Konferenz für AMC; 1996

Bernbeck R, Damen G. Kinderorthopädie. Stuttgart: Thieme; 1976

Debrunner AM. Orthopädie. 2. Auflage. Bern: Verlag Hans Huber; 1985

Ernst W. Anwendungsmöglichkeiten der Physiotherapie nach Vojta. Der Kinderarzt. 1990: 714 – 724

Grill F. Das arthrogrypotische Hüftgelenk. Zeitschrift für Orthopädie. 1990; 128 : 384 – 390

Groves RL, David N. Bewegungslehre in Krankengymnastik und Sport. Stuttgart: Fischer Verlag; 1977

Kapandji IA. Funktionelle Anatomie der Gelenke, Band 2: Untere Extremität. 2. Auflage. Stuttgart: Enke Verlag; 1992

Kapandji IA. Funktionelle Anatomie der Gelenke, Band 3: Rumpf und Wirbelsäule. 2. Auflage. Stuttgart: Enke Verlag; 1992

Krauspe R, Pesch R. Arthrogryposis multiplex congenita: Diagnostik, Therapie, Prognose. Pädiatrische Praxis. 1992; 44: 123 – 134

Mau H, Gabe I. Die sogenannte Säuglingsskoliose und ihre krankengymnastische Behandlung. 2. Auflage. Stuttgart: Thieme Verlag; 1981

Niethard FU. Erkrankungen der Bewegungsorgane. In: Sitzmann CF, (Hrsg.). Pädiatrie. Stuttgart: Hippokrates; 1995

Platzer W. dtv-Atlas der Anatomie: Bewegungsapparat. Stuttgart: dtv, Thieme Verlag 1979

Vojta V, Aufschnaiter D v, Wassermeyer D. Der geburtstraumatische Torticollis myogenes und seine krankengymnastische Behandlung nach Vojta. Krankengymnastik. 1983; 35: 191 – 197

Vojta V, Peters A. Das Vojta Prinzip. 2. Auflage. Berlin: Springer Verlag; 1996

Vojta V, Wassermeyer D. Die Wirbelsäule als Haltungshintergrund der Feinmotorik. Krankengymnastik. 1993; 20: 531 – 539

Sachverzeichnis

Halbfette Ziffern verweisen auf Hauptfundstellen, *kursive* Ziffern auf Abbildungen

A

C

D

E

F

G

I

J

K

L

M

N

O

P

Q

R

S

T

W

X

Z